肌骨超声临床诊疗学

主 编 刘红梅

科学出版社
北 京

内 容 简 介

本书从初学者学习肌骨超声的难点、困惑和普遍存在的共性问题出发，结合了编者及团队成员在肌骨超声相关的临床、教学、培训工作中不断积累的经验和心得体会进行编写，具有非常好的实用性。全书共十二章，包含肌骨超声应用解剖，超声检查技术，正常肌骨结构声像图，异常声像图的分析与诊断思路，四肢六大关节（肩关节、肘关节、腕关节、髋关节、膝关节、踝关节）的超声检查技术、正常声像图、常见疾病的临床诊疗概述、超声诊断与鉴别诊断要点、超声诊断思路和检查注意事项，同时结合超声技术可实时引导的优势，概述了常用肌骨介入超声技术，最后一章附有正常肌骨超声报告书写参考模板，并结合实际病例介绍常见疾病的肌骨超声报告书写。

本书适合于学习肌骨超声的超声医师、规范化培训住院医师，希望借助肌骨超声开展可视化介入微创治疗的康复科、疼痛科、骨科、风湿免疫科、麻醉科等临床医师，以及基层、社区全科医师阅读。

图书在版编目（CIP）数据

肌骨超声临床诊疗学 / 刘红梅主编. —北京：科学出版社，2020.8
ISBN 978-7-03-066007-7

Ⅰ. ①肌… Ⅱ. ①刘… Ⅲ. ①肌肉骨骼系统-超声波诊断 Ⅳ. ①R680.4

中国版本图书馆 CIP 数据核字（2020）第 167174 号

责任编辑：咸东桂 许红霞／责任校对：杨 赛
责任印制：霍 兵／封面设计：龙 岩

科学出版社 出版
北京东黄城根北街 16 号
邮政编码：100717
http://www.sciencep.com

三河市春园印刷有限公司印刷
科学出版社发行 各地新华书店经销

*

2020 年 8 月第 一 版 开本：787×1092 1/16
2024 年 5 月第三次印刷 印张：22 1/2
字数：516 000
定价：268.00元
（如有印装质量问题，我社负责调换）

《肌骨超声临床诊疗学》
编写人员

主　编　刘红梅

副主编　李素淑　易文鸿　何燕妮

编　者　（按姓氏笔画排序）

　　　　　石佳瑶　刘　宇　许智莉　麦武平

　　　　　吴翠怡　张　凝　陈雨凡　武　昊

　　　　　周美君　唐亚群　熊　燃　冀将婷

秘　书　张　凝　许智莉

序 一

肌骨超声是指应用于肌肉骨骼系统的超声诊疗技术，有别于腹部超声、妇产超声、心脏超声等传统超声应用领域。经过40多年的发展，尤其是近年来随着高频超声显像技术的不断革新，它已成为继X线摄片、CT、MRI之后又一诊断肌肉骨骼系统疾病的无创影像检查方法。对于肌腱、韧带、肌肉、神经、关节等组织的显像具有其独到的优势，已广泛应用于骨科、风湿科、康复科、麻醉科、疼痛科及神经内科、神经外科等专业领域。在欧美国家，肌骨超声甚至成为相关专业领域临床医生的必备技能。

近年来，由北京大学第三医院王金锐教授等专家主导的肌骨超声诊疗技术逐步在全国各地推广，得到临床的广泛关注和认可。近期本人有幸品读了由广东省第二人民医院刘红梅教授团队编写的《肌骨超声临床诊疗学》书稿，甚感欣慰。该书具有很强的实用性，对于初学肌骨超声的影像医师、临床医师无疑是一本非常好的案头工具书。

该书采用了总-分的编写方法，首先对肌骨超声检查技术进行了概述，并对肌骨系统的正常超声表现、异常表现及疾病诊断思路进行了规律性的概括和凝练，也对每个关节的解剖和常见疾病的超声检查进行了详尽的归纳和总结；同时，针对初学者面临的报告书写困难等问题，编者选择了具有代表性的实际病例，提供图文匹配、形式完整的肌骨超声报告模板，为规范书写报告提供了参考。

该书图片丰富，不仅提供了大量高质量超声图，包括正常与异常对比图，局部对应的肌骨超声应用解剖。同时，更附有作者团队原创的精美彩绘解剖图，进一步增加了该书的可读性和实用价值。

相信该书将成为广大临床和超声医生及规培生不可多得的参考书，它必将更好地推动中国肌骨超声诊疗技术的发展。最后，期待刘红梅教授及其团队有更多的临床经验和研究成果分享给各位同道。

承蒙之邀，以此为序。

托马斯杰斐逊大学超声教育研究所
2020年元旦于美国费城

序 二

刘红梅教授在超声影像学界是一位久负盛名的青年先锋,她的团队是国内较早全面开展成人、小儿肌骨超声的团队之一。十年来,在肌骨超声方面,刘教授结合临床和工作心得总结了大量经验,做出了特色,并被业内认可,《肌骨超声临床诊疗学》是刘教授带领团队历多年心血所著。

肌骨超声近年来发展迅速,已成为运动系统疾病诊治的重要影像学检查方法之一,但是相比于X线摄片、CT、MRI,肌骨超声仍属于新兴技术,国内相当一部分医院尚未全面、规范开展;同时基于超声实时可视化引导的优势,肌骨介入治疗更加微创、安全、有效,康复科、疼痛科、中医骨伤科、骨科、风湿免疫科等临床医师也对肌骨超声技术有着迫切的需求。

该书从学员学习肌骨超声的难点、困惑、需求和普遍存在的共性问题出发,结合作者及其团队长期从事肌骨超声临床、教学和培训工作积累的经验、心得体会进行编写,具有非常好的实用性。全书共十二章,包含肌骨超声应用解剖,超声检查技术,正常肌骨结构声像图,异常声像图的分析诊断思路,常用肌骨介入超声技术,针对四肢六大关节(肩关节、肘关节、腕关节、髋关节、膝关节、踝关节)详述了相关应用解剖、超声检查技术和声像图,以及常见疾病的临床诊疗概述、肌骨声像图表现、超声诊断思路及鉴别诊断要点、检查注意事项,最后一章附有正常肌骨超声报告模板,并以实际病例介绍常见疾病的肌骨超声报告书写。

对于任何一种新的诊断或治疗工具,其推广和指南编制的缘由在于这种新的、通常也很有价值的手段,或尚缺乏高质量的临床实验结果支持。《肌骨超声临床诊疗学》的新近编撰对肌骨系统整体的应用解剖和正常声像图进行了归纳总结;介绍了肌骨运动系统常见异常声像图的分析诊断思路,指导读者全面、整体分析异常声像图,培养临床思维,而这恰恰是一些影像专业医师或青年医师所欠缺的。同时,对于疾病的超声诊断,该书不仅从临床表现和超声声像图方面进行了分析介绍,同时归纳了超声诊断思路和鉴别诊断要点、超声检查技巧、注意事项等,是作者长期临床工作的经验总结和心得体会,非常实用。无论是超声检查内容、分区、分层图文介绍,还是肌骨超声检查报告书写;无论是初学者还是经验丰富的专家,《肌骨超声临床诊疗学》都是一本案头必备的工具书,对整个中国肌骨超声临床诊疗学有重要参考意义。

相信不久会有更多的肌骨超声临床诊疗应用的成果出现,这些成果必将更加完善我们对于这令人着迷的超声新模式的认识。

广东省第二人民医院、广东省应急医院党委书记

2020年3月

前 言

近年来超声技术日新月异,临床应用领域和范围不断扩大,几乎"无所不超"。肌骨超声就是超声技术新近发展的又一崭新领域,因其优势明显,备受学界关注,发展前景广阔。肌骨超声能够清晰显示肌肉、肌腱、韧带、周围神经等结构及其发生的病变,如炎症、急慢性损伤、肿瘤、畸形等,目前已成为运动系统疾病诊断不可或缺的一部分,甚至可提供其他影像学检查无法获得的重要信息。

本书作者团队是广东省及华南地区较早全面开展成人与小儿肌骨超声的团队之一,并与广州恒大淘宝足球俱乐部、广东省足球运动中心、广东省二沙体育训练中心体育医院、广东省工伤康复医院等多家机构建立了临床会诊、学术交流、培训合作、骨干培养等业务。在肌骨超声的临床带教、技术推广中,我们发觉很多学员对肌骨超声非常感兴趣,但是在学习过程中有一些普遍存在的难点、困惑和共性问题,故萌生了组织撰写本书的想法。我们团队结合十多年自身的工作积累和心得进行编写,通过本书,不仅可以和同道们分享交流,同时我们也希望能为肌骨超声入门者提供一本实用的工具书。

肌骨超声重在解剖,也难在解剖。本书重点介绍了肌骨超声相关的应用解剖及解剖学标志,并配以大量直观、易懂的手绘解剖图像,便于读者理解和掌握。另外,运动系统疾病常表现为滑膜、关节腔、肌腱、韧带、滑囊等的病变,不同疾病的声像图存在一些类似的共性表现,但如何分析,如何进行超声诊断呢?本书在内容编排时先从疾病的解剖学基础、病理概要入手,再到临床特征、声像图表现,最后分析和小结超声诊断思路、鉴别诊断要点及检查注意事项,希望能对读者的临床思维培养有所帮助。同时,对于初学者感觉肌骨超声报告书写困难的现象,本书在第十二章提供了正常肌骨超声报告书写模板,并以实际临床病例介绍常见肌骨疾病超声报告的书写。

最后,衷心感谢团队每一位成员为撰写本书所付出的辛勤劳动和不懈努力,感谢许智莉博士绘制了大量精美的解剖图像,增加了本书的可读性,感谢科学出版社、广州市科学技术协会、广州市南山自然科学学术交流基金会、广州市合力科普基金会对于本书出版和推广工作的大力支持!书中如有欠妥及错误之处,希望读者予以批评指正,在此不胜感激!

编 者

2020 年 4 月

目 录

序一
序二
前言

第一章 肌骨超声发展史 ·· 1

第二章 肌骨超声检查技术概述 ·· 4
 第一节 常见超声检查技术 ·· 4
 第二节 肌骨超声常见伪像 ·· 9
 第三节 肌骨超声的比较影像学 ·· 11

第三章 肌骨超声应用解剖及其正常声像图 ·· 14
 第一节 骨骼肌 ·· 14
 第二节 肌腱 ·· 16
 第三节 关节 ·· 18
 第四节 韧带 ·· 19
 第五节 滑囊 ·· 21
 第六节 神经 ·· 22

第四章 肌骨常见异常声像图的分析和诊断思路 ·· 28
 第一节 关节滑膜增厚和关节腔积液 ·· 28
 第二节 肌腱增厚 ··· 33
 第三节 腱鞘增厚或腱鞘积液 ··· 38
 第四节 囊性病变 ··· 40
 第五节 软组织肿瘤样病变 ··· 42
 第六节 局灶性强回声病变 ··· 47

第五章 肩关节解剖及常见疾病的超声检查 ·· 54
 第一节 肩关节超声应用解剖 ··· 54
 第二节 正常肩关节超声检查技术规范及声像图 ······································ 61
 第三节 常见肩关节疾病的超声检查 ·· 72

第六章 肘关节解剖及常见疾病的超声检查 ·· 96
 第一节 肘关节超声应用解剖 ··· 96
 第二节 正常肘关节超声检查技术规范及声像图 ······································ 103
 第三节 常见肘关节疾病的超声检查 ·· 109

第七章	腕和手指关节解剖及常见疾病的超声检查	**125**
第一节	腕和手指关节超声应用解剖	125
第二节	正常腕和手指关节超声检查技术规范及声像图	134
第三节	常见腕和手指关节疾病的超声检查	143

第八章	髋关节解剖及常见疾病的超声检查	**174**
第一节	髋关节超声应用解剖	174
第二节	正常髋关节超声检查技术规范及声像图	182
第三节	常见髋关节疾病超声检查	189
第四节	发育性髋关节发育不良的超声检查	202

第九章	膝关节解剖及常见疾病的超声检查	**210**
第一节	膝关节超声应用解剖	210
第二节	正常膝关节超声检查技术规范及声像图	217
第三节	常见膝关节疾病的超声检查	235

第十章	踝关节解剖及常见疾病的超声检查	**261**
第一节	踝关节超声应用解剖	261
第二节	正常踝关节超声检查技术规范及声像图	269
第三节	常见踝关节疾病的超声检查	277

第十一章	超声引导下肌骨疼痛性疾病的介入微创治疗	**304**
第一节	概述	304
第二节	介入穿刺技术	306
第三节	常见肌骨疼痛性疾病的介入微创治疗	307

第十二章	肌骨超声报告书写参考模板	**315**
第一节	肩关节超声报告书写参考模板	315
第二节	肘关节超声报告书写参考模板	319
第三节	腕和手指关节超声报告书写参考模板	322
第四节	髋关节超声报告书写参考模板	326
第五节	膝关节超声报告书写参考模板	331
第六节	踝关节超声报告书写参考模板	336
第七节	肌骨疼痛性疾病介入微创治疗报告书写参考模板	342

中英文名词对照 ······ **344**

第一章 肌骨超声发展史

早在20世纪40年代初，超声就开始被应用于医学领域。1942年，奥地利医生首创性地把穿透式超声成像应用在人类颅脑诊断当中，虽然该方法获得的颅脑图像成像效果较差，但是由于他创新地将超声成像引入临床医学诊断中，该项工作被视为医学超声成像领域的里程碑。在此之后，随着超声理论研究的深入，超声在妇科、产科、心血管等领域的应用逐渐广泛，甚至应用于肌骨运动系统。1958年，Dussik KT首次报道了超声在肌骨系统中的应用，该报道测量了关节及其周围各种组织的声学衰减系数，包括皮肤、脂肪组织、肌肉、肌腱、关节囊、关节软骨和骨，这些组织病理过程不同会影响超声衰减程度。此外，报道中首次提到不同部位肌纤维束的走行与声束之间的不同角度会导致肌肉回声不一致，这种肌纤维走行各异引起的伪像，称为各向异性伪像，该研究奠定了肌骨超声诊断的基础。1972年，McDonald DG和Leopold GR在 *British Journal of Radiology* 中首次发表论文报道了超声在关节疾病中的应用，利用超声鉴别腘窝囊肿（Baker囊肿）和血栓性静脉炎。其后，随着复合线性阵列技术、计算机处理和能量多普勒超声等技术的进步和推动，肌骨超声得到迅速发展。1980年，Graf R报道了小儿发育性髋关节脱位的声像图特征，推动了超声在肌骨疾病中的广泛应用。20世纪末，放射科医生开始撰写肌骨超声方面的书籍。1987年，Fornage B在法国编写了第一本关于肌肉横截面超声解剖的书籍。1991年，van Holsbeeck M及Fornage B等分别撰写了第一本关于肌肉骨骼超声适应证、超声检查结果的英文版及法文版书籍。他们在书中描述了不同肌骨疾病的异常声像图改变，并与磁共振成像等不同检查方法对照。上述学者引领着肌骨超声的发展，超声逐渐成为肌骨运动系统疾病的影像学检查方法之一。

20世纪70年代，肌骨超声受到风湿病学家的广泛关注，其应用与发展促进了医学界对风湿性疾病的发病机制及病理学的理解，同时也提高了超声在影像医学中的地位。1978年，Cooperberg PL首次利用5.0MHz探头获取类风湿膝关节炎的灰阶超声图像，并利用超声评价钇-90注射液治疗膝关节类风湿关节炎的疗效。通过术后每个月的随访，证实腘窝囊肿、髌上囊积液和滑膜增厚的超声图像变化与临床、关节造影结果具有一致性。因此，证实灰阶超声可作为膝关节类风湿关节炎疗效评估和随访的辅助手段。随着医学界对风湿性疾病的认识进一步细化，1988年，de Flaviis L等以手术结果为金标准，证实相比于X线，高频超声有助于早期诊断手腕关节的类风湿关节炎。他们在报道中首次针对类风湿关节炎对组织的侵蚀进行了超声描述，并详细描述了类风湿关节炎手指关节的滑膜炎和腱鞘炎的声像特征。超声成像模式的发展进一步促进了医学界对风湿性疾病病理学的理解。1994年，Newman JS首次将能量多普勒超声应用于急性关节及周围软组织疼痛性疾病的检查，证实能量多普勒超声能反映肌骨疾病急性炎症期软组织充血的病理改变，这也为随后的现代风湿病学超声实践开辟了道路。风湿病学家由此认识到超声不仅可以诊断风湿病，也可以评估其疗效，这促进了超声技术在该领域的进一步应用。

为了支持风湿病学家的学习需求，1998年由风湿病专家组建了欧洲抗风湿病联盟（European League Against Rheumatism，EULAR）。同年，EULAR在荷兰开展了第一次超声训练课程。从21世纪开始，超声已常规用于风湿病滑膜炎的诊断和治疗监测。在类风湿关节炎的早期诊断中，超声比普通X线检查敏感度高近7倍，其在类风湿关节炎的早期诊断中发挥着越来越重要的作用。

20世纪中末期，肌骨超声在新分支领域——康复医学界的应用迅速发展。Ikai M等于1968年即首次报道与康复相关的肌骨超声，该学者认为超声是测量肌肉横截面积的最佳方法，他们在研究中利用超声测量人体上臂肌肉横截面积，并计算单位面积的肌肉力量，证实手臂的力量与上臂屈肌的横截面积成正比。1983年，Young A等在健康志愿者单侧下肢力量训练前后分别利用超声测量股四头肌横截面积和卷尺测量大腿围，并计算其增幅，证实卷尺测量低估了股四头肌肥大程度。这项工作正式开启了超声应用的新领域——康复医学。随着超声在康复医学领域的发展，世界医学和生物学超声联合会在2006年提出康复超声成像（rehabilitative ultrasound imaging，RUSI）这一技术理念。RUSI是一个非侵入性的方法，物理治疗师可以用其来评估深部组织和肌肉的形态与功能。这促使越来越多的康复医师及治疗师致力于肌肉、骨骼超声领域的研究。一系列研究强调了超声成像可用于评价急、慢性腰背部疼痛患者的腰椎多裂肌和腹横肌的异常改变，如形态特征（肌肉长度、宽度、厚度、横截面积、体积和羽状角），肌肉组织运动及变形，肌肉组织密度的定性评估，以及这些肌肉形态特征的变化对毗邻结构（筋膜和膀胱等器官）收缩的影响，上述指标可判断康复疗效并指导制订下一步康复训练计划。该发现进一步巩固了RUSI的地位，特别是在物理治疗方面的应用，RUSI已被常规用于监测肌肉的恢复。因此，在肌肉骨骼、神经系统疾病诊疗过程中，RUSI以其技术优势不断完善康复诊疗时机，扩大诊疗范围，为治疗提供可视化证据，达到反馈性治疗作用；在此基础上，也为临床上介入性治疗、诊断性治疗提供了大量的可靠依据。

20世纪90年代后期，Buchberger W等首次报道了高频超声诊断腕管综合征，并发现正中神经受压的潜在原因，由此证实超声可用于周围神经系统的检查。而且随着超声技术的发展及15MHz或更高频率线阵探头的出现，超声对于细微结构的分辨能力进一步提高，甚至能显示细小神经，如手指的指固有神经或正中神经的手掌皮肤分支。此外，彩色多普勒超声和能量多普勒超声灵敏度的提升使得超声对神经节段内的血流变化的评估成为可能。

综上所述，经历了40余年的不断发展，肌骨超声已成为与X线、CT和MRI并列的肌骨系统临床主要影像诊断技术，可广泛应用于骨关节外科、风湿科、康复科、麻醉科、疼痛科等专业领域。

参 考 文 献

Buchberger W，Schön G，Strasser K，et al，1991. High-resolution ultrasonography of the carpal tunnel. J Ultrasound Med，10（10）：531-537.

Cooperberg PL，Tsang I，Truelove L，et al，1978. Gray scale ultrasound in the evaluation of rheumatoid arthritis of the knee.

Radiology, 126 (3): 759-763.

de Flaviis L, Scaglione P, Nessi R, et al, 1988. Ultrasonography of the Hand in Rheumatoid Arthritis. Acta Radiologica, 29 (4): 457-460.

Dussic KT, Fritch DJ, Kyriazidou M, et al, 1958. Measurements of articular tissues with ultrasound. Am J Phys Med, 37 (3): 160-165.

Graf R, 1980. The diagnosis of congenital hip-joint dislocation by the ultrasonic compound treatment. Arch Orthop Trauma Surg, 97 (2): 117-133.

Henderson REA, Walker BF, Young KJ, 2015. The accuracy of diagnostic ultrasound imaging for musculoskeletal soft tissue pathology of the extremities: a comprehensive review of the literature. Chiropractic & Manual Therapies, 23 (1): 1-29.

Ikai M, Fukunaga T, 1968. Calculation of muscle strength per unit cross-sectional area of human muscle by means of ultrasonic measurement. Int Z Angew Physiol, 26 (1): 26-32.

McDonald DG, Leopold GR, 1972. Ultrasound B-scanning in the differentiation of Baker's cyst and thrombophlebitis. Br J Radiol, 45 (538): 729-732.

Newman JS, Adler RS, Bude RO, et al, 1994. Detection of soft-tissue hyperemia: value of power Doppler sonography. AJR Am J Roentgenol, 163 (2): 385-389.

Whittaker JL, Teyhen DS, Elliott JM, et al, 2007. Rehabilitative ultrasound imaging: understanding the technology and its applications. J Orthop Sports Phys Ther, 37 (8): 434-449.

Young A, Stokes M, Round JM, et al, 1983. The effect of high-resistance training on the strength and cross-sectional area of the human quadriceps. European Journal of Clinical Investigation, 13 (5): 411-417.

第二章 肌骨超声检查技术概述

第一节 常见超声检查技术

随着超声分辨率的提高,超声被应用于更广阔的领域。将超声检查技术应用于肌骨系统的影像学诊断方法称为肌骨超声。目前,超声对肌骨系统(如关节、肌腱、韧带、滑膜和外周神经等)疾病的诊断显示了独特的优势。随着超声新技术的进一步快速发展,超声对肌骨系统疾病的诊断更加精确,应用更加广泛。本节将介绍肌骨系统中常用的超声检查技术及其临床应用概况。

一、高频探头的应用

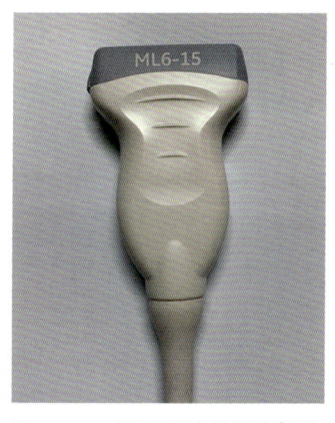

图 2-1-1 肌骨系统的超声探头

探头是超声诊断仪最重要的组件。超声探头种类繁多,探头的规格、型号决定了超声的频率和图像的分辨率。目前应用于肌骨系统超声检查的探头以高频线阵探头为主(图2-1-1),探头的选择取决于检查部位、患者自身条件等因素。对于体积较大、位置较深的病变,可联合凸阵探头进行检查;对于病变较表浅、检查空间受限的部位,可选用体积较小的超高频线阵探头(如曲棍球探头)。超高频探头具有视野宽、图像无失真的优点,其侧向和轴向分辨率可达到50μm,显示图像清晰度的效果和低倍显微镜相近,被称为超声显微镜。高频探头不仅可以很好地显示关节滑膜的病变,还可以观察骨皮质、软骨及周围软组织等,因此能全面地评估病变关节的滑膜增生、血管翳形成、关节腔积液、软骨及骨侵蚀、周围软组织炎性改变等,并且可与对侧或其他关节进行比较。高频探头还可以清晰地显示肌肉、肌腱、韧带等结构及其走行关系,评价它们的功能状态,确定病变的类型、范围和程度。高频探头的发展极大地提升了浅表结构的显像能力,提供了其他影像学方法无法比拟的信息,对肌骨系统疾病的诊断更加精确。

二、多普勒成像技术

多普勒成像技术是B型超声灰阶成像的重要补充部分,有助于评估血液流动状态。常规的多普勒成像有两种,即彩色多普勒超声成像(color Doppler ultrasonography,CDUS)和能量多普勒超声成像(power Doppler ultrasonography,PDUS)。CDUS是利用血流的运动产生多普勒信号，可检测血流并确定其方向，获得血流动力学信息。PDUS 是特征性地编码多普勒信号中功率谱密度的幅度，即编码超声信号的能量（图 2-1-2）。PDUS 对血细胞任何方向的运动都很敏感，且不受声波与血管夹角的影响，能探测到低速和极低速血流，特别是微小血管和迂曲的小血管，因此拓宽了 CDUS 的临床应用范围。在肌骨系统中，PDUS 具有独特的优势，不仅可以更灵敏地检测到血流，还可以清晰地显示组织血供情况，对血流连续性的显示也明显优于 CDUS，尤其有助于评估病理状态下增加的血管分布，如风湿性疾病的滑膜炎（图 2-1-3）和其他炎性疾病。因此，PDUS 是目前检查肌骨系统疾病血流状态的首选方法。

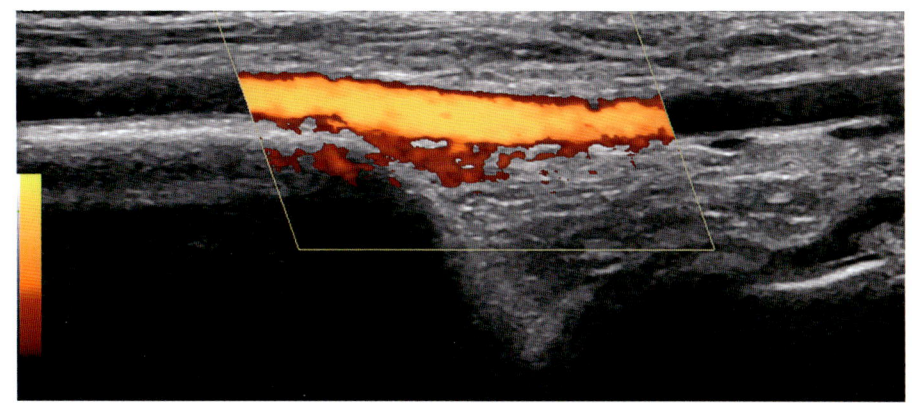

图 2-1-2　能量多普勒超声声像图

能量多普勒超声声像图显示通过足背动脉的血流

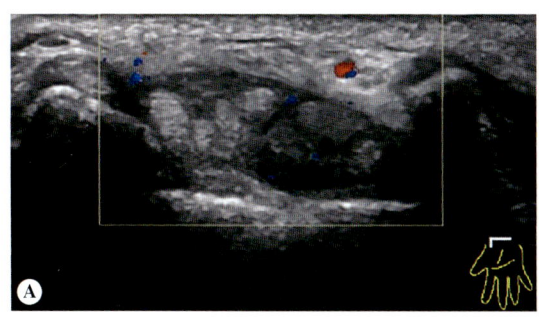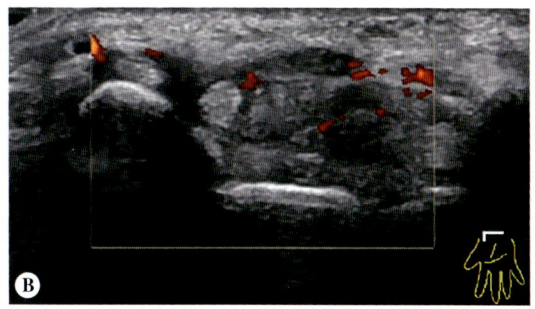

图 2-1-3　CDUS 与 PDUS 显示血流情况的比较

A. CDUS 显示右腕关节增厚滑膜内的血流信号；B. PDUS 比 CDUS 显示出更多的滑膜内血流信号

超微血管成像技术（superb microvascular imaging，SMI）克服了因帧频和反射造成低速血流信号无法显示的弊端，不需要使用对比剂的情况下就能显示小血管和低速血流。SMI 的基本原理是运用有效的计算法则分辨低速血流信号和组织运动伪像，分离出有效信息，保留细小的低速血流信号，有别于传统的彩色多普勒超声将大量杂乱信号剪去的处理方式。SMI 有两种模式，分别是灰度模式 SMI（mSMI）和彩色模式 SMI（cSMI）。mSMI 是减去一些背景二维信息，仅关注脉管系统；而 cSMI 则是彩色血流信息与二维信息同时存在。Lim A 等运用 SMI 和 PDUS 检查 82 名类风湿关节炎患者的 89 个关节，在两种成像模式下，将滑膜内血流信号显示率进行对比，结果表明 SMI 检测滑膜内血流信号的敏感度高于PDUS。也有研究表明，SMI可以提高类风湿关节炎患者缓解期滑膜内血流信号的检出率，在预测疾病复发方面也有一定的意义。

三、超声造影成像

尽管能量多普勒超声成像和超微血管成像技术对检测血流较敏感，但对于极低速血流的显示仍存在一定的局限性，超声造影成像恰好弥补了这一缺陷。超声造影成像（contrast enhanced ultrasound，CEUS）是指将微泡对比剂注入人体，采用非线性成像技术，清楚显示管径<200μm的细小血管。CEUS弥补了传统彩色或能量多普勒技术对低速、低流量血管的显示缺陷，能全程实时、连续地观察组织器官及病灶区的微循环灌注情况，并进行血流动力学的研究。CEUS可用于肌骨系统肿瘤的诊断和炎性疾病的血流灌注评价，对血管翳的评估具有重要作用。Klauser K等运用CEUS进行了类风湿关节炎患者手腕关节的检查，结果表明CEUS可提高类风湿关节炎患者手腕关节滑膜内血流信号的显示率，对类风湿关节炎滑膜血管翳灌注的检测较传统彩色多普勒成像更为敏感。此外，超声分子成像技术通过将微泡标记特异性配体作为分子探针，为类风湿关节炎的早期特异性诊断与治疗提供了可能。

随着超声造影技术的发展，CEUS不仅应用于血管内，也逐渐应用于组织腔隙，显著地提高了病变部位的显影对比（图2-1-4）。Tang YQ等对41例疑似肩袖损伤的患者依次行常规超声、CEUS和MRI检查，以关节镜手术结果为金标准分别评估常规超声、CEUS和MRI对肩袖撕裂分型诊断的准确率，并比较了上述三种检查方法与关节镜之间的一致性，结果表明CEUS诊断肩袖撕裂亚型的准确率高于常规超声和MRI，尤其在肩袖小型全层撕裂和部分撕裂方面。

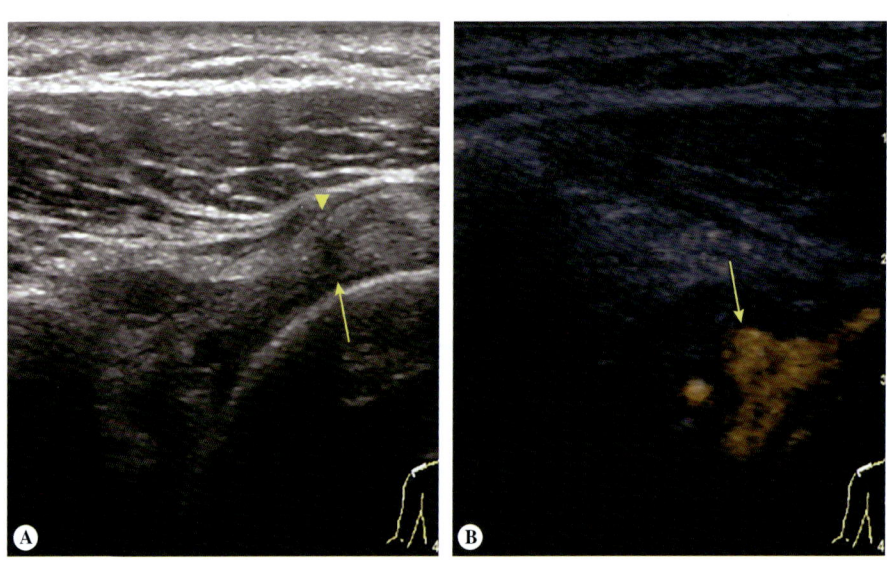

图 2-1-4　超声造影成像技术诊断肩袖部分撕裂

A. 二维超声显示冈上肌肌腱关节面部分撕裂（箭头），但无法确认滑囊面肌腱是否连续（三角箭头）；B. 超声引导下经皮肌腱病损区超声造影成像显示对比剂在肌腱病损区内不规则显影（箭头），关节面对比剂进入关节腔，而滑囊面未见对比剂弥散，证实冈上肌肌腱关节面部分撕裂

四、弹性成像技术

在临床实践中，物理检查可以为疾病诊断提供最基本的信息，触诊作为物理检查的一部分，能够定性分析组织软硬度的改变。组织软硬度的变化常伴随某些病理状况，一般来说，由于正常与病变组织的成分和超微结构不同，因此触诊能区别其软硬度。然而，在很多情况下由于病变太深或太小而不能被触及，基于此，研究者根据弹性应力特性研发出能够区分病变组织软硬度的方法——超声弹性成像技术。超声弹性成像技术通过检测外力或超声波作用下组织应变、应变率或剪切波速度等参数来判断组织硬度，对目标进行组织机械特性定量及可视化定性研究。

超声弹性成像技术都依赖于相同的基础原理：对研究的组织施加外力，然后跟踪由此产生的运动。依据外力的激励方式分为助力式弹性成像技术和声力式弹性成像技术。助力式弹性成像技术是通过手动对组织施加恒定应力，利用超声图像的二维相关性估计位移和产生的应变，引起组织位移的程度通过电脑处理成弹性应变图。在弹性图像中不同颜色代表不同的硬度，如红色代表软、蓝色代表硬、黄色及绿色代表中等硬度。静态弹性成像技术具有易操作的优点，但弹性大小的判断受操作者经验及施加压力的影响，无法准确地定量估计组织的弹性。声力式弹性成像技术是通过探头对感兴趣区发射一种固定频率的机械波使局部产生微小形变，包括瞬时弹性成像、声辐射力脉冲成像（acoustic radiation force impulse，ARFI）、剪切波弹性成像（shear wave elastic，SWE）等。瞬时弹性成像是在特定区域一维空间上的成像，仅能探查小面积的软组织，无法进行测量导向，在肥胖、严重腹水等患者中应用受限，该技术主要用于肝脏疾病的辅助诊断，如肝脏纤维化程度的判断。ARFI 是一种运用声辐射脉冲成像的方式，主要用于甲状腺、乳腺、前列腺及肝纤维化等疾病的诊断，在肌骨系统领域中应用较少。SWE 是在 ARFI 的基础上衍生出来的，由类似的脉冲声辐射力作用在组织内部形成一个机械波源，该波源能够沿着超声波的垂直方向传播，在组织中产生横向的剪切波。在硬度高的组织中，剪切波传播的速度快，而在硬度低的组织中，剪切波传播的速度慢，因而 SWE 或杨氏模量可反映组织的弹性或硬度。在人体各种不同类型的器官组织中，其 SWE 不同，SWE 可实现弹性组织的可视化成像及定量检测，目前其被广泛地应用于肌骨系统领域（图 2-1-5）。

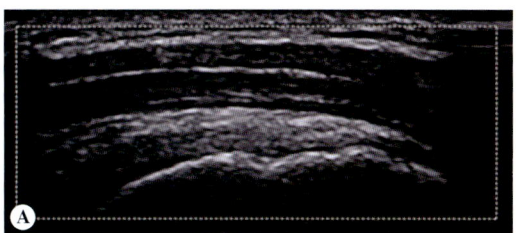
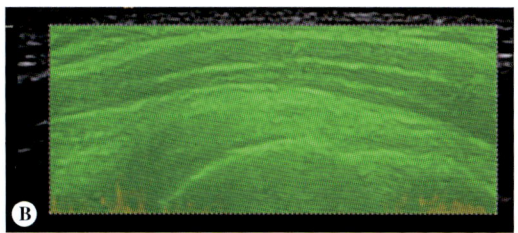
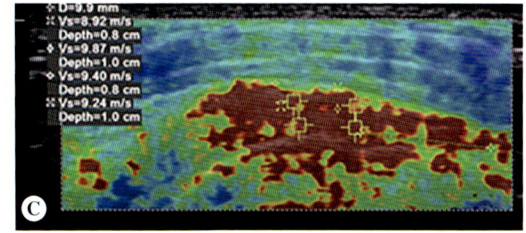

图 2-1-5　冈上肌肌腱弹性成像图

A.冈上肌肌腱二维声像图；B.冈上肌肌腱剪切波弹性成像质量模式图，测量区域呈均匀绿色；C.冈上肌肌腱剪切波弹性成像速度模式图

在肌骨系统中，软组织与骨组织之间的声学界面声阻抗差异较大，声衰减明显，影响了灰阶超声对软组织的观察，弹性成像可分辨灰阶超声所不能区分的结构（如部分肌腱撕裂的退行性变），也可表现为正常的组织病变（如间隙综合征）。弹性成像技术对肌肉、肌腱组织进行弹性测定，有助于检测某些退变性及创伤性病变。陈伟文等对120名健康人采用SWE技术分析正常人群冈上肌肌腱的弹性变化，结果表明肌腱退行性变时，不仅在形态学上厚度增加，在力学特征上还表现为肌腱软化。Botar-Jid C等对24例肌炎患者进行弹性成像，结果证实肌肉的平均弹性评分与类风湿因子阳性、红细胞沉降率、抗核抗体阳性无明显相关性，而与乳酸脱氢酶及血清肌酸激酶值相关，表明弹性成像技术是评估肌炎的有效方法。近年来，弹性成像技术被广泛地应用于外周神经、浅表软组织病变。Orman G等对41例腕管综合征患者进行了实时组织弹性成像检查，结果显示腕管综合征患者正中神经的组织应变力较对照组低，说明正中神经纤维化导致硬度增加，应变力降低，这可能由腕管内压力长期升高引起。随着弹性成像技术的发展及其应用经验的积累，该技术有望成为肌骨系统疾病诊断的重要工具之一。

五、三维超声成像技术

三维超声成像技术又称为三维容积超声成像，能够同时显示图像的三个正交平面，并可以360°旋转图像，从而全方位查看感兴趣区域。三维超声成像能够多维度显示病变组织的形态结构，具有无创、客观、立体等优势，已广泛运用于输卵管超声造影、产前胎儿超声诊断和妇科先天畸形超声诊断等。

最近，三维超声成像逐渐被应用于肌骨系统疾病的诊断，如类风湿关节炎、肩袖损伤、新生儿髋关节发育不良、先天性畸形足、骨肿瘤和骨损伤等。Naredo E等进行了一项多中心研究，将三维超声成像与二维灰阶超声进行对比，结果显示三维超声成像诊断类风湿关节炎滑膜炎的准确率高于二维灰阶超声。监测软骨厚度对评估骨关节炎发病具有一定的价值，软骨厚度缩减越大，骨关节炎的发病风险越大，Ohashi S等利用三维超声成像实现了对关节软骨的三维成像，所测的关节软骨厚度与三维MRI成像的测量结果比较，具有很好的一致性和相关性，这为评估骨关节炎发病风险提供了一种简便经济的影像学方法。

同时，在三维超声成像基础上发展起来的三维能量多普勒超声成像技术将三维超声成像技术与能量多普勒超声成像技术相结合，其可立体显示关节滑膜内的微小血管分布。三维超声造影技术将实时三维超声成像技术与超声造影相结合，能对病变血管的流速、阻力指数等参数进行定量检测，从而提高病变诊断的敏感性和特异性。

六、宽景成像技术

线阵探头在肌骨系统成像中的主要缺点是声窗的范围受到了限制，导致其在一幅图像上有时不能完整地显示出病变及与周围结构的关系，从而导致同行和相关临床医生读图困难。20世纪70年代推出的宽景成像技术很好地解决了这一难题。宽景成像技术利用计算机数字图像配准和拼接技术，将探头移动时获取的一系列切面拼接为连续的切面图像，用于对整体组织结构的观察和测量（图 2-1-6）。拼接后的图像还可进行放大、缩小和拼接过程回放等后期处理。一幅宽景图像形成后，宽景视窗上的超声几何测量准确率＞95%。在肌骨系统超声检查中，宽景成像技术由于不受呼吸和大血管搏动的影响，可获得准确的资料，不但能够显示较大病变（如大量积液、肌肉血肿、肿瘤等）的整体信息，而且可以了解病变与相邻组织结构的关系。

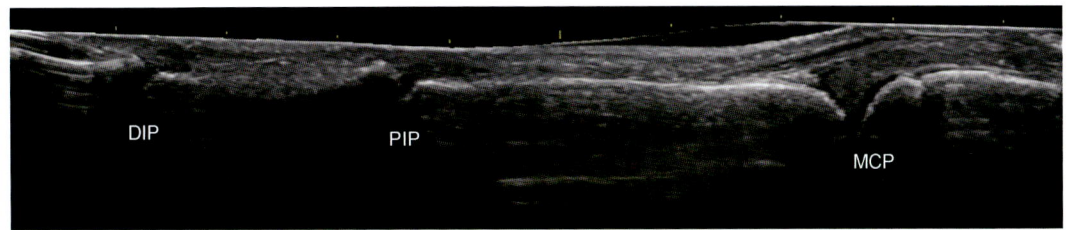

图 2-1-6　宽景成像技术显示整个示指背侧结构
DIP. 远端指间关节；PIP. 近端指间关节；MCP. 掌指关节

第二节　肌骨超声常见伪像

伪像（artifact）是指超声显示的图像未能真实地表现出其相应的解剖结构，表现为超声图像中回声信息的增添、减少和失真。理论上，几乎任何超声图像上都存在伪像，任何先进的现代超声诊断仪也无法避免伪像的产生，只是伪像在超声图像上的表现形式和程度有所差异。一些伪像如各向异性伪像可以用恰当的扫查技巧来减至最小，一些伪像在某些情况下甚至可以对潜在的异常提供临床线索。因此，识别伪像对于肌骨超声图像的理解至关重要，本节仅介绍肌骨超声常见的伪像。

一、各向异性伪像

肌骨系统超声检查中，各向异性伪像（anisotropy artifact）是最主要和最常见的伪像，特别是使用线阵探头时更容易出现。当入射声束和组织结构不垂直时（即入射角＞0°），仅有部分声波返回到探头，组织的回声出现缺失或减低，即为各向异性伪像（图 2-2-1）。

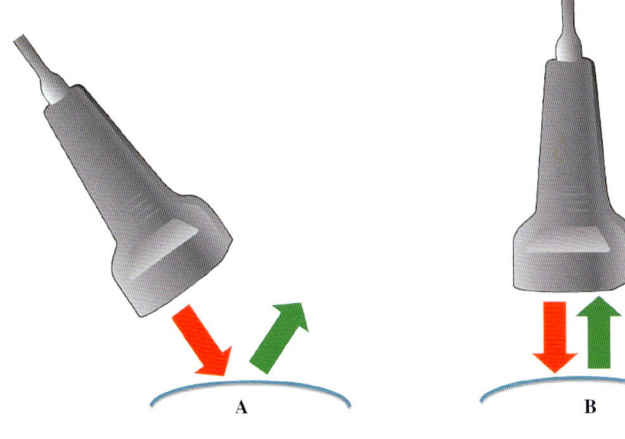

图 2-2-1　各向异性伪像产生原理示意图

A. 当声波（红色箭头）入射角大于 0° 进入界面时，反射波（绿色箭头）反向偏离，偏离角与声波入射角相等，返回的声波信号被削弱，从而产生各向异性伪像，使图像变暗；B. 当探头垂直放置于界面时，入射波垂直（即 0°）于平滑界面，返回到探头的声波最多，可减少各向异性伪像

肌腱由于其强反射性和单一的纤维排列方向而易于产生各向异性伪像（图2-2-2），与组织差异显著的穿刺针也会受到各向异性的影响，大多数其他组织也具有一定程度的各向异性，因此要尽可能使入射声束与组织结构相垂直，可以通过原地摆动探头和倾斜探头的方法来减少各向异性伪像。

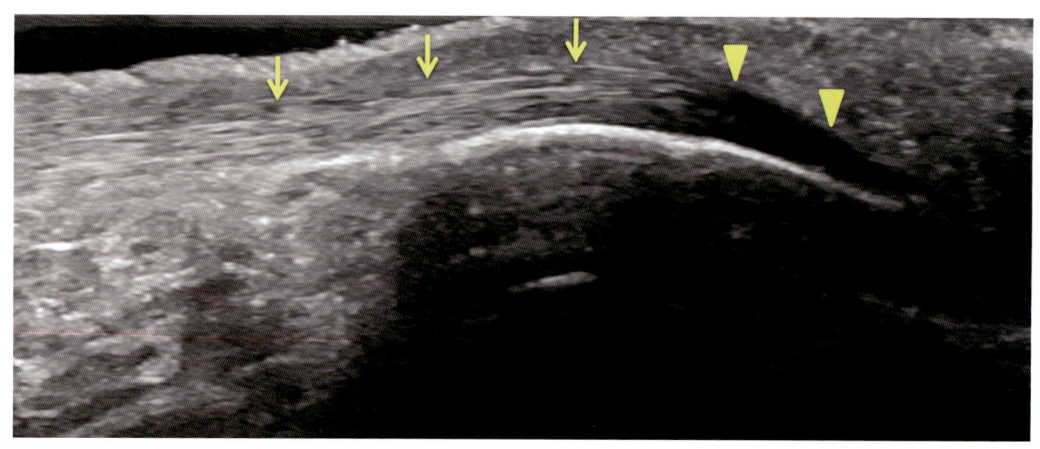

图 2-2-2　各向异性伪像

声像图显示各向异性伪像导致跟骨附着处的跟腱回声改变。当声束方向与跟腱垂直时，图像左侧可看到正常回声的肌腱纤维结构（箭头），而跟腱在跟骨附着处走行弯曲，肌腱纤维则表现为低回声（三角箭头），这是由于该处声束方向与跟腱不垂直，产生了各向异性伪像

二、混响伪像

声束在两个高反射界面之间来回重复反射产生混响伪像（reverberation artifact）（图2-2-3）。在肌骨超声检查中，最容易出现混响伪像的是穿刺引导针和金属植入物。混响伪像表现为图像上多条等距离的模糊强回声线（图2-2-4），识别时要特别注意伪像会使金属结构表现得比实际上更厚、更深。混响伪像的特殊类型包括彗星尾征和振铃伪像。彗星尾征通常发生在两个紧密靠近的结构之间，其尾部逐渐变细是由于伪像移动的位置加深而发生衰减（图2-2-5）。振铃伪像也相类似，但它的发生与深方的气泡有关。将探头适当侧动或加压可观察到反射的变化，从而识别混响伪像。

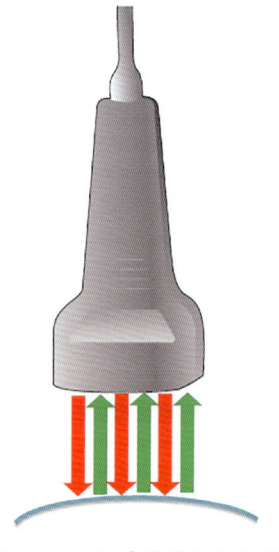

图 2-2-3　混响伪像产生原理示意图

声波在高声阻抗的物体表面与探头之间来回反射产生混响伪像

三、其他伪像

超声上还有很多其他类型的伪像，如旁瓣效应、后方声影、部分容积效应等。许多伪像都与声波在不同密度的组织之间发生变化有关。超声图像基于

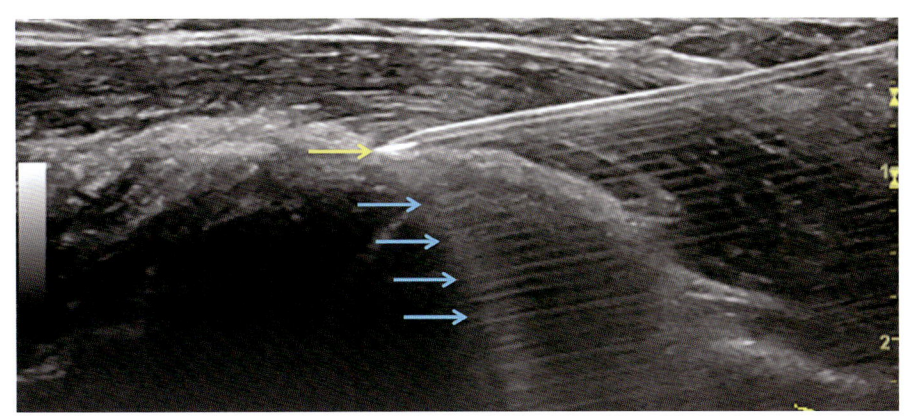

图 2-2-4 穿刺针引起的混响伪像

平面内穿刺时穿刺针的混响伪像声像图。黄色箭头示针尖的位置，等距离的强回声伪像（蓝色箭头）在针的后方

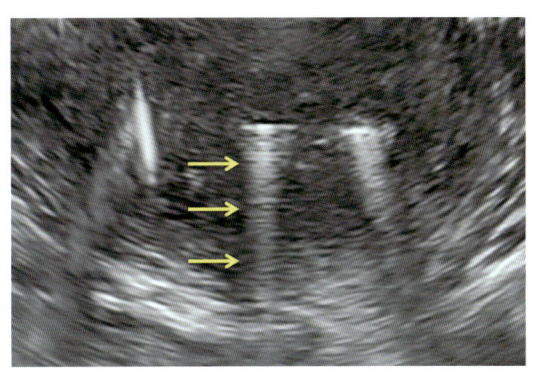

图 2-2-5 彗星尾征

声像图显示金属的彗星尾征伪像（箭头）。伪像位于强反射结构的后方，向深处延伸逐渐衰减、变细

声波在组织中以相对均匀的速度传播为假设（人体组织的传播速度为 1540m/s），当组织的密度发生明显变化时，声像图则不能真实地表现解剖结构。不同密度的组织也会导致声束过多的折射和衰减。与肌骨超声中观察到的典型伪像相比，这些伪像通常发生在更深的结构中。

第三节 肌骨超声的比较影像学

对于肌骨系统，传统的影像学检查主要是 X 线、CT 和 MRI，随着超声分辨率的提高及其新技术的发展，超声被越来越多地应用于肌骨系统疾病的诊断，本节将对肌骨系统常用的影像学检查方法进行比较，以便临床医生更好地了解不同检查方法的优势与不足。

一、X 线检查

X 线检查是骨关节系统的传统检查方法，对骨骼显像具有较大的优势，可观察骨皮质和骨小梁结构，常作为骨关节病变的首选检查方法，可解决多数骨关节病变的诊断需求，是 CT 和 MRI 检查的基本参考资料。X 线检查对软组织的分辨率不高，因此对浅表组织病变的诊断价值有限。但其对于软组织内钙化的显像有独特优势，能清晰显示钙化的大小、范围及与周边组织的关系。

二、CT 检查

CT 检查已被广泛应用于日常诊疗中，特别适合评估脊柱、骨盆、肩等解剖结构复杂的骨性结构。CT 对组织密度差异的分辨率要比 X 线敏感 10～25 倍，对比分辨率也优于普通 X 线检查，但其空间分辨率稍逊于 X 线检查。CT 具有轴面影像和多向重建功能，能良好地显示骨质结构、骨髓腔及其周围软组织情况，病变与邻近组织的空间关系，以及解剖结构复杂的骨关节等。对含有囊液、脂肪和钙化等病变的显示也有重要价值。CT 扫描广泛应用于原发性良恶性骨肿瘤、骨关节感染性疾病、脊柱和头面部骨折、枕寰畸形、某些骨髓疾病及代谢性疾病等。

三、MRI 检查

MRI 检查对骨关节系统疾病的诊断价值大且敏感度高，软组织的对比能力佳，其不仅能良好地显示和区分软骨、韧带、肌腱、滑膜、关节囊与骨髓等结构，还可辨认坏死囊性变、出血及较大的钙化。MRI 不仅可以显示骨关节周围的解剖结构，还可以显示病变与周围组织的关系。MRI 主要适用于关节内部结构损伤和紊乱、肌腱与韧带损伤、骨肿瘤、外伤、脊椎病、关节感染和骨髓病变等。MRI 检查能早期发现急性无移位的不完全性骨折、骨挫伤和应力性骨折，而这些在 X 线检查中都难以显示。MRI 检查对骨髓的显示十分敏感，是诊断骨髓病变最为有效的影像学检查方法，其不仅能早期发现细微的骨髓变化，还可明确病变的范围和程度，以及进行治疗后的随访观察。但 MRI 检查易受到呼吸、心脏搏动的影响，且检查费用昂贵，扫描时间长，对微小病变的显示能力较高频超声检查差。

四、超声检查

与 X 线、CT 及 MRI 等影像学检查方法比较，高频超声检查在肌骨系统疾病的诊断中表现出越来越独特的优势。在过去 10 年里，高频超声作为肌骨系统检查的一种成像方式逐渐被广泛应用。随着科学技术的发展，超声图像的分辨率逐步改善，使得肌骨超声的应用范围进一步拓宽。超声已成为医学领域越来越受欢迎的可视化影像工具。

超声具备其他成像方式所不能比拟的诸多优点。第一，超声检查无明确的使用禁忌证，无电离辐射，不受金属内置物的限制，不会引起幽闭恐惧症，并且不依赖固定的影像中心。第二，超声可以实时动态成像，可实时观察体内组织器官的运动情况，这对于有些可能在静息状态下无法识别的病变起到重要的诊断作用；超声可在患者主动、被动或抗阻运动状态下实时显示关节、骨骼、肌肉、肌腱的形态变化和相互作用，有助于运动性疾病及撞击综合征的诊断。第三，对于多关节病变患者，超声可以一次对多个关节进行扫查，省时且高效，还可用于双侧对比检查，有助于发现细微病变。第四，超声可用于介入性操作的引导，达到"可视化"精准操作。超声既可以观察目标区域及其周围组织结构，又可以实时观察穿刺针的运动轨迹，极大地提高了穿刺的安全性和准确性。第五，如今绝大部分超声仪器都具备多普勒成像功能，可实时显示血流情况，这对于评估正常和病理状态下组织的血管分布都极具优势。

当然，超声在肌骨系统检查中也存在局限性，主要在于超声波无法穿透骨骼，视野受限，无法对整个关节的解剖结构进行全面完整的显示；同时超声检查过度依赖于操作者，与操作者的手法和临床经验密切相关。

总之，超声、X线、CT和MRI检查对肌骨系统疾病的诊断各有优势与不足，在肌骨系统疾病诊断过程中，应掌握不同影像检查方法的适应证和禁忌证，了解其对疾病诊断的优势和不足，最大限度地发挥各种影像学检查手段的优势。

参 考 文 献

陈伟文，何燕妮，李素淑，等，2018. 声触诊组织成像量化技术评估正常人群冈上肌腱弹性变化. 中国医学影像技术，34（10）：1549-1553.

华兴，2015. 肌骨超声的应用现状与发展趋势. 第三军医大学学报，37（20）：2005-2010.

刘琦，吴长君，2017. 超声在肌肉骨骼系统中应用的研究进展. 医学综述，23（12）：2433-2437.

孙宏，卢瑞刚，李硕，等，2016. 超微血管成像技术在类风湿性关节炎滑膜血管翳中的应用. 中华医学超声杂志：电子版，13（4）：254-257.

姚春晓，马晓华，傅宁华，等，2010. 三维超声造影评价肾肿瘤的应用研究. 医学研究生学报，23（3）：254-257.

叶玉泉，薛红元，高丽，等，2015. 颈动脉斑块内新生血管的超微血管显像：与超声造影对比. 中国医学影像技术，31（5）：651-654.

张雪哲，2005. 肌肉骨骼系统影像学临床应用. 医学研究通讯，34（1）：9-10.

朱家安，邱逦，2019. 肌骨超声诊断学. 北京：人民卫生出版社.

Bianchi S，Martinoli C，2014. 肌肉骨骼系统超声医学. 房勤茂，译. 北京：人民军医出版社.

Jeffrey A. Strakowski，2018. 肌肉骨骼超声基础·入门篇. 刘红梅，译. 天津：天津出版传媒集团.

Andrea K，Ferdinand F，Michael S，et al，2010. The value of contrast-enhanced color Doppler ultrasound in the detection of vascularization of finger joints in patients with rheumatoid arthritis. Arthritis & Rheumatism，46（3）：647-653.

Botar-Jid C，Damian L，Dudea SM，et al，2010. The contribution of ultrasonography and sonoelastography in assessment of myositis. Med Ultrason，12（2）：120-126.

Lim AKP，Satchithananda K，Dick EA，et al，2018. Microflow imaging：new Doppler technology to detect low-grade inflammation in patients with arthritis. European Radiology，28（3）：1046-1053.

Naredo E，Möller I，Acebes C，et al，2010. Three-dimensional volumetric ultrasonography. Does it improve reliability of musculoskeletal ultrasound. Clin Exp Rheumatol，28（1）：79-82.

Ohashi S，Ohnishi I，Matsumoto T，et al，2012. Measurement of articular cartilage thickness using a three-dimensional image reconstructed from B-mode ultrasonography mechanical scans feasibility study by comparison with MRI-derived data. Ultrasound Med Biol，38（3）：402-411.

Orlandi D，Gitto S，Bernardi SP，et al，2017. Advanced power Doppler technique increases synovial vascularity detection in patients with rheumatoid arthritis. Ultrasound Med Biol，43（9）：S378547942.

Orman G，Ozben S，Huseyinoglu N，et al，2013. Ultrasound elastographic evaluation in the diagnosis of carpal tunnel syndrome：initial findings. Ultrasound Med Biol，39（7）：1184-1189.

Rudenko OV，Sarvazyan AP，Emelianov SY，2015. Acoustic radiation force and streaming induced by focused nonlinear ultrasound in a dissipative medium. Acoustical Society of America Journal，99（5）：2791-2798.

Tang YQ，Zeng C，Su XT，et al，2019. The value of percutaneous shoulder puncture with contrast-enhanced ultrasound in differentiation of rotator cuff tear subtypes：a preliminary prospective study. Ultrasound Med Biol，45（3）：660-671.

第三章　肌骨超声应用解剖及其正常声像图

第一节　骨　骼　肌

随着超声设备及高频探头的不断更新，超声对于骨骼肌的显示越来越细致，分辨率也越来越高，甚至能够检测出细微的异常；并且对于骨骼肌的动态超声检查可以识别出其他影像学检查模式静态情况下所不能发现的异常。本节内容主要从骨骼肌的组织学结构、超声应用解剖、超声检查技巧及注意事项进行阐述。

一、正常骨骼肌的组织解剖学结构

骨骼肌（skeletal muscle）一般借助肌腱附着于骨骼，其由肌肉纤维和间质结缔组织两部分组成。肌纤维呈长柱形结构，是组成肌肉的基本结构单位。肌纤维分为Ⅰ型（红纤维）和Ⅱ型（白纤维），它们具有不同的结构、代谢特点和功能。两种类型的肌纤维排列呈束，称为肌束，若干肌束聚集在一起形成单块肌肉。致密结缔组织包裹在整块肌肉外面形成肌外膜，肌外膜的结缔组织深入肌肉中，将肌束分隔，包裹肌束的结缔组织称为肌束膜，肌束膜是一个更为坚韧的连接小血管和神经末梢的结缔组织鞘，包绕单根肌束；分布在每条肌纤维外面的结缔组织称为肌内膜，肌纤维呈细条状（图 3-1-1）。

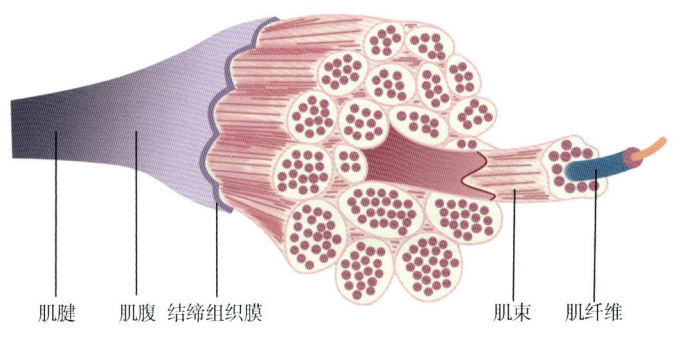

图 3-1-1　骨骼肌组成示意图

骨骼肌按照形状分为梭形肌、扁肌、羽状肌等（图 3-1-2）。梭形肌呈纺锤形，肌腹粗圆，两端逐渐变细，如肱二头肌；扁肌肌纤维平行分布，常有腱膜，如腹外斜肌；羽状肌在单位面积上有许多的纤维束，其肌纤维呈羽状排列，又分为羽肌（股直肌）、半羽肌（半腱肌）、多羽肌（三角肌）。

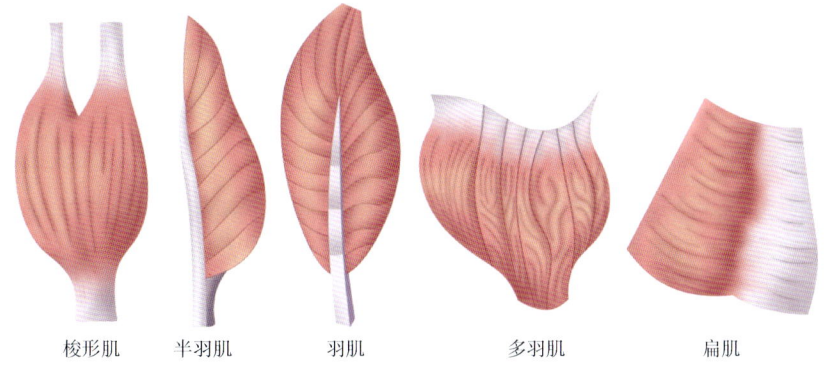

梭形肌　半羽肌　羽肌　多羽肌　扁肌

图 3-1-2　骨骼肌组成示意图

二、正常骨骼肌的声像图表现

正常骨骼肌在超声图像上表现为高低回声相间的结构，其中肌束表现为低回声，纤维脂肪隔（肌束膜）表现为高回声。肌肉内低回声和高回声成分的比率反映了肌束和结缔组织之间的比例。在短轴切面上，肌束回声呈现为小点状、小块状低回声，分布在肌束间的纤维脂肪隔显示为点状及短线状高回声；在长轴切面上，纤维脂肪隔显示为平行排列的线状高回声（图 3-1-3）。彩色多普勒超声和能量多普勒超声能够显示走行在高回声间隔中的肌内血管。在复合肌中，每个肌腹周围都被高回声筋膜鞘包绕，这有助于检查者识别不同的肌肉。相邻两块并行排列的肌肉筋膜之间的间隙呈低回声带，其对应的是肌肉间疏松的结缔组织，在肌肉收缩过程中有助于肌肉滑动。

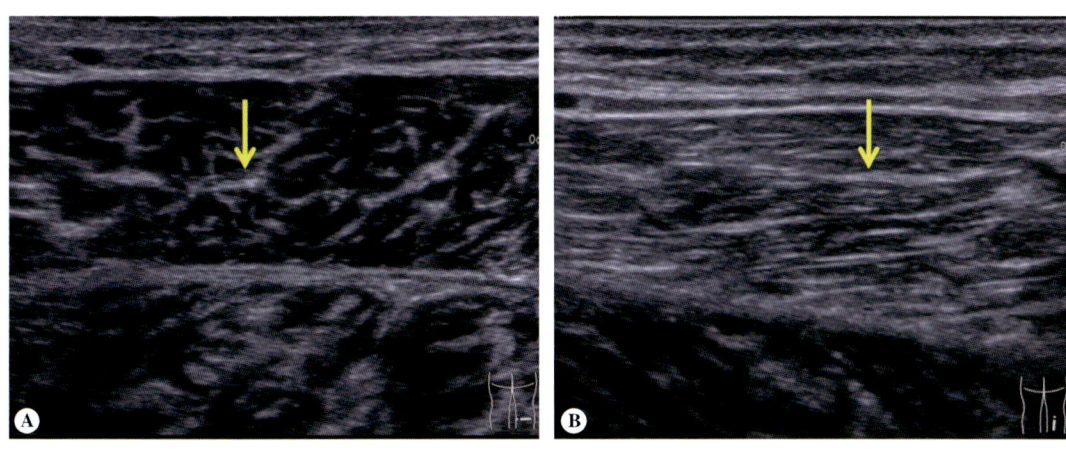

图 3-1-3　正常骨骼肌的声像图

A. 在短轴切面上，肌束回声呈现为小点状、小块状低回声，点状及短线状高回声表示分布在肌束间的纤维脂肪隔（箭头）；B. 在长轴切面上，纤维脂肪隔显示为平行排列的线状高回声（箭头）

肌肉收缩时，通过短轴检查可显示肌肉增厚、回声减低。在肌肉同心收缩过程中，肌肉长轴切面可显示肌肉缩短。近年有报道显示超声造影及能量多普勒超声成像技术可用于静息状态和运动后肌肉内血流灌注的定量分析。

三、肌肉的超声检查技术及注意事项

1. 超声探头选择及检查条件预设　在进行肌肉的超声检查时，应注意探头频率的选择，在检查表浅且精细的组织结构时，如手部肌肉，应选择小型高频探头（频率＞12MHz）；而对于体积大或位置深的组织，如大腿、臀部肌肉、髂腰肌等，可选择频率较低的超声探头（频率为5～12MHz）。为了提高感兴趣区的分辨率，应调整图像至合适的深度，并注意聚焦点的调整。宽景成像技术的应用大大改善了单幅超声图像显示范围局限的问题，能够更好地显示宽而长的肌肉并测量肌肉内较大的病变。

2. 检查前准备　应询问被检者病史，尤其是有外伤史的患者，详细询问受伤情况，结合检查需求尽可能选择患者相对舒适的体位进行检查。

3. 检查中注意事项　疼痛的精确定位有助于超声检查有的放矢，缩短检查时间。同时，在进行肌肉超声检查时对受累肌肉可采取静息状态和活动状态下长轴和短轴相结合的检查技巧，并且要注意健侧与患侧的对比检查。当检查深部肌肉时，探头加压有助于减少被覆软组织的厚度，从而便于超声检查。但在评估肌肉发育情况（肥大或不良）时，应注意避免探头加压，这会影响测量的准确性。

4. 超声报告的注意事项　对于肌肉病变应进行范围或大小的测量，为了方便临床评估，需测量病变上下径、前后径、左右径，对病灶边界、边缘、内部回声、周围组织回声特点等进行综合描写。对于肌肉内血肿、脓肿等可进行介入诊治的病例可在超声报告中提示，必要时在体表定位。

第二节　肌　　腱

超声作为一种检查肌腱的良好成像方式，在评估肌腱及肌腱病中发挥了重要作用。高频超声可动态观察肌腱的情况并及时检测出肌腱的细微异常，如肩袖的部分性撕裂等。本节主要从肌腱的组织解剖学结构、超声应用解剖、超声检查技巧及检查注意事项等方面进行阐述。

一、正常肌腱的组织解剖学结构

肌腱（tendon）是肌肉骨骼系统的关键结构，起着连接肌肉和骨骼的作用，肌腱较肌肉坚韧而体积小，是由致密、平行排列的胶原纤维组成的，没有收缩能力。构成肌腱的胶原纤维虽然是平行的，但每条胶原纤维都是互相交织的，所以肌纤维的拉力传布到整个肌腱，而不是单根腱束。肌腱分为两类：Ⅰ型，肌腱走行平直，由腱旁组织包绕，腱旁组织和腱外膜融合形成了腱周膜，如跟腱。Ⅱ型，肌腱在到达附着点之前，跨过关节时改变了其走行；肌腱由滑液鞘包绕，滑液鞘是一个复杂的结构，由相互连接的两层组成：内层由腱外膜覆盖，外层由相邻的连接区相延续；内外层构成了一个腔，内含少量液体，使肌腱在腱鞘内滑动时摩擦力减小，并可起约束肌腱的作用，如肱二头肌长头肌肌腱。肌腱血供相对较少，首先来源于肌肉-肌腱移行部位的血管进入肌腱，其次来源于肌腱附着位置的骨或骨膜，在无腱鞘组织包绕位置，血供可来源于腱周组织。

二、正常肌腱的声像图表现

肌腱由平行排列的纵行胶原纤维和致密结缔组织构成。长轴切面上，正常肌腱显示为呈束带状高回声结构，内为规则或平行的细线样高回声与低回声交错排列，边界清晰；短轴切面上，正常肌腱显示为椭圆形或类圆形结构，内为呈均匀分布的点状或短线样高回声，与低回声间杂排列（图3-2-1）；正常情况下，肌腱的腱鞘经超声难以显示。

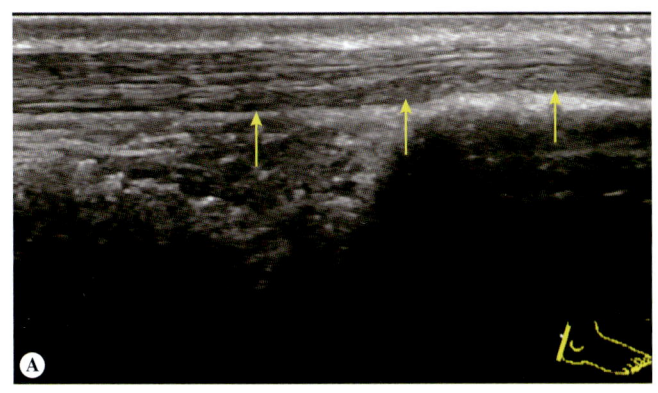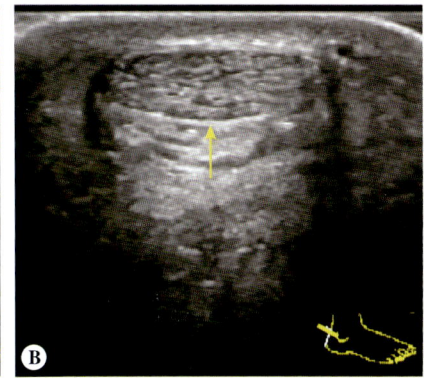

图 3-2-1　正常肌腱的声像图

A.长轴切面上，正常肌腱表现为粗细均匀的条索样高回声，内部由许多纤细而紧密的线样回声组成（箭头）；B.短轴切面上，正常肌腱表现为实质呈均匀簇状排列的点状或短线样高回声与低回声间杂排列（箭头）

三、肌腱的超声检查技术及注意事项

1. 检查肌腱时，根据肌腱的位置深度，可选择频率为 7～18MHz 的线阵探头进行超声检查。检查者应该根据解剖位置针对性地选择探头，有目的地进行肌腱检查。由于探头的声束非常薄，在长轴切面上显示的肌腱虽然具有一定的长度，但是面非常窄；在短轴切面上，虽然可以看到肌腱的整个宽度，但评估肌腱的长度需要连续动态检查，因此应注意使用长轴与短轴切面相结合的检查方法对肌腱进行整体评价。同时，在检查围绕曲面关节表面的肌腱时，可使用大量耦合剂来填充曲面周围的空隙，以避免图像缺失，从而达到更好的检查目的，必要时使用耦合垫增加探头接触面及稳定性。

2. 在进行肌腱检查时，要注意声束方向与肌腱走行的关系，当声束与肌腱走行不垂直时，肌腱回声会发生明显的变化，肌腱回声减低，类似于病理改变，即各向异性伪像。通过改变探头的倾斜度或者改变检查者体位，使探头垂直于所检查的肌腱，此可减少各向异性伪像，避免假阳性。

3. 患者的体位和动态超声对于肌腱的观察也是非常关键的。体位不当会影响肌腱疾病的诊断，有些肌腱无法较全面显示，如肩胛下肌腱和冈上肌肌腱应分别在肩关节外旋或内旋时才能更充分显示；肌腱的动态超声观察（包括被检者的主动运动和被动运动的观察）可为疾病的准确诊断提供更丰富的信息，如观察跟腱时应在跖屈或背屈下动态观察跟腱纤维的连续性；怀疑肱二头肌长头肌肌腱是否滑脱时，应在上臂内旋或外旋时动态观察肌腱是否稳定地位于结节间沟内。同时，双侧对比检查也能为一些肌腱疾病的诊断提供帮助。

4. 检查过程中密切结合患者的病史和体征，体格检查等临床信息也是非常必要的。如肌腱发生完全断裂时，会引起近端肌腹的收缩，于体表形成局部隆起，在部分临床症状不明显的患者中被误认为肿块，在临床工作中要加以鉴别；同时，有些肌腱完全断裂的患者相应体表位置出现凹陷，结合体征进行超声检查可有助于诊断。

5. 由于肌腱末端病、肌腱炎更多发生在肌腱的骨附着处，因此肌腱的检查不仅要注意观察肌腱本身的问题，还要注意观察其附着处骨皮质面的情况，如骨面是否光滑、有无骨赘样结构等。在排除肌腱病变后，还要注意其周围神经有无卡压、筋膜有无增厚、有无肌疝等超声表现，以全面寻找并分析病因。

第三节 关 节

肌骨超声因其空间分辨率高及实时动态的优点，在骨关节疾病的检查中越来越受到重视，应用范围也越来越广泛。本节主要从关节的组织解剖学结构、超声应用解剖、超声检查技巧及检查注意事项方面进行阐述。

一、正常关节的组织解剖学结构

骨与骨之间借助纤维结缔组织、软骨或骨相连，形成骨连结。按骨连结的不同方式，可以分为直接连结和间接连结两大类。关节（joint）是间接连结的一种。关节一般由关节面、关节囊及关节腔三部分组成，关节面是参与组成关节的各相关骨的接触面，关节面上被覆有关节软骨。关节软骨（articular cartilage）多数由透明软骨构成，其厚薄因不同的关节和不同的年龄而异。关节囊是由纤维结缔组织膜构成的囊，附着于关节周围并封闭关节腔，与骨膜融合连续；关节囊可分为两层，外层为纤维膜，内层为滑膜；纤维膜由致密结缔组织构成，含有丰富的血管和神经，其厚薄通常与关节的功能有关；滑膜由疏松结缔组织构成，衬贴于纤维膜内面，其边缘附着于关节软骨的周缘，滑膜富含血管网，能产生滑液。关节腔为关节囊滑膜层和关节面共同围成的密闭腔隙，腔内含有少量滑液，关节腔内呈负压，对维持关节的稳定有一定的作用（图 3-3-1）。

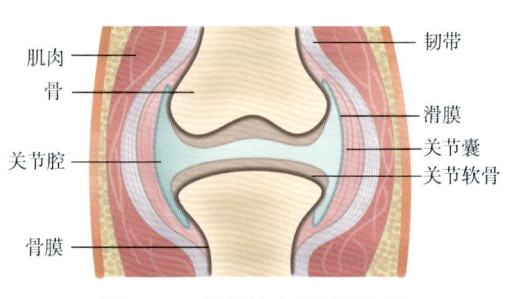

图 3-3-1 关节基本解剖示意图

二、正常关节的声像图表现

一般来讲，关节表面因有透明软骨覆盖而呈光滑、均质的极低至无回声带，厚薄均匀一致。软骨深方的骨皮质呈规则的、连续的线状强回声，强回声骨皮质后方结构因声衰减而显示不清，关节软骨表面可显示为纤细线样高回声，是软骨面与其周围软组织及滑膜的分界面（图3-3-2）。正常情况下，关节滑膜因太薄而不能够被超声显示，只有在滑膜增厚或肥大的病理情况下方可被超声显示。

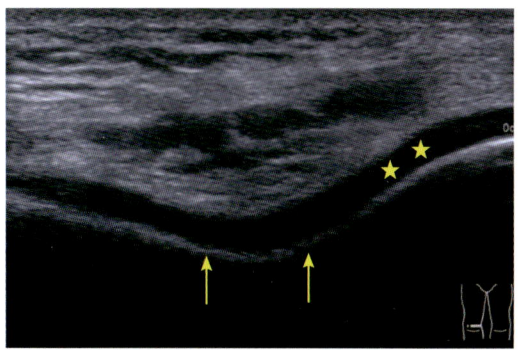

图3-3-2　正常关节骨皮质和软骨面的声像图

关节表面因有透明软骨覆盖而呈光滑的、均质的极低至无回声带（星号），软骨深层下骨皮质呈规则的且连续的线状强回声（箭头），骨皮质后方结构显示不清

三、关节的超声检查技术及注意事项

随着高频超声探头的不断改进，超声在关节检查中的适应证和应用范围越来越广，如关节腔积液的探查，关节滑膜、软骨的病变，超声引导下的关节腔注射、抽液等，但对于个体关节的检查，超声能够显示的关节面部分仍是有限的。对于结构相对比较紧密的关节，难以应用超声进行全面的评价检查。对于较大、结构疏松的关节，可以配合不同体位及使用不同频率的超声探头进行多切面、实时动态检查，如在不同的屈、伸角度上对掌指关节及指间关节进行检查时，其关节面几乎可以完整显示；同样，膝关节在屈曲时，探头置于髌上区，超声可以完整显示股骨滑车软骨面，这在骨性关节炎和痛风性关节炎的超声评估中是非常必要的。必要时还应该进行健侧关节的对比超声检查，增强诊断客观性。在进行关节超声检查时，一旦出现可疑声像，而超声不能全面评估时，可借助其他影像学检查，如MRI、X线等检查方法，从而进行综合评价。

第四节　韧　　带

关节除了具备上述的关节面、关节囊、关节腔等基本构造外，大部分关节为了适应其功能形成了特殊的辅助结构，如韧带，这些辅助结构对于增加关节的灵活性或稳固性都有重要的作用。本节主要从韧带的组织解剖学结构、超声应用解剖、超声检查技巧及检查注意事项方面进行阐述。

一、正常韧带的组织解剖学结构

韧带（ligament）是连接于相邻两骨之间的致密纤维结缔组织束，有加强关节的稳固性及限制其过度运动的作用。韧带的主要成分为胶原纤维和弹力纤维，胶原纤维使韧带具

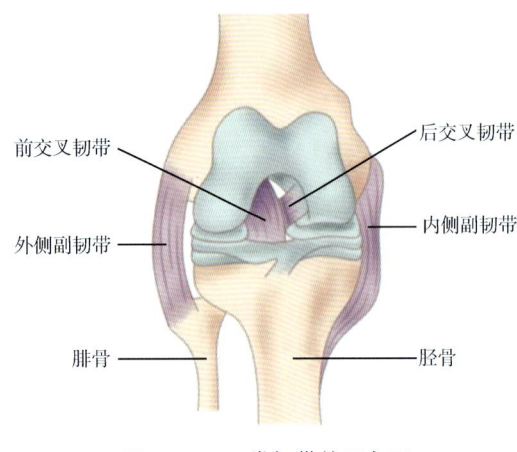

图 3-4-1 正常韧带的示意图

有一定的强度和刚度,而弹力纤维则使韧带在负荷作用下具有延伸的能力,故相对于仅有胶原纤维的肌腱而言,韧带具备一定弹性。韧带大多数纤维排列几近平行,故其承受负荷的方向也较为单一。根据分布位置的不同,韧带分为多种类型,位于关节囊外的称为囊外韧带(extracapsular ligament),囊外韧带又分为3类:①与关节囊相贴,为关节囊的局部纤维增厚形成,如髋关节的髂股韧带;②与关节囊不相贴,二者分离存在,如膝关节的外侧副韧带;③韧带是关节周围肌腱的直接延续,如膝关节髌韧带。位于关节囊内的称为囊内韧带(intracapsular ligament)(图3-4-1),其周围有滑膜包裹,如膝关节的交叉韧带、股骨头韧带等。

二、正常韧带的声像图表现

正常的韧带一般表现为连接两骨,紧贴于关节囊的稍高回声纤维状结构,将探头放置在其相连的骨性标志之间更易识别出韧带结构。韧带的位置通常比周围肌腱更深,按压韧带或改变体位、增大骨间隙可评估其完整性;韧带损伤可以通过纤维结构的不规整或中断反映出来。除紧贴于关节囊的囊外韧带外(图3-4-2),位于关节囊内的囊内韧带,如膝关节的前交叉韧带、后交叉韧带受关节周围骨质声衰减的影响,经超声检查较难完整显示。

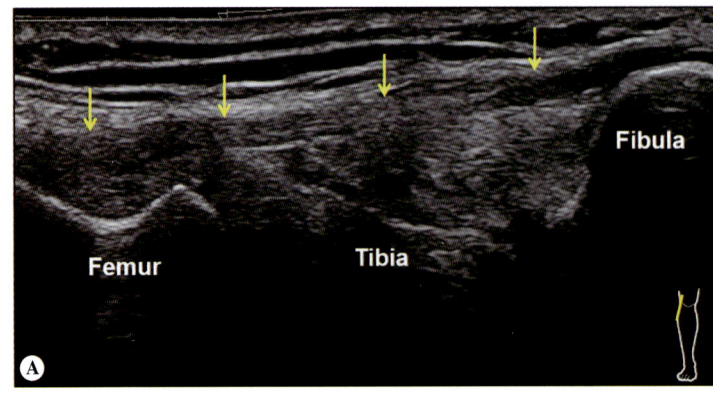
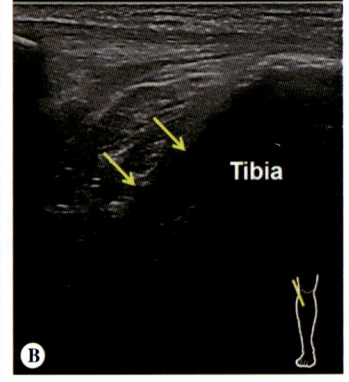

图 3-4-2 正常韧带的声像图

A.囊外韧带,箭头所示为膝关节外侧副韧带;B.囊内韧带,箭头所示为膝关节前交叉韧带。Femur.股骨;Tibia.胫骨;Fibula.腓骨

三、韧带的超声检查技术及注意事项

1.韧带结构与肌腱相似,具有各向异性伪像。因此,应注意放置探头时尽可能地使探

头方向和韧带走行平行，以避免或减少各向异性伪像。

2. 通常改变被检者体位可以提高韧带的显示程度。例如，跟腓韧带在松弛状态下，超声难以显示其头端附着处；而在背屈状态下，韧带拉紧腓侧前移，从而变得易于显示。有些韧带位于关节的中心位置，如膝关节的前交叉韧带，因髌骨遮挡，伸膝时超声难以显示，屈曲膝关节可增大膝关节前侧间隙，便于前交叉韧带的暴露而更利于超声显示。

3. 在检查韧带时，可以选择小口径探头，因为小探头能够更好地贴合骨性标志处的弯曲、隆起和凹陷，或使用耦合垫以增加探头与皮肤的接触面。

4. 在检查韧带时，注意动态和静态结合，有些韧带在松弛状态下难以判断其完整性，但在活动或紧张状态下，能够更全面准确地评估其结构连续性，如距腓前韧带发生不完全性撕裂时，前抽屉试验动态扫查有利于诊断。

第五节　滑　　囊

滑囊（bursa synovialis）作为关节的特殊辅助结构，充填于肌肉、肌腱与骨面之间，以减少肌肉与骨面之间的摩擦，因此滑囊也是超声检查中需要重点关注的结构。本节主要从滑囊的组织解剖学结构、超声应用解剖、超声检查技巧及注意事项方面进行阐述。

一、正常滑囊的组织解剖学结构

滑囊是由内皮细胞覆盖，内部含有少许滑液的封闭性囊，充填于肌肉、肌腱与骨面之间，可以减少肌肉、肌腱活动时与骨面之间的摩擦（图3-5-1）。部分滑囊可与关节相通，如膝关节的髌上囊、半膜肌-腓肠肌滑囊；大部分滑囊与关节腔不通，如髌下深囊、肩峰下-三角肌下滑囊。

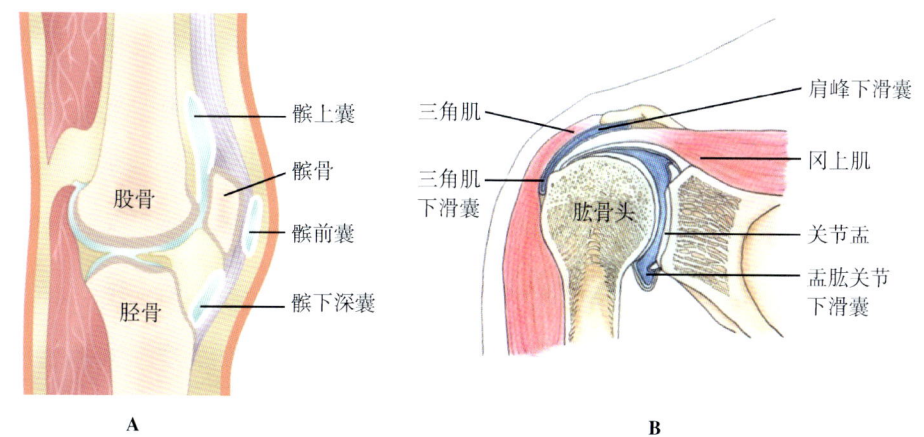

图 3-5-1　正常滑囊示意图

A. 髌上囊与膝关节腔相通，髌前囊、髌下深囊与膝关节腔不通；B. 肩峰下滑囊、三角肌下滑囊与肩关节腔不通；盂肱关节下滑囊与肩关节腔相通

二、正常滑囊的声像图表现

正常情况下，大多数滑囊，尤其是不与关节腔相通的滑囊在超声下不易显示，仅在有少量滑液时或滑囊壁增厚时才能显示。滑囊在局部摩擦、感染、关节炎或直接外伤等病理情况下，会引起滑膜充血水肿，分泌滑液，增加的滑液填充囊腔，呈现出滑囊炎、滑囊积液的表现，使不易显示的滑囊清晰地显示出来，表现为囊壁不规则增厚，内壁不光滑，囊内见无回声积液，或根据积液内的混杂成分表现为细密点状低回声、高回声甚至强回声，与关节腔相通的滑囊合并游离体时，超声动态观察可探及移动的团块状回声（详见第四章第五节）。

三、滑囊的超声检查技术及注意事项

1. 检查前，应先询问病史，如有无外伤史、类风湿关节炎、痛风等病史。选择患者舒适并且适合检查的体位，根据患者疼痛的部位及临床表现，推测、判断疼痛的位置有助于超声检查有的放矢，缩短检查时间。

2. 在进行滑囊超声检查时要注意对关节周围的滑膜进行全面评估，动态、静态超声检查相结合，并且要注意健侧与患侧的对比检查。

3. 当检查深部滑囊时，探头加压有助于关节腔积液与增厚滑膜的鉴别；但在测量滑膜厚度时，应注意避免探头过度加压，影响测量的准确性。在检查浅部滑囊，尤其皮下滑囊时，也应避免由探头施压而导致的假阴性结果。

第六节 神 经

随着高频和超高频探头的出现，基于周围神经的解剖学特点，超声对于外周神经的检查具有明显优势，其应用范围越来越广泛，从最初的神经源性肿瘤和腕管综合征等疾病的超声检查到现在的各种外周神经损伤的超声评估，甚至可以对皮神经水平的损伤进行评估，周围神经超声成像为临床提供了不可替代的形态学评估方法，并为神经阻滞提供了精准定位及可视化引导的手段。

一、正常神经的组织解剖学结构

神经是由神经纤维和周围的结缔组织所构成的，神经纤维是周围神经的基本组成单位，由神经元的轴突和外包的胶质细胞（施万细胞）组成。若干神经纤维集合成粗细不一的神经束，若干神经束再组成神经干。根据结缔组织在神经上的位置，其可分为神经外膜、神经束膜和神经内膜；神经外膜包绕整个神经干，并使神经与周围的结缔组织疏松相连；神经束膜包绕由多条神经纤维形成的神经束；神经内膜包绕每一条神经纤维或轴突（图 3-6-1）。神经纤维内没有血管结构，但是在神经干内有丰富的纵行吻合的血管网，主要分布于神经内膜、神经束膜、神经外膜和神经束膜间;神经的血液供应来源于相互连接的神经外周血管,走行于神经外膜外部,并在神经束中发出分支(神经内血管),以确保刺激传导及轴突传送时不间断的能量供应。

在周围神经中,躯干的神经支配相对简单,但颈部、四肢、盆腔的神经支配相对复杂。在这些区域,脊神经前支形成了复杂的神经网络,来源于相邻脊髓节段的神经纤维形成了不同的终神经。主要的四大神经丛是颈丛、臂丛、腰丛和骶丛,这些也是在周围神经超声检查中重点关注的神经。颈丛神经由 $C_1 \sim C_4$ 前支组成,分为颈深丛(主要指膈神经)和颈浅丛(主要包括枕小神经、耳大神经、颈横神经和锁骨上神经)(图 3-6-2);臂丛神经主要由 $C_5 \sim C_8$ 和 T_1 的前支组成,C_5 和 C_6 组成上干,C_7 组成中干,C_8 和 T_1 组成下干,每条神经干在锁骨上又可分为前、后两股,而后又交织汇合形成外侧束、内侧束和后束,并且在锁骨下水平分支形成腋神经、尺神经、桡神经、肌皮神经、正中神经(图 3-6-3);腰丛神经主要由 T_{12} 和 $L_1 \sim L_4$ 前支组成,股神经是腰丛神经的重要分支,股神经在下行过程中又分出隐神经(图 3-6-4);骶丛神经主要由 $S_1 \sim S_4$ 前支和腰骶干组成,坐骨神经是骶丛神经的重要分支,坐骨神经在下行过程中于腘窝上方又分出胫神经和腓总神经(图 3-6-4)。

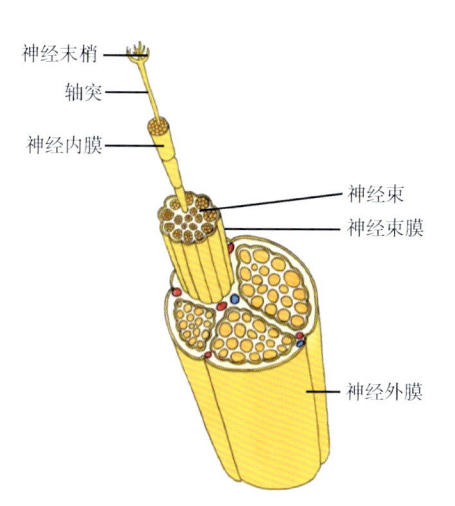

图 3-6-1 正常神经示意图

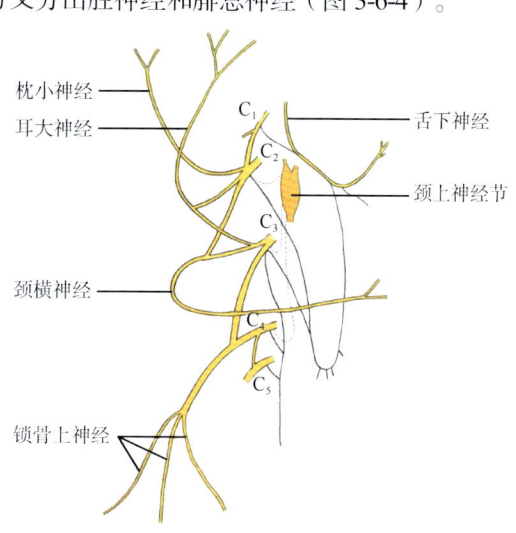

图 3-6-2 颈丛神经示意图

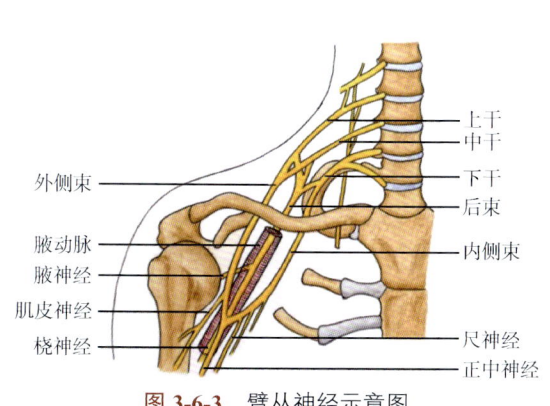

图 3-6-3 臂丛神经示意图

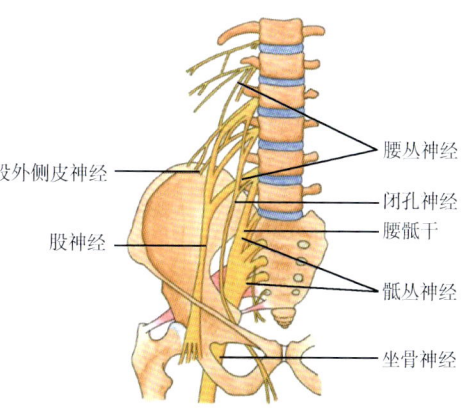

图 3-6-4 腰骶丛神经示意图

二、正常神经的声像图表现

在长轴切面上，神经表现为细长、连续、多层平行、线样的高低回声相间的束状结构，低回声为平行排列的神经束，之间的高回声为神经束膜，最外层的高回声是神经外膜。在短轴切面上，神经表现为高低回声相间的"筛网状"结构，这是超声检查识别周围神经与肌腱的重要声像图特征之一（图3-6-5）。

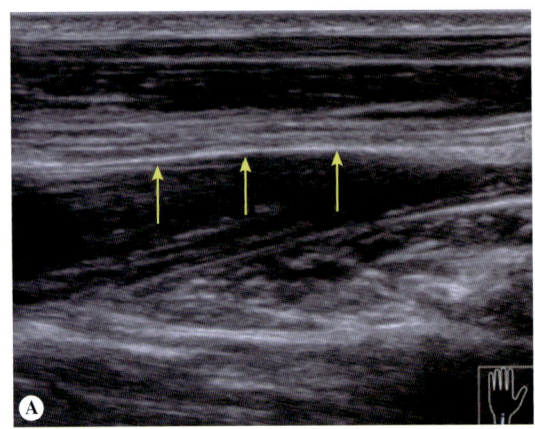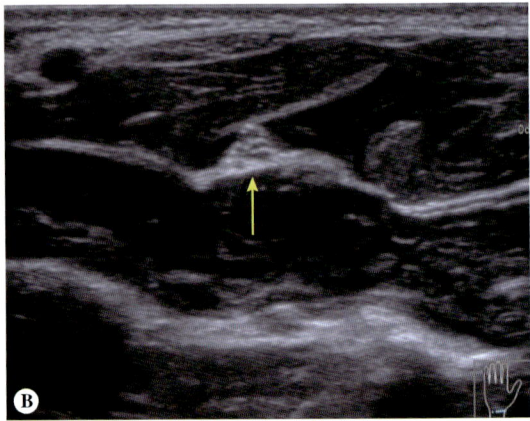

图3-6-5　正常神经的声像图

A.在长轴切面上，神经表现为细长、连续、多层平行、线样的高低回声相间的结构（箭头），低回声为多个基本平行排列的神经束，其间的高回声为神经束膜，最外层的高回声是神经外膜；B.在短轴切面上，神经表现为高低回声相间的"筛网状"结构（箭头）

颈丛（cervical plexus）：颈浅丛位于胸锁乳突肌后缘与颈外静脉的交点处，其分支位于椎前筋膜（椎前筋膜覆盖于前斜角肌和中斜角肌表面）的深面、胸锁乳突肌的后缘，表现为低回声结构；膈神经一般位于胸锁乳突肌和前斜角肌之间，呈低回声结构（图3-6-6A）。

臂丛（brachial plexus）：前斜角肌和中斜角肌的肌间沟水平可见臂丛位于颈动脉的外侧，胸锁乳突肌后方，前斜角肌和中斜角肌之间，表现为结节状的低回声结构（图3-6-6B）；锁骨上方水平臂丛位于锁骨下动脉的外上方，超声检查时可首先显示锁骨下动脉的短轴，其外上方呈椭圆形"筛网状"结构，即为臂丛；锁骨下区臂丛位于腋动脉和腋静脉的周围，超声检查时可首先显示腋动脉和腋静脉的短轴，在腋动脉周围可见臂丛神经的三个束，外侧束位于腋动脉的外侧，内侧束位于腋动脉和腋静脉之间，后束位于腋动脉的深方。

腰丛（lumbar plexus）：位置较深，不容易在超声上实现定位，但对于其重要分支如股神经的显示相对容易。定位股神经时首先寻找到腹股沟水平的股动脉，股神经即位于股动脉的外侧、髂筋膜的深部，为低回声"筛网状"结构（图3-6-7）；股神经向下走行分出隐神经，在大腿段隐神经走行于股动脉周围，小腿段隐神经位于大隐静脉周围，为低回声"筛网状"结构。

第三章 肌骨超声应用解剖及其正常声像图 25

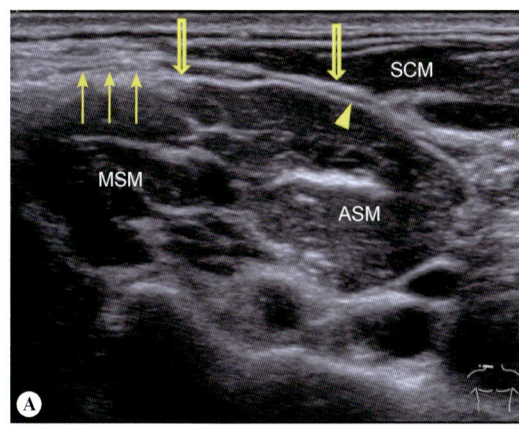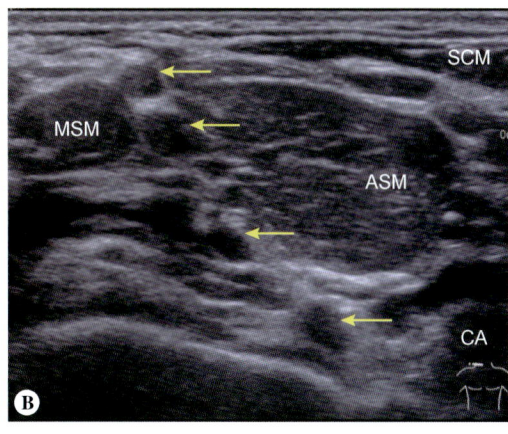

图 3-6-6 正常颈丛神经和臂丛神经的声像图

A. 颈浅丛的分支主要分布在椎前筋膜的深面、胸锁乳突肌的后缘（箭头），膈神经（三角箭头）一般位于椎前筋膜深面，胸锁乳突肌与前斜角肌之间；椎前筋膜（空心箭头）表现为覆盖于前斜角肌和中斜角肌表面的线样高回声；B. 在肌间沟水平的臂丛（箭头）位于颈动脉的外侧，胸锁乳突肌后外侧，前斜角肌和中斜角肌之间。ASM. 前斜角肌；MSM. 中斜角肌；SCM. 胸锁乳突肌；CA. 颈动脉

骶丛（sacral plexus）：位置较深，在超声上定位不易，但坐骨神经作为骶丛的重要分支，其粗大且位置相对表浅，较容易显示。超声检查时，探头横切面置于坐骨结节和股骨大转子之间，可见坐骨神经短轴切面呈椭圆形"筛网状"结构（图 3-6-8），向下追踪探查至腘窝上缘，可见坐骨神经分为胫神经和腓总神经，胫神经位于腘动脉后方并与其伴行，然后探头向外侧移动，在股二头肌和腓肠肌外侧头肌间隙之间或腓骨小头后方可见"筛网状"结构，即为腓总神经。

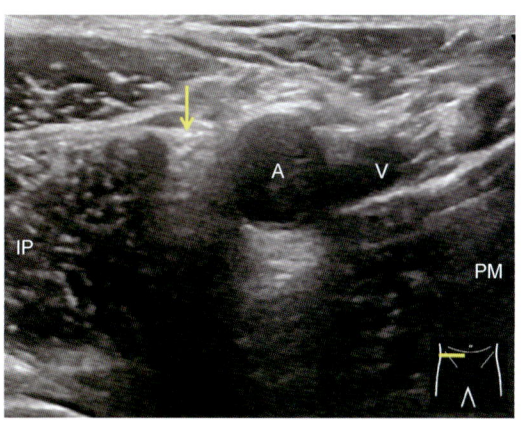

图 3-6-7 正常股神经的声像图

股神经位于股动脉的外侧、髂筋膜的深部，为低回声"筛网状"结构。A. 股动脉；V. 股静脉；IP. 髂腰肌；PM. 耻骨肌；箭头示股神经

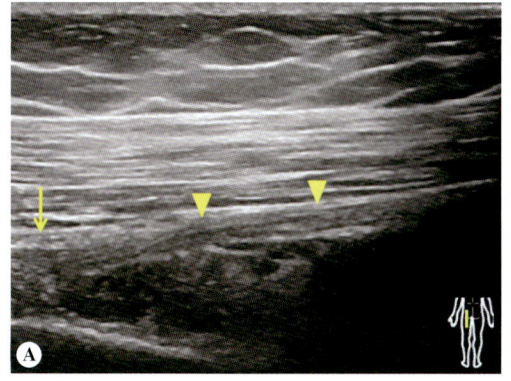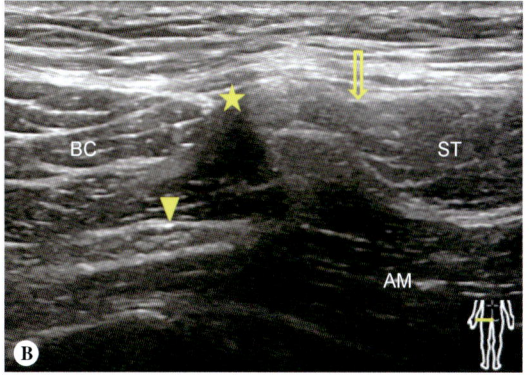

图 3-6-8 正常坐骨神经的声像图

A. 长轴切面示坐骨神经（三角箭头）自梨状肌（箭头）深方发出；B. 短轴切面示坐骨神经（三角箭头）呈"筛网状"结构。BC. 股二头肌长头；ST. 半腱肌；AM. 大收肌；星号示半腱肌、股二头肌长头联合肌腱；空心箭头示半膜肌肌腱

三、神经的超声检查技术及注意事项

1. 进行神经超声检查时，一般选用高频探头，如上肢等神经的检查；但对于位置较深神经的超声检查，应注意探头的切换或多种探头的联合使用，如观察梨状肌深方的坐骨神经时，一般会降低探头频率，必要时可选用凸阵探头进行检查。

2. 因神经走行与体表平行，各向异性伪像影响小，所以在超声检查时探头不必有特定的方向。由于神经较细，容易与肌腱或周围的筋膜等回声混淆，纵切面追踪神经效果并不理想，沿着神经的走行进行横切面动态检查多为首选方法。横切面探查到神经后可将神经保持在图像的中心，沿着神经的走行动态、连续地追踪观察。

3. 在寻找神经时，可利用血管、肌肉等位置来定位神经，如在腋动脉、腋静脉周围走行的尺神经、桡神经和正中神经，在前斜角肌和中斜角肌之间走行的臂丛神经，在前斜角肌、中斜角肌与胸锁乳突肌之间的椎前筋膜内走行的颈丛神经的浅支及与肩胛上动脉伴行的肩胛上神经等。

4. 虽然大部分外周神经位置相对表浅，但并不是所有部位的外周神经超声都能清晰显示，神经周围组织结构及被检者体型、年龄等因素均可以影响神经的显示率，如低回声肌肉组织中的神经较周围包绕高回声脂肪组织的神经易于显示，体型较瘦的被检者的外周神经较体型肥胖者的外周神经易于显示，青年人的外周神经也较肌肉萎缩或脂肪样变的老年人的神经易于显示。

5. 在神经相关疾病的超声检查过程中，应熟悉由于神经卡压、神经损伤等问题引起的相应临床表现，结合超声表现开展针对性检查和分析，如腕部尺神经卡压引起的腕尺管综合征，腕部正中神经卡压损伤引起的腕管综合征，肘部旋前圆肌卡压正中神经引起的旋前圆肌综合征，肘部桡神经卡压损伤引起的桡管综合征和骨间后神经卡压综合征，肘管尺神经卡压引起的肘管综合征，上臂腋神经卡压损伤引起的四边孔综合征，臂丛神经卡压引起的胸廓出口综合征，踝管处胫神经卡压引起的踝管综合征，腓骨小头周围腓总神经卡压引起的腓总神经卡压综合征，梨状肌卡压坐骨神经引起的梨状肌综合征等。

参 考 文 献

Cook CR, 2016. Ultrasound imaging of the musculoskeletal system. Vet Clin North Am Small Anim Pract, 46（3）: 355-371.

Erickson SJ, 1997. High-resolution imaging of the musculoskeletal system. Radiology, 205（3）: 593-618.

Gonzalez-Suarez CB, Fidel BC, Cabrera JTC, et al, 2019. Diagnostic accuracy of ultrasound parameters in carpal tunnel syndrome: additional criteria for diagnosis. J Ultrasound Med, 11: 3043-3052.

Graif M, Martinoli C, Rochkind S, et al, 2004. Sonographic evaluation of brachial plexus pathology. Eur Radiol, 14: 193-200.

Huang QH, Zheng YP, Lu MH, et al, 2005. Development of a portable 3D ultrasound imaging system for musculoskeletal tissues. Ultrasonics, 43（3）: 153-163.

NgAWH, Griffith JF, Lee RKL, et al, 2017. Ultrasound carpal tunnel syndrome: additional criteria for diagnosis. Clin Radiol, 73（2）: e11-e18.

Peetrons P, 2002. Ultrasound of muscles. Eur Radiol, 12（1）: 35-43.

Prato N, Abello E, Martinoli C, et al, 2004. Sonography of posterior tibialis tendon dislocation. J Ultrasound Med, 23（5）: 701-705.

Primack SJ, 2016. Past, present, and future considerations for musculoskeletal ultrasound. Phys Med Rehabil Clin N Am, 27（3）:

749-752.

Soliman SB, Rosen KA, Williams PC, et al, 2020. The hyperechoic appearance of the deltoid muscle on shoulder ultrasound imaging as a predictor of diabetes and prediabetes. J Ultrasound Med, 39（2）: 323-329.

Trusen A, Beissert M, Schultz G, et al, 2003. Ultrasound and MRI features of pyomyositis in children. Eur Radiol, 13（5）: 1050-1055.

Weber MA, Krix M, Jappe U, et al, 2006. Pathologic skeletal muscle perfusion in patients with myositis: detection with quantitative contrast-enhanced US-initial results. Radiology, 238（2）: 640-649.

Wilson D, 2004. Ultrasound assessment of carpal tunnel syndrome. Clin Radiol, 59（10）: 909.

Yesildag A, Kutluhan S, Sengul N, et al, 2004. The role of ultrasonographic measurements of the median nerve in the diagnosis of carpal tunnel syndrome. Clin Radiol, 59（10）: 910-915.

Ziswiler HR, Reichenbach S, Vogelin E, et al, 2005. Diagnostic value of sonography in patients with suspected carpal tunnel syndrome: a prospective study. Arthritis Rheum, 52（1）: 304-311.

第四章　肌骨常见异常声像图的分析和诊断思路

第一节　关节滑膜增厚和关节腔积液

正常关节滑膜层薄而柔润，表面光滑，声像图呈线状低回声或不易分辨，滑膜具有分泌滑液的功能。滑液稍黏稠，呈透明状，正常时关节腔内存在少量滑液，其作用是润滑关节软骨，减少磨损。关节滑膜增厚及关节腔积液通常是其及各种周围组织疾病的共同病理改变，可源于外伤或机械性损伤，炎症或感染性病变，也可源于一些关节新生物的形成。当关节内的滑膜组织受到损伤或刺激，滑膜因增生修复而增厚，同时滑膜表面正常的吸收和分泌功能受损，导致关节液产生而无法及时吸收，从而形成关节腔积液。

关节腔内积液呈中等到大量时经查体触诊可发现，或在 X 线片上表现为扩张的滑膜隐窝和继发的关节囊内滑膜外脂肪垫的移位；相比之下，超声对于探查少量关节腔内积液及关节滑膜增厚更加敏感可靠，可清晰显示相应关节滑膜厚度和回声的改变，关节隐窝扩张，其内可见液性无回声区（图 4-1-1），也可进行双侧对比检查。

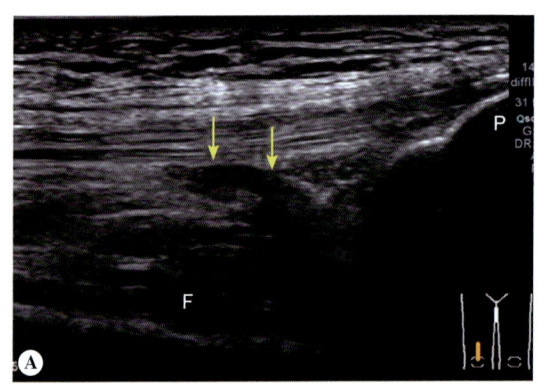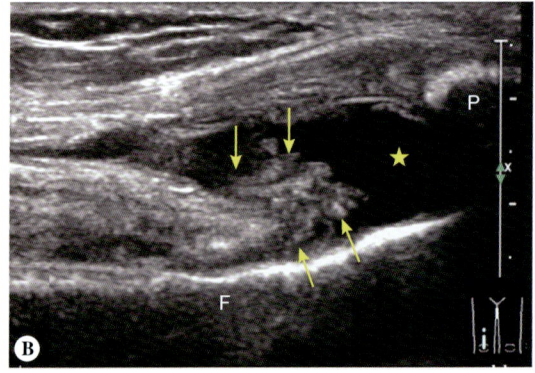

图 4-1-1　膝关节滑膜炎伴关节腔积液的声像图

A. 正常膝关节髌上囊声像图，髌上囊囊壁光滑，囊内仅有少量积液，呈 "S" 形低回声（箭头）；B. 膝关节髌上囊滑膜结节状增生（箭头），关节腔明显积液（星号）。F. 股骨；P. 髌骨

一、机械性损伤

临床相关信息及病理概要：关节内损伤或关节扭伤多见于青年，常有外伤史，尤其是运动量较大的职业者，如运动员、健身教练等，查体可见受累关节活动受限，病理改变为关节滑膜增厚、关节腔积液、关节内或周围结构损伤。

超声诊断要点：声像图除可观察到关节滑膜增厚、关节腔积液外，还可显示相应结构的损伤，如半月板或者关节内软骨的不连续，关节周围肌肉、肌腱的断裂或挫伤，有时还可伴发关节内游离体（corpusculum articulare mobile），损伤脱落的软骨碎片及骨碎片释放进入关节腔，超声显示为关节腔内高回声或强回声的不规则形、团块状、结节状结构，可随探头加压或体位改变而移动（图4-1-2）。

外伤导致的关节腔积液多呈血性，在伤后最初数小时内可显示为高回声，后为低回声至无回声并伴点状漂浮物。而炎性或慢性病导致的积液往往呈无回声或偶可见散在点状回声。

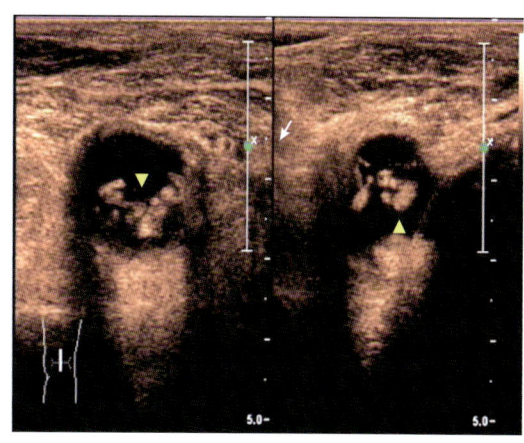

图 4-1-2　膝关节腔游离体的声像图

右膝关节后侧关节腔内可见不规则强回声（三角箭头），与关节腔内无回声液体分界清晰

较为特殊的关节积脂血症（lipohemarthrosis）多见于严重的骨关节外伤，尤其是关节内骨折，以四肢大关节多见，最常见于膝关节和肩关节。发生关节内骨折后，从骨髓腔或撕裂的骨膜处溢出的脂肪组织和血液同时进入关节腔内，由于脂肪组织和血液成分密度不同，超声下可见关节腔内液体呈分层表现，脂肪相对较轻，位于关节腔的浅层，血液相对较重，位于深层（图4-1-3）；有时血液中的气体也可以释放出来，漂浮于关节囊的最上方，此即关节积气脂血病（pneumolipohemarthrosis）。

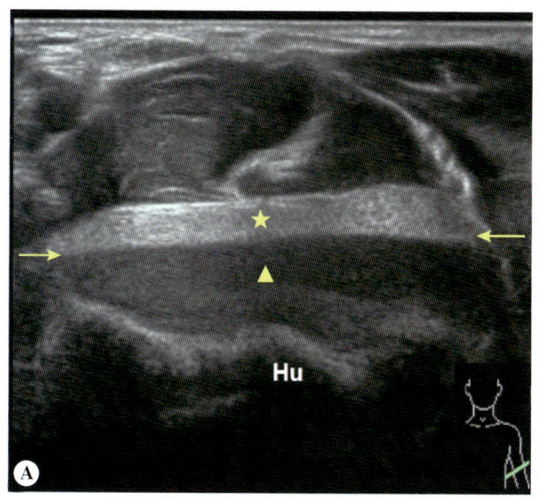
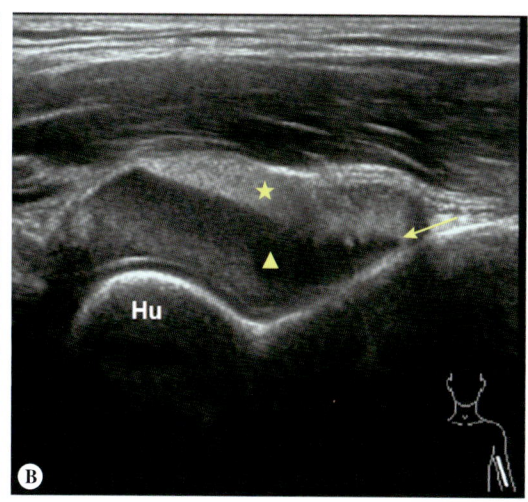

图 4-1-3　关节积脂血症的声像图

左肘关节短轴切面（A）、长轴切面（B）分别示关节囊肿胀、关节腔积液、积液分层（箭头），上层呈密集点状高回声（星号），下层为密集点状低回声（三角箭头）。Hu. 肱骨

二、退行性骨关节病

临床相关信息及病理概要：退行性骨关节病又称为骨关节炎（osteoarthritis），多见

于中老年人，好发于大关节，由软骨退变与骨质增生产生的机械性生物化学性刺激引起。其病史一般较长，呈渐进性或反复发作，病理改变以关节软骨退化损伤、完整性缺失、关节边缘和软骨下骨反应性增生为特征，同时由于炎症的刺激和周围组织渗出，可继发引起关节滑膜炎、关节腔积液，X线可见关节腔增宽，当关节邻近骨的骨赘形成时可导致关节间隙狭窄。

超声诊断要点：二维超声可显示关节表面透明软骨的异常，早期出现关节软骨进行性不规则变薄、软骨下可见骨反应增生形成的团块状高回声，后期软骨部分缺失，关节骨皮质面破坏呈虫蚀状或骨赘形成，表面凹凸不平，关节间隙可变窄（图4-1-4）。退行性骨关节病常累及周围组织，引起滑膜增生、关节腔积液、周围韧带和肌腱的炎症，病变活动期可见增厚滑膜处血流信号增多。退行性骨关节病也会导致关节内游离体的释放，表现为关节腔内团块状强回声（图4-1-2），可随体位改变而移动。

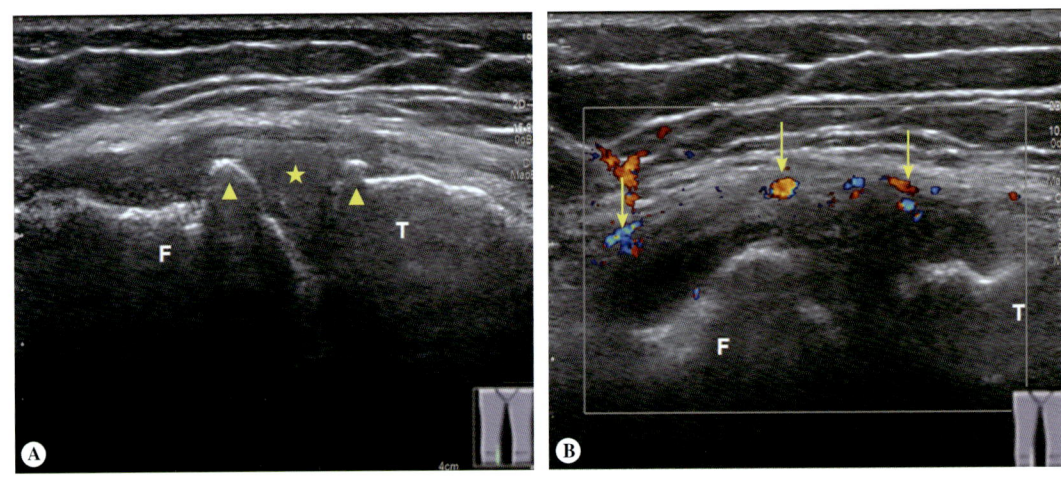

图4-1-4 骨关节炎的声像图

A.患者，72岁，女性，右膝关节内侧长轴切面示股骨和胫骨内侧髁骨表面可见强回声突起（三角箭头），关节间隙变窄，内侧半月板受压且轻度外凸（星号）；B.关节滑膜及周边软组织内增多的血流信号（箭头）。F.股骨；T.胫骨

三、类风湿关节炎

临床相关信息及病理概要：类风湿关节炎（rheumatoid arthritis，RA）常见于40～60岁女性，该病变特点是3个以上关节对称性受累，好发于手腕等小关节，晨僵为其最初表现。病理早期以滑膜增厚、滑膜内血管翳增多为主，进而出现关节软骨面和骨皮质面的破坏，实验室检测类风湿因子（RF-IgM）、抗环状瓜氨酸（CCP）抗体、类风湿因子IgG及IgA、抗角蛋白抗体、抗核抗体、抗ENA抗体等自身抗体阳性。

超声诊断要点：类风湿关节炎早期声像图可仅显示为关节滑膜不均匀增厚，多为低回声，呈结节状、团块状或弥漫性分布，可凸入或充填关节腔，关节腔可有积液。彩色多普勒超声或能量多普勒超声有助于观察增厚滑膜内血管翳的情况（图4-1-5），并可借助血流信号或血流半定量分析来协助判断炎症活动期（多血管征）和非活动期（少血管征），以及用药后的疗效评价。病程晚期可出现骨侵蚀，声像图表现为关节软骨变薄、关节骨面破坏呈虫蚀状（图4-1-6），甚至出现受累关节的半脱位或完全脱位。

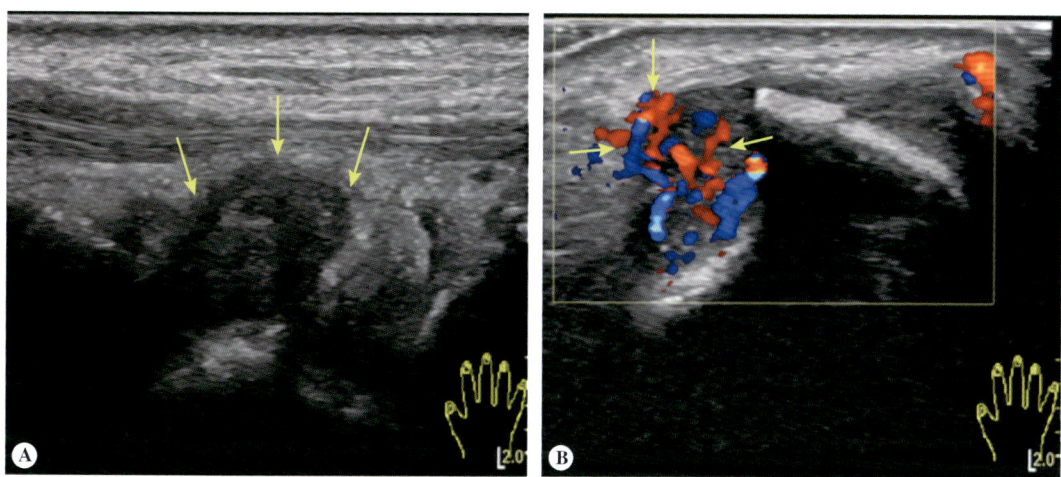

图 4-1-5　类风湿关节炎滑膜增生的声像图
A. 腕关节背侧长轴切面示团块状、结节状不规则增生的滑膜，呈低回声（箭头）；B. 低回声增生的滑膜内可见明显增多的血流信号（箭头）

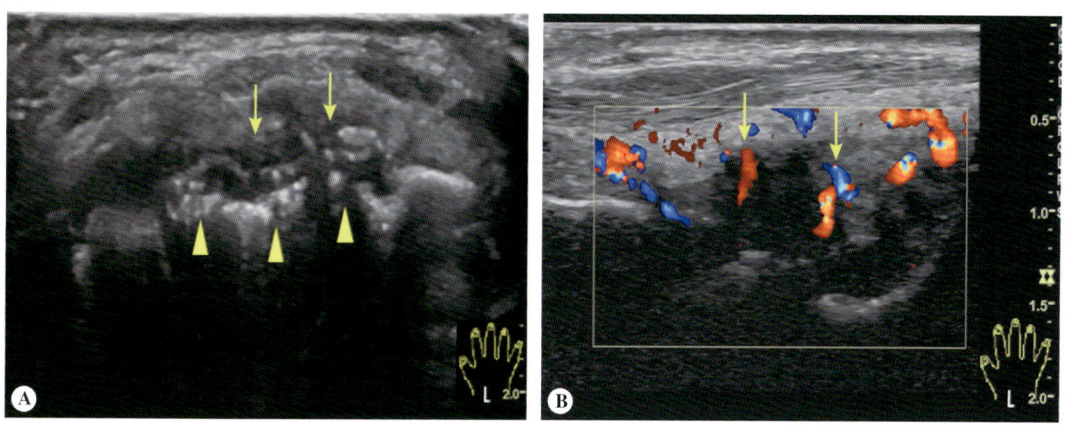

图 4-1-6　类风湿关节炎致骨破坏的声像图
A. 腕关节背侧长轴切面示不规则增生的滑膜，呈低回声（箭头），关节软骨面和骨皮质表面受侵蚀，呈虫蚀状（三角箭头）；B. 低回声增生的滑膜内可见明显增多的血流信号（箭头）

四、感染性关节疾病

临床相关信息及病理概要：化脓性关节炎易感人群为儿童、老年体弱和慢性关节病患者，男性多见，好发于髋关节、膝关节、肘关节等大关节，多由外伤清创不彻底或全身性感染引起，全身症状严重者伴有寒战、高热，儿童可见高热引起的抽搐、惊厥。查体可见发病关节明显肿胀，皮温升高，局部压痛，关节腔积液较多时可有波动感，表浅关节如膝关节可见髌骨漂浮征（patellar floating sign）。实验室检查可出现白细胞计数增多、红细胞沉降率增快及C反应蛋白含量升高。

超声诊断要点：化脓性关节炎的主要超声征象是关节囊肿胀且轮廓不清，关节腔内积液，积液内常伴有密集的点状悬浮物、碎片或分隔，探头加压可见漂浮物流动征象。炎症明显时关节囊周围软组织可受累肿胀、回声减低。彩色多普勒超声示关节滑膜及周围软组织内血流信号增多（图 4-1-7）。

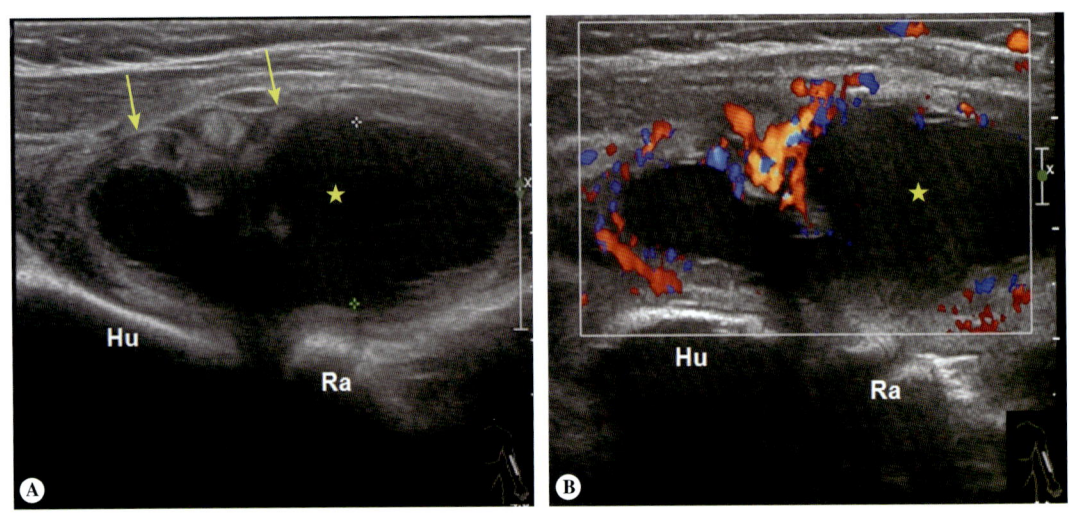

图 4-1-7 化脓性关节炎的声像图

A. 患儿，6 岁，因左肘关节肿痛就诊，左肘关节长轴切面示关节囊肿胀（+字游标），关节滑膜明显增厚（箭头），见囊内积液（星号）及密集点状弱回声；B. 关节囊壁及周围血流信号丰富。Hu. 肱骨；Ra. 桡骨

五、痛风性关节炎

临床相关信息及病理概要：痛风性关节炎（gouty arthritis）好发于中青年男性，是由于尿酸盐代谢失调，尿酸盐晶体沉积于滑膜、关节软骨、纤维软骨和关节旁软组织内，从无症状性病变发展为严重的破坏性关节病。最典型的受累关节为第 1 跖趾关节，但其他关节也可受累。患者血尿酸水平升高，晶体的集聚沉积可导致慢性滑膜炎伴间断急性发作，急性发作时关节肿痛明显。

超声诊断要点：尿酸盐晶体沉积在滑膜和关节囊内，声像图上表现为滑膜增厚伴针尖样、点状、团块状强回声，尿酸盐沉积在透明软骨表面，使透明软骨表面增厚，回声增强，表现为一条与关节骨皮质相平行的线样强回声——双轨征（double track sign）（图 4-1-8），常合并关节腔积液。慢性进展期超声可探及皮下或关节腔内不规则的以强回声为主的混合回声包块，即痛风石（tophus），伴后方回声衰减。

六、色素沉着绒毛结节性滑膜炎

临床相关信息及病理概要：目前，色素沉着绒毛结节性滑膜炎（pigmented villonodular synovitis，PVNS）的病因和发病机制尚不明，好发于青壮年，可能与炎症、创伤、类脂质代谢紊乱、肿瘤样变等有关。本病常累及大关节，80% 的发生于膝关节，其次为髋关节、

第四章 肌骨常见异常声像图的分析和诊断思路 | 33

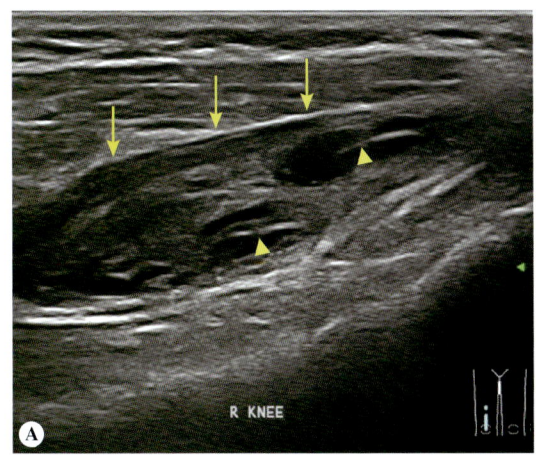
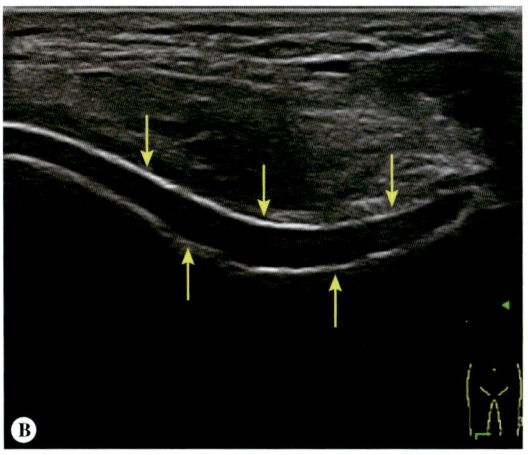

图 4-1-8 痛风性关节炎的声像图

A. 患者，36岁，男性，膝关节长轴切面示髌上囊滑膜增生（箭头），囊内积液，可见厚壁分隔（三角箭头）；B. 膝关节短轴切面示股骨滑车关节软骨面回声增强，呈双轨征（箭头）

踝关节、肘关节、肩关节及颞下颌关节。根据病变部位（关节内、关节外）及生长方式（局限性、弥漫性）分为若干亚型，约50%的病例可累及邻近骨组织。组织病理学上为滑膜结节状或绒毛状增生，伴有含铁血黄素沉积，因而关节液可呈血性或黄褐色。

超声诊断要点：局限性色素沉着绒毛结节性滑膜炎的声像图表现为实性低回声肿块，关节滑膜呈结节状、乳头状、绒毛状增生，表面不平，突向关节腔内。弥漫性色素沉着绒毛结节性滑膜炎的病变范围弥漫，边界不清，增生的滑膜组织与周围关节腔及骨质分界不清，内部以低回声为主，也可表现为多样回声。该病常合并关节腔积液（图4-1-9），彩色多普勒超声示滑膜内有星点状或短杆状血流信号。

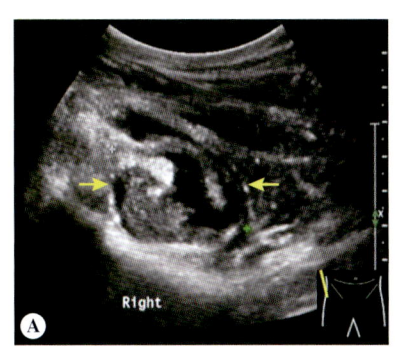
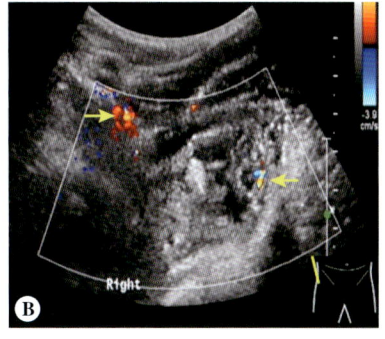
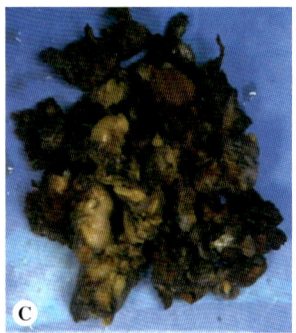

图 4-1-9 色素沉着绒毛结节性滑膜炎的声像图

A. 髋关节肿胀，关节腔积液，滑膜呈乳头状增生（箭头）；B. 增生的滑膜内血流信号增多（箭头）；C. 该病例手术切除后的病理学大体标本图片，呈黄褐色，菜花状

第二节 肌腱增厚

肌腱为肌肉末端移行处的结缔组织纤维索，在结构上起到"桥梁"的作用，肌肉借此附着于骨骼或其他结构上。长肌的肌腱多呈圆索状，阔肌的肌腱薄而阔，呈膜状，又称为

腱膜。肌腱主要由平行的胶原纤维束构成，表面包有结缔组织膜，无收缩能力。其张力强，肌腱的突发牵拉可导致相应附着部骨质的撕脱性骨折。

正常肌腱长轴切面声像图表现为丝状交织、平行排列的高回声结构，类似于纤维结构；短轴切面声像图表现为丛状聚集的点状、网状高回声结构，遭受外力损伤或代谢疾病时可导致肌腱的增厚及回声改变。值得注意的是，因为其结构特征，肌腱极易发生各向异性伪像，声束垂直于肌腱纹理时，腱体结构显示最为清晰，角度的轻微偏转都会导致肌腱内部回声的衰减，使肌腱结构显示不清，甚至表现出类似肌腱病的声像特征。单纯肌腱增厚为正常生理改变，常见于体育运动量较大的人群，在声像图上表现为肌腱增粗，合并炎症时与周围组织的界线模糊，肌腱内部纹理欠清晰，回声多减低；合并钙化时可出现不规则分布的点状、团块状强回声，炎症期常伴有腱体内部和周边血流信号的增多，肌腱增厚程度没有唯一标准，需注意与对侧相应位置的对比检查（图4-2-1）。

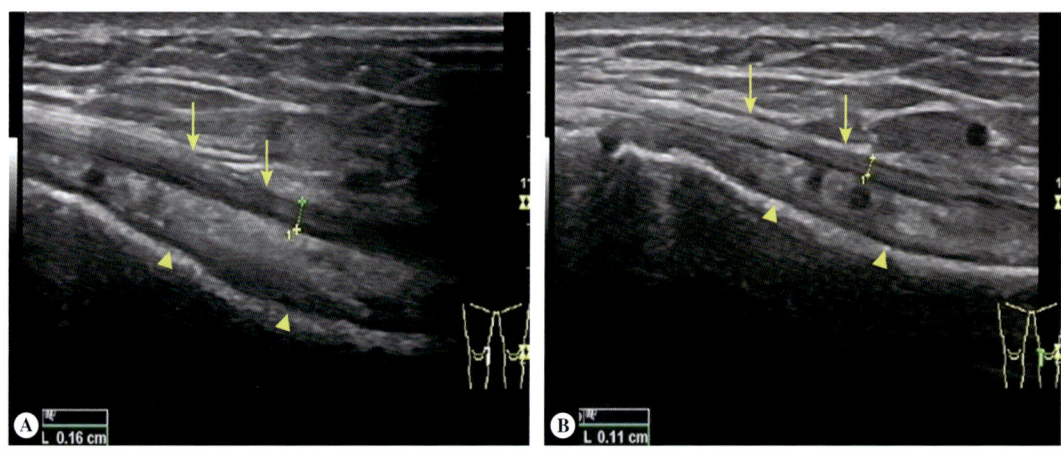

图 4-2-1　肌腱增厚的声像图（双侧对比）

患者，14岁，长跑后右膝内侧疼痛1周，右侧鹅足腱（图A箭头）较左侧（图B箭头）增厚，回声减低，纹理欠清，深方脂肪垫（图A三角箭头）较左侧（图B三角箭头）肿胀、回声减低

一、肌腱及其周围组织炎性病变

临床相关信息及病理概要：疼痛性肌腱病既往被称为肌腱炎（myotenositis），由于这些肌腱的特点是退行性病变，非炎症性过程，目前被称为肌腱病。多见于青年患者，可为运动爱好者或从事职业运动者，也可为产后期主妇，好发关节与常见运动类型有关，喜远足、跑步者好发于下肢承重关节，如踝关节和膝关节；网球、羽毛球运动员多发于肘关节；产后期主妇因抱婴姿势不正确好发于腕关节。无腱鞘的肌腱可引起覆盖肌腱腱周组织的腱周炎（Ⅰ型），如跟腱腱周炎；有腱鞘的肌腱还可引起腱鞘炎（Ⅱ型，腱鞘炎在本章第三节详述）。查体时，受累肌腱局部疼痛、肿胀，甚至有疼痛性结节，因病理改变不涉及骨质改变，X线片检查结果多为阴性。

超声诊断要点：肌腱病者患侧肌腱增厚，回声减低，与周围组织的界线模糊，肌腱内部纤维结构不清晰，出现钙化灶时可见点状、团块状强回声，彩色多普勒超声示病灶区血流信号增多（图 4-2-2）。腱周炎常发生于跟腱，单纯性腱周炎未累及肌腱时肌腱回声不发生明显改变，腱旁组织增厚，回声减低，出现水肿性改变；累及肌腱时表现为肌腱及腱旁组织增厚，腱旁组织内积液，肌腱边缘不规整及粘连等，彩色多普勒超声示肌腱及腱旁组织内有丰富的血流信号（图 4-2-3）。

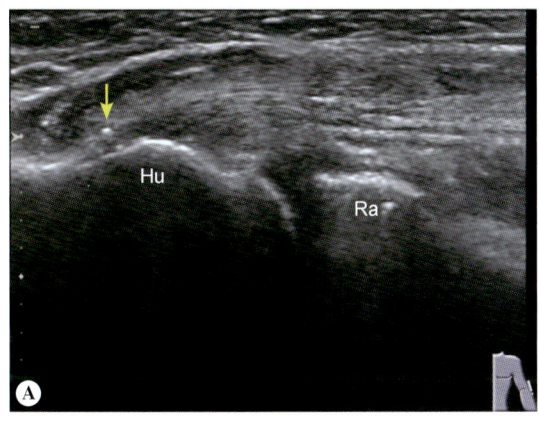 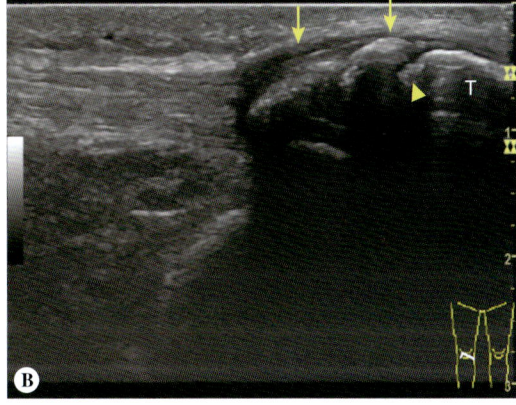

图 4-2-2　肌腱病的声像图

A. 左肘伸肌总肌腱于肱骨外上髁止点处边界模糊，纹理不清，内见点状强回声（箭头）；B. 右膝髌腱远端于胫骨粗隆止点处肌腱增粗，内见团块状强回声（箭头），局部骨皮质表面不光滑（三角箭头）。Hu. 肱骨；Ra. 桡骨；T. 胫骨

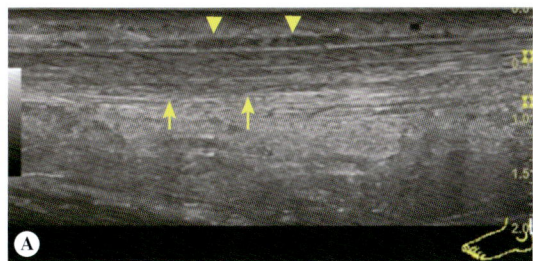 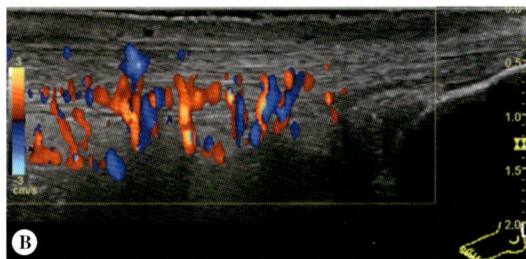

图 4-2-3　跟腱腱周炎的声像图

A.跟腱内纹理显示不清（箭头），跟腱周围软组织回声减低，呈水肿改变（三角箭头）；B.跟腱及周围软组织内血流信号增多

二、肌腱不稳定

临床相关信息及病理概要：肌腱的脱位及半脱位可好发于各个年龄段，以儿童及青年人多见。其原因较为多样，可由机械性暴力损伤或重复持续的慢性损伤所致，也可由先天性骨凹发育不良或肌腱上方支持带的松弛引起。肌腱因脱出正常解剖位置，并与周边骨性结构发生反复摩擦，从而引起肌腱损害，并可因炎症及周围组织水肿而增厚。对于评估肌腱的脱位及半脱位，超声与 MRI 相比，具有可动态扫查及快速便捷等优势。

超声诊断要点：肌腱的不稳定表现为肌腱本身的半脱位及脱位，肌腱的持续性脱位在静态超声扫查中即可探及，而间歇性脱位则需要配合动态扫查以评估肌腱动态偏移程度。声像图中可见原有的解剖位置空虚，肌腱偏离或完全脱出应在的解剖结构内（图 4-2-4），其原因可能与骨凹的扁平或支持韧带的松弛、断裂有关。肌腱因反复滑脱并与周边骨性结构发生摩擦引起肌腱损害，表现为肌腱增厚，甚至结构损伤。

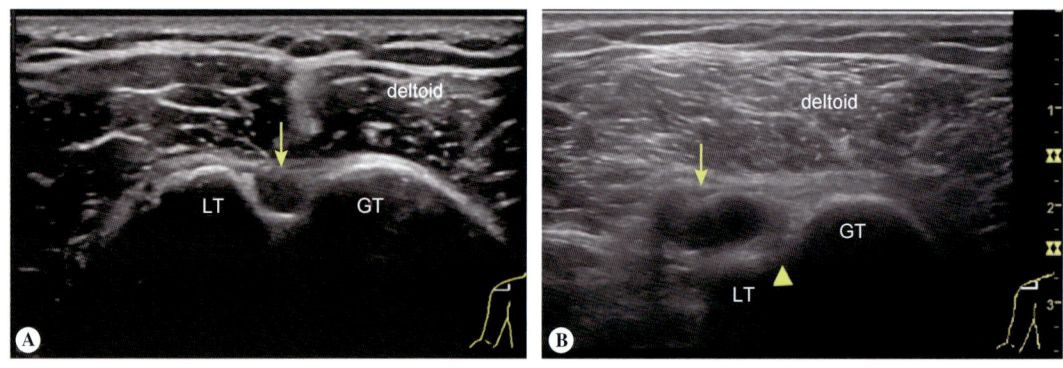

图 4-2-4　肱二头肌长头肌肌腱半脱位的声像图

A. 正常肱二头肌长头肌肌腱横切面示其位于结节间沟内（箭头）；B. 结节间沟变浅（三角箭头），肱二头肌长头肌肌腱从结节间沟脱出至肱骨小结节浅层（箭头）。GT. 肱骨大结节；LT. 肱骨小结节；deltoid. 三角肌

三、肌腱撕裂

临床相关信息及病理概要：肌腱撕裂分为完全性肌腱撕裂和不完全性肌腱撕裂，完全性肌腱撕裂可因断端回缩而导致肌腱增厚，不完全性肌腱撕裂可因水肿而导致肌腱增厚。肌腱撕裂可因暴力性损伤导致，此种情况患者多有外伤史，查体可见相应部位的疼痛、肿胀、功能障碍；也可因肌腱的过度使用引起肌腱退行性变而致肌腱撕裂，其分为两个过程，第一过程是病变位于肌腱的乏血管区，易发生缺血；第二过程是在变薄、退行性变的纤维之间有大量的黏液碎片沉积及空泡样变，这两个过程常并存，并产生肌腱反应性增厚及自发性断裂。

超声诊断要点：肌腱完全性撕裂时可见肌腱相应节段连续性中断，断裂区由不规则血肿充填，断端肌腱失去张力而回缩、增厚，肌腱断端后可见声影，为声波在磨损的断端发生折射造成（图 4-2-5）；肌腱不完全撕裂时可见相应部位肌腱纹理部分缺失，回声减低，

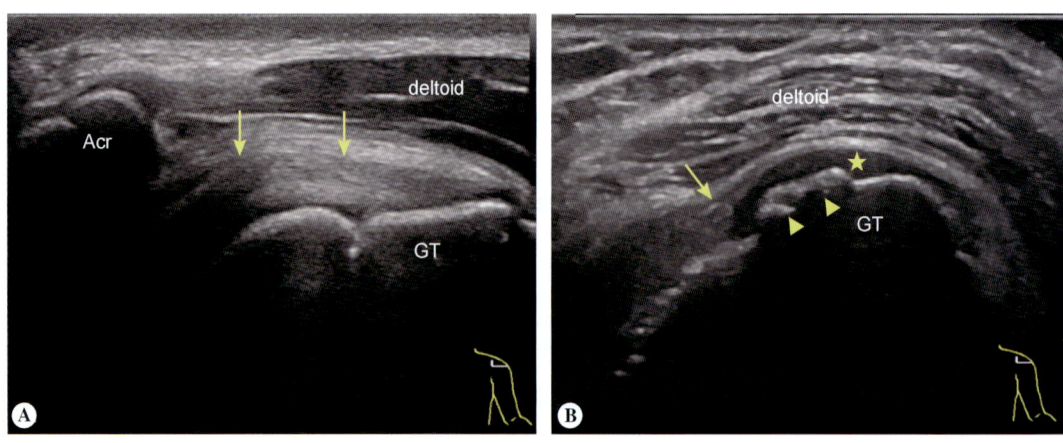

图 4-2-5　肌腱完全撕裂的声像图

A. 正常冈上肌肌腱长轴切面示肌腱连续性好，表面光滑（箭头）；B. 冈上肌肌腱完全撕裂，肌腱断端回缩（箭头），肱骨大结节表面骨质不光滑（三角箭头），肩峰下-三角肌下滑囊直接覆盖在肱骨大结节上，囊内有积液（星号）。Acr. 肩峰；GT. 肱骨大结节；deltoid. 三角肌

动态扫查时可显示部分厚度的肌腱两端运动方向不一致，可伴或不伴有血肿形成。急性血肿呈低回声，慢性血肿机化后回声可与肌腱相似或进一步增高。当腱鞘也断裂时，血肿通常较大且边缘不整（图4-2-6）。

四、肌腱黄色瘤病

临床相关信息及病理概要：黄色瘤（xanthoma）生长缓慢，病程较长，多为对称性分布，局限于真皮和皮下，也可侵犯深层软组织如肌腱和滑膜，形成棕黄色或橘黄色斑片样、结节状等皮肤肿瘤样病变。其好发于高脂蛋白血症患者，常与家

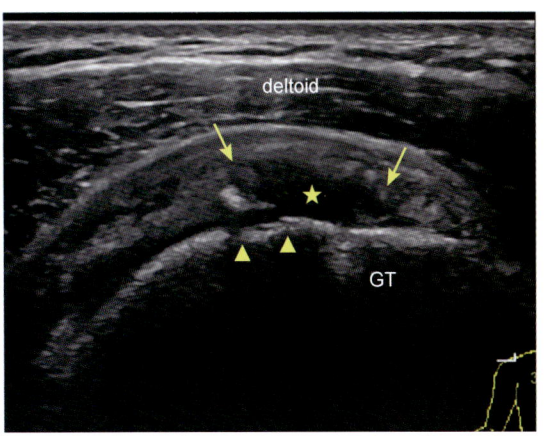

图 4-2-6 肌腱部分撕裂的声像图

冈上肌肌腱长轴切面示关节面肌腱纹理中断，两侧断端回缩，断端不齐整（箭头），断口内有低回声血肿填充（星号），肱骨大结节骨质不光滑（三角箭头）。GT.肱骨大结节；deltoid.三角肌

族性高脂血症相伴发，肘、膝、指等关节伸侧多见。病理特征是胆固醇酯在组织中沉积，吞噬脂质的巨噬细胞局限性聚集形成类似皮肤肿瘤样病变。查体可见受累肌腱明显肿胀，实验室检查血脂升高，MRI检查示所累及肌腱明显增粗，边缘毛糙，与周围组织的界线不清，压脂序列显示更为清楚。

超声诊断要点：声像图上表现为跟腱（常为双侧）呈肿块样增粗，其内回声不均，肌腱内部或后方可探及混合回声区占位，与跟腱边界不清，其内部声像与肿块内容物有关，可呈实性混合回声或混浊液性低回声至无回声，如有正常跟腱残存者可见跟腱纤维的条状稍强回声。彩色多普勒超声示肿块内部有少量血流信号或无明显血流信号（图4-2-7）。根据黄色瘤病不同病变阶段的超声表现不同，其分为两级：跟腱内出现单发或多发的低回声结节为一级；弥漫性浸润的低回声区为二级。

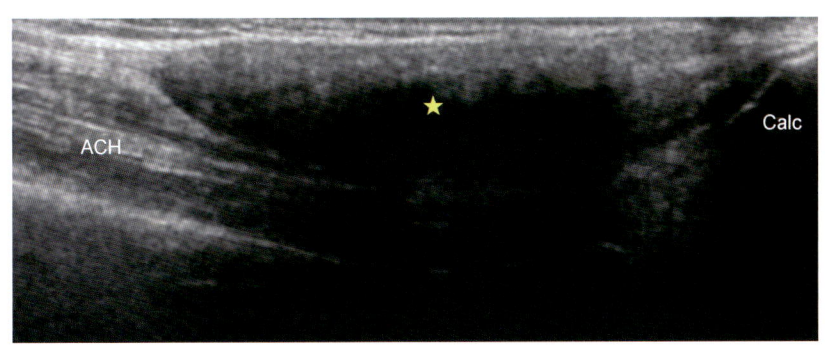

图 4-2-7 跟腱黄色瘤病的声像图

患者有家族性高胆固醇血症病史，超声显示跟腱内不均质低回声包块（星号），后方伴声衰减。ACH.跟腱；Calc.跟骨

五、关节炎性病变

类风湿关节炎、痛风性关节炎、感染性关节炎等病情发展到一定阶段时，炎症蔓延至

关节周围软组织，常可出现关节周围肌腱炎，结合病变关节原发病因的声像图特征及临床表现、实验室检查，可帮助诊断和鉴别诊断（参见本章第一节）。

第三节 腱鞘增厚或腱鞘积液

腱鞘又称为腱滑膜鞘，是套在长肌腱表面的管状滑膜囊，从外至内分为两层结构，分别为纤维层和滑膜层，滑膜层又翻折为内管（脏管）及外管（壁管），可分泌滑液，起到润滑作用。腱鞘存在于活动性较大的部位，如腕、踝、手指和足趾等处，以固定肌腱并减少腱与骨面的摩擦。腱鞘增厚的本质是腱鞘滑膜的增生肥厚，可由本身的损伤及全身性疾病引起，腱鞘的增厚及积液常相互伴随。

正常腱鞘光滑菲薄，超声可不显像或表现为肌腱与周围组织间的细带样低回声，彩色多普勒成像难以检测到血流信号。当其增厚时可表现为不规则增厚的低回声带，可伴有内部回声不均，加压探头低回声区无明显压缩；而腱鞘积液时，积液回声与积液内容物有关，可呈无回声或悬浮的点状低回声，探头挤压可有流动性，且有明显的形变。彩色多普勒超声可显示增厚的腱鞘上血流信号增多，而积液内则无明显血流信号（图 4-3-1）。

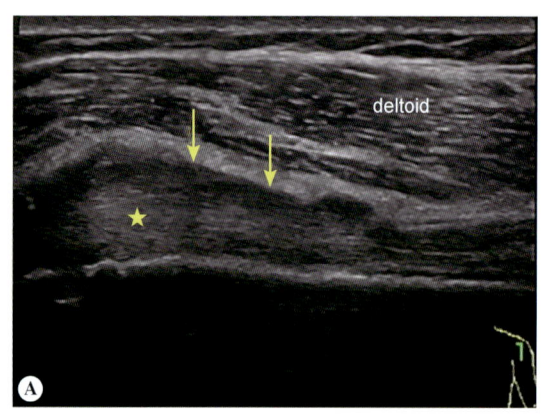 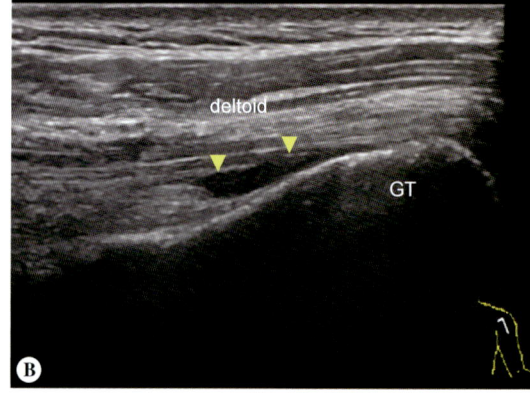

图 4-3-1 腱鞘增厚及积液声像图

A. 肱二头肌长头肌肌腱（星号）及鞘膜组织增厚（箭头），回声减低，边界模糊；B. 肱二头肌长头肌肌腱及腱鞘内可见积液（三角箭头）。GT. 肱骨大结节；deltoid. 三角肌

一、狭窄性腱鞘炎

临床相关信息及病理概要：狭窄性腱鞘炎（tendinitis stenosans）是一种常见的腱鞘疾病，最为常见的是桡骨茎突狭窄性腱鞘炎，俗称为"主妇手"，是支配大拇指的拇长展肌和拇短伸肌肌腱在桡骨茎突处由腱鞘炎性改变所致；发生在掌指关节水平的第 1 滑车狭窄性腱鞘炎也较为常见，被称为"扳机指"。狭窄性腱鞘炎的病理机制是由于肌腱反复过度摩擦，腱鞘发生炎症、增厚形成狭窄环，造成肌腱在鞘管内卡压、水肿，滑动困难。该病起病缓慢，逐渐加重。对于桡骨茎突狭窄性腱鞘炎患者，当腕关节过度尺偏时疼痛加重，桡骨茎突处压痛明显，严重时患者可出现弹响声。

超声诊断要点：受累肌腱腱鞘超声下可见局限性或弥漫性增厚，腱鞘内伴或不伴有积液，局部肌腱肿胀，联合动态超声检查可显示狭窄管道入口处的肌腱卡压。如桡骨茎突狭窄性腱鞘炎时于桡骨茎突水平可见到腕关节背侧第一腔室的拇长展肌肌腱、拇短伸肌肌腱的腱鞘不规则增厚，回声减低，局部肌腱增粗，肌腱纹理不清，腱鞘和肌腱内血流信号均增多（图4-3-2）。

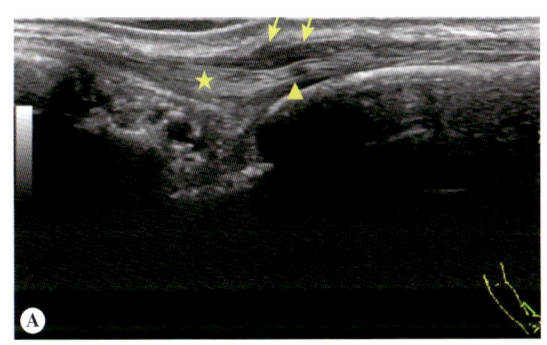 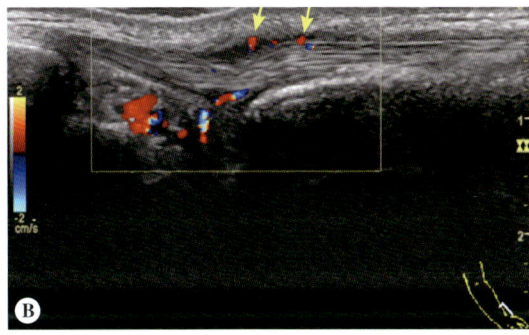

图 4-3-2　桡骨茎突狭窄性腱鞘炎的声像图

A.左手桡骨茎突处拇长展肌肌腱和拇短伸肌肌腱的腱鞘增厚，回声减低（箭头），局部肌腱卡压变细（三角箭头），远端增粗（星号）；B.病变处腱鞘及肌腱内见增多的血流信号（箭头）

二、急性创伤所致的腱鞘炎

临床相关信息及病理概要：急性创伤导致的腱鞘炎可发生于不同年龄段，在临床上主要表现为相应部位的疼痛且运动时加重，肌腱运动不畅等表现。

超声诊断要点：急性腱鞘炎时可在短时间内引起腱鞘内积液，典型表现为液体围绕肌腱形成低至无回声"晕"（图4-3-3），可有周围软组织的增厚、回声增强，呈水肿或蜂窝织炎样改变。在亚急性或慢性病变时则通常表现为腱鞘的增厚。

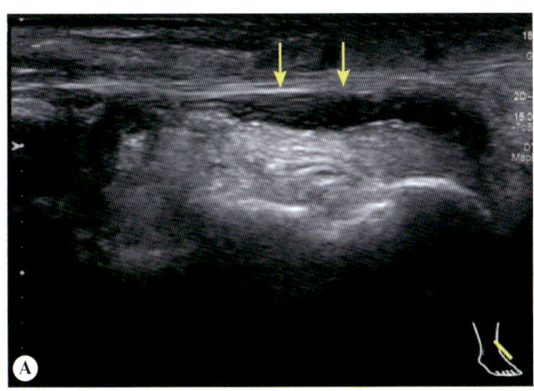 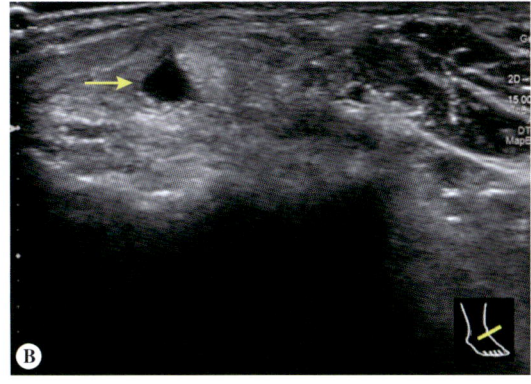

图 4-3-3　踝关节创伤性腱鞘炎的声像图

右侧踝关节扭伤3周后，踝关节内侧胫骨后肌腱长轴切面（A）和短轴切面（B）分别示腱鞘内无回声积液（箭头）

三、感染及其他全身性疾病导致的腱鞘炎

腱鞘炎的临床表现较为一致，但引起原因各不相同，可继发于局部或全身感染、各类全身性疾病，如类风湿关节炎、痛风性关节炎等，均可引起腱鞘增厚、腱鞘积液，结合病史、发病部位、临床特点及实验室检查可协助鉴别诊断（参见本章第一节）。

第四节 囊性病变

关节附近、肌腱或韧带周围、肌肉内、皮下软组织内常可出现囊性病变，根据其部位、来源及形态特点可分为关节滑膜囊肿、腱鞘囊肿、腱鞘积液、滑囊炎、血肿、血管瘤等。其内容物多为黏液或血液，黏液性质多清亮。囊肿体积小时可无明显临床症状，体积较大时可触及关节旁或腱鞘内的局限状凸起包块，可引起关节运动障碍，压迫相应神经时可出现特征性临床表现。

声像图为相应部位局限性无回声或低回声病变，形态不规则或呈类圆形，多界线清晰，囊壁光滑或稍厚，囊内可见分隔，关节来源的囊性病变可与关节腔相通（图4-4-1）。

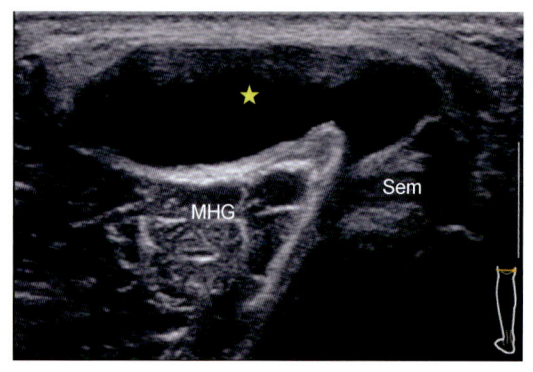

图 4-4-1　膝关节腘窝囊肿的声像图
腘窝横切面示囊性包块（星号），呈弯豆形，位于半膜肌肌腱与腓肠肌内侧头之间，深部向关节间隙延伸，包块壁薄，包膜完整。MHG. 腓肠肌内侧头；Sem. 半膜肌

一、关节滑膜囊肿

临床相关信息及病理概要：先天性关节滑膜囊肿（synovial cyst of joint）多见于儿童，后天性关节滑膜囊肿多见，常由滑囊本身病变，如反复摩擦、组织退变、慢性无菌性炎症等引起。本病好发于四肢关节，尤其是膝关节最为多见，如腘窝囊肿。患者无症状或有局部不适感，关节活动不同程度受限，囊肿体积较大或位置较表浅时可触及包块，质地较软。

超声诊断要点：关节旁见类圆形或不规则形囊性无回声包块，后方回声增强，边界清，囊壁光滑或稍厚，慢性炎症形成的囊肿可见分隔带，深部向关节腔延伸，囊壁上可探及血流信号（图4-4-1）。

二、腱鞘囊肿

临床相关信息及病理概要：腱鞘囊肿（ganglion cyst）好发于中青年人群，女性发病多于男性，以手腕部、足踝部多见，其常见发病原因为创伤和慢性过度劳损，导致滑液吸

收障碍形成内容物为液体的包裹物，免疫性疾病、感染也有可能引发。患者常于关节周围或肌腱旁触及类圆形质硬肿物，可无明显症状或伴有轻微疼痛。

超声诊断要点：于肌腱旁见类圆形无回声病变，囊壁稍厚，边界清，囊内可见分隔带（图4-4-2），囊壁周围可探及血流信号，陈旧性囊肿内部可伴有分隔，同时能观察其与周围血管、神经的关系，如有无血管、神经受压。

图 4-4-2　腱鞘囊肿声像图
腕关节背侧指伸肌腱旁见分叶状囊性包块（箭头），边界清，壁薄、较光滑

三、滑囊囊肿

临床相关信息及病理概要：滑囊囊肿（synovial cyst）在身体摩擦力或压力较大的地方都存在，如关节附近的骨性突起与皮肤间，肌腱与骨之间。根据滑囊是否与关节腔相通，分为相通性滑囊和非相通性滑囊两类。反复摩擦、慢性劳损、急性创伤、增龄引起的组织退变、全身性疾病等原因均可引起滑囊炎。其病理基础为滑囊内层的滑膜增生，多伴有滑囊内积液。临床表现为局部疼痛、肿胀，关节周围的滑囊炎可引起关节运动障碍。

超声诊断要点：超声检查表现为局部滑囊不规则肿大，囊壁不均匀增厚，局部可呈结节状或乳头状，囊腔内可见无回声积液。急性滑囊炎时滑囊壁上可探及丰富血流信号，慢性滑囊炎时滑囊内常见到网状分隔带，囊壁上探及程度不等的血流信号（图4-4-3）。

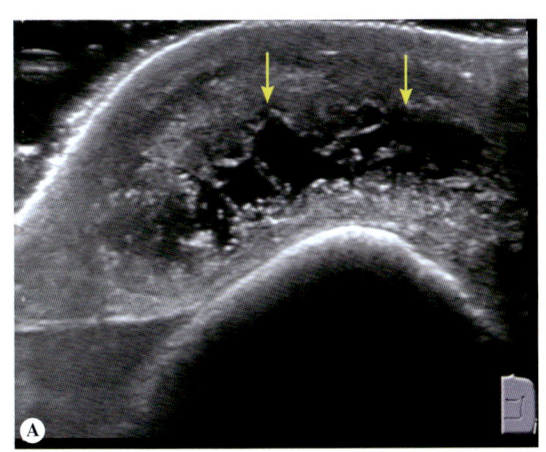 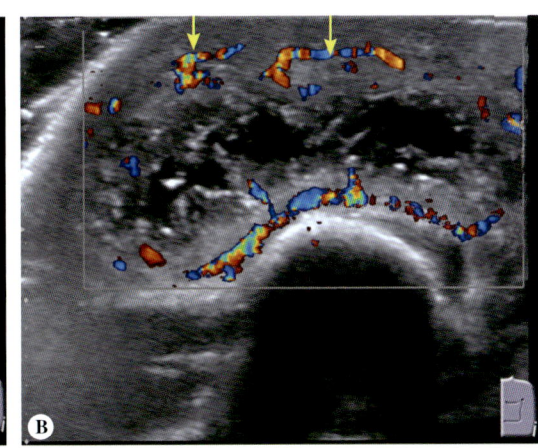

图 4-4-3　滑囊炎的声像图
A.左肘关节后方鹰嘴皮下滑囊肿胀，边界不清，壁厚不光滑（箭头），其内见分隔；B.病变囊壁血流信号丰富（箭头）

四、血肿

临床相关信息及病理概要：由外伤、牵拉导致血管破裂，溢出的血液可形成软组织内

血肿（hematoncus），体育活动导致的挫裂伤可引起多块肌肉受累，以股四头肌为例：部分撕裂最常累及浅层的股直肌，其次为中间层的股内侧肌、股外侧肌，肌腱深层的股中间肌最不易断裂。肌肉撕裂好发部位多为肌肉-肌腱移行部或肌肉-腱膜连接部。临床表现为局部肿胀，疼痛明显。肌肉内较大的血肿可见肌肉走行区局部凹陷，肌肉完全断裂时由于断端回缩而呈肿块样改变。

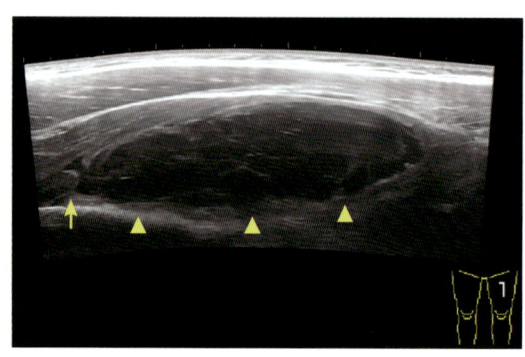

图 4-4-4 肌肉部分撕裂合并血肿形成的声像图
左侧股内侧肌长轴切面示局部肌纹理丝状结构消失，由不规则低回声血肿充填，内见网状分隔（三角箭头），近端可显示断端回缩的肌肉，呈铃舌征（箭头）

超声诊断要点：超声检查可见皮下软组织内、肌肉内、相邻肌肉间不规则形或梭形低回声至无回声病灶，局部周围组织因挫伤水肿可出现回声增高，探头加压，局部压痛呈阳性。肌肉血肿边界往往不清，形态不规则，肌肉部分撕裂时，血肿内探及断裂回缩的肌肉，呈铃舌征（boll tongue sign）（图 4-4-4）；肌肉完全撕裂时，两断端肌肉回缩，该区域由较大范围的血肿充填。随着病程时间的延长，血肿不同程度地被吸收或出现纤维化，血肿内部可见呈蜂窝状分布的厚壁分隔，病灶周围及分隔带上可检测到增多的血流信号。

五、血管瘤

血管瘤相关内容详见本章第五节。

第五节 软组织肿瘤样病变

在骨骼肌肉系统中，皮下组织、软组织、关节内常可出现一些局灶性肿瘤样病变，根据其组织成分的差异可呈低回声、高回声或混合回声，常见的有血管瘤、脂肪瘤或脂肪肉瘤、腱鞘巨细胞瘤、神经纤维瘤或神经鞘瘤、纤维瘤或纤维肉瘤、软骨肉瘤、平滑肌肉瘤、黏液瘤、转移瘤等。根据病变内部回声、周边组织形态及血供表现，再结合患者病史及临床体征，可行进一步鉴别诊断。发生于关节内或邻近关节的低回声占位病变多考虑滑膜来源肿瘤，发生于肌肉的低回声占位病变则更多考虑肌肉或间叶组织来源肿瘤。

一、滑膜血管瘤

临床相关信息及病理概要：滑膜血管瘤（synovial hemangioma，SH）是发生于滑膜表面（包括关节腔和关节囊）的良性血管增生性病变。发病者以儿童及青少年居多，膝关节发病率最高，肘关节与手腕部关节次之。肿瘤生长缓慢，体积较大时伴有关节肿胀和渗出。

患者多因局部包块就诊，但此症状无特异性。MRI可以明确病变的范围，T_1WI上肿瘤周围肌肉多呈低信号或等信号，其内可见斑片状或蜿蜒匍匐状高信号，其与慢速血流有关，T_2WI上肿瘤多呈不均匀高信号，其内可见斑片状、结节状及多发细条形低信号影，有时可表现为高、中、低混杂信号。

超声诊断要点：声像图上显示为滑膜内低回声肿块伴蜂窝状囊性无回声区，形态多不规则，边界不清，与周围组织的分界不清，肿块具有部分可压缩性，根据瘤体内流速快慢，彩色多普勒超声可有不同表现，探头动态加压或放松偶有助于显示海绵状血管瘤内的低速血流信号（图4-5-1）。

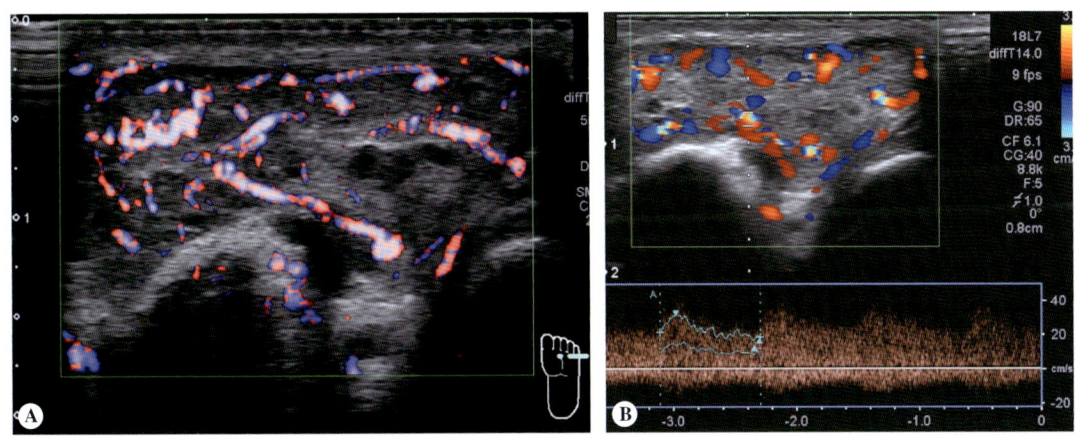

图 4-5-1　滑膜血管瘤的声像图

A. 左足第5跖趾关节腔内见以实性为主的混合回声肿物，形态不规则，无明显包膜，局部关节面不清晰，肿物内血流信号丰富，呈网篮状；B. 频谱多普勒超声显示为高速低阻力动脉频谱

二、局限性或弥漫性腱鞘巨细胞瘤

临床相关信息及病理概要：腱鞘巨细胞瘤（tenosynovial giant cell tumor）病因不明，与色素绒毛结节性滑膜炎为同类病变，其发生于腱鞘及滑囊的滑膜，可单发或多发，为生长缓慢的实性无痛性肿块，可压迫或侵犯邻近骨骼。按腱鞘巨细胞瘤生长方式，可分为局限性腱鞘巨细胞瘤和弥漫性腱鞘巨细胞瘤两类。局限性腱鞘巨细胞瘤主要发生于手、足小关节处，包膜完整，一般小于3cm，手术切除后可复发，但不转移。弥漫性腱鞘巨细胞瘤主要生长在承重的大关节处，界线不清，呈浸润性生长，一般大于3cm，手术较难彻底切除。

超声诊断要点：声像图可见肌腱或关节旁实性低回声病变，呈团块状或分叶状，回声不均匀。局限性腱鞘巨细胞瘤边界多清晰，因其起源于腱鞘，所以动态扫查时发现其与肌腱关系密切，但不随肌腱伸缩而移动（图4-5-2）。弥漫性腱鞘巨细胞瘤累及范围广泛，常突入关节腔，边界不清，邻近骨质可受压，或因受侵出现缺损（图4-5-3）。彩色多普勒超声显示病变内部及周边增多的血流信号。

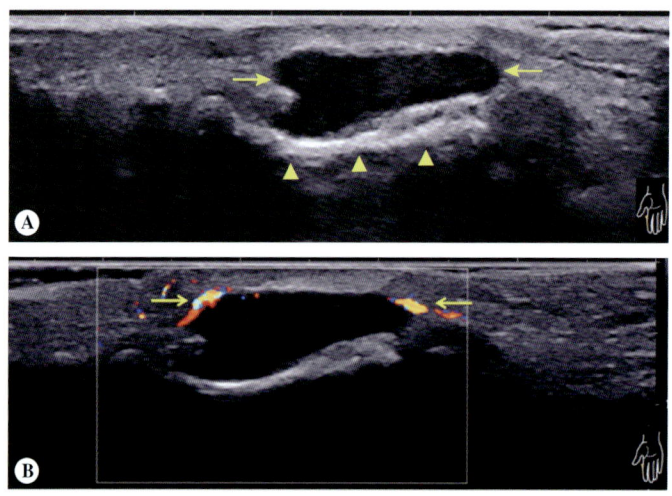

图 4-5-2　局限性腱鞘巨细胞瘤的声像图

A. 左手示指指屈肌腱旁实性极低回声肿块（箭头），边界清，后方回声略增强，深方指骨质弧形受压（三角箭头）；B. 肿块周边及内部探及血流信号（箭头）

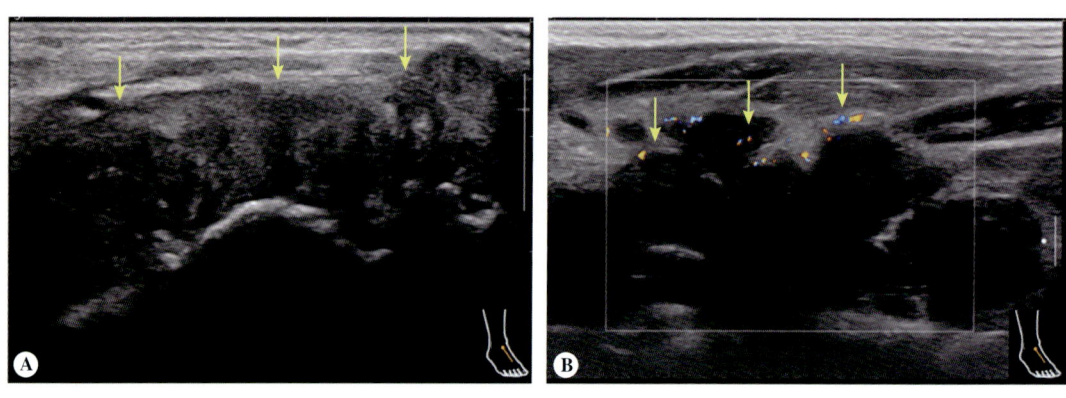

图 4-5-3　弥漫性腱鞘巨细胞瘤的声像图

A. 右足前踝关节长轴切面示较大范围实性低回声占位性病变，形态不规则，与周围组织及关节的界线不清，回声不均匀（箭头）；B. 病灶内见星点状血流信号（箭头）

三、神经源性肿瘤

临床相关信息及病理概要：神经源性肿瘤主要为神经鞘瘤（schwannoma）及神经纤维瘤（neurofibroma），好发于四肢、颈部等部位皮下软组织或肌肉内。神经鞘瘤来源于神经鞘的施万细胞，单发多见，有包膜，其外部或下部有神经干穿过，瘤体位于神经一侧，呈偏心性生长。而神经纤维瘤是神经组织各种成分的增生，包括神经鞘细胞及间质组织，肿瘤包裹神经纤维，没有包膜，神经束自瘤体内部贯穿，临床表现为生长缓慢的无痛性肿物。神经纤维瘤分为单发结节型、多发蔓丛型、多发弥漫型三种类型。神经鞘瘤及神经纤维瘤者可触及体表包块，包块处疼痛或麻木，触之加重，Tinel 征阳性（是指叩击神经损害的部位或其远侧，出现其支配皮区的放电样麻痛感或蚁走感，代表神经再生的水平或神经损害的部位）。

超声诊断要点：四肢的神经一般走行于肌间隙，熟悉外周神经的走行、分布及辨认肿物周边的肌外膜有助于诊断。神经鞘瘤和神经纤维瘤声像图极为相似，包括形态、边界、活动度等，二者大多表现为形态较规则的低回声包块，神经鞘瘤体积较大时可出现液化。一部分神经来源性肿瘤在超声下可显示与神经的关系，长轴与神经走行平行，两端与神经相连。神经鞘瘤多表现为神经于肿物一侧绕行，偏心性生长（图4-5-4）；神经纤维瘤有时可表现为神经自瘤体中间穿过（图4-5-5），也可因受累神经过于细小，无法确定肿物和周围神经的关系。彩色多普勒超声示瘤体内血流不丰富或呈星点状。

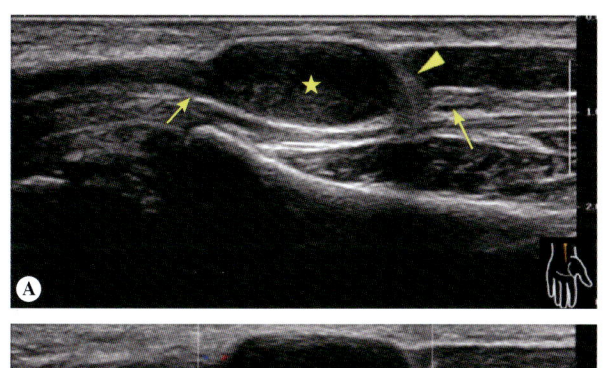

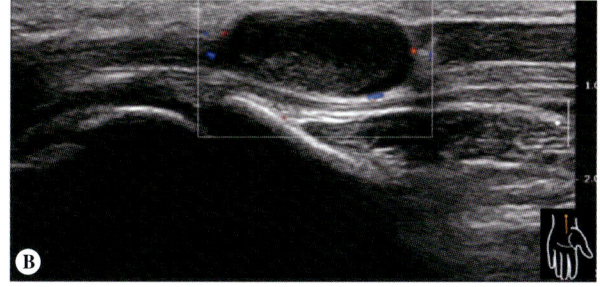

图 4-5-4　正中神经鞘瘤的声像图

A. 正中神经旁类圆形实性低回声肿物（星号），边界清晰，包膜完整，肿物长轴与正中神经主干平行，两端与神经相连，神经于肿物一侧绕行（箭头），瘤体一端可见三角形高回声脂肪帽结构（三角箭头）；B. 瘤体内可探及星点状血流信号

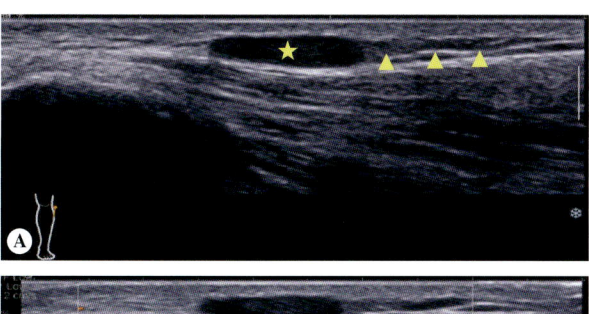

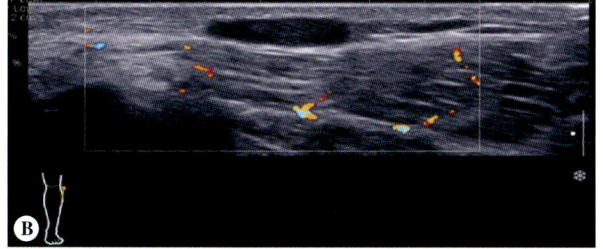

图 4-5-5　膝关节周皮神经纤维瘤的声像图

A. 左膝腓骨小头上方皮下类圆形实性低回声肿物（星号），边界清晰，肿物一端可显示与神经干相连（三角箭头）；B. 瘤体内血流信号一般不丰富

四、深部脂肪瘤及脂肪肉瘤

临床相关信息及病理概要：深部脂肪瘤（lipoma）可起源于肌肉内或肌肉间，以肌肉

内更多见；好发于四肢的大块肌肉，可累及肌肉及肌间结缔组织。一般情况下，深部脂肪瘤为生长缓慢的无痛性肿物，质软，但当其生长迅速时可引起邻近神经的卡压症状。脂肪肉瘤（liposarcoma）起源于间叶组织，而不是脂肪组织，最常发生于下肢（如腘窝和大腿内侧）、腹膜后、肾周、肠系膜区及肩部。根据恶性程度不同分为高分化型、黏液型、圆细胞型、多形性和未分化型，以高分化型多见。实验室检查 S-100 蛋白和波形蛋白常可见表达，CD34 呈散在灶状阳性。

超声诊断要点：深部脂肪瘤分为局限型脂肪瘤和浸润型脂肪瘤两种，声像图上，局限型脂肪瘤表现为肌肉内部椭圆形、边界清晰的中等或稍高回声肿物，瘤体内部血流信号不丰富（图 4-5-6）。而浸润型脂肪瘤呈不规则的纹理状肿物，因瘤体的挤压可使肌肉移位，这是因为脂肪瘤在肌肉内部增殖而使肌纤维分离。高分化型脂肪肉瘤与成熟脂肪瘤相似，声像图表现为体积较大、分叶状、界线清晰的高回声肿物，内部可出现复杂回声（内含厚分隔、球形或瘤状病灶伴随非脂肪回声结构），彩色多普勒超声示病灶内部可有分支状血流信号（图 4-5-7）。

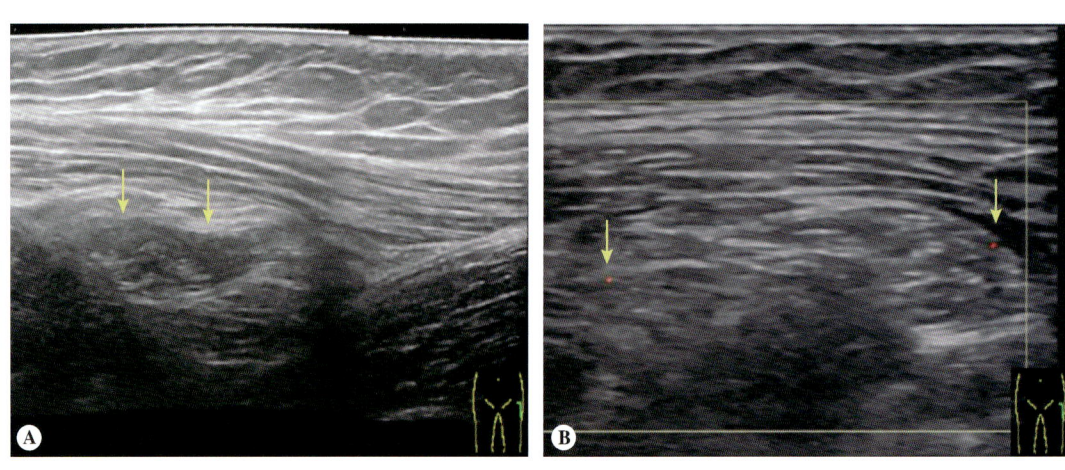

图 4-5-6　深部脂肪瘤的声像图

A. 左侧大腿宽景成像示肌间实性等回声肿物（箭头）；B. 低回声肿物内见星点状血流信号（箭头）

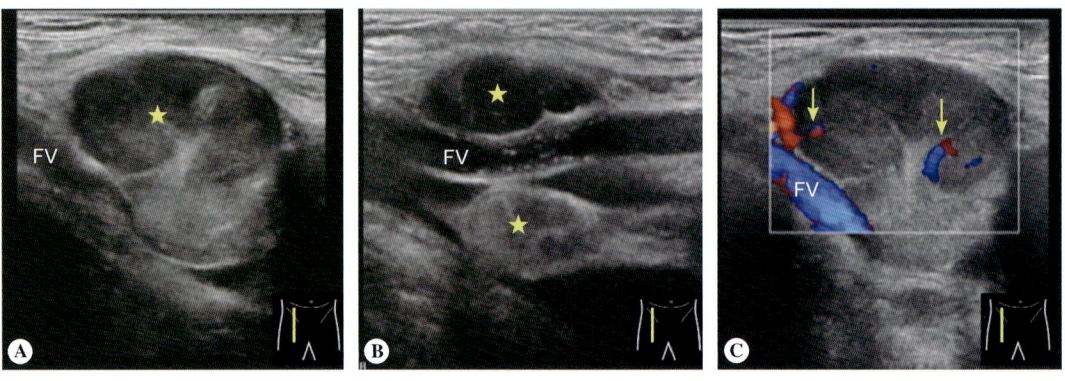

图 4-5-7　脂肪肉瘤的声像图

A. 右侧腹股沟区股静脉分叉上方实性不均质低回声肿物（星号），呈浅分叶形；B. 肿块（星号）包绕血管生长，股静脉管腔受压变窄；C. 肿物内可见条状血流信号（箭头）。FV. 股静脉

五、肌肉内黏液瘤

临床相关信息及病理概要：肌肉内黏液瘤（intramuscular myxoma）是一种罕见的发生于肌肉内的黏液性良性软组织肿瘤，组织起源尚未确定。本病好发于四肢，最常见于大腿，临床表现为生长缓慢的无痛性肿块，其病理特点是肿瘤间质含丰富黏液，血管少、细胞少。手术切除是本病的唯一治疗方法。

超声诊断要点：声像图表现为肌肉以低回声为主的混合回声病变，多呈类圆形或椭圆形，其后方多有不同程度回声增强，肿瘤长轴沿肌肉走行，局限于肌肉内部（不突破肌外膜），肿瘤长轴两端多见三角形高回声区，即亮帽征（bright hat sign）（图4-5-8），肿瘤周边可见断续的线状高回声带，即亮边征（bright edge sign）（图4-5-9），是这种病变的超声特征性表现，病理学上认为这些特征是周围肌肉萎缩和邻近脂肪浸润的表现。瘤体内部多乏血供或探测到极少量血流信号。

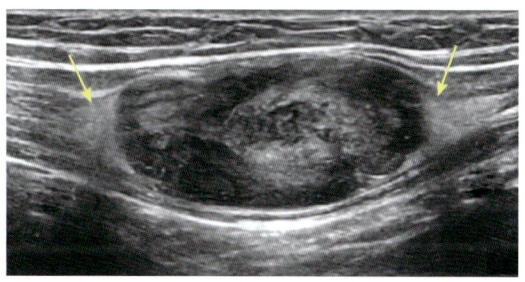

图 4-5-8　肌肉黏液样瘤的声像图

大腿肌间可见实性不均质的回声病变，瘤体长轴与肌肉的走行一致，两端可见三角形高回声区，即亮帽征（箭头）

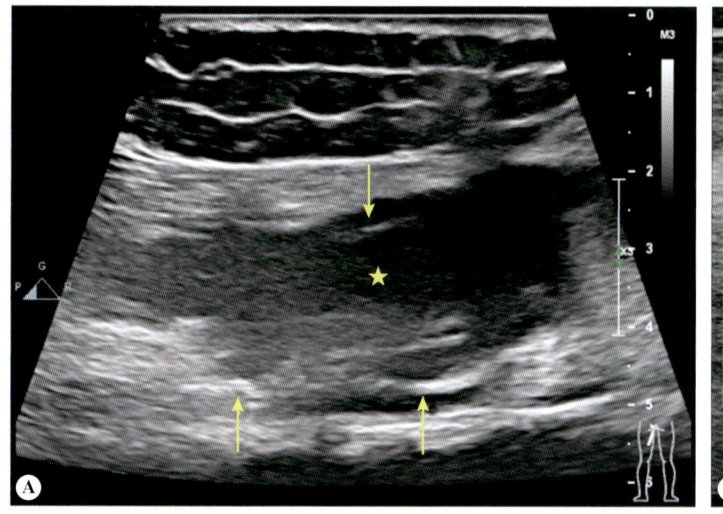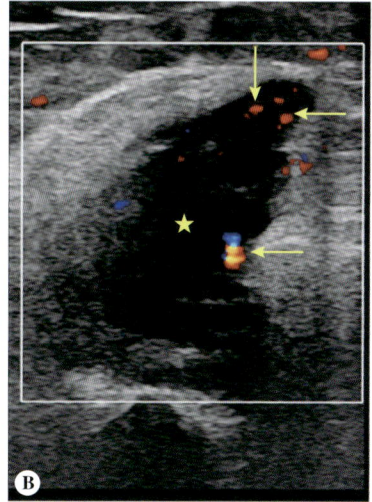

图 4-5-9　肌肉纤维黏液样肉瘤的声像图

患者，21岁，女性，左侧大腿后侧纤维黏液样肉瘤术后2年复发。A. 大腿后侧肌间可见低-无回声病变（星号），形态不规则，边界不清，肿瘤周边可见断续的线状高回声带，即亮边征（箭头）；B. 病变（星号）内部可探及点状、短杆状血流信号（箭头）

第六节　局灶性强回声病变

皮下软组织、肌肉、肌腱、韧带、关节内常可出现局灶性强回声病变，包括骨化性肌炎、肌腱末端病、撕脱性骨折、变异的籽骨、痛风性关节炎、骨软骨瘤、关节内游离体等，超声检查均可表现为相应部位的点状、团块状或结节状强回声，后方可伴或不伴有声影。患者的发病年龄、病史、病变部位、周围结构改变及实验室检查有助于上述疾病的诊断及鉴别诊断。

一、骨化性肌炎

临床相关信息及病理概要：骨化性肌炎（myositis ossificans）病理组织以纤维组织增生为特征，逐渐形成软骨或新骨，其病理实质是一种异位性骨化，分为创伤、炎症、肉芽组织和异位骨化四个病理阶段，是人体修复的一种特殊形式。发生部位不限于肌肉，皮下组织、筋膜、肌腱、韧带、关节附近的纤维组织内多有发生，尤以四肢多见。大多数患者曾有外伤史，肌肉内血肿、暴力推拿、长期内固定均可形成骨化性肌炎。早期局部肿痛，触及质硬肿物，病灶周围关节可活动受限，后期局部症状消失，但活动范围更加受限。

超声诊断要点：骨化性肌炎的声像图表现与病程的长短、骨化和钙化程度密切相关。主要特征为：①早期或未成熟期时，表现为骨邻近处受损肌肉组织内实性不均质低回声肿块，沿肌纤维方向延伸，肿块边界不清，钙化或骨化较轻，仅肿块边缘可见散在点状、片状强回声，后方声影不明显；②晚期或成熟期，为不连续的壳状强回声或不规则点状、片状强回声，表面光滑或弧形，后方可见声影，后缘边界显示不清（图4-6-1），未完全骨化者周围可见低回声带，提示病变处于静止状态，可予以安全切除；③无骨质破坏改变，其与骨组织或软骨组织肿瘤的鉴别要点是肿瘤的钙化灶多位于病灶中心，且常有相应区域骨质的破坏。

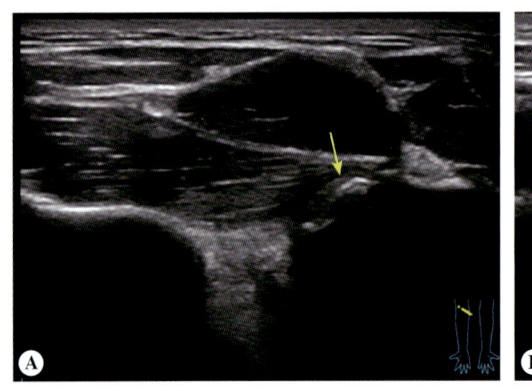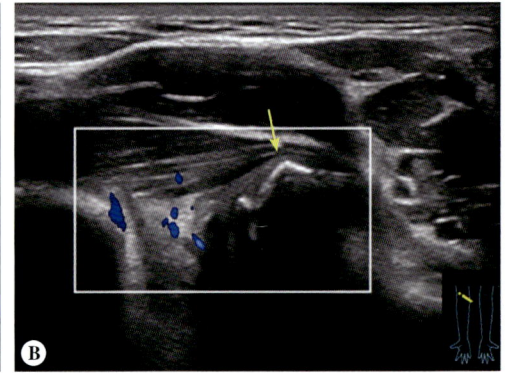

图4-6-1　骨化性肌炎的声像图

A. 右侧肱肌近尺骨止点处深层肌纤维回声不均匀，内见不规则团状强回声（箭头）；B. 屈曲肘关节时该团状回声（箭头）靠近肱骨内上髁，其周围探及星点状血流信号

二、钙化性肌腱炎

临床相关信息及病理概要：钙化性肌腱炎（calcific tendinitis）最常发生于肩袖肌腱，多见于30～50岁爱好运动的人群。以肌腱内羟基磷灰石晶体沉积引发周围组织炎为主要特征，发病机制尚不明确，可能与缺血缺氧、肌腱退变、局部压力增高等因素有关。病程分为4期：①钙化前期，肌腱纤维软骨变性；②钙化物形成期，钙化物浓度较高，呈粉笔状；③钙化物重吸收期，钙化物似牙膏状，此期患者疼痛最为明显，活动受限；④钙化后期，与疾病损伤的愈合和修复相关，疼痛减弱，此时症状会持续数月，伴有一定程度的活

动受限。钙化物重吸收期是临床上的急性发作期,引发剧痛是患者就诊的主要原因。

超声诊断要点:声像图可见肌腱内钙化灶呈多发点状、簇状分布的细小强回声或粗大团块状强回声,后方伴声影,急性发作期肌腱回声可减低,肌腱纹理显示不清(图4-6-2)。炎症期时病灶周围血流信号增多。检查过程中局部可有明显压痛,根据病史及特征性超声表现可与其他疾病相鉴别。

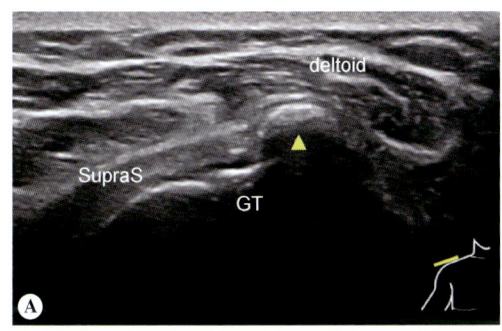 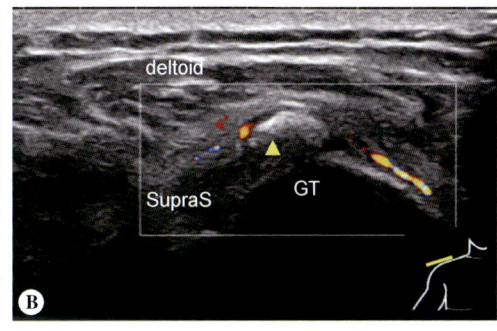

图 4-6-2 钙化性肌腱炎的声像图

A. 右侧冈上肌肌腱长轴切面示肌腱内团状强回声(三角箭头);B. 强回声灶(三角箭头)周边肌腱内见短杆状血流信号。GT. 肱骨大结节;SupraS. 冈上肌肌腱;deltoid. 三角肌

三、撕脱性骨折

临床相关信息及病理概要:肌肉或韧带突然的剧烈收缩可使肌腱、韧带附着处的部分骨质从原有骨骼上撕脱下来。患者多有摔倒、外伤或运动损伤史,局部疼痛,合并韧带或肌腱撕裂时,患处明显肿胀,运动受限。

超声诊断要点:撕脱性骨折(avulsion fracture)一般很少单独出现,常与肌腱或韧带撕裂合并出现,超声检查显示局灶性强回声,形态不规则,一端往往附着在断裂回缩的肌腱或韧带上,周围可见低回声血肿(图4-6-3),屈伸相应部位关节可见该强回声与相连的肌腱或韧带呈现一致性运动。新鲜损伤时,彩色多普勒超声可检测到强回声灶周围软组织内增多的血流信号。

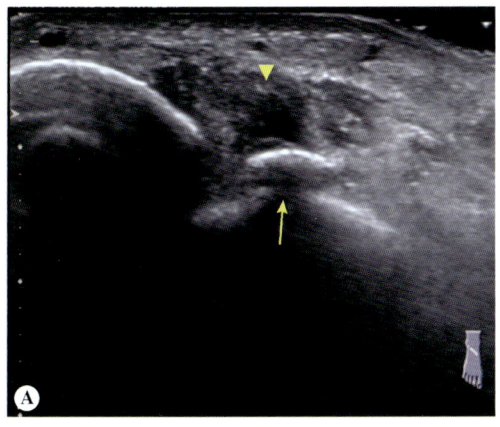 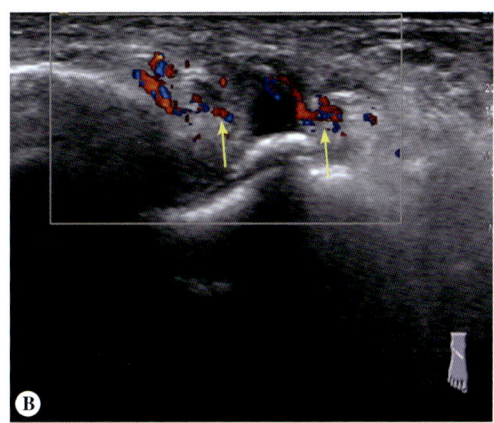

图 4-6-3 踝关节撕脱性骨折的声像图

A. 右侧踝关节外侧切面示距腓前韧带不连续、内见低回声血肿填充(三角箭头),韧带附着处局部距骨骨皮质不连续,可见骨碎片(箭头);B. 距腓前韧带断裂处探及丰富的血流信号(箭头)

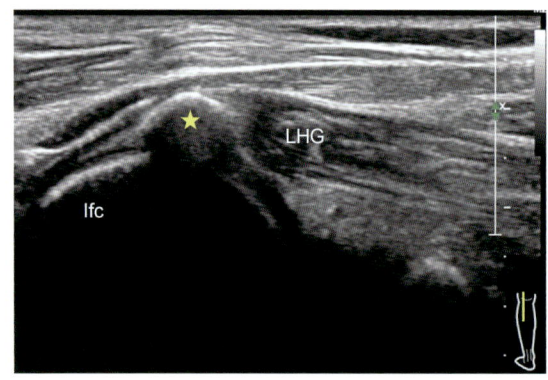

图 4-6-4 籽骨"腓肠豆"的声像图

"腓肠豆"是常见的人体籽骨,常出现在腓肠肌外侧头肌腱起点处,表面骨皮质光滑(星号)。lfc.股骨外侧髁;LHG.腓肠肌外侧头

四、籽骨

临床相关信息及病理概要:籽骨(sesamoid)是一种常见的变异结构,位于肌肉止点处肌腱与骨之间,是肌腱骨化形成的。人体中最大的籽骨是髌骨,其他部位的籽骨,其数目及有无是不恒定的,比较常见的是腓肠肌外侧头近其起点处的"腓肠豆"(图 4-6-4)、手腕部掌侧面小关节附近。因籽骨为正常变异,故临床表现无特殊,多于体检时(如 X 线检查)偶然发现。

超声诊断要点:籽骨多位于肌腱接近止点处,以屈肌腱多见,声像图显示为表面光滑、呈弧形或圆形的强回声,形态规整(图 4-6-4),这是其与骨赘、撕脱性骨折、骨质破坏相鉴别的要点。

五、痛风石

临床相关信息及病理概要:痛风是一种尿酸盐代谢紊乱产生的全身性疾病,尿酸盐晶体沉积于滑膜、关节软骨、纤维软骨和关节旁软组织内,慢性期异物炎症反应导致纤维组织增生形成结节肿,即痛风石。

超声诊断要点:痛风性关节炎的声像图表现为关节滑膜增生,关节腔积液,增厚的滑膜内、关节腔内、关节软骨面和关节旁软组织内可见各种形态、大小不一的强回声,可呈点状、线状、团块状或不规则形,软骨表面还可形成"双轨征",慢性期痛风石形成后,声像图为不规则团块状强回声或高回声,后方可伴声影(图 4-6-5,详见第四章第一节)。

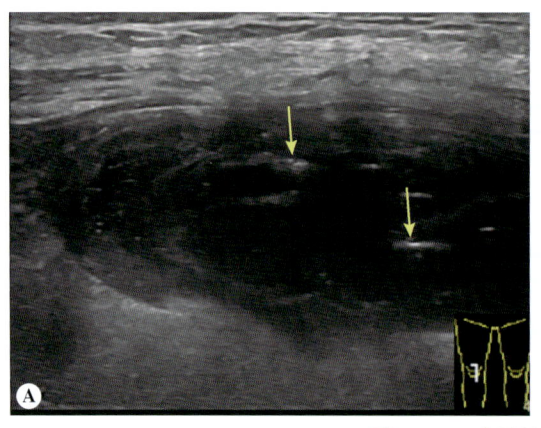
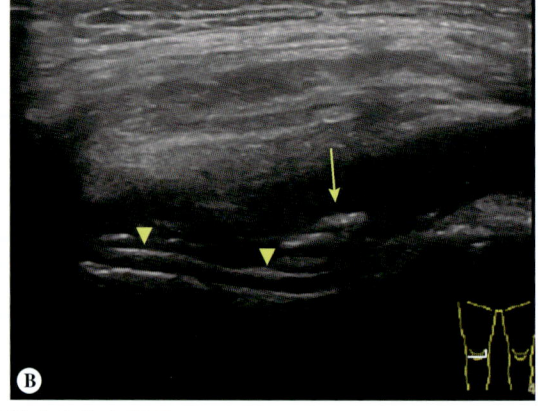

图 4-6-5 痛风性关节炎的声像图

患者,45 岁,男性,右膝关节疼痛,既往血尿酸水平增高,超声检查示右侧髌上囊积液,增厚滑膜内见点状(A)、团块状(B)强回声(箭头);膝关节软骨面(B)回声增强,与后方骨皮质强回声形成"双轨征"声像(三角箭头)

六、焦磷酸钙沉积症

临床相关信息及病理概要：焦磷酸钙沉积症（calcium pyrophosphate deposition disease，CPPD）又称为假痛风或软骨钙化症，多见于老年人，女性稍多见。85岁以上老年人约50%的个体伴有CPPD，绝大部分无症状或有轻微症状，少数可出现类痛风样疼痛。该病发病机制不明，可能涉及多因素，如家族原因，外科手术或创伤后，或继发于甲状旁腺功能亢进症、痛风、低镁血症、肝豆状核变性（Wilson病）、磷酸酶过少症、甲状腺功能减退症等其他代谢性疾病。本病好发于膝部和腕部，病理改变主要为关节透明软骨及纤维软骨内的焦磷酸钙沉积、钙化，软骨变薄、受损，CPPD晶体也可以沉积于肌腱内，可对关节液进行偏振光显微镜检查确诊。

CPPD患者滑膜组织呈绒毛结节样增生可能由焦磷酸钙的代谢异常所致。沉积的焦磷酸钙能够引起一系列炎性反应，导致症状的出现。CPPD晶体常沉积在软骨内，而痛风时的尿酸盐晶体则主要沉积于软骨表面。

超声诊断要点：焦磷酸钙可沉积于透明软骨、纤维软骨、滑膜和关节囊等，主要沉积于软骨内部，声像图上可显示透明软骨内部呈线样、点样分布的强回声沉积物，也可以显示纤维软骨（如半月板）内的点状、片状的高回声沉积物（图4-6-6）。部分病例二羟焦磷酸钙沉积于透明软骨的边缘时，超声中可表现为类似于尿酸盐沉积的"双轨征"，易与痛风发生相混淆。

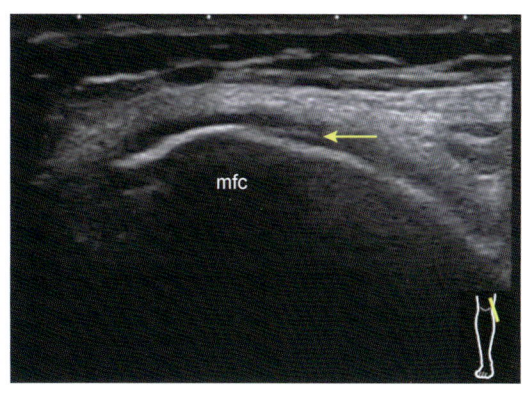

图4-6-6 CPPD的声像图
膝关节股骨内侧髁透明软骨内可见线样高-强回声晶体沉积（箭头）。mfc. 股骨内侧髁

七、骨性关节炎

临床相关信息及病理概要：骨性关节炎是一种慢性退行性关节疾病，增龄、肥胖、运动损伤、糖尿病等均是致病的高危因素。其病理变化复杂，以关节软骨破坏、关节间隙狭窄为主要病理变化特征，有报道称滑膜炎可伴随骨性关节炎发展的各个时期，炎症性血管翳的形成可对骨和软骨造成结构性破坏，引发软骨侵蚀和骨重建、骨质增生。

超声诊断要点：声像图上早期出现关节软骨进行性不规则变薄，软骨下骨化，后期关节软骨完全消失，甚至侵及骨质或骨赘形成，关节间隙明显变窄（图4-1-4），常合并关节滑膜炎和关节腔积液（详见第四章第一节）。据文献报道称可借助超声评分法对关节软骨不同超声特征进行半定量分级评价，从而评估骨性关节炎的严重程度（表4-6-1）。

表 4-6-1 膝关节骨性关节炎半定量分级

评分	软骨损伤程度	滑膜厚度	半月板外突	其他评分标准
0 分	软骨表面及软骨下骨质线光滑连续、清晰、锐利、低回声带均匀一致	无明显增厚	无	—
1 分	软骨厚度无明显变化，表面线状高回声不连续、毛糙	轻度增厚（2～4mm）	突出部分小于半月板宽度的 1/3	伴有关节腔积液、骨赘、腘窝囊肿者则每种病变分别加计 1 分
2 分	退变软骨表面毛糙，病变区回声增高，软骨轻度变薄或局部隆起，部分软骨下骨质线回声增高	中度增厚（5～8mm）	突出部分占半月板宽度的 1/3～2/3	—
3 分	软骨下骨质线回声增高，欠规则	重度增厚（≥9mm）	突出部分大于半月板宽度的 2/3	—
4 分	退变软骨层完全缺失，软骨下骨暴露，软骨下骨质线连续或不连续	—	—	—

八、滑膜骨软骨瘤病

临床相关信息及病理概要：滑膜骨软骨瘤病（synovial osteochondromatosis）是滑膜结缔组织软骨化生性疾病，为少见良性滑膜病变，常单关节受累，膝关节多见，约占 2/3，其次是髋关节、肘关节和肩关节。病理上多认为是关节滑膜组织的化生，早期出现滑膜的增生和软骨结节的嵌入，在滑膜上形成多发的骨软骨小体或结节，可以钙化或骨化，在关节内形成单发或多发的悬垂体，脱落后形成游离体。该病早期阶段仅有滑膜反应而无游离体，X 线片很难发现，超声有助于该病的影像学诊断。

超声诊断要点：声像图表现为增生滑膜内的低回声软骨结节，早期不伴钙化，当结节钙化或骨化后，可见结节呈团块状强回声，后方伴声影，其声影可能遮挡后方滑膜病变，脱落后在关节腔内形成游离体（图 4-6-7）。超声对于软骨结节显示较好，尤其是早期滑膜内及滑膜表面小的软骨结节，但在显示关节间隙深部的结节及了解关节的整体变化方面，需联合 X 线检查。

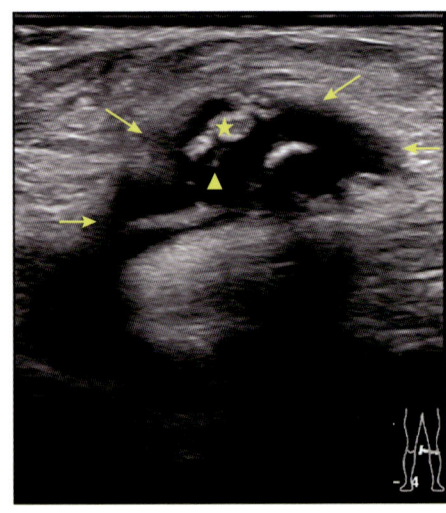

图 4-6-7 滑膜骨软骨瘤病的声像图
膝关节后侧半膜肌-腓肠肌内侧头滑囊（箭头）附壁见长条状骨性突起（星号），骨性突起表面可见低回声软骨帽形成（三角箭头）

九、关节内游离体

临床相关信息及病理概要：关节内游离体可来自于急性或慢性损伤及其他病理改变，

游离体可为纤维蛋白性、纤维性或骨软骨性。纤维蛋白性游离体可继发于关节内出血,由血凝块机化构成;纤维性游离体常为自身脱落的肥大滑膜绒毛;软骨性游离体主要来自滑膜骨软骨瘤病、剥脱性骨软骨炎、神经性关节炎等。各种关节内游离体的临床表现相同,患者活动时出现膝关节突发剧痛,并可出现关节交锁,不能伸展或屈曲,继而发展成关节肿胀,病变早期常见积液形成,随着病情进展,游离体慢性摩擦产生慢性滑膜炎。X 线片可显示骨软骨性游离体,对于其他性质的游离体,关节造影及关节镜检查多能明确诊断。

超声诊断要点:病变初期,超声表现为关节滑膜不均匀增厚,表面可有不规则结节形成,但未见明显的悬垂体或游离体形成,部分增厚的滑膜内可见高回声钙化灶。随着病程的延长,超声显示关节滑膜内或表面的类圆形高回声至强回声结节,结节脱落进入关节腔形成游离体,可随探头加压或体位改变而移动(图 4-1-2)。

参 考 文 献

金文静,何迪辉,龚文贵,2010. 超声诊断踝关节弥漫性腱鞘巨细胞瘤 1 例. 临床超声医学杂志,12(12):811.

梁键锋,罗平平,金华,等,2017. 肌肉内黏液瘤的超声影像表现. 医学影像学杂志,27(6):1164-1166.

闵贤,昝星有,2015. 高频彩超诊断足背腱鞘巨细胞瘤 1 例. 中国超声医学杂志,(4):384.

任杰,郑荣琴,黄冬梅,等,2006. 膝关节软骨退行性变的声像学表现. 中国超声医学杂志,22(2):151-153.

王瑛,张晓云,陈绮璐,等,2013. 手足腱鞘巨细胞瘤的高频超声表现. 中华关节外科杂志(电子版),7(2):191-195.

吴桂勤,苏训同,蔡道章,等,2017. 肩袖钙化性肌腱炎急性发作的关节镜治疗. 中华关节外科杂志(电子版),11(1):87-90.

张又红,2016. 体表孤立性神经鞘瘤与神经纤维瘤的超声诊断和鉴别诊断. 中国实用神经疾病杂志,19(1):11-12.

赵芝弘,翟玉霞,王吕浩,等,2017. 高频超声在手部腱鞘病变诊断中的应用. 现代医用影像学,26(02):279-280.

周元,战爱玲,曾红春,等,2018. 超声评分法分级诊断膝骨性关节炎的初步研究. 中国超声医学杂志,(6):556-560.

Arslan H,Islamoglu N,Akdemir Z,et al,2015. Synovial hemangioma in the knee:MRI findings. J Clin Imaging Sci,5(1):23.

Barskova VG,Kudaeva FM,Bozhieva LA,et al,2013. Comparison of three imaging techniques in diagnosis of chondrocalcinosis of the knees in calcium pyrophosphate deposition disease. Rheumatology(Oxford),52(6):1090-1094.

Beltrame V,Romanucci G,Zulian F,et al,2016. Synovial hemangioma of infrapatellar(Hoffa)fat pad:magnetic resonance imaging and ultrasound features. J Pediatr,172:222-223.

Bureau NJ,Roederer G,1998. Sonography of Achilles tendon xanthomas in patients with heterozygous familial hypercholesterolemia. AJR Am J Roentgenol,171(3):745-749.

Demir MK,Beser M,Akinei O,2007. Case 118:prolifera tive myositis. Radiology,244(2):613-616.

Fernandes EDÁ,Santos EHS,Tucunduva TCD,et al,2015. Aspectos de imagem do xantoma do tendão calcneo na ultrassonografia e ressonncia magnética. Revista Brasileira de Reumatologia,55(3):313-316.

Filippou G,Bozios P,Gambera D,et al,2012. Ultrasound detection of calcium pyrophosphate dihydrate crystal deposits in menisci:a pilot in vivo and exvivo study. Ann Rheum Dis,71(8):1426-1427.

Lasry F,Touki A,Abkari A,et al. 2005. A,rare cause of painful cervical swelling:myositis ossificans progressiva in childhood. Report of a case. Joint Bone Spine,72(4):335-337.

Mata BA,Eward WC,Brigman BE,2013. Pancarpal synovial and tenosynovial chondromatosis in a 65-year-old man:a highly unusual presentation of a common condition. Am J Orthop(Belle Mead NJ),42(8):60-63.

Michikura M,Ogura M,Yamamoto M,et al,2017. Achilles Tendon Ultrasonography for Diagnosis of Familial Hypercholesterolemia Among Japanese Subjects. Circulation Journal,81(12):1879-1885.

Simon T,Guillodo Y,Madouas G,et al. 2016. Myositis ossificans traumatica(circumscripta)and return to sport:a retrospective series of 19 cases. Joint Bone Spine,83(4):416-420.

Ventura-Ríos L,Sánchez-Bringas G,Pineda C,et al,2016. Tendon involvement in patients with gout:an ultrasound study of prevalence. Clinical Rheumatology,35(8):2039-2044.

Zou LY,Brown DA,Li AC,2013. Intramuscular myxoma. Ultrasound Q,29(3):255-256.

第五章　肩关节解剖及常见疾病的超声检查

第一节　肩关节超声应用解剖

广义的肩关节由盂肱关节（glenohumeral joint）、肩锁关节（acromioclavicular joint）、喙锁关节（coracoclavicular joint）、胸锁关节（sternoclavicular joint）、肩胛胸壁间关节、肩峰肱骨间关节等组成，其中以盂肱关节为主，盂肱关节由肱骨头（caput humeri / head of humerus）和肩胛骨（spealbone）的关节盂构成，属球窝关节，是人体最灵活的关节。肩关节周围韧带、肌肉肌腱、滑囊分布较多，其中以肩袖结构为最重要。

一、肩关节运动方向介绍

1. 前屈　是指肩关节围绕冠状轴向前运动（图 5-1-1A）。肩关节的前屈主要由三角肌（deltoid muscle）前部纤维、胸大肌锁骨部、喙肱肌（coracobrachialis）、肱二头肌完成，其中三角肌前部纤维作用最大。

2. 后伸　是指肩关节围绕冠状轴向后运动（图 5-1-1B）。肩关节后伸的肌肉主要有三角肌后部纤维、背阔肌（latissimus dorsi）、胸大肌（ectopectoralis）的胸肋部、大圆肌（teres major）和肱三头肌长头肌（long head of triceps brachii），其中三角肌后部纤维作用最大。

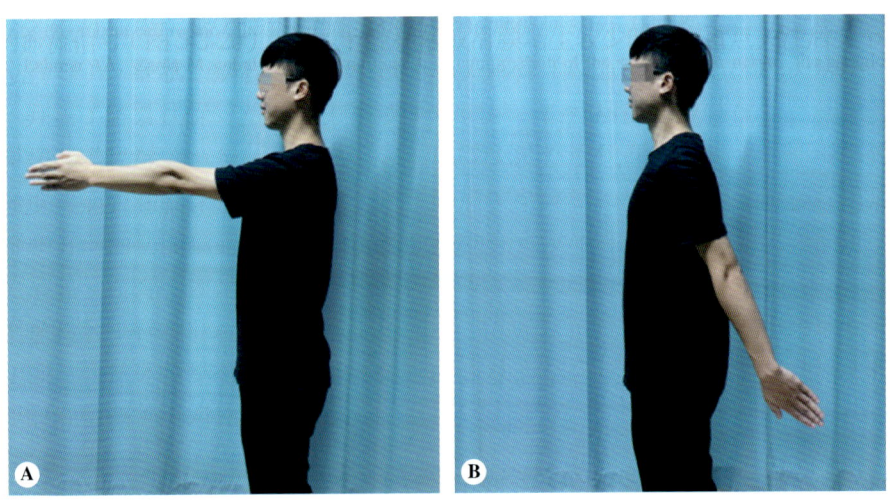

图 5-1-1　肩关节前屈及后伸示意图
A. 前屈；B. 后伸

3. 内收　是指肩关节围绕矢状轴向下运动（图 5-1-2A）。肩关节的内收主要有胸大肌、大圆肌、背阔肌、喙肱肌、肱二头肌长头肌（long head of biceps brachii）参与，此外三角肌前、后部纤维也有内收作用。

4. 外展 是指肩关节围绕矢状轴向上运动（图5-1-2B）。肩关节的外展由三角肌（主要是中间束）及冈上肌完成。当肩处于内旋或外旋位置时，三角肌最外侧的部分是外展的主要肌肉，当肩外旋时外展肌力更强。

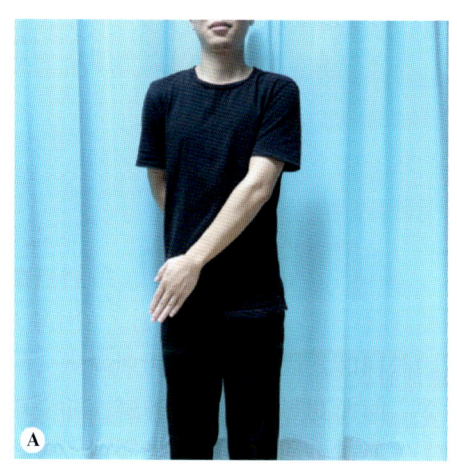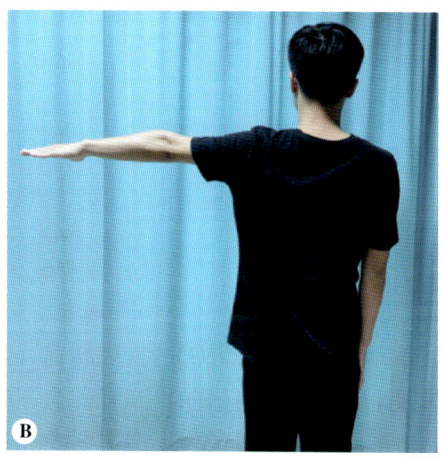

图 5-1-2　肩关节内收及外展示意图
A. 内收；B. 外展

5. 内旋 是指肩关节围绕垂直轴向前运动（图5-1-3A）。内旋肌主要是肩胛下肌，当肩关节处于特定体位时胸大肌、三角肌前部纤维、大圆肌及背阔肌也有一定的内旋作用。

6. 外旋 是指肩关节围绕垂直轴向后运动（图5-1-3B）。肩关节的外旋肌有冈下肌、小圆肌及三角肌后部纤维。

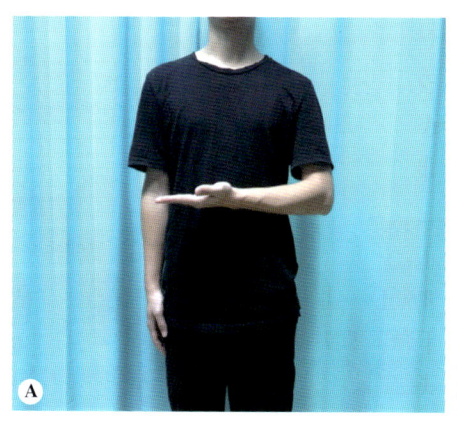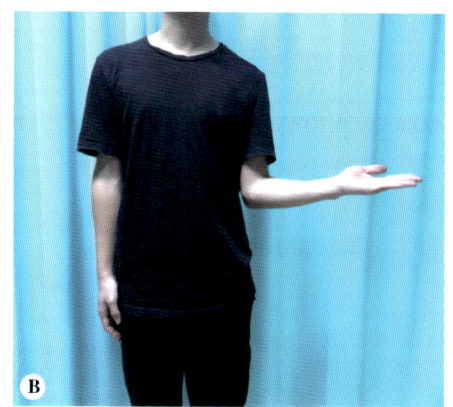

图 5-1-3　肩关节内旋及外旋示意图
A. 内旋；B. 外旋

二、肩关节重要解剖标志

1. 锁骨（clavicle）　全长在皮下均可触及，内侧连接胸骨，外侧连接肩峰（图5-1-4）。

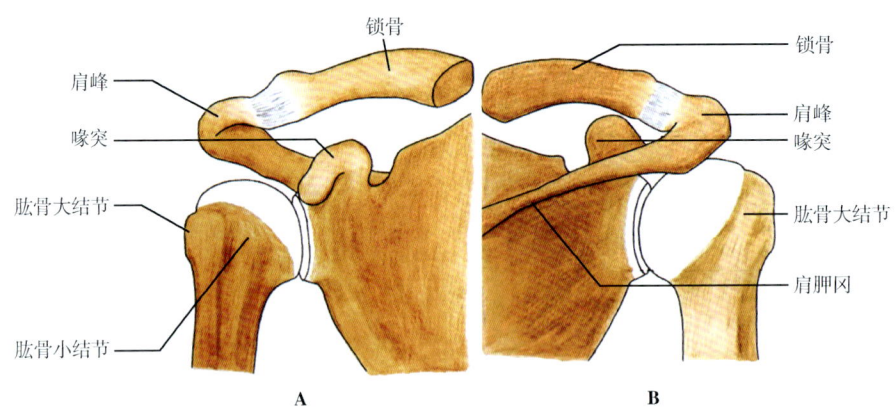

图 5-1-4 肩关节的重要骨性解剖标志示意图
A. 肩关节前面观；B. 肩关节后面观

2. 肩胛冈（scapular spine） 肩胛骨后侧近似横行的凸起，相当于第 3 胸椎平面。

3. 肩峰（acromion） 肩胛骨上缘的凸起，与锁骨外侧端相接。

4. 喙突（coracoid） 肩胛骨在锁骨下方的凸起，于锁骨中、外 1/3 交界处的下方约 2.5cm 处可触及，前侧被三角肌覆盖。

5. 肱骨大结节（greater tubercles of humerus） 肱骨上端位于结节间沟外侧的骨性凸起，突出于肩峰之外。

6. 肱骨小结节（lesser tubercles of humerus） 肱骨上端位于结节间沟内侧的骨性凸起。

7. 三角肌 覆盖于肩峰及肱骨头的表面（图 5-1-5）。

8. 肱二头肌长头肌肌腱（biceps brachii longhead tendon） 走行于肱骨结节间沟内，起自盂肱关节的盂上结节，肱二头肌长头肌肌腱近端位于关节腔内，腱鞘与关节腔相通（图 5-1-6）。

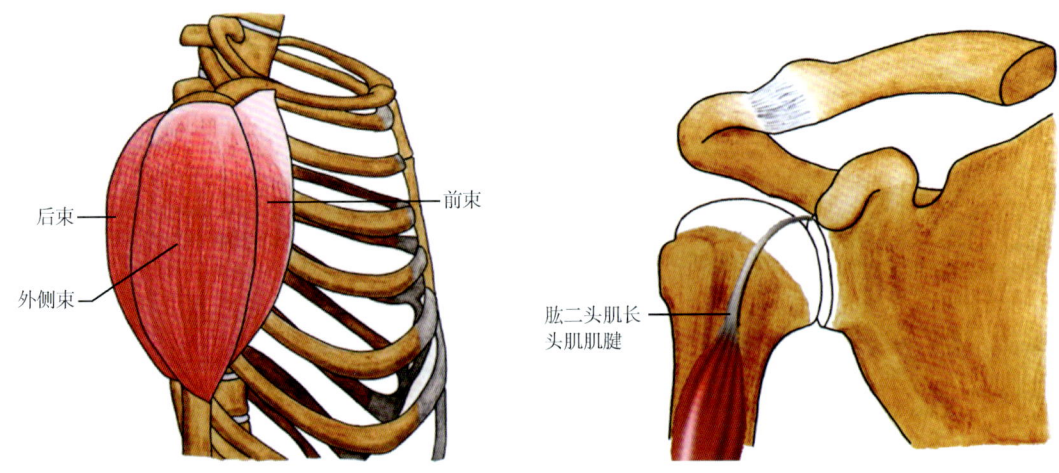

图 5-1-5 三角肌解剖示意图　　图 5-1-6 肱二头肌长头肌肌腱解剖示意图

9. 肩袖（rotator cuff） 肩袖包含四条肌肉肌腱，分别为肩胛下肌肌腱、冈上肌肌腱、冈下肌肌腱和小圆肌肌腱，除肩胛下肌腱止于肱骨小结节外，其余三条肌腱的止点均位于肱骨大结节（图 5-1-7）。

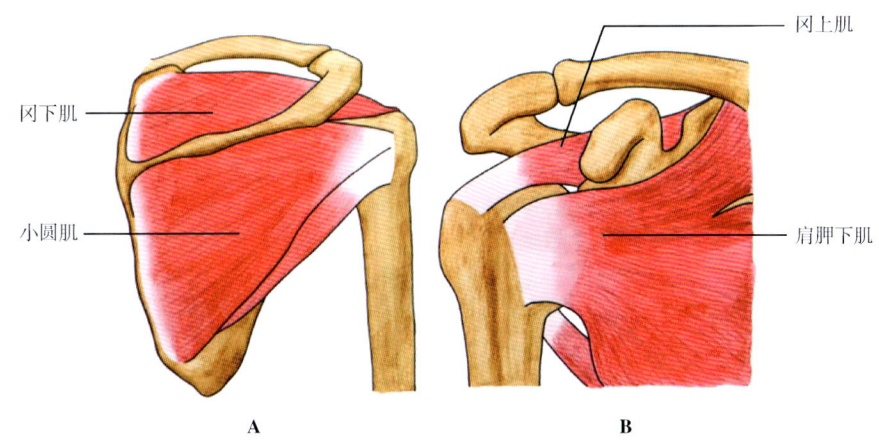

图 5-1-7　肩袖解剖示意图
A. 后面观；B. 前面观

10. "三边孔"（trilateral foramen）**和"四边孔"**（quadrilateral foramen）　小圆肌和大圆肌构成三边孔和四边孔共同的上界和下界，肱三头肌长头肌肌腱纵穿分隔三边孔和四边孔，并构成四边孔的内侧边，肱骨外科颈构成四边孔的外侧边，四边孔是腋神经的出口处，并和旋肱后动脉伴行（图 5-1-8）。

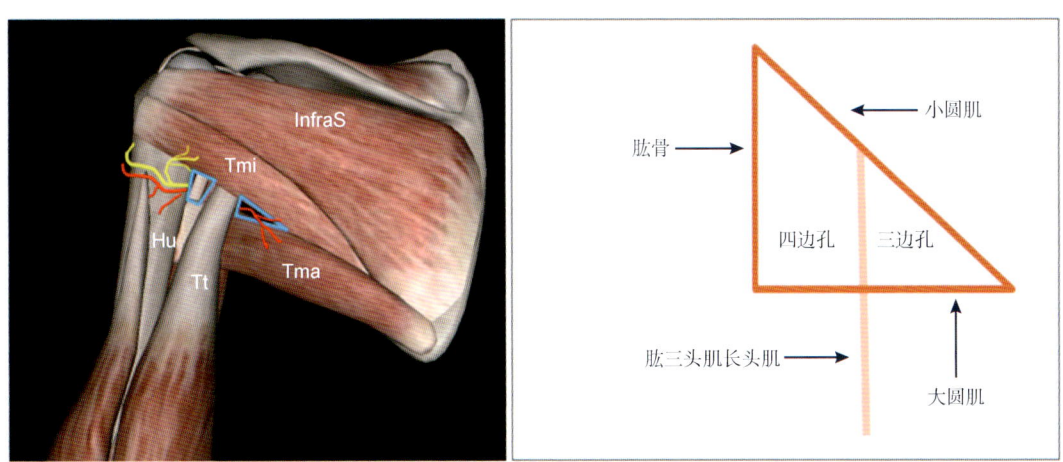

图 5-1-8　三边孔和四边孔解剖示意图

四边孔的上界：小圆肌、肩胛骨外缘、肩胛下肌、肩关节囊；下界：大圆肌和背阔肌；内边：肱三头肌长头肌外侧缘；外边：肱骨外科颈；腋神经出口：四边孔处，与旋肱后动脉伴行。InfraS. 冈下肌；Tmi. 小圆肌；Tma. 大圆肌；Hu. 肱骨；Tt. 肱三头肌长头肌肌腱

三、肩关节应用解剖

（一）关节

1. 盂肱关节　又称为肩肱关节，由肱骨头和肩胛骨的关节盂组成。解剖特点为肱骨头

大，关节盂浅且呈椭圆形，关节盂仅接触肱骨头的 1/3 左右，虽在关节盂边缘有纤维软骨的盂唇包绕，使关节盂稍加深加大，但仍比肱骨头小得多，且关节囊薄而松弛，因此肩关节是人体中运动范围最大的关节（图 5-1-9）。

2. 肩锁关节　由肩胛骨的肩峰端与锁骨外端构成，属于平面关节，可做各方向的微动运动，借助肩锁韧带、喙锁韧带等结构来共同维持肩关节的稳定性（图 5-1-10）。

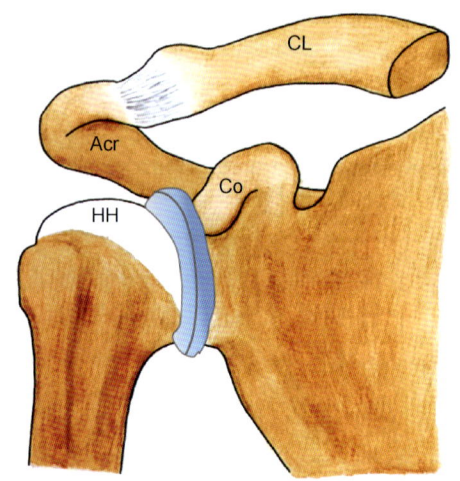
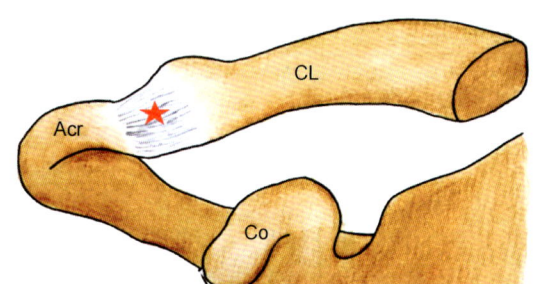

图 5-1-9　盂肱关节解剖示意图

HH. 肱骨头；Acr. 肩峰；Co. 喙突；CL. 锁骨

图 5-1-10　肩锁关节解剖标志示意图

Acr. 肩峰；CL. 锁骨；Co. 喙突；星号为肩锁关节

3. 肩胛胸壁间关节　为肩胛骨与胸壁之间的滑动，其关节间并无软骨、韧带和关节囊的一般关节的构造。例如，肩胸关节发生活动功能障碍多由肌肉肌膜或滑囊的病变引起。

（二）肌肉、肌腱

1. 肩袖　又称为肌腱袖或旋转袖，由起于肩胛骨止于肱骨大、小结节的冈上肌、冈下肌、小圆肌和肩胛下肌的肌腱构成，上述 4 块肌的肌腱经过肩关节的前方、上方和后方时与肩关节囊紧贴，并互相连接形成一近似环形的腱板包绕肩关节，对肩关节的稳定起重要的作用（图 5-1-7）。

（1）肩胛下肌（subscapularis muscle）：起自肩胛下窝，肌束斜向上外方，经盂肱关节前方止于肱骨小结节。

（2）冈上肌（supraspinatus muscle）：冈上肌起于冈上窝，向外行经喙肩弓之下，以扁阔形腱止于肱骨大结节最上部骨面，且与关节囊紧密结合形成肩袖的顶部。

（3）冈下肌（infraspinatus muscle）：起于冈下窝，肌束向外经盂肱关节后面，止于肱骨大结节中间部，部分肌束被三角肌和斜方肌遮盖。

（4）小圆肌（teres minor）：位于冈下窝冈下肌下方，起自于肩胛骨腋缘上 2/3，向外紧贴肩关节囊后部，附着于肱骨大结节最下方的切迹。

2. 肱二头肌长头肌肌腱　起于肩胛骨盂上结节，在肱骨结节间沟的骨纤维管道中通过，表面被覆肱横韧带。当肩关节后伸、内收、内旋时，该肌腱滑向上方；而当肩关节前屈、外展、外旋时则滑向下方。

3. 三角肌 俗称"虎头肌",是一个底向上、尖向下的三角形肌,位于肩部皮下,肌束分为前束、中束、后束三部分,从前侧、外侧、后侧包裹着肩关节,是一块多羽状肌。肩部的膨隆外形即由此肌所形成(图 5-1-5)。

(三)韧带(图 5-1-11)

1. 喙肱韧带(coracohumeral ligament) 自喙突至肱骨大结节,部分纤维在后上部与关节囊融合,增强关节囊上部,防止肱骨头向上脱位。

2. 喙肩韧带(coracoacromial ligament) 连接于肩峰与喙突之间,可在上方保护肩关节。

3. 喙锁韧带(coracoclavicular ligament) 为连接锁骨与肩胛骨喙突的韧带,起于喙突,向后上部伸展,止于锁骨外端下缘,分为斜方韧带及锥状韧带。对稳定肩锁关节有特殊的重要作用,因而肩锁关节脱位或锁骨外端骨折手术复位时,须修复此韧带才能维持复位。

4. 肩锁韧带(acromioclavicular ligament) 连接于肩峰与锁骨之间,肩锁韧带加固了肩锁关节囊。

5. 盂肱韧带(glenohumeral ligament) 位于关节囊前壁,可分为上、中、下三部分,自关节盂周缘前部至肱骨小结节,有加强关节囊前壁的作用。

6. 肱横韧带(Brodie's ligament) 为肱骨的固有韧带,横跨结节间沟的上方,具有固定肱二头肌长头肌肌腱于结节间沟的作用(图 5-1-6)。

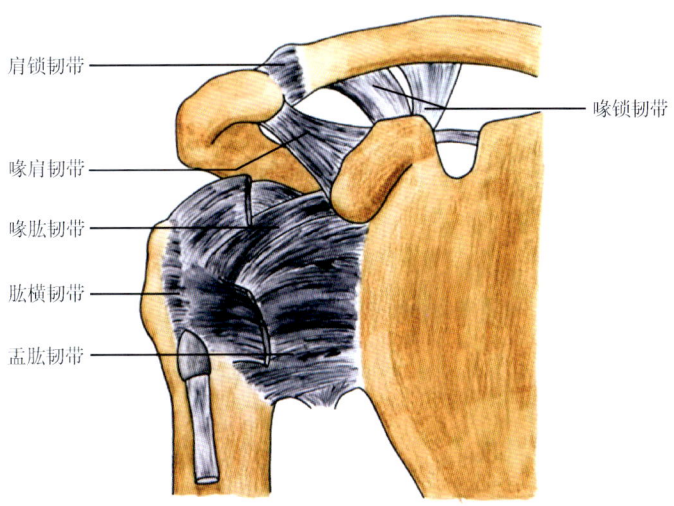

图 5-1-11 肩关节韧带解剖示意图

(四)滑囊

1. 肩峰下滑囊(subacromial bursa)**和三角肌下滑囊**(subdeltoid bursa) 位于三角肌深面及喙肩弓和盂肱韧带之间,儿童常有隔膜分开,成人则两囊通连,称为肩峰下-三角肌下滑囊(subacromial deltoid bursa)。该囊发生炎症时,臂外展、外旋时可出现疼痛,肩部运动受限(图 5-1-12,图 5-1-13)。

2. 喙突下滑囊(subcoracoid bursa) 位于肩胛下肌腱与喙突深面之间(图 5-1-13),为肩峰下滑囊的一部分。

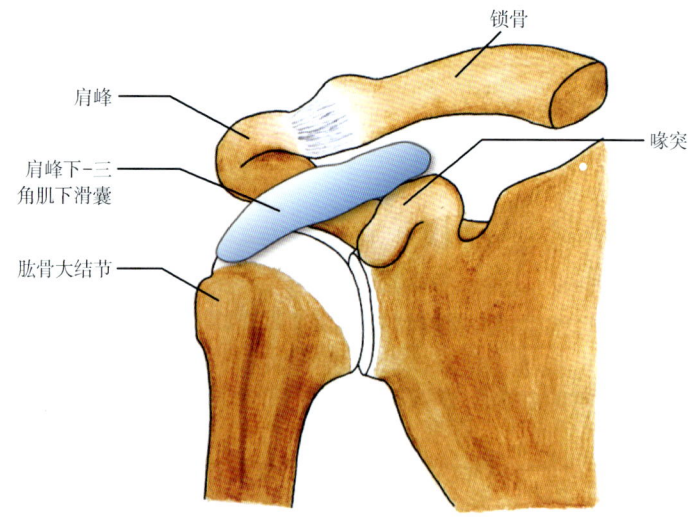

图 5-1-12　肩峰下-三角肌下滑囊解剖示意图

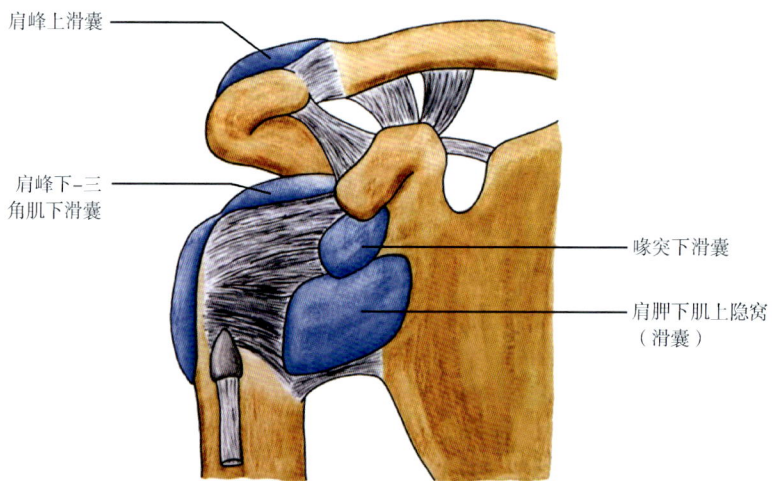

图 5-1-13　肩关节部分滑囊解剖示意图

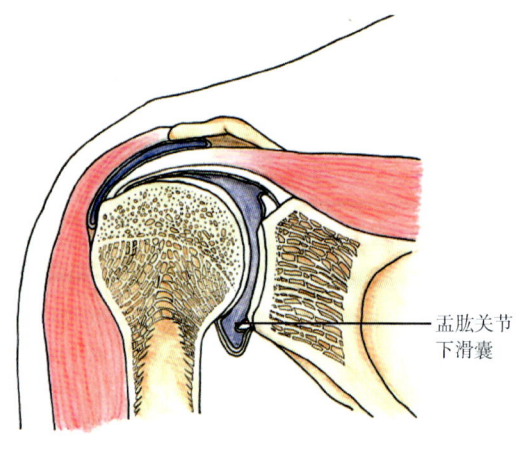

图 5-1-14　盂肱关节下滑囊解剖示意图

3. 盂肱关节下滑囊（inferior bursa of glenohumeral joint）　为盂肱关节囊在腋下形成的反折皱襞（图 5-1-14）。

（五）肩峰下间隙

肩峰、喙突及喙肩韧带组成喙肩弓，喙肩弓韧带之下的一个自由间隙即为肩峰下间隙，包含了冈上肌肌腱、肱二头肌长头肌肌腱、肩峰下-三角肌下滑囊等结构（图 5-1-15）。喙肩弓与肱骨大结节及肩袖的摩擦、撞击是引起肩袖损伤的常见原因。

（六）神经

1. 肩胛上神经（suprascapular nerve） 起自臂丛上干，向后经肩胛上切迹进入冈上窝，与肩胛上动脉伴行，绕肩胛冈外缘盂冈切迹转入冈下窝，分布于冈上肌、冈下肌和肩胛关节（图 5-1-16）。

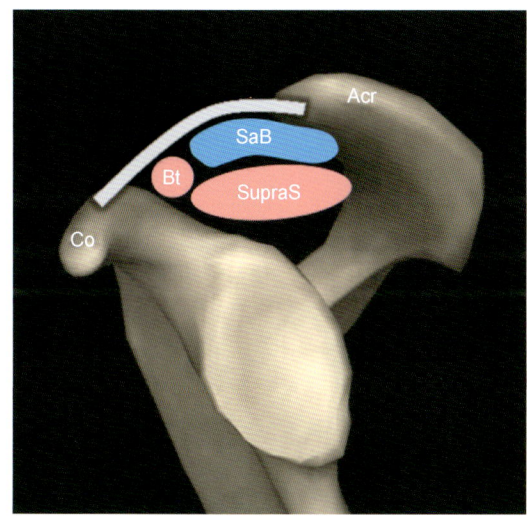

图 5-1-15 肩峰下间隙解剖示意图（矢状面）
Co. 喙突；Acr. 肩峰；Bt. 肱二头肌长头肌腱；SupraS. 冈上肌；SaB. 肩峰下-三角肌下滑囊

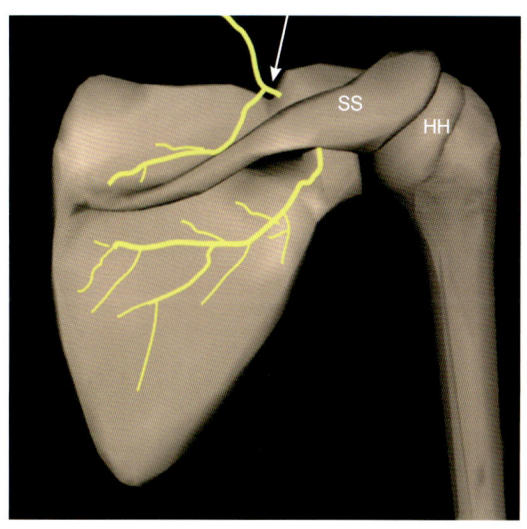

图 5-1-16 肩胛上神经解剖示意图
SS. 肩胛冈；HH. 肱骨头；箭头示肩胛上切迹

2. 腋神经（axillary nerve） 属臂丛后束的分支，与旋肱后动脉伴行，向后外穿过四边孔，绕肱骨外科颈行于三角肌深面，分支分布于三角肌、小圆肌和臂外侧皮肤（图 5-1-8）。

第二节 正常肩关节超声检查技术规范及声像图

肩关节超声检查方法可依据欧洲肌肉骨骼放射学会制定的《肌肉骨骼超声技术指南》，检查主要结构包括肩袖等肌腱、韧带、滑囊、关节面和关节腔，以及周围神经等（表 5-2-1）。被检者一般采取坐位，可让被检者坐在一张可以转动、升降的圆凳上，根据被检者的身高调整圆凳至适合的高度，医生可站在被检者身后手持探头操作（图 5-2-1），也可坐在被检者对面（图 5-2-2），前一种方法操作医生的手臂比较放松，不易疲劳，后者虽然医生可采取坐位，但手臂一直处于抬举位而易酸痛、疲劳。

表 5-2-1　肩关节主要超声检查结构

部位	所需检查结构
肌腱	肱二头肌长头肌肌腱 肩袖：肩胛下肌肌腱、冈上肌肌腱、冈下肌肌腱、小圆肌肌腱
前侧面其他结构	肱横韧带、喙肩韧带、喙锁韧带、肩锁关节和肩锁韧带 喙突下滑囊、肩峰下-三角肌下滑囊 肩峰下撞击试验 肩关节腔
后侧面其他结构	肩胛上神经、腋神经、关节盂唇、盂冈切迹 盂肱关节下滑囊

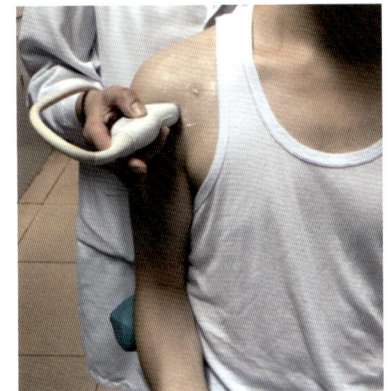

图 5-2-1　肩关节超声检查操作方法一
被检者取坐位，医生调整椅子高度，站立于被检者身后手持探头操作

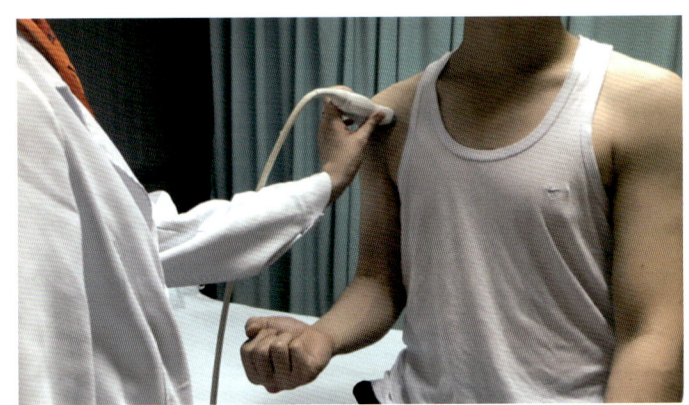

图 5-2-2　肩关节超声检查操作方法二
被检者取坐位，医生坐于被检者对面手持探头操作

超声检查前需关注被检者的年龄、性别、面容、出行方式（正常步行、托扶手臂、轮椅或平车等）、患肢的姿势及患肩皮肤表面情况，详细询问被检者的发病原因（包含病因和诱因，若有外伤史，则需详细了解受伤经过，如被何种外力所伤、摔伤时患肢姿势及肩部着地位置等）、症状、病程、诊疗经过（相关影像学检查、既往有无相关病史，若为再次发作，则需了解既往保守治疗的方案或手术记录、治疗后的康复情况）、相关基础疾病（如糖尿病、类风湿关节炎、高脂血症、痛风等免疫性或代谢类疾病）、职业特性、运动喜好及强度等病史和临床信息，并配合适当的肩关节体格检查以初步了解被检者肩关节运动存在哪些方向的功能障碍，进而初步推断病变究竟发生在何位置，是肌肉肌腱、韧带、滑囊、关节腔、血管，还是支配该区域的神经等。

根据被检者手臂粗壮程度，一般选用 10～15MHz 的高频线阵探头，采取长轴切面结合短轴切面、自然体位结合特定功能体位、静止状态结合运动状态连续移动探头检查肩关节，必要时和健侧进行对比分析。

一、肩关节周围肌腱的超声检查

（一）肱二头肌长头肌肌腱

嘱被检者屈肘关节，掌心朝上，手臂轻微内旋（朝向对侧膝关节方向），先采用横切面在肱骨的结节间沟处寻找肱二头肌长头肌肌腱,可见肌腱短轴面呈类圆形,腱鞘内可有少量积液,表面的肱横韧带将其固定在结节间沟内(图5-2-3)。连续移动探头检查,向下到达其肌-腱连接处(胸大肌肌腱水平),向上可见肌腱起自盂肱关节腔,然后探头旋转90°,即为其长轴切面,肌腱与肱骨上段之间可显示旋肱前动脉(图5-2-4)。

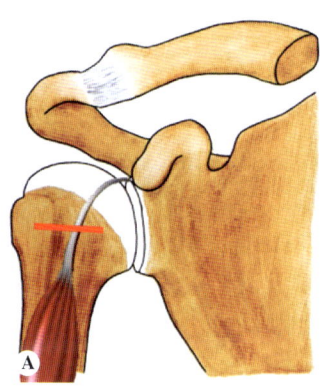
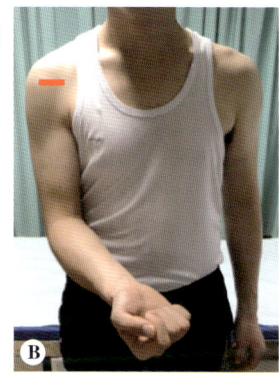
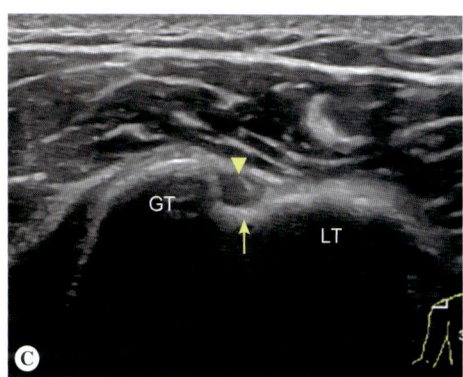

图 5-2-3 肱二头肌长头肌肌腱短轴切面超声检查体位及声像图

A. 肱二头肌长头肌肌腱解剖示意图;B. 肱二头肌长头肌肌腱检查体位及短轴切面探头摆放位置;C. 肱二头肌长头肌肌腱(箭头)走行于肱骨结节间沟内,表面覆盖肱横韧带(三角箭头)。GT. 肱骨大结节;LT. 肱骨小结节

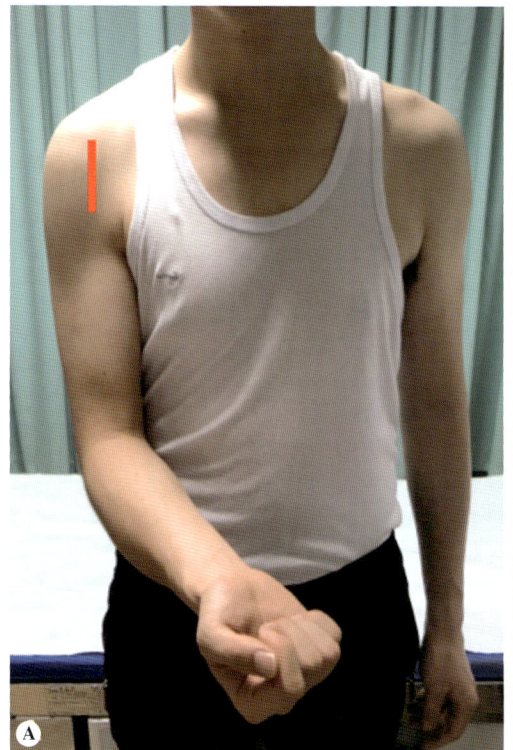
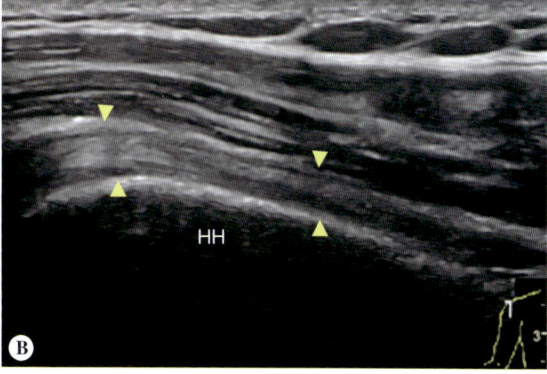
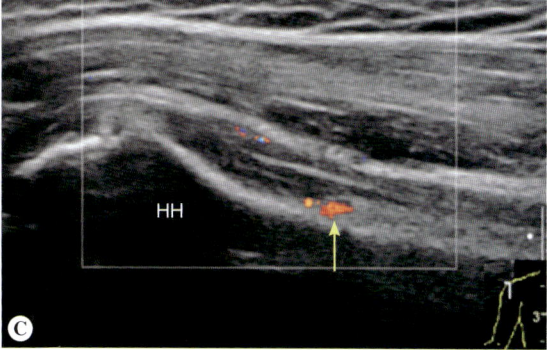

图 5-2-4 肱二头肌长头肌肌腱长轴切面超声检查体位及声像图

A. 肱二头肌长头肌肌腱检查体位及长轴切面探头摆放位置;B. 肱二头肌长头肌肌腱长轴切面声像图(三角箭头);C. 彩色多普勒超声示走行于肱二头肌长头肌肌腱旁的旋肱前动脉(箭头)。HH. 肱骨头

（二）肩袖各肌腱的超声检查

1. 肩胛下肌肌腱　嘱患者将肘关节紧靠在侧胸壁，手臂慢慢外旋，可充分显示肩胛下肌肌腱及其附着端，观察到肩胛下肌肌腱从喙突后方延伸出来，附着于肱骨小结节处；患者连续做内旋和外旋动作（图 5-2-5，视频 5-2-1，视频 5-2-2，扫封底二维码获取视频），可动态观察肌腱的运动及连续性，并将探头上下滑动检查肌腱的整个宽度。

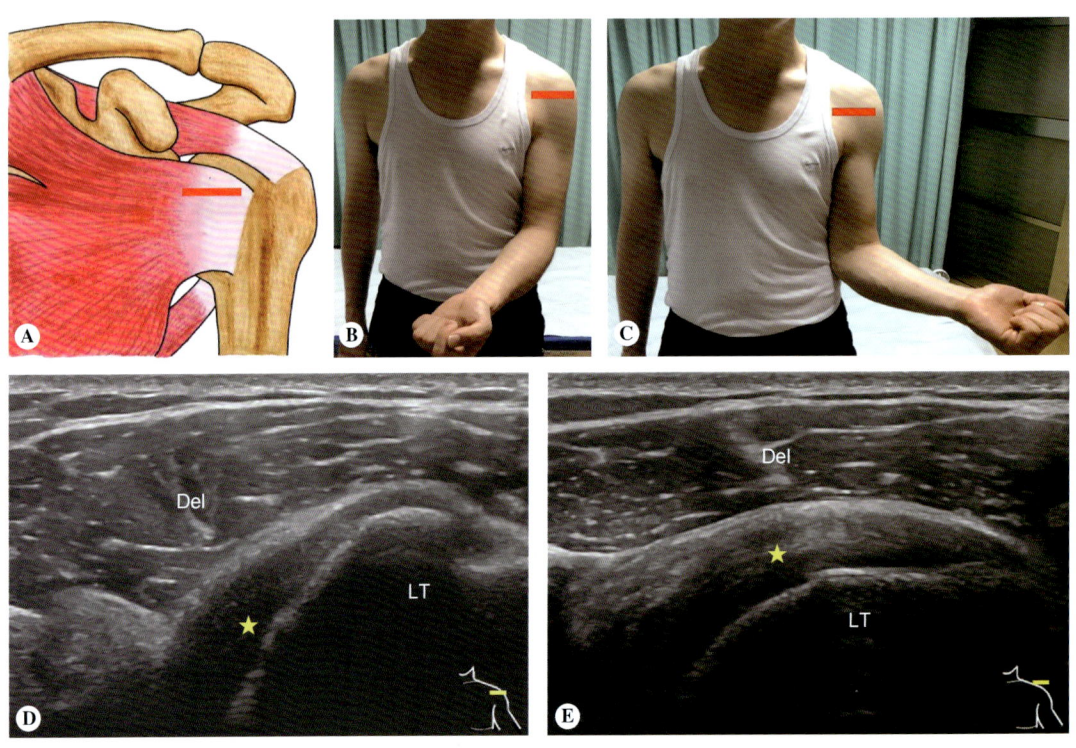

图 5-2-5　肩胛下肌肌腱超声检查体位及声像图

A. 肩胛下肌肌腱解剖示意图；B、C. 肩胛下肌肌腱检查体位及长轴切面探头摆放位置，嘱被检者肘关节紧贴髂嵴处，手臂做内旋及外旋动作；D、E. 肩胛下肌肌腱长轴切面声像图，外旋过程中可见覆盖于小结节表面的肩胛下肌肌腱（星号）随外旋动作被拉出关节囊。LT. 肱骨小结节；Del. 三角肌

2. 冈上肌肌腱　冈上肌肌腱的检查体位常规有两种：一种为改良 Crass 位，被检侧手臂向后，屈曲肘关节，手掌放在髂骨翼上，大拇指朝前（图 5-2-6）；另一种为 Crass 位，被检侧手内旋，手背紧贴对侧肩胛骨，肘部与侧胸壁间不留空隙（图 5-2-7）。相比于第一种体位，后种体位的冈上肌肌腱向前移动，探头几乎与冈上肌肌腱垂直，但该体位为张力位，其下的肌腱纤维拉伸得更厉害，理论上虽可提高微小撕裂的检出率，但亦有可能高估撕裂范围；同时由于手臂过度内旋，肱二头肌长头肌肌腱难以显示，且冈上肌肌腱损伤患者实现该体位存在一定困难。

检查时将探头一端放在肩峰上，另一端指向肱骨大结节，可在三角肌下显示冈上肌肌腱的长轴切面（图 5-2-8）。旋转探头 90°，短轴切面显示冈上肌肌腱，正常时肌腱宽度一致。超声检查时可将肱二头肌长头肌肌腱作为体标，慢慢旋转探头，肱二头肌长头肌肌腱内侧为肩胛下肌肌腱，外侧为冈上肌肌腱，从肱二头肌长头肌肌腱横断面外缘向外测量 2cm，即为冈上肌肌腱和冈下肌肌腱的联合腱区，再向外即到达冈下肌肌腱（图 5-2-9）。扫查时，探头轻轻倾斜，调整角度以避免各向异性伪像。

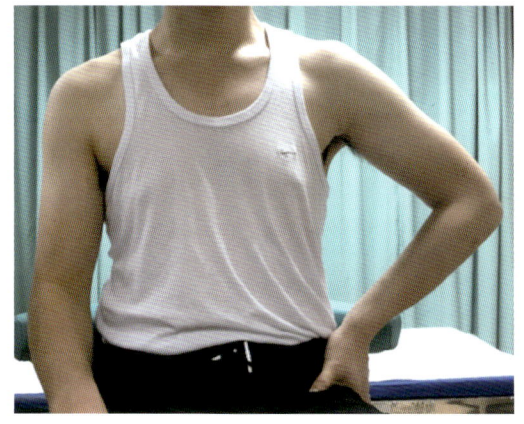

图 5-2-6　冈上肌肌腱超声检查体位一
改良 Crass 位：被检侧手臂向后，屈曲肘关节，手掌放在髂骨翼上，大拇指朝前

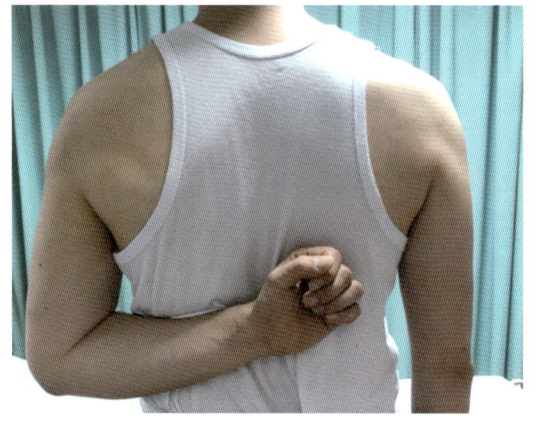

图 5-2-7　冈上肌肌腱超声检查体位二
Crass 位：被检侧手内旋，手背紧贴对侧肩胛骨，肘部尽量与侧胸壁靠拢

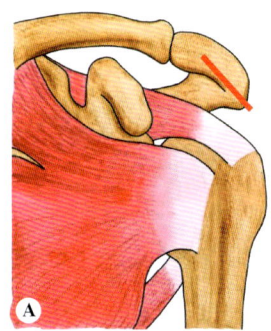
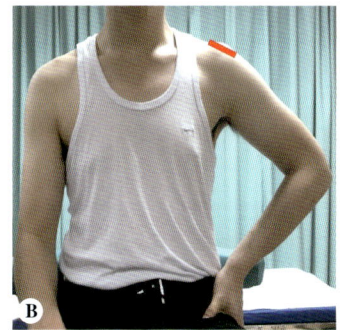
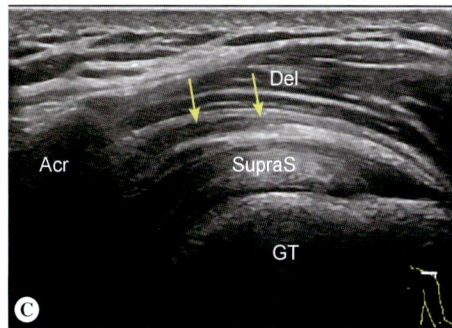

图 5-2-8　冈上肌肌腱、肩峰下-三角肌下滑囊长轴切面超声检查体位及声像图
A. 冈上肌肌腱、肩峰下-三角肌下滑囊解剖示意图；B. 冈上肌肌腱、肩峰下-三角肌下滑囊检查体位及长轴切面探头摆放位置；C. 冈上肌肌腱、肩峰下-三角肌下滑囊长轴切面声像图：在三角肌深方、冈上肌肌腱表面显示出细带状低回声结构，即为肩峰下-三角肌下滑囊（箭头）。Acr. 肩峰；GT. 肱骨大结节；SupraS. 冈上肌肌腱；Del. 三角肌

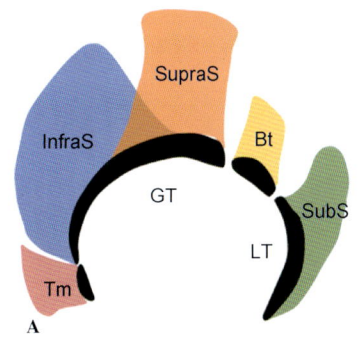
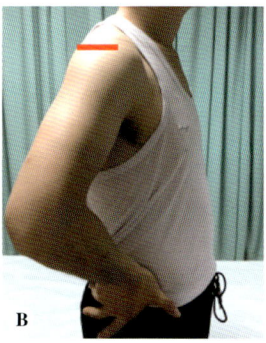
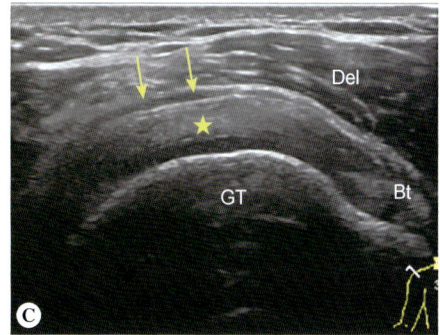

图 5-2-9　冈上肌肌腱短轴切面超声检查体位及声像图
A. 肩袖各肌肌腱解剖示意图；B. 冈上肌肌腱检查体位及短轴切面探头摆放位置；C. 冈上肌肌腱短轴切面声像图：冈上肌肌腱（星号）位于肱骨大结节表面；三角肌与冈上肌间为肩峰下-三角肌下滑囊（箭头）。SubS. 肩胛下肌；Bt. 肱二头肌长头肌肌腱；SupraS. 冈上肌；InfraS. 冈下肌，Tm. 小圆肌；GT. 肱骨大结节；LT. 肱骨小结节；Del. 三角肌

3. 冈下肌肌腱和小圆肌肌腱 被检者将手搭在对侧肩上,肘关节靠近胸壁(图5-2-10),探头放在肩胛冈外侧缘,盂肱关节的后侧面。以肩胛冈为体标,矢状面上区分位于冈上窝的冈上肌和冈下窝的冈下肌,然后探头慢慢向外侧滑动,可逐渐显示相对独立的冈下肌和小圆肌(图5-2-11),探头继续在矢状面上向着肱骨大结节滑动,便可显示已演变为肌腱的冈下肌肌腱和小圆肌肌腱,前者位于后者的上方,把探头转90°,长轴切面可发现小圆肌肌腱较冈下肌肌腱更细小一些(图5-2-12)。

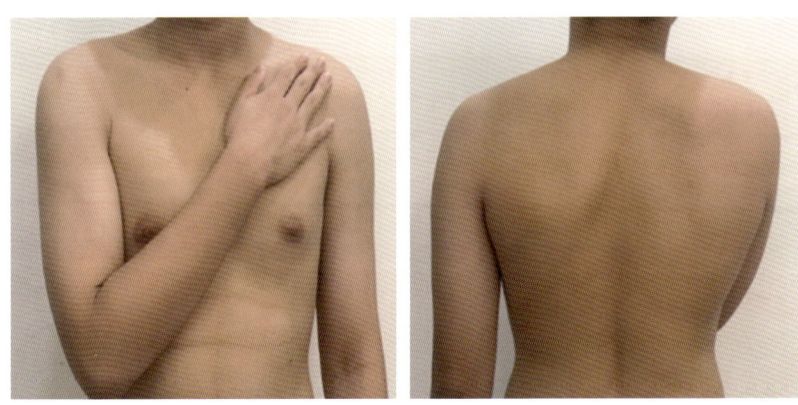

图 5-2-10　冈下肌肌腱和小圆肌肌腱超声检查体位

被检者将手搭在对侧肩上,肘关节靠近胸壁

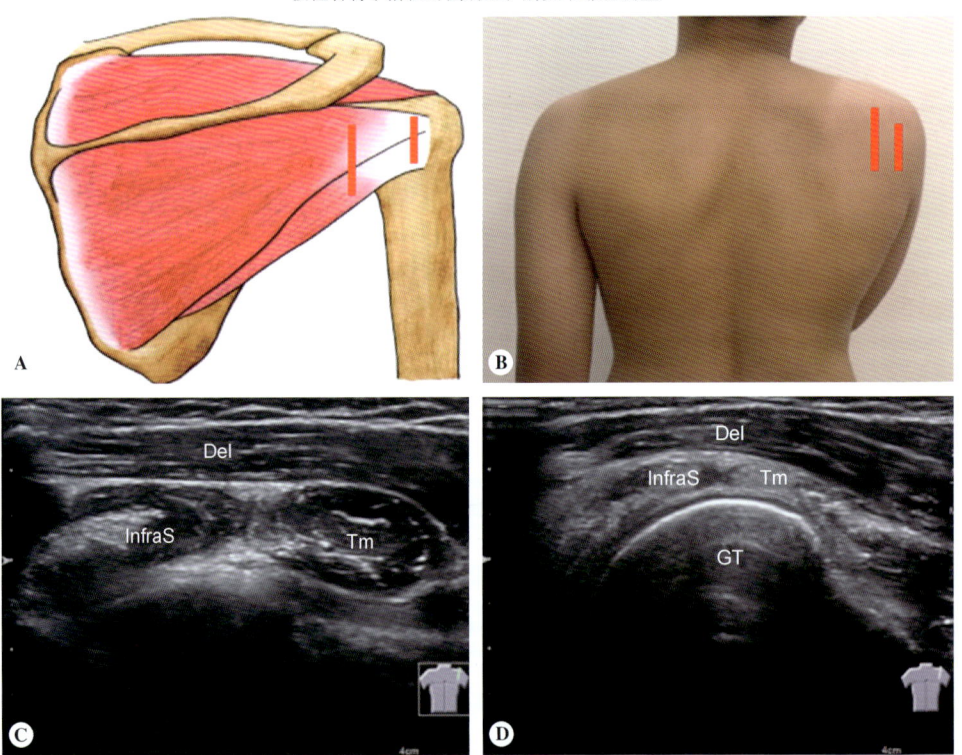

图 5-2-11　冈下肌肌腱和小圆肌肌腱短轴切面超声检查体位及声像图

A. 冈下肌肌腱和小圆肌肌腱解剖示意图;B. 冈下肌肌腱和小圆肌肌腱检查体位及短轴切面探头摆放位置;C、D. 冈下肌肌腱和小圆肌肌腱短轴切面声像图:背部短轴切面示三角肌深方并排走行的冈下肌与小圆肌;探头向肱骨大结节方向移动,可观察到冈下肌及小圆肌的肌腹逐渐移行为肌腱,止于肱骨大结节。InfraS. 冈下肌;Tm. 小圆肌;Del. 三角肌;GT. 肱骨大结节

第五章 肩关节解剖及常见疾病的超声检查 67

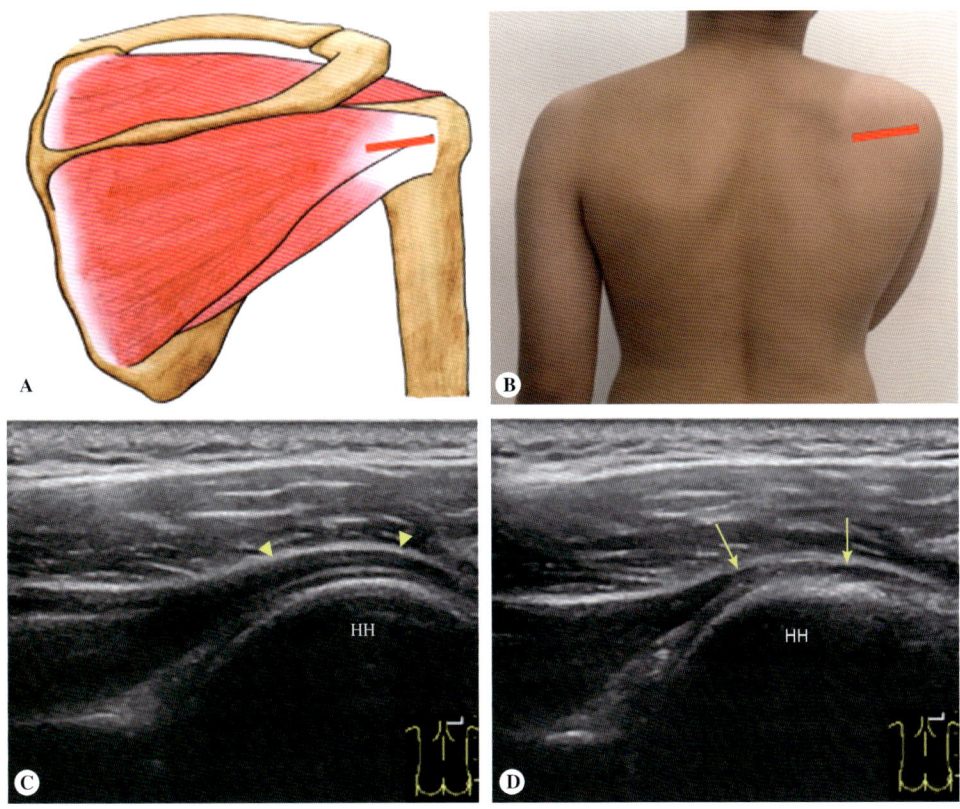

图 5-2-12 冈下肌肌腱和小圆肌肌腱长轴切面超声检查体位及声像图

A. 冈下肌肌腱和小圆肌肌腱解剖示意图；B. 冈下肌肌腱和小圆肌肌腱检查体位及长轴切面探头摆放位置；C、D. 冈下肌肌腱和小圆肌肌腱长轴切面声像图：肱骨大结节表面的冈下肌肌腱（三角箭头）在上，小圆肌肌腱（箭头）在下。HH. 肱骨头

二、肩关节前侧面其他结构的超声检查

（一）喙肩韧带和喙锁韧带

取横切面在肱骨头前侧向内移动探头，显示喙突后旋转探头，另一端朝向肩峰，即可显示连接喙突和肩峰的喙肩韧带（图 5-2-13），探头喙突端固定，另一端向内旋转，可显示连接喙突和锁骨的喙锁韧带，韧带为细带状低回声结构（图 5-2-14）。

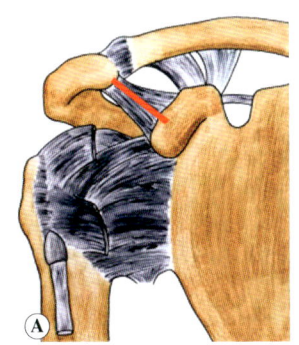
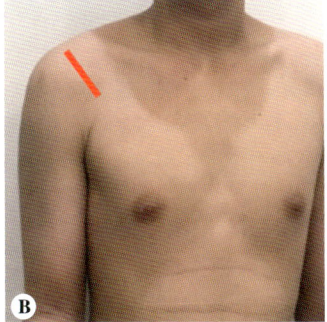
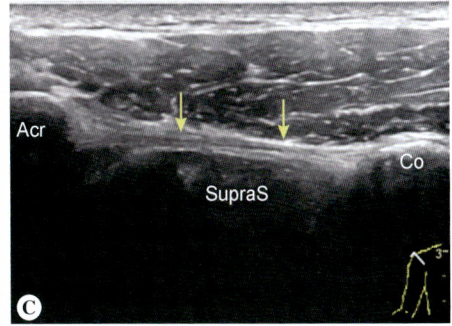

图 5-2-13 喙肩韧带超声检查体位及声像图

A. 喙肩韧带解剖示意图；B. 喙肩韧带检查体位及长轴切面探头摆放位置；C. 喙肩韧带长轴切面声像图可见连接于肩峰及喙突的细带状低回声结构，即为喙肩韧带（箭头）。Co. 喙突；Acr. 肩峰；SupraS. 冈上肌

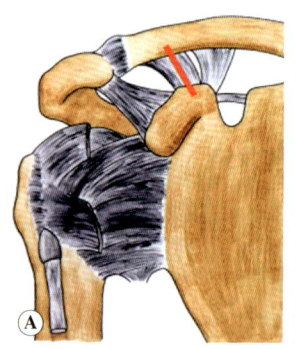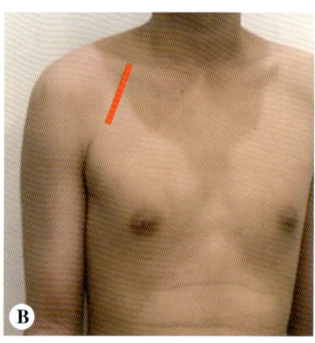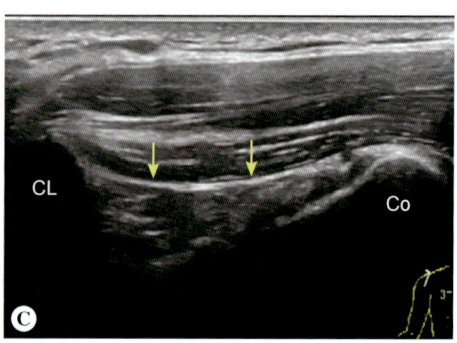

图 5-2-14 喙锁韧带超声检查体位及声像图

A. 喙锁韧带解剖示意图；B. 喙锁韧带检查体位及长轴切面探头摆放位置；C. 喙锁韧带长轴切面声像图可见连接于锁骨及喙突的细带状低回声结构，即为喙锁韧带（箭头）。Co. 喙突；CL. 锁骨

（二）肩峰下-三角肌下滑囊和喙突下滑囊

在冈上肌肌腱和肩峰、三角肌之间可观察到表现为细带状低回声结构的肩峰下-三角肌下滑囊（图 5-2-8）。该滑囊较大，探头检查范围要广，前面向下达喙突水平，外侧达肱骨大结节的外缘。喙突下滑囊位于喙突后方，其覆盖在肩胛下肌表面，检查时可嘱被检者内旋、外旋手臂，在喙突和肩胛下肌之间观察肩胛下窝和喙突下滑囊有无积液（图 5-2-15）。喙突下滑囊也可看作肩峰下-三角肌下滑囊向喙突后方的延伸部分。

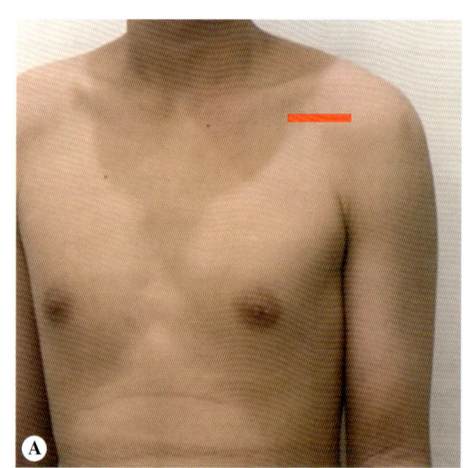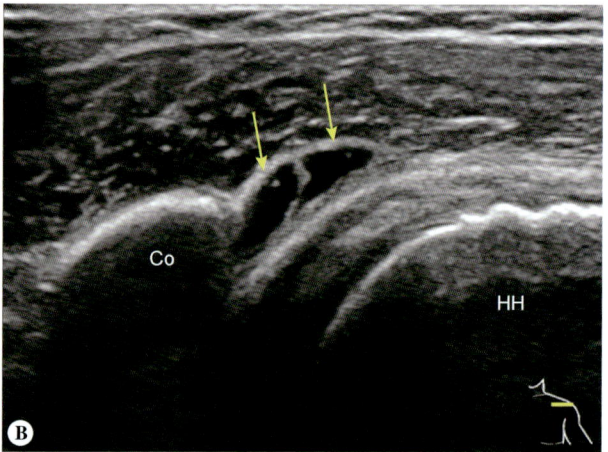

图 5-2-15 喙突下滑囊超声检查体位及声像图

A. 喙突下滑囊检查体位及长轴切面探头摆放位置；B. 喙突下滑囊位于肩胛下肌肌腱和喙突之间（箭头），该患者的声像图提示囊内积液。Co. 喙突；HH. 肱骨头

（三）肩锁关节囊及肩锁韧带

探头取冠状位时，其两端分别置于锁骨外缘、肩峰内缘即可显示肩锁关节结构，表面被覆着的带状低回声即为关节囊及肩锁韧带，两者紧贴，常难以分辨（图 5-2-16）。

第五章　肩关节解剖及常见疾病的超声检查

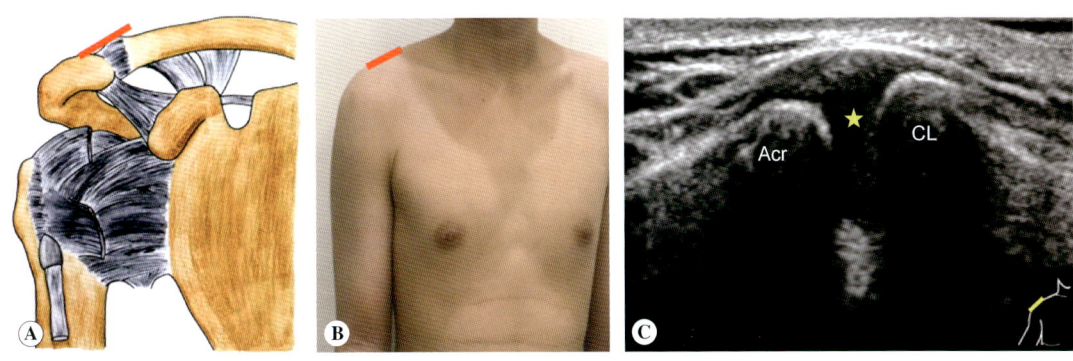

图 5-2-16　肩锁关节超声检查体位及声像图

A. 肩锁关节解剖示意图；B. 肩锁关节检查体位及长轴切面探头摆放位置；C. 探头一侧位于肩峰位置，一侧位于锁骨，即可显示肩锁关节结构，呈低回声（星号）。Acr. 肩峰；CL. 锁骨

（四）肩峰下撞击试验

嘱被检者行肩峰下撞击试验，即内旋外展其手臂，冠状位上探头一端置于肩峰的外缘，另一端指向肱骨大结节，超声实时动态观察冈上肌肌腱和肩峰下-三角肌下滑囊在肩峰深部是否顺畅通过喙肩弓，有无卡压现象（图 5-2-17，视频 5-2-3，视频 5-2-4，扫封底二维码获取视频）。

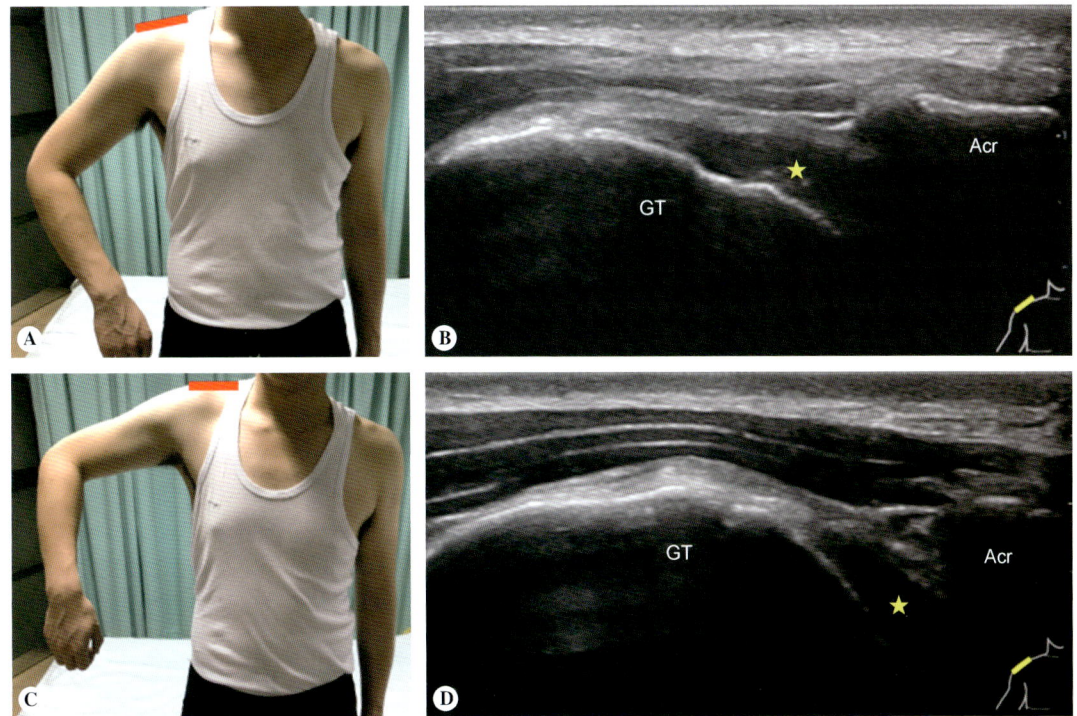

图 5-2-17　肩峰下撞击试验超声检查体位及声像图

A、B. 嘱被检者内旋手臂，探头内侧缘置于肩峰外侧缘，显示冈上肌肌腱（星号）及肩峰下滑囊的冠状切面；C、D. 嘱被检者逐渐外展手臂，通过这样的动作，观察冈上肌肌腱（星号）及肩峰下滑囊能否顺利穿过喙肩弓进入肩峰下。Acr. 肩峰；GT. 肱骨大结节

三、肩关节后侧面其他结构的超声检查

(一)后侧肩关节腔及关节盂唇

被检者采取与检查冈下肌肌腱相同的体位,将探头放在肩胛冈外侧缘和盂肱关节的后侧面,调整超声图像的深度以显示肩关节的后隐窝,通过被检者内旋及外旋手臂,可以观察后侧唇囊复合体及肩关节腔的积液。这个切面还可显示后盂唇,其呈三角形高回声,边缘清晰锐利(图 5-2-18)。

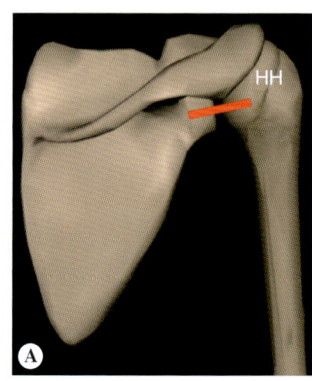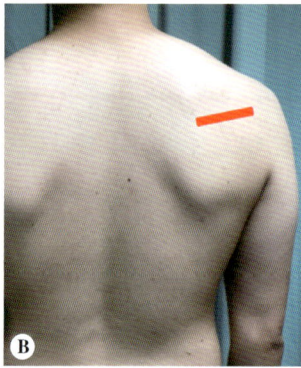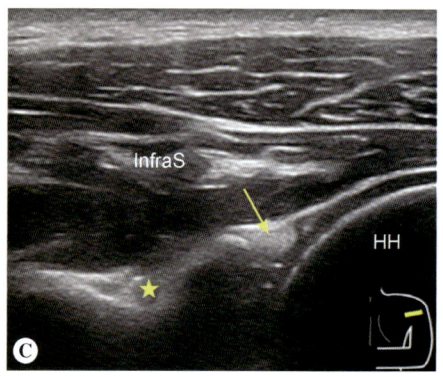

图 5-2-18 后盂唇超声检查体位及声像图

A. 后盂唇解剖位置图;B. 后盂唇检查体位及长轴切面探头摆放位置;C. 后盂唇长轴切面声像图:在肩后侧面显示肩关节后盂唇(箭头),呈三角形高回声结构,边缘锐利,其内侧可以看到盂冈切迹(星号)。HH. 肱骨头;InfraS. 冈下肌

(二)盂冈切迹与肩胛上神经

在肩胛冈与后盂唇之间可见一凹陷样结构,即为盂冈切迹,其内走行肩胛上动脉及与之伴行的肩胛上神经,因位置比较深,常难以显示神经的内部结构,可通过观察肩胛上动脉的搏动或血流来判断位置(图 5-2-19)。

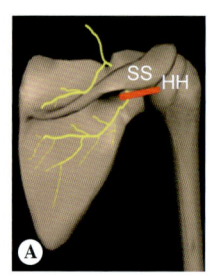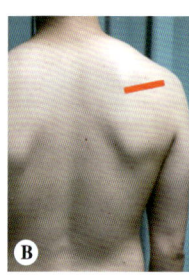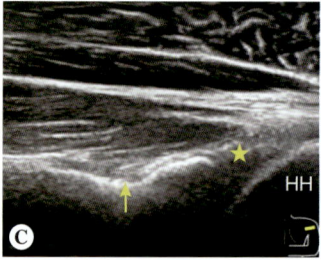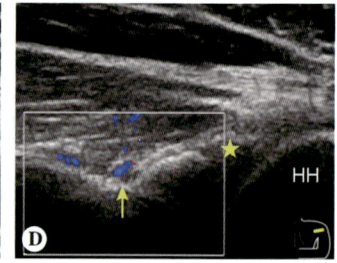

图 5-2-19 肩胛上神经超声检查体位及声像图

A. 肩胛上神经解剖示意图;B. 肩胛上神经检查体位及长轴切面探头摆放位置;C、D. 在肩后侧面显示盂冈切迹,通过彩色多普勒辨认走行于盂冈切迹的肩胛上动脉(箭头),肩胛上神经与之伴行。星号为后盂唇;SS. 肩胛冈;HH. 肱骨头

（三）腋神经

取纵切面，探头上方置于小圆肌肌腱近止点水平，向外侧轻轻滑动探头即可显示旋肱后动脉短轴切面，呈圆形无回声结构，有搏动，与之伴行的即为腋神经（图 5-2-20）。

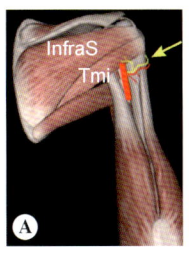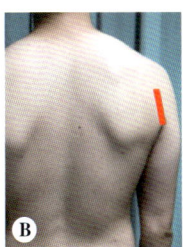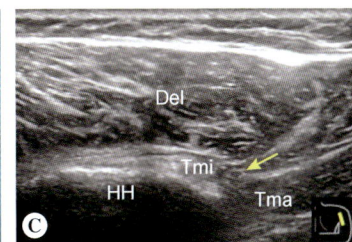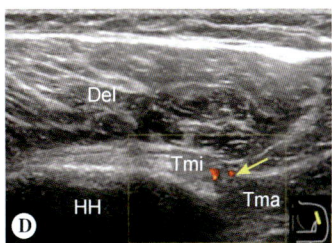

图 5-2-20　腋神经超声检查体位及声像图

A. 腋神经解剖示意图；B. 腋神经检查体位及长轴切面探头摆放位置；C、D. 在肩后侧显示小圆肌，借助彩色多普勒超声辨认其下方的旋肱后动脉，其旁的筛网样结构即为腋神经（箭头）。InfraS. 冈下肌；Del. 三角肌；HH. 肱骨头；Tmi. 小圆肌；Tma. 大圆肌

四、肩关节下方其他结构的超声检查

被检者手臂上举，探头置于腋窝，横切面轻轻滑动，先显示肱骨头下侧部分，肱骨头骨皮质呈光滑弧形强回声，表面覆盖纤细软骨，表面光滑，软骨表面覆盖盂肱关节下滑囊，正常的盂肱关节下滑囊因反折呈双层细带状低回声，两层之间可见细线状高回声（图 5-2-21）。

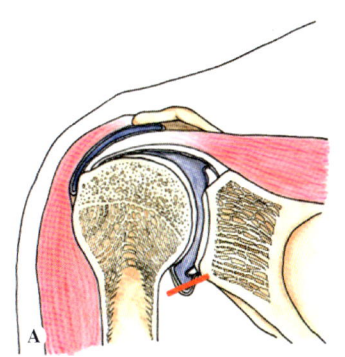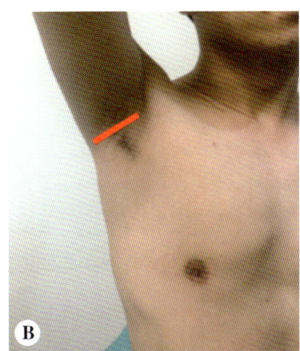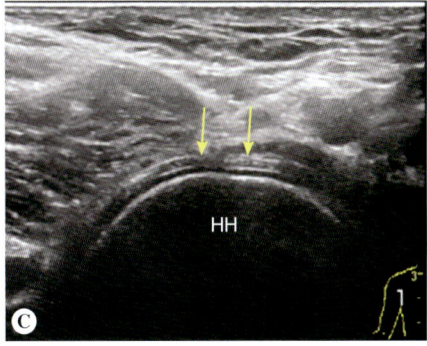

图 5-2-21　盂肱关节下滑囊超声检查体位及声像图

A. 盂肱关节下滑囊解剖示意图；B. 盂肱关节下滑囊检查体位及短轴切面探头摆放位置；C. 盂肱关节下滑囊短轴切面声像图：盂肱关节下滑囊（箭头）显示为盂肱关节表面细窄光滑的低回声带。HH. 肱骨头

五、超声检查技巧及注意事项

1. 肩袖具有一定的宽度，从前向后覆盖包裹肱骨的大结节、小结节，因而超声检查

时探头检查范围要全面,避免遗漏切面而导致漏诊。初学者可采用五指法帮助记忆和检查肩袖(图5-2-22)。此外,应重点关注肱二头肌长头肌肌腱与冈上肌肌腱之间的肩袖间隙及冈上肌肌腱与冈下肌肌腱之间的联合腱区,有助于准确辨别肩袖撕裂的有无及累及范围。同样,肩峰下-三角肌下滑囊面积很大,探头检查范围也要广,前侧达喙突水平,外侧缘达肱骨大结节冈上肌肌腱止点处。

2. 由于自然体位时,肱骨的大结节、小结节得不到充分显示,因而走行于结节间沟的肱二头肌长头肌肌腱、止点于肱骨小结节的肩胛下肌肌腱和止点于肱骨大结节的冈上肌肌腱无法被充分观察,需要被检者配合一定的体位才可达到检查要求。

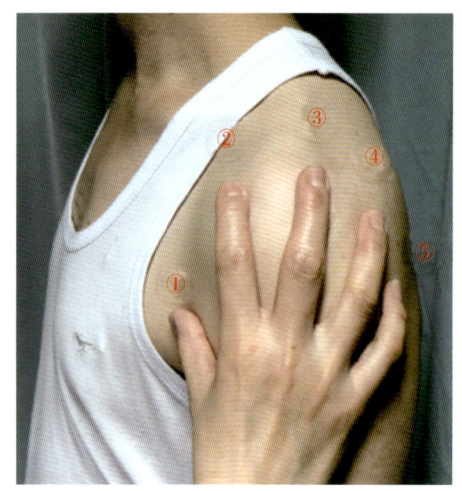

图 5-2-22 肩袖的"五指法"超声检查示意图
①肩胛下肌肌腱;②肱二头肌长头肌肌腱;③冈上肌肌腱;④冈下肌肌腱;⑤小圆肌肌腱

第三节 常见肩关节疾病的超声检查

一、肩袖病变的超声检查

(一)肩袖撕裂

1. 病因 肩痛是临床常见症状,其中肩袖撕裂(rotator cuff tear)占肩关节病变的60%以上,老年人群即使无明确外伤史或肩痛也可能存在肩袖撕裂,60岁以上人群肩袖撕裂的发病率约为30%。造成肩袖撕裂的病因:①创伤,由于肩袖受到肩峰保护,一般直接外力不易伤及肩袖,多因间接暴力,如上肢外展,手掌扶地骤然内收,就会导致肩袖损伤。②血供不足,研究表明,冈上肌肌腱距离肱骨大结节止点1cm处是一个血供缺乏区域,易发生肌腱断裂。此外,冈下肌肌腱距离肱骨大结节止点1.5cm处,同样也有一个血供缺乏区域,也易发生冈下肌肌腱断裂。③肌腱退变,老年人肌腱组织退变、变性也是肩袖损伤的重要原因之一。④肩峰下撞击综合征(subacromial impingement syndrome,SIS),是导致肩袖损伤最常见的原因之一,这种撞击可因肩峰下间隙狭窄或内容物体积增加而产生。肩部前屈、外展或内收、内旋时,肱骨大结节与喙肩弓反复撞击、摩擦,导致肩袖组织退变,甚至撕裂,是目前公认的肩袖撕裂主要致病因素之一。

2. 临床表现 年轻患者多有外伤或运动损伤史,老年患者可无明确病史。临床症状为肩部疼痛和活动受限,疼痛位于肩峰周围,肩外展、上举时加重,夜间静息痛的存在有诊断意义,患肩多有不同程度的运动受限。肩袖肌腱群中冈上肌肌腱最易受损,其次是肩胛下肌肌腱和冈下肌肌腱,小圆肌肌腱相对较少受累。根据撕裂范围是否累及肩袖全层厚度,分为部分撕裂和全层撕裂两种类型,前者根据撕裂部位又分为关节面肩袖撕裂、滑囊面肩袖撕裂和腱体内肩袖撕裂(图5-3-1);后者根据撕裂宽度的大小分为小型肩袖撕裂

(＜1cm)、中型肩袖撕裂(1～3cm)、大型肩袖撕裂(3～5cm)和巨大型肩袖撕裂(＞5cm)。较大范围的肩袖撕裂可伴有断端肌腱的回缩。

常见的肩袖损伤的临床体格检查有以下几种：检查肩胛下肌肌腱的抬起试验，即被检者前臂置于背后、掌心朝后，手主动抬起向后离开腰背部，必要时可以适当给予阻力，若手无法抬离背部，则为阳性，提示肩胛下肌肌腱可能损伤（图5-3-2）。

检查冈上肌肌腱的空罐试验（Jobe 试验），肩关节水平位内收 30°、冠状位外展 80°～90°、肩内旋、前臂旋前使拇指指尖向下，检查者于腕部施以向下的压力，被检者抗阻力上抬，如感觉疼痛、无力者为阳性，提示冈上肌肌腱可能损伤（图5-3-3）。

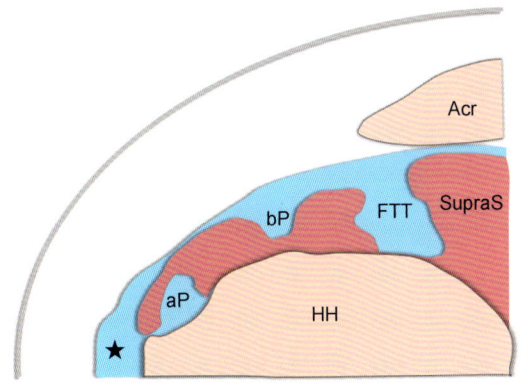

图 5-3-1　肩袖撕裂类型示意图
aP. 关节面部分撕裂；bP. 滑囊面部分撕裂；FTT. 全层撕裂；星号示肩峰下-三角肌下滑囊；Acr. 肩峰；SupraS. 冈上肌；HH. 肱骨头

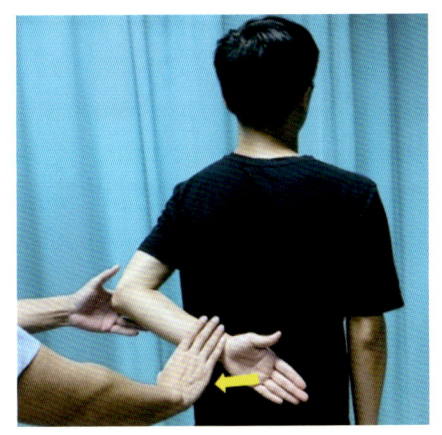

图 5-3-2　检查肩胛下肌肌腱的抬起试验
被检者前臂置于背后、掌心朝后，手主动抬起向后离开腰背部（箭头）

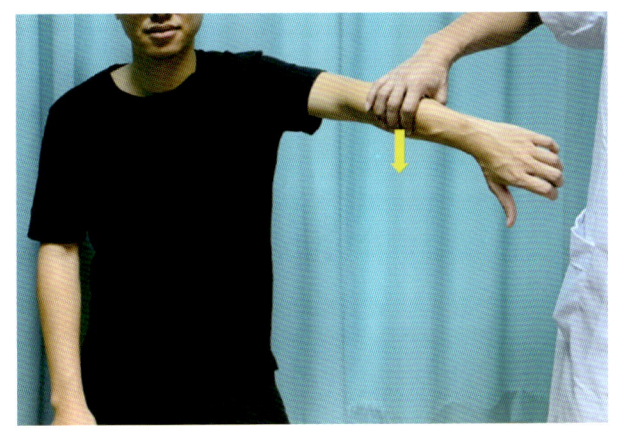

图 5-3-3　检查冈上肌肌腱的空罐试验
被检者肩关节水平位内收 30°、冠状位外展 80°～90°、肩内旋、前臂旋前使拇指指尖向下，对抗检查者向下的力（箭头）

检查冈下肌肌腱、小圆肌肌腱的坠落试验，被检者取坐位，肩关节在肩胛骨平面外展 90°、屈肘 90°，检查者使肩关节达到最大程度的外旋，然后放松，嘱患者自行保持该位置。若被检者无力保持最大外旋，手从上方坠落至肩内旋，则为阳性，提示冈下肌肌腱、小圆肌肌腱可能损伤（图5-3-4）。

肩峰下撞击试验检查常用的有 Neer 撞击征和疼痛弧试验。Neer 撞击征：检查者立于被检者背后，一只手固定其肩胛骨，另一只手保持肩关节内旋位，患肢拇指尖朝下，然后使患肩前屈过顶，若出现疼痛，即为阳性（图5-3-5A）。疼痛弧试验：患臂上举，肩关节外展 60°～120°出现疼痛或症状加重即为阳性（图5-3-5B）。

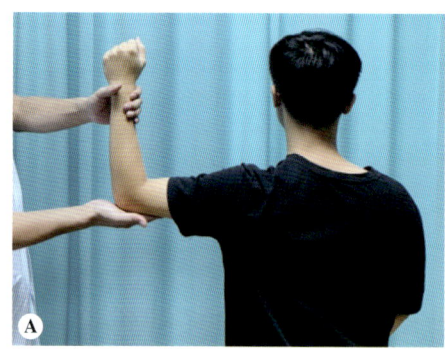 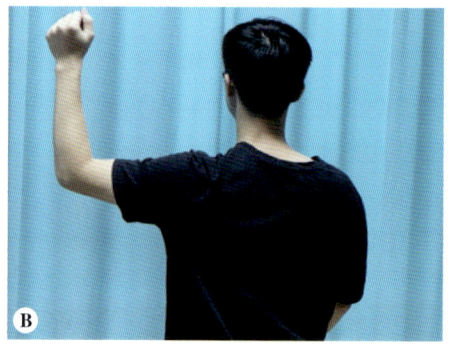

图 5-3-4　检查冈下肌肌腱、小圆肌肌腱的坠落试验

A. 肩关节外展 90°、屈肘 90°，检查者使肩关节达到最大程度的外旋；B. 检查者放手嘱患者自行保持该位置

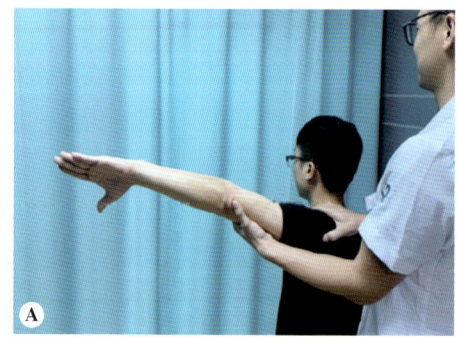 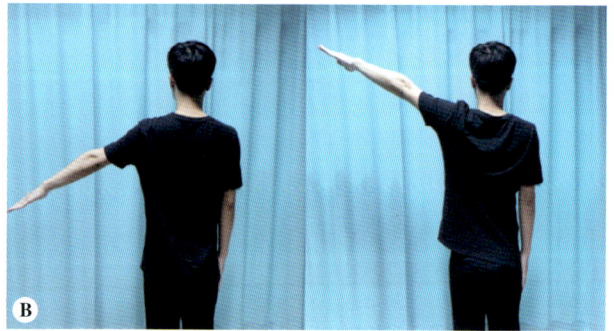

图 5-3-5　肩峰下撞击试验

A. Neer 撞击征；B. 疼痛弧试验

3. 超声表现　正常肩袖肌腱与三角肌相比呈高回声，厚度为 4～9mm，平均 6mm，妇女与老年人的肩袖相对稍薄，年轻男性或喜好运动的人肌腱较厚。超声是检查肩袖疾病的常用影像学方法，其在肩袖撕裂诊断中有一定价值。超声对肩袖撕裂的评价内容应包括撕裂的部位、程度或分型（部分型或全层型），并在肌腱长轴切面上测量肌腱缺损区的长度，在短轴切面上测量损伤的宽度。肩袖撕裂的超声表现分为直接征象和间接征象，肩袖撕裂时，肩袖的连续性中断、肌腱内出现低回声或无回声区伴局部肌腱纹理缺失、肌腱厚度的改变、肌腱回缩等直接征象对于评估肩袖有无撕裂，尤其是较大范围的全层撕裂具有较高的临床符合率。具体可表现为：①肩袖连续性中断或肩袖消失，大面积肩袖完全撕裂者由于近端冈上肌肌腱回缩，可呈"鼠尾征"（rat-tail sign）（图 5-3-6），

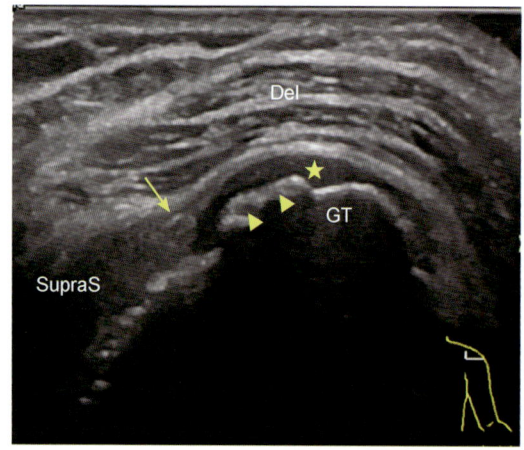

图 5-3-6　肩袖完全撕裂直接征象声像图表现"鼠尾征"和"裸结征"

冈上肌肌腱完全断裂，近端断端肌腱完全回缩呈"鼠尾征"（箭头），三角肌和肩峰下-三角肌下滑囊（星号）直接覆盖在肱骨大结节上，肱骨头表面产生裸区，即"裸结征"，大结节表面不规则（三角箭头）。SupraS. 冈上肌肌腱；GT. 肱骨大结节；Del. 三角肌

或回缩至肩峰下难以显示。由于肩袖的回缩，可致肩峰与肱骨头直接相连，三角肌直接覆盖在肱骨头上，肱骨头表面产生裸区，即"裸结征"（naked knot sign）（图5-3-6）。一些病例在肩峰下可见明显增厚的滑囊和脂肪层，结构较致密，回声增高，不合并囊内积液时易误认为正常肩袖肌腱。②肌腱内局部呈低回声区，与肩袖小全层撕裂或肩袖部分撕裂相关，内部未见肌腱纹理。由于肌腱撕裂面在肩袖不同层面上走行迂曲，低回声区形态多不规则（图5-3-7）。肌腱内有时可见局部回声增高，可能代表肌腱断裂产生的新的声学界面。小的线性或"彗星状"高回声灶常围绕低回声晕，为水肿带或少量液体。根据撕裂的部位、程度不同，低回声区可位于肌腱不同位置。小全层型肩袖撕裂声像图表现为累及肌腱全层的裂隙状、漏斗状低回声区（图5-3-7），由于肌腱撕裂面积小，未波及整个肌腱宽度，因而断端肌腱回缩不明显。滑囊面部分肩袖撕裂表现为肌腱滑囊面不连续或呈凹型缺损，局部呈低回声区，可见肩峰下-三角肌下滑囊及周围脂肪填充（图5-3-8A）；关节面部分肩袖撕裂表现为骨面止点处的肌腱内出现不规则低回声区，局部骨质可不规则（图5-3-8B）；

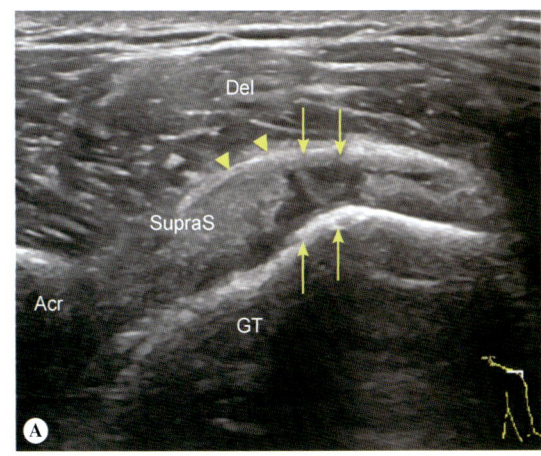
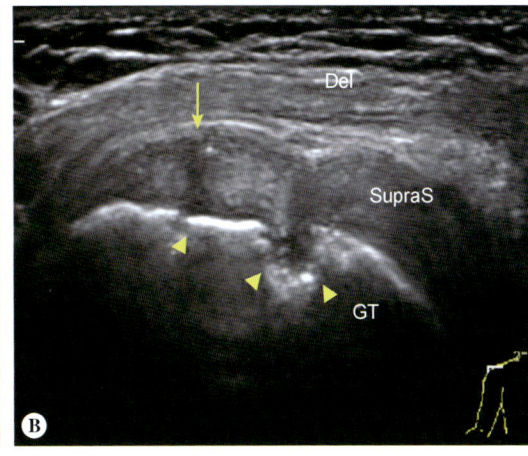

图5-3-7 小全层型肩袖撕裂声像图直接征象：肌腱内局部低回声区

A. 冈上肌肌腱长轴切面示累及肌腱全层的低回声区（箭头），上至肩峰下-三角肌下滑囊（三角箭头），下达关节面；
B. 冈上肌肌腱长轴切面示累及肌腱全层的"漏斗状"低回声区（箭头），伴肱骨大结节表面不规则（三角箭头）。Acr.肩峰；SupraS.冈上肌肌腱；GT.肱骨大结节；Del.三角肌

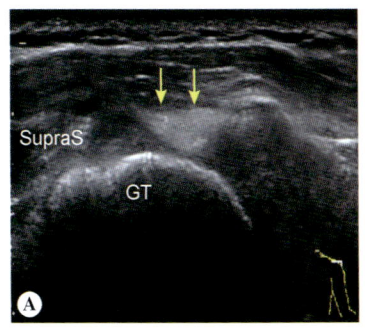
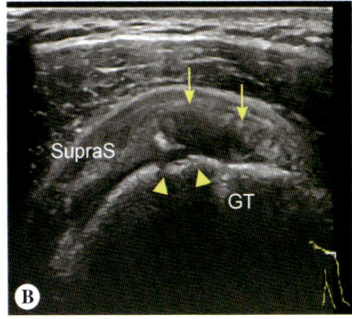
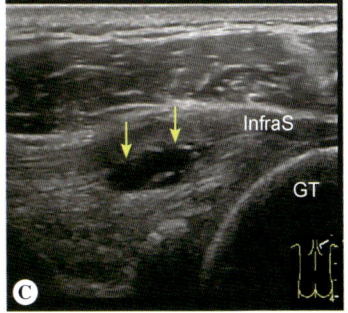

图5-3-8 肩袖部分撕裂三种亚型声像图

A. 滑囊面型：冈上肌肌腱长轴切面示肌腱滑囊面呈凹型缺损，为肩峰下-三角肌下滑囊及周围脂肪填充（疝）（箭头）；
B. 关节面型：冈上肌肌腱长轴切面示肌腱关节面低回声区，内未见肌腱纤维纹理（箭头），伴肱骨大结节表面不规则（三角箭头）；
C. 腱体内型：冈下肌肌腱内不规则低回声区，内未见肌腱纹理（箭头）。SupraS.冈上肌肌腱；GT.肱骨大结节；InfraS.冈下肌肌腱

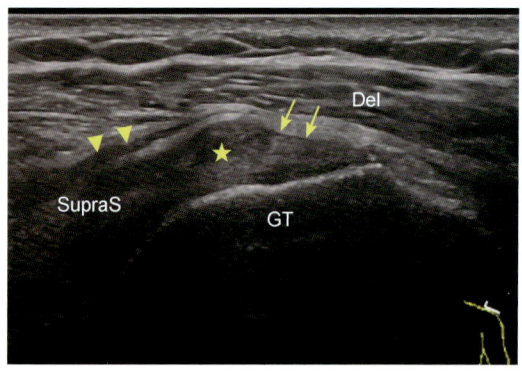

图 5-3-9 肩袖撕裂声像图直接征象：局部肩袖厚度变薄

冈上肌肌腱长轴切面示肌腱内低回声区（星号），远端肌腱变薄（箭头），肩峰下-三角肌下滑囊增厚，呈低回声（三角箭头）。SupraS.冈上肌肌腱；GT.肱骨大结节；Del.三角肌

腱体内部分肩袖撕裂表现为肌腱中央部局限性低回声区，滑囊面和关节面肌腱连续性尚可（图5-3-8C）。③局部肩袖厚度变薄，滑囊面或关节面肩袖撕裂范围较小时，有时仅表现为肌腱局部厚度不均匀、稍变薄，肌腱表面不光整（图5-3-9）。

超声诊断肩袖有无撕裂，尤其在较大全层撕裂上，与MRI的诊断价值同等；但文献报道称，在小全层型或部分型肩袖撕裂的亚型诊断上，超声与MRI诊断准确性均不佳，分析原因可能如下：①肩袖撕裂时常合并滑囊炎，滑囊增厚、边缘模糊与肩袖间的层次界线不清；②肩袖部分撕裂和肌腱变性均呈现高低回声夹杂，缺乏边界，难以鉴别；③小全层型肩袖撕裂时，肌腱断端回缩不明显；④肌腱的撕裂面走行迂曲，超声扫查时难以在一个层面上充分显示；⑤老年人肌腱退变，脂肪浸润，回声不均匀，肌腱轮廓欠清晰。因而临床上肩袖部分撕裂患者，尤其是老年患者或非急性损伤期患者，有可能难以获得典型的肩袖撕裂声像图，还需结合间接征象，甚至其他影像学检查才能做出综合评价。

肩袖撕裂常伴发的间接征象：①肩峰下-三角肌下滑囊积液、肱二头肌长头肌肌腱腱鞘积液、肩关节腔积液，表现为相应部位出现液性无回声区（图5-3-10）。当肩峰下-三角肌下滑囊、肱二头肌长头肌肌腱腱鞘、肩关节腔三个部位同时出现积液时，提示累及关节侧的肩袖撕裂类型发生率较大，尤其以关节面部分撕裂为著。②肩峰下-三角肌下滑囊增厚，表现为滑囊壁弥漫性或不均匀性增厚，厚度多≥2mm（图5-3-11）。③三角肌滑囊疝，表现为肩袖肌腱滑囊侧局部塌陷，塌陷处为三角肌或高回声滑囊及周围脂肪组织填充（图5-3-8A）。三角肌滑囊疝是诊断冈上肌肌腱撕裂最重要的间接征象之一，尤其全层撕裂比部分撕裂更明显，用探头给予不同的压力，可使三角肌、滑囊或周围脂肪疝入肌腱撕裂区域更明显。临床实践中，当怀疑累及滑囊侧肩袖撕裂但该征象不明显时，适当加压探头有利于提高可疑病变的检出率。④肩峰下撞击征阳性，表现为上臂在内旋位外展时，冈上肌肌腱和肩峰下-三角肌下滑囊进入肩峰下间隙不顺畅、滑动困难，有时局部滑囊隆起，

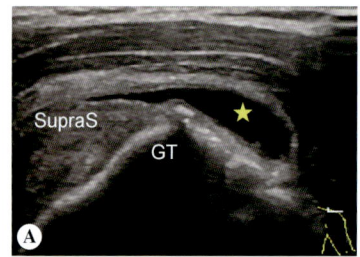 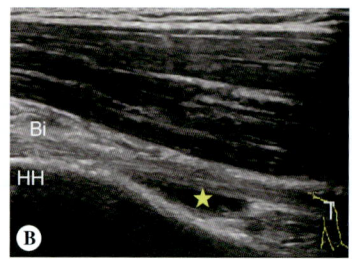 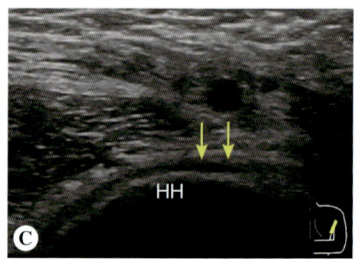

图 5-3-10 肩峰下-三角肌下滑囊积液、肱二头肌长头肌肌腱腱鞘积液、肩关节腔积液声像图

A.肩峰下-三角肌下滑囊积液（星号）；B.肱二头肌长头肌肌腱腱鞘积液（星号）；C.盂肱关节下显示关节腔少量积液（箭头）。
SupraS.冈上肌肌腱；GT.肱骨大结节；Bi.肱二头肌长头肌肌腱；HH.肱骨头

甚至卡压于肩峰端（图 5-3-12，视频 5-3-1，扫封底二维码获取视频）。⑤肱骨头骨质不规整，表现为肱骨大结节局部骨质粗糙、不规则（图 5-3-13A）。⑥软骨分界征，表现为肌腱撕裂区域出现积液，软骨面呈线状高回声（图 5-3-13B）。有研究表明，软骨分界征仅出现在累及关节面的肩袖撕裂类型中，尤以全层型撕裂为著。

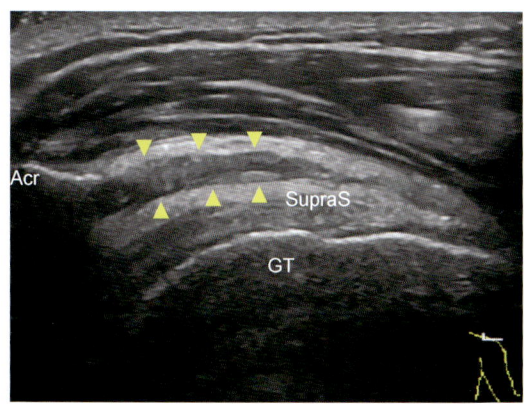

图 5-3-11　肩峰下-三角肌下滑囊增厚的声像图

冈上肌肌腱长轴切面示肩峰下-三角肌下滑囊内低回声增生的滑膜（三角箭头）。Acr. 肩峰；SupraS. 冈上肌肌腱；GT. 肱骨大结节

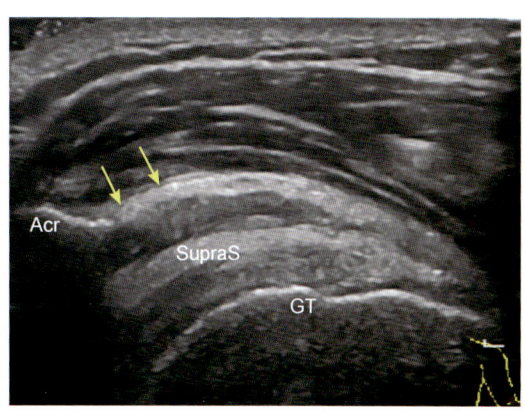

图 5-3-12　肩峰下撞击征阳性的声像图

行该试验时，冈上肌肌腱长轴切面示冈上肌与滑囊隆起（箭头），卡压于肩峰端。Acr. 肩峰；SupraS. 冈上肌肌腱；GT. 肱骨大结节

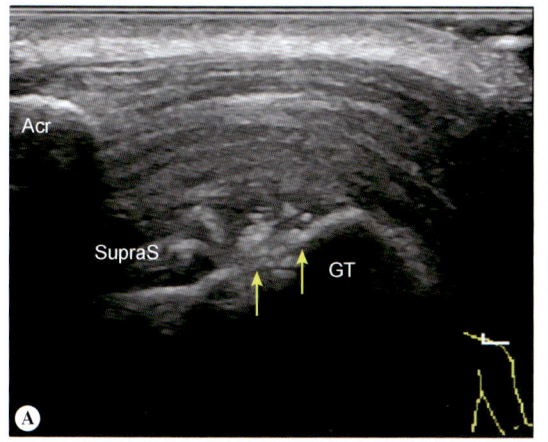
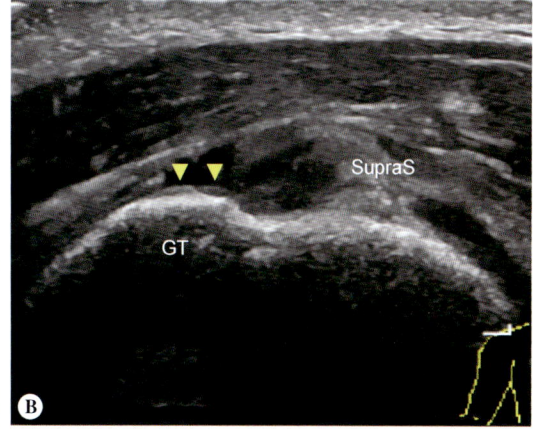

图 5-3-13　肱骨大结节骨质改变的声像图

A. 肱骨大结节骨质不规则（箭头）；B. 软骨分界征（三角箭头）。Acr. 肩峰；SupraS. 冈上肌肌腱；GT. 肱骨大结节

4. 超声诊断思路及鉴别诊断要点

（1）年轻患者多有急性创伤史，老年患者可能无明确损伤史，由肌腱的退行性变引起。

（2）超声是肩袖疾病检查常用的影像学方法，其在诊断肩袖有无撕裂、有无较大型全层型肩袖撕裂方面具有较高的诊断准确性。

（3）对于小全层型肩袖撕裂或肩袖部分撕裂，以及慢性期、老年性肩袖撕裂，由于肌腱回缩不明显，或者肌腱变性呈现高低回声夹杂、缺乏可辨认的边界，或者肌腱的撕裂面走行迂曲而缺乏肩袖撕裂的直接声像图特征时，可结合间接超声征象及其他影像学方法做出综合评价。

（4）鉴别诊断要点：①滑膜或脂肪填补缺损部位须与正常肌腱相鉴别，此类情况易出现在滑囊面部分撕裂中，声像图与正常肌腱相似，缺乏经验者易漏诊。此时应重点观察肌腱的表面张力，配合探头适当加压，使肌腱疝入缺损部位更为明显，动态观察和双侧对比有助于提高检出率。②高低夹杂回声需与肌腱病鉴别，两者声像图相仿，尤以慢性病程瘢痕修复者为甚。应调整探头方向，避免各向异性伪像，配合张力位检查，双侧对比或定期随访观察以对比异常区域大小，必要时行超声造影检查。③撕裂部位走行迂曲，组织碎屑填充撕裂间隙，此类情况容易使全层撕裂被误诊为部分撕裂。当断端无明显回缩、撕裂间隙未被低回声积液充填、撕裂部位在不同层面走行迂曲，并且靠近滑囊面或关节面的缺口小，不易在同一个切面上清晰显示时，都易低估撕裂程度，必要时可借助经皮肩峰下-三角肌下滑囊穿刺或肩关节腔穿刺超声造影以明确诊断。

5. 检查注意事项

（1）熟悉肩部的三维空间解剖结构，观察不同肌腱的走行时，应将探头置于相应的位置。

（2）由于肩袖肌腱解剖结构的特殊性，声束角度不同对于声像图有极大影响，应将探头尽量垂直于目标肌腱束。

（3）由于超声检查切面的局限性，在肩袖的超声检查中，无论是长轴切面还是短轴切面，应尽量获取完整的检查切面，全面观察各个肌腱，避免漏诊。

（4）肩袖损伤是肩部疼痛的常见病因，肩袖撕裂时肌腱缺损口常走行迂曲，不在同一个平面。同时中老年患者累及滑囊面的肩袖撕裂常合并肌腱退行性变，回声混杂，与不均匀增厚的肩峰下-三角肌下滑囊的界线不清，因而需长轴切面结合短轴切面，多切面、多角度观察肩袖，必要时还需在肩关节的主动或被动运动状态下实现多体位、实时动态检查。

（5）必要时进行双侧对比检查，有利于假阳性或假阴性结果的判断。

（二）钙化性肌腱炎

1. 病因　钙化性肌腱炎（calcific tendinitis）指钙盐沉积于肌腱中，最常见于肩关节的肩袖肌腱，多见于30～50岁喜好运动的人群，糖尿病患者的发病率相对较高。钙化性肌腱炎并不一定会引起症状，出现疼痛1～4周后大多可缓解。引起钙盐沉着的原因目前尚不清楚，可能与肌腱退变、缺血缺氧、局部压力增高等因素有关。

2. 临床表现　钙化性肌腱炎的病理过程分为钙化前期、钙化物形成期、钙化物重吸收期、钙化后期四个时期（详见第四章第六节）。钙化吸收阶段患者可出现极度疼痛而在此时寻求治疗；钙化后期，肉芽组织转变成为成熟的胶原组织，重新修复肌腱，疼痛减弱，但可伴有肩关节活动范围受限。

3. 超声表现　肩袖肌腱内有单个或成簇的点状、簇状或团块状强回声，局部肌腱增厚，纹理不清，回声增强，肌腱与周围组织界线不清（图5-3-14）。新鲜钙化灶可边缘不清，后方声影不明显，肌腱的炎症反应可致局部呈现低回声，血流信号增多；而陈旧性钙化灶边缘较为清晰，后方多伴有声影，伴或不伴肩袖撕裂。

4. 超声诊断思路及鉴别诊断要点　对于肩关节疼痛患者，超声检查发现肩袖肌腱内有强回声灶可考虑诊断钙化性肌腱炎，但须注意是否同时合并肩袖撕裂。

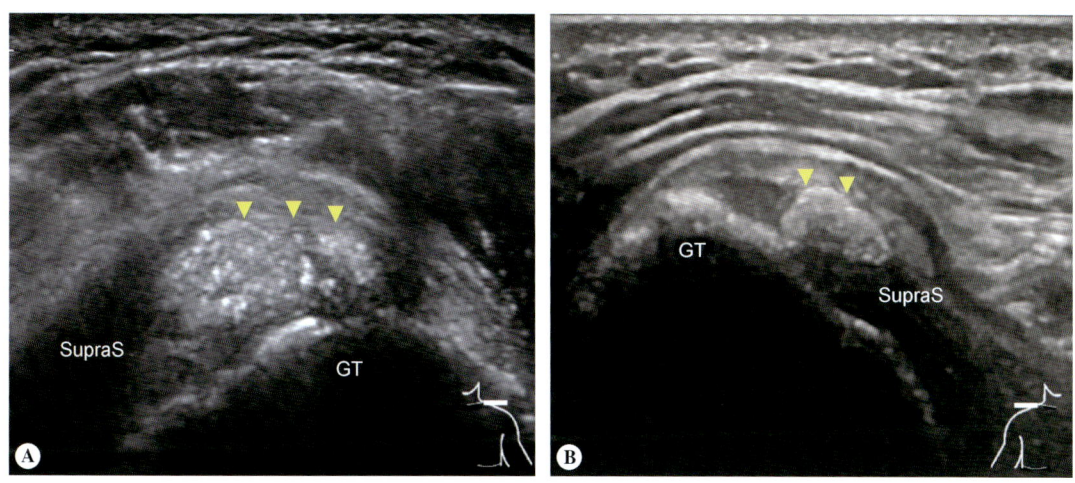

图 5-3-14　冈上肌肌腱钙化性肌腱炎的声像图

A. 冈上肌肌腱长轴切面示肌腱肿胀，内见簇状钙化，分布较松散（三角箭头），后方无明显声影；B. 冈上肌肌腱长轴切面示肌腱内团块样强回声（三角箭头），边缘较清晰，后方伴声影。SupraS. 冈上肌腱；GT. 肱骨大结节

鉴别诊断要点：钙化性肌腱炎常表现为肌腱内强回声钙化灶，须与撕脱性骨折相鉴别，尤其合并关节退行性变致肱骨头骨质不规整时。钙化性肌腱炎的钙化多发生在钙化物形成期，通常无症状或仅表现为慢性钝痛，而撕脱性骨折多有明确外伤史，常合并周围软组织内血肿，骨碎片与回缩肌腱相连，一般骨碎片边界较清晰，同时肌腱附着处有撕裂，局部骨皮质不完整；当合并盂肱关节脱位时甚至可继发腋神经等周围神经损伤。

5. 检查注意事项　肩袖钙化性肌腱炎常同时合并肩袖撕裂、肩峰下-三角肌下滑囊炎，检查时切面要全面，避免遗漏。

二、非肩袖病变的超声检查

（一）肱二头肌长头肌肌腱病变

1. 肱二头肌长头肌肌腱腱鞘炎及肌腱炎

（1）病因：肱二头肌长头肌肌腱走行于结节间沟内，在外展位屈肘时，易受撞击、牵拉或摩擦而出现损伤，长期的摩擦或过度活动可引起腱鞘充血、水肿、增厚，造成腱鞘急性水肿或慢性损伤性炎症，从而导致肱二头肌长头肌肌腱在腱鞘内的滑动功能发生障碍，进而出现临床症状，称为肱二头肌长头肌肌腱腱鞘炎或肌腱炎。

（2）临床表现：本病好发于 40 岁以上的中年人，多因外伤或慢性劳损后急性发病，是肩痛的常见原因之一。其临床表现主要为肩前部疼痛，活动后可加重，肩关节活动功能受限，穿、脱衣服或梳头发困难。查体时肱骨结节间沟处压痛，肱二头肌抗阻力试验阳性，即在抗阻力情况下屈肘及前臂旋后时，肱二头肌长头肌肌腱周围出现明显疼痛（Yergason 征阳性）。

（3）超声表现：声像图一般分为 3 个时期，急性期声像图表现为腱鞘明显增厚，厚度不均匀呈低回声，腱鞘内多有无回声积液，肌腱回声不均匀减低，增粗不明显；亚急性期可出现肌腱变粗，回声不均匀增高，伴或不伴有肱二头肌长头肌肌腱脱位；慢性期腱鞘内液体增多，多伴肌腱变性、纤维化，回声明显增强甚至出现不规则钙化。彩色多普勒超声示炎症活跃时增粗肌腱及其腱鞘滑膜组织内可探及丰富的血流信号（图 5-3-15）。结节间沟骨质增生、骨赘形成时也可磨损肱二头肌长头肌肌腱导致肌腱炎，超声可见结节间沟周围骨质增生、不规则骨赘形成。

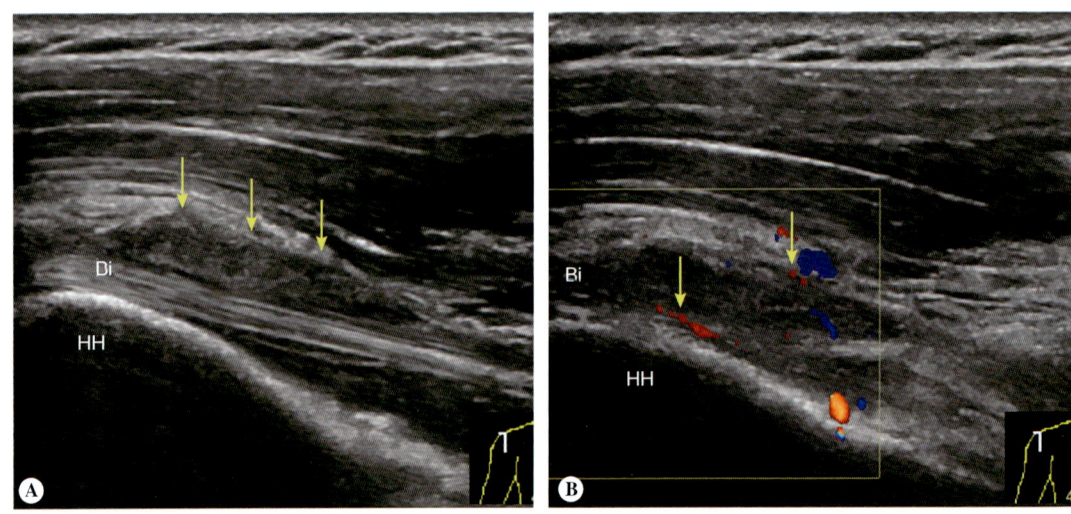

图 5-3-15　肱二头肌长头肌肌腱腱鞘炎及肌腱炎的声像图

A. 肱二头肌长头肌肌腱纵切面，腱鞘不均匀增厚，回声减低（箭头），该节段肌腱增粗；B. 增厚的肌腱及腱鞘内血流信号增多（箭头）。Bi. 肱二头肌长头肌肌腱；HH. 肱骨头

（4）超声诊断思路及鉴别诊断要点：超声检查发现肱二头肌长头肌肌腱腱鞘积液、腱鞘增厚时，结合彩色或能量多普勒超声检测到腱鞘或肌腱内增多的血流信号，诊断肱二头肌长头肌肌腱腱鞘炎及肌腱炎并不困难。需注意由于肱二头肌长头肌肌腱的腱鞘与关节腔相通，腱鞘内少量积液也可为生理性的。

鉴别诊断要点：①单纯肱二头肌长头肌肌腱腱鞘积液，由于肱二头肌长头肌肌腱腱鞘与关节腔相通，可出现腱鞘内生理性少量积液，积液量通常不超过关节后隐窝可显示比例，此时往往腱鞘无增厚，肌腱回声多无异常（可双侧对比检查）。另外，透声欠佳的积液需要与滑膜增生、腱鞘炎相鉴别，如彩色多普勒超声或能量多普勒超声于病变内可见血流信号，探头加压时血流信号减少则提示后两者可能性大。②肱二头肌长头肌肌腱内的纵向裂隙，由于长期慢性摩擦致肱二头肌肌腱炎最终发展成纵向裂隙，显示为两条邻接肌腱。横断面须与滑膜反折、腱鞘内游离体及拥有两个独立腱系膜的双肌腱相鉴别。需动态追踪该段肌腱上、下毗邻段的整体性，若为一体，则诊断肌腱炎不难。③结节间沟段肌腱及腱鞘无明显异常，少数病例关节外部分肌腱及腱鞘在声像图上无明显异常改变，仅关节内部分出现较明显病变，由于超声的局限性易漏诊，需借助其他影像学检查。

（5）检查注意事项

1）超声检查时探头应上下滑动并追踪至肌腱和肌腹的连接处。

2）检查过程中注意肱二头肌长头肌肌腱的直径、回声变化等声像，必要时双侧对比。

3）彩色多普勒超声或能量多普勒超声对肌腱和腱鞘的炎症活动评估十分重要，但要注意调节超声仪的血流参数设置，如尽量降低血流标尺，一般不高于2cm/s，血流增益适当，避免由于血流标尺过高或血流增益过小而降低灵敏度，未检测到局部血流信号的变化。

2. 肱二头肌长头肌肌腱断裂

（1）病因：青年运动员在未做好运动前热身准备的情况下，突然抗阻力屈肘，由于肱二头肌突然收缩，可引发肱二头肌长头肌肌腱断裂。中老年患者，肩部肌腱或关节已有退行性改变，肩关节囊外已有粘连或由于结节间沟骨赘形成，肱二头肌的突然强力收缩也可引起肱二头肌长头肌肌腱断裂。

（2）临床表现：急性外伤致肱二头肌长头肌肌腱断裂者，受伤时可听到肌腱断裂声，继而出现肩部剧烈疼痛，并向上臂前侧放射至肘部，部分患者随即疼痛消失。慢性劳损者常无明确外伤史或仅有轻微外伤，伤后感到肩部无力和不适，疼痛可不明显。肌腱不全断裂者，上臂局部可出现凹陷；若为肌腱完全断裂，则因肌腹向下回缩，上臂中下段出现一软组织包块，即所谓的"大力水手征"，屈肘时包块隆起更为明显，并且屈肘、前臂旋后肌力减弱。

（3）超声表现：肱二头肌长头肌肌腱断裂部位一般在肌肉与肌腱移行处，断端多不齐整。完全撕裂时肌腱两个断端分离，可出现肌腱回声中断或缺失，结节间沟空虚，远端回缩呈团块状，肌纹理不清；部分撕裂的急性期时肌腱局部肿大，撕裂处肌纹理或肌腱纹理中断。急性期断端间血肿形成，呈梭形或不规则形低回声灶，边界不清；陈旧期断端由于纤维增生、瘢痕形成则呈中等或高回声（图5-3-16）。

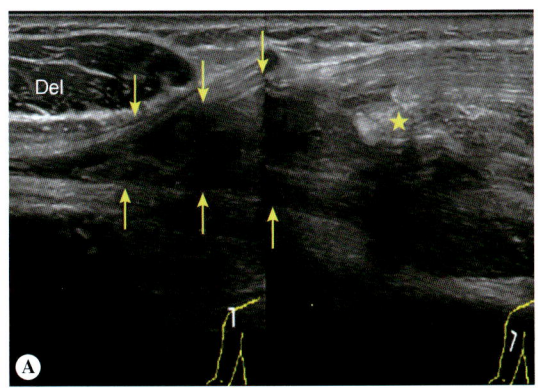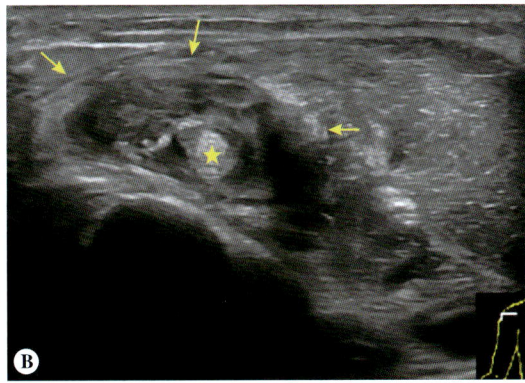

图5-3-16　肱二头肌长头肌肌腱断裂的声像图

长轴切面（A）及短轴切面（B）显示肱二头肌长头肌肌腱断裂，血肿充填（箭头），断端肌腹回缩（星号），后方出现轻度声衰减。

Del. 三角肌

（4）超声诊断思路及鉴别诊断要点：超声检查发现肱二头肌长头肌肌腱连续性中断或腱-肌结合处回声中断，断端回缩致结节间沟空虚，肌腹回缩呈团块状，断端间出现低回声血肿，结合患者肩前部疼痛，前臂屈曲、旋后无力伴功能障碍，以及上臂包块或局部凹陷，可诊断肱二头肌长头肌肌腱断裂。

鉴别诊断要点：①肌腱断端间填充组织碎屑须与完整但不规则的肱二头肌长头肌肌腱相鉴别，此时通过反复探查结节间沟来确诊意义不大。相反，应重点扫查胸大肌肌腱止点水平的肱二头肌长头肌肌腱-肌结合处，肱二头肌长头肌肌腱断裂时肌腱远端回缩致止点水平无法探及正常腱-肌横切面轮廓与回声。②结节间沟空虚须与肱二头肌长头肌肌腱脱位相鉴别，探查邻近部位有无完整肌腱便不难确诊。③肌腱断裂却未回缩极少见，须与正常肌腱相鉴别，结合病史及体格检查，重点扫查痛点所在区域，同时配合静息位与功能位，仔细探查肌腱连续性、形态、纹理结构等直接征象及有无少许积液、血肿、血流信号增多等间接征象，必要时动态观察。④腱-肌连接处断裂较罕见，因结节间沟水平肌腱声像正常易漏诊，结合患者外伤史，急性期查体触痛明显，痛点与血肿所在部位位于肌肉内，仔细探查腱-肌结合处纹理和肌外膜的连续性，有助于做出诊断。慢性病程者，血肿可出现机化，呈斑片状强回声改变，可因失用性萎缩致肱二头肌长头肌弥漫性回声增高，与邻近短头肌比较，有"黑白分明"之感。

（5）检查注意事项：中老年慢性劳损者出现肱二头肌长头肌肌腱断裂时可能无明确外伤史，超声检查肱二头肌长头肌肌腱时，探头应连续上下滑动，并追踪至肌腱和肌腹的连接处，观察肌腱和肌肉的形态、纹理、连续性变化，此有助于做出诊断。

3. 肱二头肌长头肌肌腱脱位

（1）病因：大部分肱二头肌长头肌肌腱脱位是继发性退变和肩袖前侧与喙肱韧带相互磨损的结果，创伤或结节间沟较浅也可致脱位。

（2）临床表现：急性损伤或肌腱滑脱后，肩前部出现肿胀、疼痛，活动功能受限，上臂无力，呈内旋位，肘关节屈曲，患者多用健手托扶患肢前臂，以减少因活动或上肢重量所造成的疼痛。

（3）超声表现：肱二头肌长头肌肌腱脱位分为半脱位和完全脱位两种，且常同时合并肩袖损伤。肩前部短轴切面声像图显示结节间沟空虚，肱二头肌长头肌肌腱不位于结节间沟内者应考虑脱位的可能性。半脱位时，长头肌肌腱向内侧移位，位于小结节浅面，肱横韧带结构中断或显示不清（图5-3-17）；如肱横韧带连续性中断或消失，长头肌肌腱移位至肱骨小结节与肩胛下肌肌腱的浅面，或位于肩胛下肌肌腱的内侧，则考虑完全脱位。

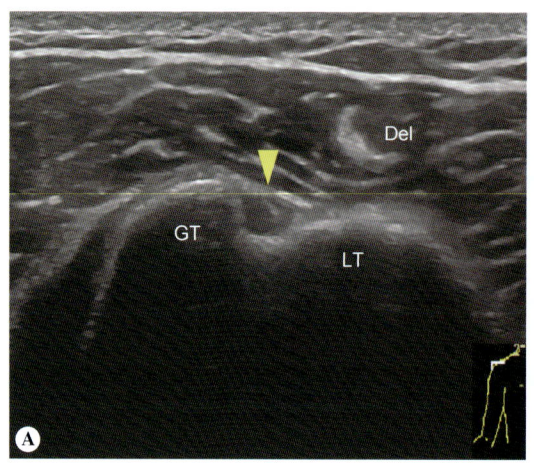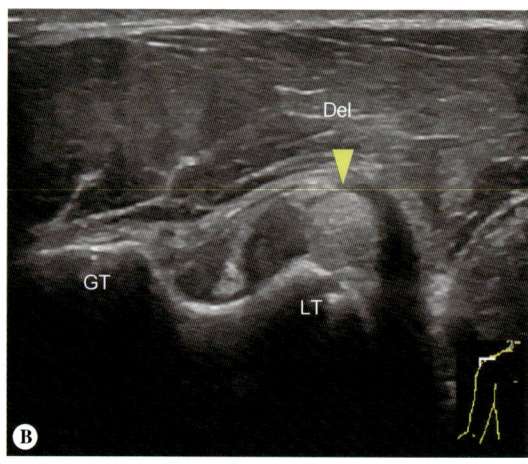

图 5-3-17　肱二头肌长头肌肌腱半脱位的声像图

A. 正常状态下肱二头肌长头肌肌腱（三角箭头）位于肱骨结节间沟内；B. 肱二头肌长头肌肌腱半脱位声像，肌腱（三角箭头）位于肱骨小结节浅面。GT. 肱骨大结节；LT. 肱骨小结节；Del. 三角肌

（4）超声诊断思路及鉴别诊断要点：对于肩前部局部肿胀、疼痛或活动功能受限患者，超声检查提示肱二头肌长头肌肌腱不位于结节间沟内者，需考虑肱二头肌长头肌肌腱脱位可能性。

鉴别诊断要点：①结节间沟空虚须与肱二头肌长头肌肌腱断裂相鉴别，探查结节间沟外、小结节侧的斜坡上有无肌腱回声，连续动态自下而上追踪肌腱走行，观察肌腱连续性、形态及回声改变便不难诊断，肱二头肌长头肌肌腱脱位不伴腱-肌结合处位置的改变。②结节间沟为组织碎屑和纤维瘢痕填充，勿将其误诊为正常肌腱，而将内移的长头肌肌腱误认为短头肌肌腱。通常组织碎屑、瘢痕回声较紊乱，长轴切面无长段连续纤维纹理回声，自腱-肌结合处向上连续扫查观察是否有偏移的肌腱，且仔细辨别其与短头肌肌腱的止点处即喙突的关系，即可将两者区分开来。

（5）检查注意事项

1）肱二头肌长头肌肌腱短轴切面可明确显示肌腱与结节间沟的位置关系，因而对于该病的诊断更为重要。

2）须注意配合肩关节内旋、外旋的动态扫查。部分患者如肌腱先天性发育异常，在肩关节外旋时，肱二头肌长头肌肌腱方滑脱至结节间沟外，因而除静态扫查外，需配合肩关节内旋、外旋的动态检查。

3）超声检查时探头不要过度施压，避免因存在一定的压力致肌腱位置被探头相对固定而不出现滑脱。

三、滑囊病变的超声检查

1. 肩峰下-三角肌下滑囊炎

（1）病因：可因慢性摩擦、直接或间接外伤或邻近组织病变所致，尤以肩袖损伤、退行性变、长期挤压和刺激（如钙化性肌腱炎破溃致钙化性滑囊炎）为著。

（2）临床表现：疼痛、运动受限和局限性压痛是肩峰下-三角肌下滑囊炎的主要症状，疼痛逐渐加重，运动时尤其在肩关节外展和外旋时（挤压滑囊）明显，夜间痛是其较为典型的临床症状。疼痛一般位于肩部深处，涉及三角肌止点等部位，亦可向肩胛部、颈部和手部等处放射。

（3）超声表现：正常肩峰下-三角肌下滑囊声像图表现为滑膜周围高回声脂肪之间的一线状低回声结构，为两层紧贴的滑囊壁。大部分肩关节疾病中肩峰下-三角肌下滑囊均可见增厚，囊内可见积液（图5-3-10A）。单纯性积液表现为无回声或极低回声，混杂性积液、滑膜增生或囊壁纤维化表现为高低回声不等，探头加压有助于鉴别积液和增生滑膜，积液因探头挤压流动而出现形变，而增生滑膜则无此变化；此外，彩色多普勒超声或能量多普勒超声亦有助于鉴别二者，当病变内出现血流信号时，可提示为增生的滑膜（图5-3-18）；若继发钙化性滑囊炎时，除滑囊炎的一般声像图表现外，还可见滑囊内斑点状强回声。

（4）超声诊断思路及鉴别诊断要点：对于有肩关节相关病史且肩关节疼痛、活动受限患者，超声发现滑囊增厚，伴或不伴囊内积液、血流信号增加，均可诊断肩峰下-三角肌下滑囊炎。

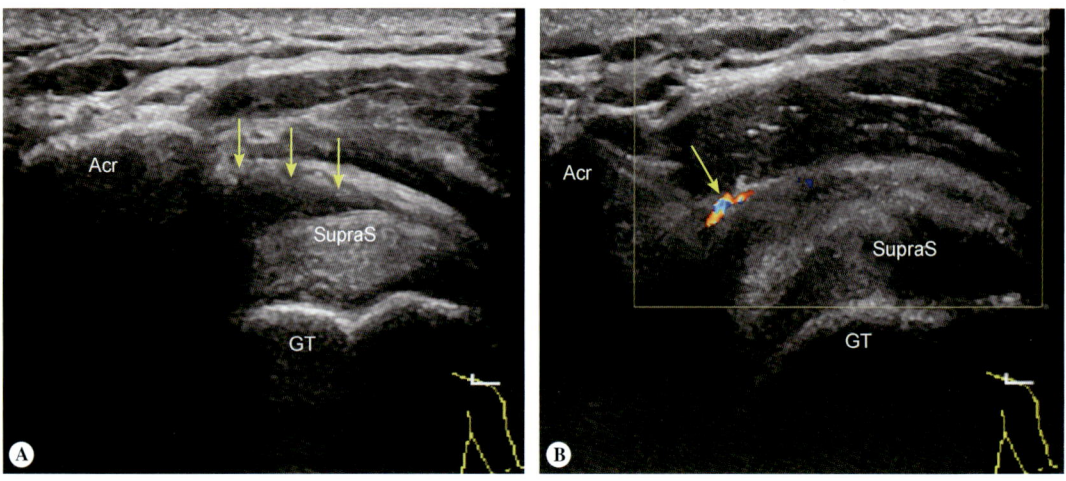

图 5-3-18　肩峰下-三角肌下滑囊炎的声像图

A. 肩峰下-三角肌下滑囊增厚（箭头）；B. 滑囊壁血流信号增多（箭头）。Acr. 肩峰；SupraS. 冈上肌肌腱；GT. 肱骨大结节

鉴别诊断要点：结节状增生的滑膜须与风湿免疫性疾病、结核等疾病引起的米粒体滑囊炎相鉴别。滑膜结节状增生无特异性，风湿免疫性疾病、结核等疾病早期阶段滑膜增生明显，可呈结节状；在疾病晚期，过长生长的滑膜绒毛被纤维素覆盖、断裂，纤维素小体形成，肉眼似光亮的米粒，声像图上即表现为数毫米不等的低回声小球；增生滑膜内血流信号较丰富。发现类"米粒体"声像图表现，须重点提示临床关注上述疾病。滑膜增生还须与滑膜肉瘤相鉴别，滑膜肉瘤为恶性肿瘤，恶性程度高，多为大关节内短期迅速生长的无痛性肿块，质地较硬。声像图表现为边界清、分叶状实性肿块，常有散在斑片状钙化灶，骨质常受侵破坏，血流信号丰富。结合病史及声像图并不难鉴别诊断。

（5）检查注意事项

1）目前超声检查定义的滑囊炎是否为真正的滑囊炎仍有争议，但业界广泛共识为"滑囊炎"，既包含滑囊作为一种特殊的诊断实体发生的原发性炎症，如急性起病的晶体性滑膜炎（通常是由于钙羟基磷灰石晶体沉积）、感染性滑囊炎等，慢性起病的多肌痛、风湿性关节炎和其他慢性炎症性关节病；又包含邻近组织病变所致的局部滑囊反应，如肩袖疾病、肩峰下撞击综合征、未累及滑囊的钙化性肌腱炎等，因此需重点观察滑囊以外的肩部相关疾患。

2）滑囊内积液常因重力、上臂运动而移动，超声检查时应尽量轻放探头，以免探头加压导致积液消失而漏诊，并对滑囊低处位置进行检查，重点在肱骨大结节位置。当肩关节腔与肩峰下-三角肌下滑囊同时出现积液时，横切面检查对二者具有鉴别意义。

2. 喙突下滑囊炎

（1）病因：喙突下滑囊为肩峰下-三角肌下滑囊的延伸，不与盂肱关节腔相交通，在肱二头肌短头肌肌腱的联合腱和喙肱肌肌腱的深面、肩胛下肌的内侧延伸，在肱骨头旋转过程中，喙突下滑囊减少了这些结构之间的摩擦。慢性摩擦、喙突下撞击、邻近部位病变（如前肩袖撕裂、肩峰下滑囊炎）及外伤均可致喙突下滑囊炎。

（2）临床表现：喙突下滑囊炎虽少见，但却被认为是导致前肩部疼痛的潜在原因之一。患者临床表现为前肩部疼痛、喙突和（或）喙肱部间隙的触痛，通常肩关节活动范围不因疼痛受限。在喙突下撞击征阳性的患者中，行肩前区疼痛刺激试验可致疼痛加重。肩前区疼痛刺激试验包括科拉-科氏撞击试验（患者肩关节屈曲90°，内旋，然后水平内收手臂）、横截面试验（患侧手臂放在对侧肩膀上，然后抬肘，以抵抗检查者向下的阻力）、格伯试验（外展肩关节90°，然后内外旋转）。

（3）超声表现：正常情况下喙突下滑囊不易探查，当出现炎症时，可表现为滑囊壁增厚、囊内积液（图5-3-19）。依积液性质不同，声像图表现各异，多为单纯性低回声或无回声区，也可因有形成分较多表现为肩胛下肌肌腱表面不均匀肿块样回声，彩色多普勒超声或能量多普勒超声提示囊壁血流信号增多。

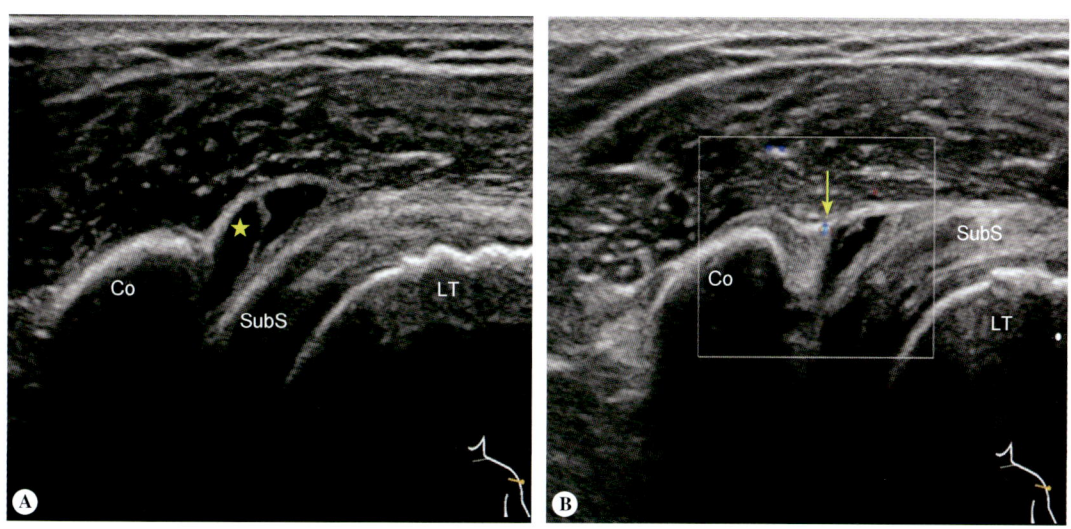

图 5-3-19　喙突下滑囊炎伴滑囊积液的声像图
A. 喙突下滑囊内见中等量无回声积液伴分隔（星号）；B. 滑囊壁可见星点状血流信号（箭头）。Co. 喙突；SubS. 肩胛下肌肌腱；LT. 肱骨小结节

（4）超声诊断思路及鉴别诊断要点：对于前肩部疼痛、喙突和（或）喙肱部间隙的触痛、肩前区疼痛刺激试验阳性且活动范围未见明显受限的患者，超声发现喙突下滑囊增厚，伴或不伴囊内积液，血流信号增加，均可诊断。

鉴别诊断要点：喙突下滑囊积液须与肩胛下肌滑囊（肩胛下肌隐窝）积液相鉴别。肩胛下肌滑囊可向上和向前延伸，覆盖肩胛下肌肌腱的顶部。因此，肩胛下肌滑囊内积液可被误认为是喙突下滑囊炎。区别这两个结构的必要性在于：因为喙突下滑囊积液通常为病理性，而肩胛下肌滑囊与盂肱关节腔相通，可为生理性积液，理论上可借助是否与盂肱关节腔相通来区分二者，但后者在常规超声上可操作性较差。肩胛下肌滑囊位于肩胛骨尾后侧，紧贴肩胛下肌肌腱，而喙突下滑囊则更向尾端延伸，虽然如此，超声鉴别仍较为困难。动态评估可能有助于识别喙突下滑囊，在肩部外旋时，相对较薄的肩胛下肌肌腱向外侧移动，不再包含在喙下区域，而相对较厚的肩胛下肌向喙下区域移动，从而增加了喙突下滑囊压迫的可能性，尤其当喙突下滑囊积液较多时，部分患者囊内积液可向肩峰下-三角肌下滑囊延伸，可借助此征象进行鉴别，亦可借助肩关节造影或者 MRI 进行鉴别。在斜矢状位 MRI 上，肩胛下肌滑囊在肩胛下肌肌腱上缘形成"鞍囊样"外观，而喙突下滑囊不覆盖肩胛下肌肌腱上缘（图 5-1-13）。喙突下滑囊炎伴滑囊积液还须与肩袖撕裂相鉴别，单纯性喙突下滑囊炎常继发于喙下撞击征，囊壁增厚，囊内可见少量积液，多伴血流信号增多。当继发前肩袖撕裂时，喙突下滑囊可大量积液，此时应重点观察肩袖，不难鉴别。

（5）检查注意事项

1）喙突下滑囊因位置深在，需借助体积较小的线阵探头，降低频率，并配合动态法细致检查，患者上臂保持内收位时，在喙突的内下侧扫查，嘱患者外旋手臂，追踪至喙突外侧缘扫查。

2）超声发现喙突下滑囊积液时应注意扫查肩袖、肩袖间隙及肩峰下–三角肌下滑囊等邻近结构，防止漏诊原发或并发病灶。

四、关节病变的超声检查

1. 盂肱关节滑膜炎

（1）病因：肱骨头和肩胛盂之间正常关节关系的维系依赖于光整且形态吻合的关节表面，以及关节滑液的充分润滑作用。因创伤、组织退变、血供不足、先天发育不良、感染或其他非感染性炎症等因素的影响，关节表面遭到破坏时，即产生所谓的盂肱关节滑膜炎。其属于较常见的肩关节疾病，尤其在老年人群中，约 20% 的患者有不同程度、性质各异的盂肱关节滑膜炎表现。

（2）临床表现：盂肱关节滑膜炎多表现为肩关节痛及活动受限，往往不能通过休息、药物及功能训练等措施得到缓解。肩部肌肉可能存在不同程度的失用性萎缩。

（3）超声表现：盂肱关节腔内可见无回声积液或低回声增厚滑膜，炎症活跃时滑膜内可见丰富的血流信号（图 5-3-20）。当关节腔积液或滑膜增生较少时，应重点关注后关节囊区域。

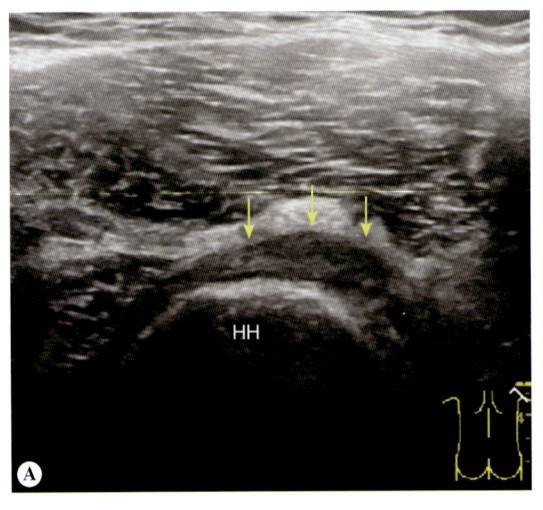 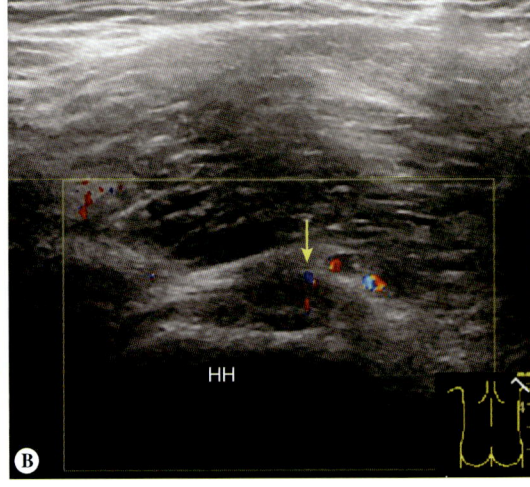

图 5-3-20　盂肱关节滑膜炎的声像图

A. 从腋下扫查可见盂肱关节下滑囊内低回声增生滑膜组织（箭头）；B. 彩色多普勒超声示增生滑膜内可探及血流信号（箭头）。
HH. 肱骨头

（4）超声诊断思路及鉴别诊断要点：对于肩关节疼痛、活动受限患者，超声发现盂肱关节积液或滑膜增厚患者，即可诊断。

鉴别诊断要点：盂肱关节滑膜增厚须与粘连性肩关节囊炎相鉴别，二者临床症状和体征类似，通常后者活动受限更为严重，尤以上举和外旋为著，超声上通常表现为盂肱关节下关节囊、肩袖间隙或肱二头肌长头肌肌腱鞘内、喙肱韧带处低回声滑膜组织增生明显，血流信号可增多；肩峰下撞击试验时，冈上肌肌腱滑动不畅，无明显形变。另外，粘连性肩关节囊炎早期阶段的声像图不典型，需结合临床症状和体征，病程较长者可通过动态随访观察疾病的演变甚至预后和转归来鉴别。

（5）检查注意事项：因肩峰遮挡，超声检查可显示的盂肱关节切面是有限的，可从肩关节前侧、后侧、外侧多切面联合观察，并配合肩关节屈伸、旋转等动作动态扫查滑囊，观察有无积液或增厚的滑膜。

2. 粘连性肩关节囊炎（adhesive shoulder bursal inflammation）

（1）病因：本病也称为冻结肩，俗称肩周炎。本病大多发生于40岁以上的中老年人，女性多见，发病原因分为肩部因素和肩外因素。肩部因素：①软组织退行性病变，对各种外力的承受能力减弱；②长期过度活动，姿势不良等所产生的慢性劳损；③上肢外伤后肩部固定过久，肩周组织继发萎缩、粘连；④肩部急性挫伤、牵拉伤后治疗不当等。肩外因素：①可能与糖尿病及某些治疗药物相关；②颈椎病或心、肺、胆道疾病发生的肩部牵涉痛，因原发病长期不愈使肩部肌肉持续性痉挛、缺血而形成炎性病灶，继而转变为真正的粘连性肩关节囊炎。

（2）临床表现：狭义的肩周炎指粘连性肩关节囊炎，排除肩关节撞击和肩袖损伤疾病，以关节腔滑膜增生为主，继而胶原沉积致关节囊粘连，关节腔容量减小。本病好发于中年妇女，有证据表明该病与内分泌、风湿病和自身免疫疾病状态有关。大部分粘连性肩关节囊炎为自限性疾病，分为四个时期，即初始期、渐冻期、冰冻期及解冻期，少部分进展成永久性功能障碍或残疾。目前有观点将粘连性关节囊炎定义为一种进行性疼痛综合征，伴有肩部盂肱关节疼痛和活动度的下降。典型患者表现为肩关节活动功能受限日益加重，尤以上举和外旋为著，疼痛逐渐加剧，达到某种程度后，症状开始逐步减轻，肩关节活动范围逐渐增大，疼痛逐渐缓解。

（3）超声表现：早期阶段诊断该病困难，主要依赖体格检查和关节造影时关节腔容量减少。超声直接征象为盂肱关节下关节囊、肩袖间隙或肱二头肌长头肌肌腱腱鞘可见明显增生的低回声滑膜组织（图5-3-21），血流信号可增多。有学者提出喙肱韧带增厚可用来作为诊断粘连性肩关节囊炎的重要依据，正常喙肱韧带的厚度经超声测量时一般低于3mm，若超过4mm则考虑增厚。超声间接征象为肩峰下撞击试验时，冈上肌肌腱滑动不畅，无明显形变。

粘连性肩关节囊炎常累及肩袖或肱二头肌长头肌肌腱，根据病变程度、范围不同，超声检查可表现为：①肌腱（肌肉）炎症型，腱体肿胀，回声杂乱，内见局限性低回声、无回声或点状强回声；②肌腱钙化型，腱体内见点状、团块状强回声，后方可伴声影；③肌腱破裂型，肌腱厚度变薄，肩袖滑囊面不光滑，局部中断或回声减低；④腱鞘炎型，肱二头肌长头肌肌腱横切面呈类圆形低回声，长轴面显示腱鞘内范围较广泛的无回声积液，可随探头向肩关节腔移动进入关节腔，提示关节腔存在积液；⑤肌腱移位型，可伴有骨质增生、结节间沟变浅，短轴切面显示肱二头肌长头肌肌腱移至肱骨头小结节前方或内侧。

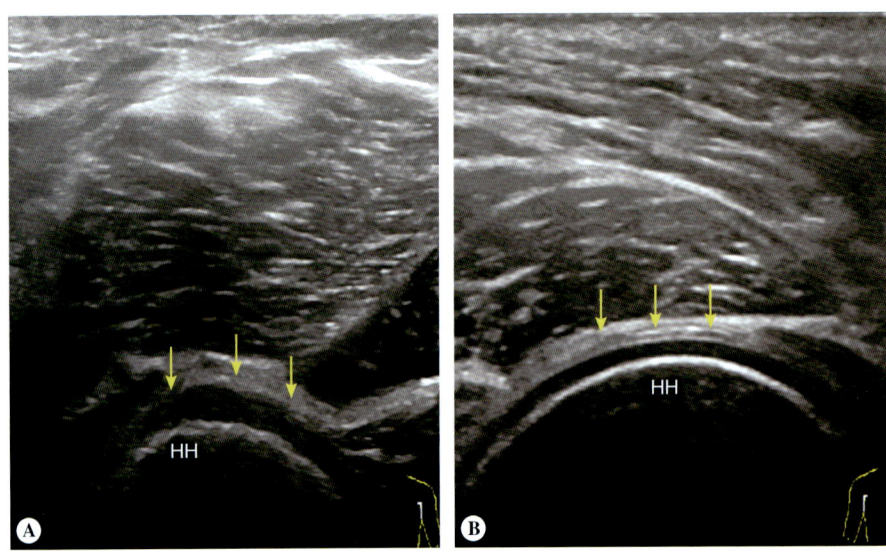

图 5-3-21　盂肱关节下关节囊增厚的声像图

A.从腋下扫查，可见盂肱关节下方关节囊增厚，边缘不光滑（箭头）；B.同一被检者对侧正常盂肱关节下方关节囊声像图（箭头）。HH.肱骨头

（4）超声诊断思路及鉴别诊断要点：结合典型的临床表现及超声检查发现盂肱关节下关节囊、肩袖间隙或肱二头肌长头肌肌腱腱鞘可见明显增生的低回声滑膜组织时需高度怀疑该病。

鉴别诊断要点：盂肱关节囊增厚须与盂肱关节滑囊炎相鉴别。粘连性肩关节囊炎在超声上可见较为严重的关节囊滑膜增生，特征性征象包括喙肱韧带、腋窝囊和旋转间隔关节囊的增厚，血流信号增多。早期阶段，可能缺乏特异性征象，仍需结合临床体格检查及动态随诊评估疾病演变和转归情况，必要时结合关节腔造影，除了 MR 关节腔造影，超声造影也可辅助评估关节腔容量。病程长者可通过仔细询问临床表现规律来鉴别二者。此外，诊断性治疗对鉴别亦有帮助，盂肱关节滑囊炎进行抗炎治疗易有效且症状一般不会反复。

（5）超声检查注意事项

1）检查过程中对于相应部位至少进行两个切面的扫描，并调整盂肱关节运动位置进行动态学评估。

2）超声检查时需注意患者体位，如被检者肩关节处于前臂外展位时，喙肩韧带处于紧张状态，可对比中立位松弛状态时的韧带测值，也可以采取双侧对比检查来评价韧带是否增厚。

3. 盂肱关节脱位

（1）病因：肩关节脱位按肱骨头的位置分为前脱位和后脱位。肩关节前脱位者很多见，常因间接暴力所致，如跌倒时上肢外展外旋，手掌或肘部着地，外力沿肱骨纵轴向上冲击，肱骨头自肩胛下肌和大圆肌之间薄弱部撕脱关节囊，向前下脱出，形成前脱位。肱骨头被推至肩胛骨喙突下，形成喙突下脱位。如暴力较大，肱骨头再向前移至锁骨下，形成锁骨下脱位。后脱位很少见，多由肩关节受到由前向后的暴力作用或在肩关节内收内旋位跌倒时手部着地引起。后脱位可分为肩胛冈下脱位和肩峰下脱位，肩关节脱位在初期如治疗不当，可发生习惯性脱位。

（2）临床表现：患肩肿胀，疼痛，主动、被动活动均受限。患肢弹性固定于轻度外展位，常以健手托患臂，头和躯干向患侧倾斜。患肩三角肌塌陷，呈方肩畸形，在腋窝、喙突下或锁骨下可触及移位的肱骨头，关节盂空虚。搭肩试验阳性，患侧手靠胸时，手掌不能搭在对侧肩部。

（3）超声表现：典型病例超声检查可见肱骨头脱出关节盂外，通常伴随关节腔积液，盂唇如受挤压可变形，活动关节时可见肱骨头与关节盂间隙增大，肱骨头活动范围增大。对于习惯性肩关节脱位患者，复位状态下，前向不稳定需重点关注前盂唇形态、结构有无异常，如缺损、移位、侵蚀、磨损或裂隙＞2mm的低回声区，最常见的表现是前下盂唇移位至肩胛盂外侧面，另外需动态评估盂唇的稳定性。后向不稳定需借助不同体位（中立位、前屈90°、外展位和外旋位），评估背侧骨性肩胛盂与肱骨头尖端的距离来半定量评估肩关节脱位的程度，与健侧对比，若差值为12～18mm则提示半脱位。

（4）超声诊断思路及鉴别诊断要点：盂肱关节脱位的超声诊断可借助双侧对比检查，必要时进行动态评估。①对于肩部肿胀、疼痛或活动功能受限，且患肢姿势异常、方肩畸形及搭肩试验阳性者，超声检查发现盂肱关节对合错位、盂唇挤压变形等征象，即可诊断脱位；②对于有肩关节脱位史，现症状、体征不典型者，需仔细询问脱位情况，若为前脱位则需重点评估前盂唇形态、结构有无异常；若为后脱位则需重点评估背侧骨性肩胛盂与肱骨头尖端的距离。

鉴别诊断要点：关节盂唇形态欠规整的复位患者须与肩关节退行性变相鉴别。前者通常有暴力外伤史，既往或本次临床表现明显，超声可见盂唇形态、结构异常更为明显，不仅不规整，且多合并侵蚀、裂隙或＞2mm低回声区等其他异常征象。而退行性变者多为高龄和（或）长期从事肩部过度运动职业的人群，通常无明确外伤史，超声检查通常表现为盂唇磨损、肿胀或短缩征象。

（5）检查注意事项

1）对于临床表现典型者，临床诊断明确，超声检查无须借助不同体位评估，应快速、重点扫查关节错位及盂唇挤压变形情况，以免加重被检者负担。

2）对于习惯性脱位者，在复位状态下需多体位、多切面、双侧对比检查，必要时动态观察，仔细评估关节错位及盂唇形态、结构。

3）需评估是否合并前关节囊韧带复合体撕裂、前下关节盂缘断裂（Bankart损伤），后者超声检查偶可发现关节盂前方骨质呈"V"形缺损。

4. 盂肱关节盂唇旁囊肿

（1）病因：盂肱关节盂唇旁囊肿发病率低，多继发于引起关节囊撕裂的病变，尤以盂唇撕裂为著，特别是SLAP（superior labrum anterior and posterior）Ⅱ型损伤。SLAP损伤为肩关节上盂唇前后部受损，SLAP Ⅱ型损伤时上盂唇及肱二头肌长头肌肌腱自肩胛盂上撕脱。

（2）临床表现：该病可引起慢性肩痛，多为原发病或当囊肿压迫肩胛上神经时引起的颈背神经痛或非典型疼痛者的旋转肌综合征。疼痛最初通常表现为夜间活动，其次是机械活动。查体应重点关注肩袖外旋肌群肌力有无减弱,冈上窝及冈下窝触诊有无失神经性肌肉萎缩。

(3)超声表现:超声下多表现为单纯囊肿样声像表现,外形较规则、边界清晰、囊壁薄、具有轻度可压缩性,部分囊肿可显示自关节腔向外周延伸的囊颈。囊液通常为高度黏稠的凝胶状透明物质,因此囊内透声好,表现为均匀低-无回声,伴后方回声增强(图5-3-22)。少部分由于囊液成分多样可呈复杂囊肿外观,表现为不规则形或簇状,囊壁厚伴囊内分隔,回声较杂乱,此种类型囊肿常继发于较严重的关节内病变。

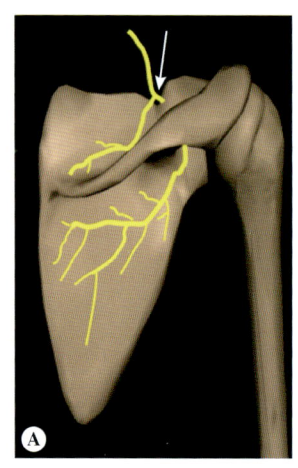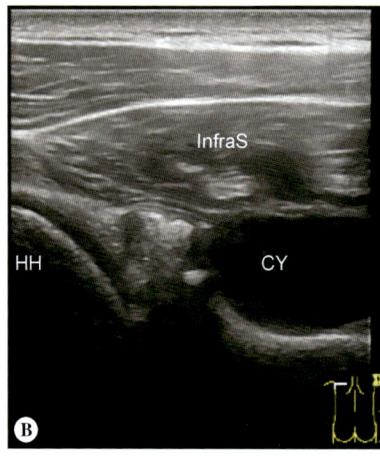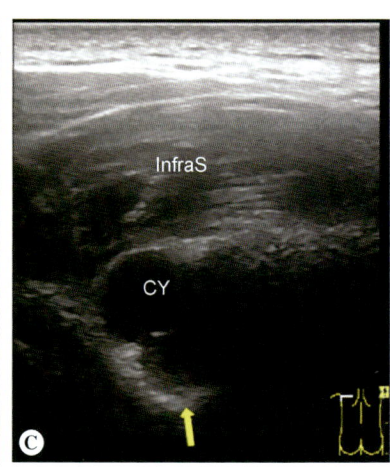

图 5-3-22　盂肱关节后盂唇旁囊肿的声像图

A.盂冈切迹旁走行的肩胛上神经示意图(箭头);B.肩关节后侧长轴切面示后盂唇旁囊肿;C.箭头示囊肿深方的肩胛上动脉短轴。HH.肱骨头;CY.盂唇旁囊肿;InfraS.冈下肌

(4)超声诊断思路及鉴别诊断要点:对于肩部慢性疼痛、颈臂神经痛患者,尤其当合并肩袖外旋肌群无力、肌肉萎缩,超声检查提示盂肱关节旁囊性病变时,不难诊断该病。

鉴别诊断要点:要注意与关节周围其他低-无回声病变相鉴别:①后部盂唇旁囊肿须与肩胛上神经鞘瘤相鉴别,两者均可表现为慢性肩痛、颈肩神经症状或肌肉失神经改变,但超声下前者为囊性病变,后者为实性病变,须调高增益仔细辨别病变内部回声及动态追踪病变与肩胛上神经的关系,便不难鉴别。②前部的盂唇旁囊肿须与喙突下滑囊积液或肩胛下隐窝积液相鉴别。积液形态不规则,囊壁多不光滑,加压形变明显;而囊肿形态多固定,挤压仅有轻度形变。

(5)检查注意事项

1)常见的盂肱关节盂唇旁囊肿位于盂肱关节后、上、前三个方向,尤以盂冈切迹处囊肿最为多见。对于不明原因的肩痛,除了扫查盂冈切迹外,还应注意其他方向上是否有盂唇旁囊肿。

2)盂肱关节盂唇旁囊肿通常为继发表现,需仔细扫查囊肿邻近的关节囊、盂唇、肩袖是否合并病变。

3)对于压迫症状严重的患者,可行超声引导下囊肿抽吸治疗以实现诊疗一体化。由于囊液为单向迫入外周组织的关节液,原发病未能解决时,需注意同时行囊肿开窗治疗,即在囊壁上用穿刺针多开数个小孔，以降低复发概率。

5. 肩锁关节脱位

（1）病因：肩锁关节损伤，多为直接暴力和间接外力致使肩胛骨向下，锁骨向上、向后或向下移位，引起肩锁关节受伤，多见于滑雪、曲棍球、美式足球、摔跤、柔道、体操等剧烈运动，也可见于年龄所致的退行性变。

（2）临床表现：肩锁关节脱位是常见的肩伤之一，约占所有肩伤的9%，以年轻男性多见。由于肩锁关节位于皮下，位置表浅，易被看出局部高起，双侧对比尤为明显（图5-3-23），可有局部疼痛、肿胀及压痛；患肢外展或上举均较困难，前屈和后伸运动亦受限，且疼痛加剧，体格检查可在肩锁关节处触诊一凹陷区，肩锁关节松动。

（3）超声表现：虽然Rockwood提出的Ⅰ～Ⅵ型分型法对肩锁关节损伤机制及病理阐述得较为详细，但由于超声对关节囊、喙锁韧带等结构探查的局限性，本节介绍的超声分型将类比Tossy等提出的分类，是更为宽泛的X线片分级，将损伤分为Ⅰ～Ⅲ型。Ⅰ型脱位为关节扭伤，仅表现关节囊水肿改变；Ⅱ型脱位为肩锁韧带完全撕裂、喙锁韧带部分撕裂，可见肩锁韧带连续性中断，关节囊外凸，肩峰和锁骨出现轻度错位（图5-3-23），由

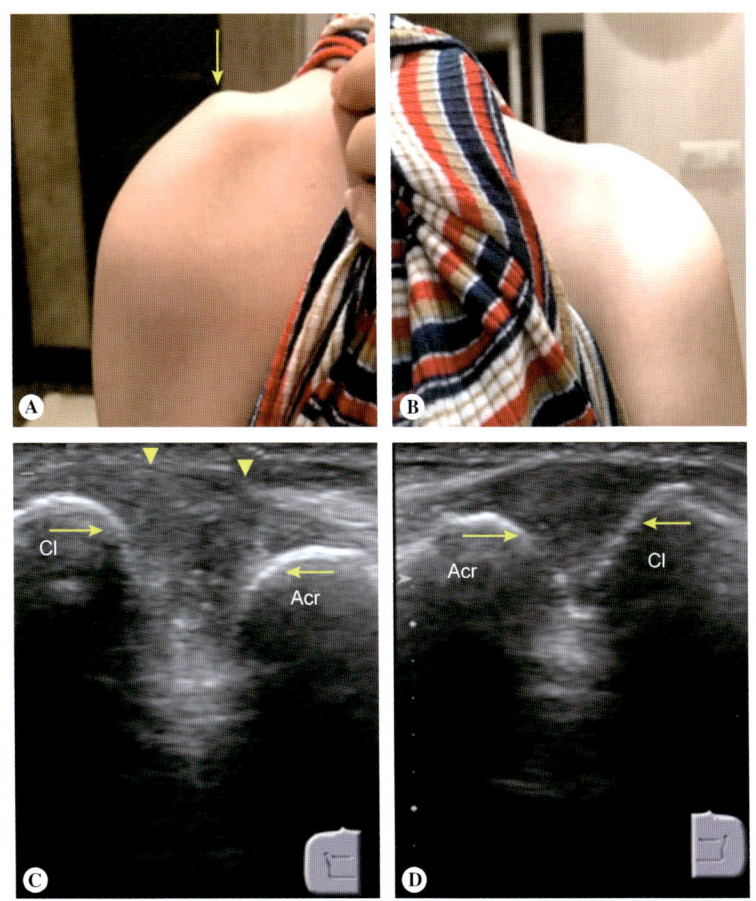

图 5-3-23　肩锁关节脱位的声像图

A. 患侧肩锁关节不平，与健侧（B）比较，锁骨远端局部高起（箭头）；C. 该患者超声图像，患侧肩峰内缘至锁骨外缘间的肩锁关节间隙（箭头）较健侧（D）增宽，关节囊（三角箭头）外凸、回声不均匀，锁骨抬高。Acr. 肩峰；Cl. 锁骨

于超声不易显示喙锁韧带，可借助间接征象，即该韧带所在部位的血肿形成或矢状位喙锁间距较对侧明显增大来推断；Ⅲ型脱位为肩锁、喙锁韧带完全撕裂，关节分离，表现为肩锁韧带连续性中断，喙锁韧带所在部位血肿形成，关节囊变形，锁骨上抬，错位明显，此型多合并三角肌和（或）斜方肌锁骨附着处断裂伴附着部位血肿形成。除了外伤，最为常见的病因为肩锁关节退行性变，多见于40岁以上人群，声像图表现为关节囊扩张，肩峰及锁骨两端骨质不规整，关节囊内可见斑点状强回声，为软骨钙化征象。

（4）超声诊断思路及鉴别诊断要点：对于有外伤史且肩锁关节局部肿胀、疼痛或活动功能受限患者，超声检查提示肩锁关节上述异常时基本可诊断。

鉴别诊断要点：锁骨骨质不规整须与锁骨创伤后骨质溶解与退行性变相鉴别。前者有明确外伤史，且仅锁骨端发生溶骨性改变可致关节间隙变宽，肩峰端骨质正常，年轻男性多见；而后者多为老年人，可见关节两端骨质增生所致的间隙变窄，结合病史不难鉴别。Ⅲ型肩锁关节脱位合并血肿须与喙肩韧带、三角肌或斜方肌附着部位的单纯性血肿相鉴别。前者除血肿外，肩锁关节分离错位征象更为明显，较易鉴别。

（5）超声检查注意事项

1）因肩锁关节位置接近肩袖，当临床表现不典型时，切勿将肩锁关节损伤误认为肩袖撕裂而漏诊。

2）认真检查双侧肩锁关节、关节间隙及肩锁、喙锁韧带情况，清晰显示锁骨远端关节面及肩峰关节面后，仔细观察关节盘的有无，并测量其上下径及中央区关节盘的厚度、关节间隙的宽度，观察关节间隙内有无关节腔积液、钙化、骨赘形成、关节盘变性、关节面缺损及肩锁韧带撕裂。

6. 肩峰下撞击综合征

（1）病因：肩峰下有一前窄后宽的间隙，宽 1～1.5cm，内有冈上肌肌腱和肱二头肌长头肌肌腱通过。间隙底部为肱骨头，顶部为喙突、肩峰及连接两者的喙肩韧带构成的喙肩弓，从前、上、后三面保护肩袖和肱骨头免遭直接损伤。但是，正是由于这种解剖结构关系，在肩关节上举或外展活动时，夹在喙肩弓与肱骨头之间的软组织容易遭受磨损和撞击。

肩峰下撞击综合征发病机制分为两种，一种为外部撞击，即肩峰下间隙的绝对狭窄，病因有肩峰过低、钩状肩峰、肩峰下骨赘等引起的解剖异常，以及盂肱关节不稳、肩胛胸壁关节异常运动导致的功能异常；另一种为内部撞击，即肩峰下间隙相对狭窄，病因有肩袖、肩臼窝、盂唇病变、滑囊炎、肱二头肌长头肌肌腱病变。

（2）临床表现：该病由解剖结构或动力学因素引起，在肩关节上举、外展运动时，肩峰下间隙内结构与喙肩弓之间反复摩擦、撞击而产生的一种慢性肩部疼痛综合征，是中老年人群的常见疾病之一。临床表现为肩峰周围慢性疼痛，以夜间疼痛为著。患肢活动受限明显，外展至60°～80°时，肩峰至肱骨大结节区域出现明显疼痛及压痛。体格检查Neer撞击征阳性，疼痛弧试验阳性（图5-3-5）。

（3）超声表现：超声表现为冈上肌肌腱水肿、冈上肌肌腱撕裂、肩峰下滑囊增厚、肩峰下-三角肌下滑囊积液、肱二头肌长头肌肌腱病（图5-3-12，图5-3-24）。Neer把肩峰下撞击综合征的病理过程分成3个阶段。Ⅰ期：主要发生在年轻人，以肩峰下滑囊炎为主，表现为滑囊壁增厚，可伴囊内积液，急性期血流信号明显增多，可伴有肩袖肌腱（多累及冈上肌肌腱）水肿或微小撕裂，表现为肌腱肿胀、回声减低、腱纹理模糊，连续性可，微小撕裂不易发现。Ⅱ期：炎症进一步发展，滑囊、肌腱均受累，以进行性不规则增厚等退行性改变为主，肌腱未达到部分撕裂程度，表现为肌腱增厚、内部回声高低不等，呈肌腱病样改变。Ⅲ期：肩袖部分或完全撕裂，超声表现详见肩袖撕裂章节。肩袖撕裂或肩部外伤时可致喙肩韧带断裂或不同程度退变，且以滑囊面肩袖撕裂的退变明显，超声检查表现为韧带增粗或连续性中断。

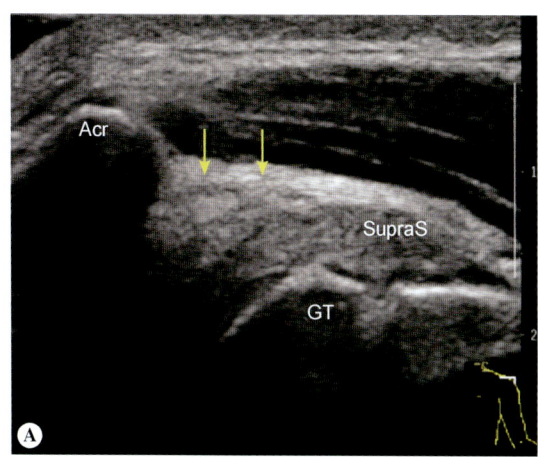 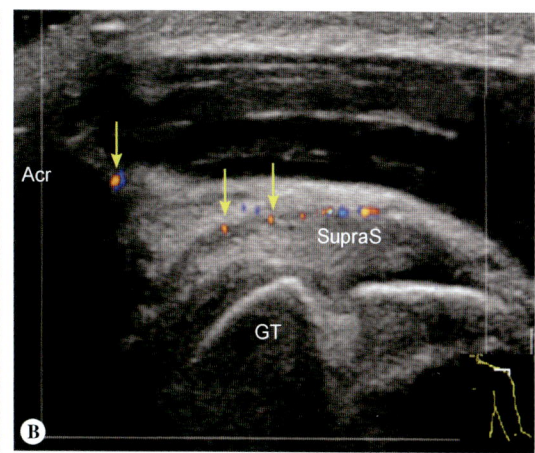

图 5-3-24　肩峰下撞击征的声像图

A.冈上肌肌腱切面示肌腱纤维化，回声不均匀增高，肩峰下-三角肌下滑囊增厚，呈不均质低回声（箭头）；B.增厚的肩峰下-三角肌下滑囊及冈上肌肌腱内血流信号增多。Acr.肩峰；GT.肱骨大结节；SupraS.冈上肌肌腱

（4）超声诊断思路及鉴别诊断要点：对于肩关节活动受限特别是上举、外展方向运动受限的患者，超声发现肩袖结构受损，肩峰下-三角肌下滑囊增厚，囊内积液即可初步诊断，但需与其他导致肩袖损伤及肩峰下滑囊积液的疾病相鉴别，如外伤、感染等，可结合X线检查评估肩峰形态来辅助诊断。

鉴别诊断要点：其他原因如外伤、感染等因素引起的肩袖撕裂、肩峰下滑囊炎、喙肩韧带增厚或撕裂，结合病史、临床症状及实验室检查不难鉴别。

（5）超声检查注意事项：同肩袖病变检查和肩峰下滑囊炎检查。

参 考 文 献

成雪晴，卢漫，顾鹏，等，2015.超声评估肩峰撞击综合征患者肩峰下滑囊的临床研究.肿瘤影像学，24（2）：90-93.
郭瑞军，2008.肌肉骨骼系统超声学.北京：人民卫生出版社，19-20.
黄燕兴，万怡，2011.肩周炎的超声检查.中国中医骨伤科杂志，19（8）：52-53.
苗蔚，2002.高频超声诊断肱二头肌完全撕裂1例.中华超声影像学杂志，09：61.
曲绵域，于长隆，2007.实用运动医学.第4版.北京：北京大学医学出版社.
唐亚群，曾春，苏训同，等，2017.超声诊断肩袖撕裂.中国医学影像技术，33（12）：1864-1868.
王金锐，刘吉斌，Levon N，等，2007.肌肉骨骼系统超声影像学.北京：科学技术文献出版社，23-37.
尹国军，2015.超声在肱二头肌长头肌腱断裂诊断中的价值.临床超声医学杂志，17（6）：431-432.
Bianchi S，Martinol C. 2014.肌肉骨骼系统超声医学.房勤茂，译.北京：人民军医出版社，250-256.
Jon A. Jccobson，2017.肌骨超声必读.王月香，译.北京：科学出版社.

Ahmadi K, Hashemian AM, Sineh-Sepehr K et al. 2016. Bedside ultrasonography for verification of shoulder reduction: a long way to go. Chin J Traumatol, 19 (1): 45-48.

Antoniadis G, Richter HP, Rath S, et al, 1996. Suprascapular nerve entrapment: experience with 28 cases. J Neurosurg, 85: 1020-1025.

Bedi A, Dodson C, Altchek DW, 2010. Symptomatic SLAP tear and paralabral cyst in a pediatric athlete. J Bone Joint Surg Am, 92 (3): 721-725.

Bouttens D, Leonard JC, 2006. La pathologie du nerf sus-scapulaire chez le jeune sportif. Sci Sports, 21 (3): 166-169.

Cheng X, Lu M, Yang X, 2015. The effect of percutaneous ultrasound-guided subacromial bursography using microbubbles in the assessment of subacromial impingement syndrome: initial experience. Eur Radiol, 25 (8): 2412-2148.

Chillemi C, Franceschini V, Dei GL, et al, 2013. Epidemiology of isolated acromioclavicular joint dislocation. Emerg Med Int, 2013: 171609.

Cholewinski JJ, Kusz DJ, Wojciechowski P, et al, 2008. Ultrasound measurement of rotator cuff thickness and acromio-humeral distance in the diagnosis of subacromial impingement syndrome of the shoulder. Knee Surg Sports Traumatol Arthrosc, 16 (4): 408-414.

Daenen B, Houben G, Bauduin E, et al, 2007. Ultrasound of the shoulder. JBR-BTR, 90 (5): 325-337.

Factor D, Dale B, 2014. Current concepts of rotator cuff tendinopathy. Int J Sports Phys Ther, 9 (2): 274-288.

Garving C, Jakob S, Bauer I, et al, 2017. Impingement syndrome of the shoulder. Dtsch Arztebl Int, 114 (45): 765-776.

Gorbaty JD, Hsu JE, Gee AO, 2017. Classifications in brief: rockwood classification of acromioclavicular joint separations. Clin Orthop Relat Res, 475 (1): 283-287.

Gupta H, Robinson P, 2015. Normal shoulder ultrasound: anatomy and technique. Sem in Musculoskelet Radiol, 19 (3): 203-211.

Heers G, Hedtmann A, 2005. Correlation of ultrasonographic findings to Tossy's and Rockwood's classification of acromioclavicular joint injuries. Ultrasound Med Biol, 31 (6): 725-732.

Jacobson JA, Lancaster S, Prasad A, et al, 2004. Full-thickness and partial-thickness supraspinatus tendon tears: value of US signs in diagnosis. Radiology, 230 (1): 234-242.

Kessler MA, Stoffel K, Oswald A, et al, 2007. The SLAP lesion as a reason for glenolabral cysts: a report of five cases and review of the literature. Arch Orthop Trauma Surg, 127: 287-292.

Lahham S, Becker B, Chiem A, et al, 2016. Pilot study to determine accuracy of posterior approach ultrasound for shoulder dislocation by novice sonographers. West J Emerg Med, 17 (3): 377-382.

Lee KW, Yang DS, Chun TJ, et al, 2014. A comparison of conventional ultrasonography and arthrosonography in the assessment of cuff integrity after rotator cuff repair. Clin Orthop Surg, 6 (3): 336-342.

Mahjoub S, Lahmar AA, Zarâa M, et al, 2018. A rare cause of compression of the suprascapular nerve: the paraglenoid cyst. J Orthop Case Rep, 8 (5): 40-42.

Mazzocca AD, Arciero RA, Bicos J, 2007. Evaluation and treatment of acromioclavicular joint injuries. Am J Sports Med, 35 (2): 316-329.

Micheroli R, Kyburz D, Ciurea A, et al, 2015. Correlation of findings in clinical and high resolution ultrasonography examinations of the painful shoulder. J Ultrason, 15 (60): 29-44.

Moya D, Poitevin LA, Postan D, et al, 2018. The medial coracoclavicular ligament: anatomy, biomechanics, and clinical relevance-a research study. JSES Open Access, 2: 183-189.

Ottenheijm RP, Cals JW, Weijers R, et al, 2015. Ultrasound imaging for tailored treatment of patients with acute shoulder pain. AnnFam Med, 13 (1): 53-55.

Pirimoglu B, Ogul H, Kantarci M, 2016. Humeral chondral defect and labral tear associated with paraglenoid labral cyst: a case report. Med Princ Pract, 25 (5): 488-490.

Rockwood CA Jr, 1984. Injuries to the acromioclavicularjoint//Rockwood CA, Greene DP. Fractures in adults. 2nd ed. Philadelphia: JB Lippincott, 860-910.

Rozin A, Balbir-Gurman A, 2017. Ultrasound for imaging of acute shoulder diseases. Harefuah, 156 (7): 422-426.

Sarmento M, 2015. Long head of biceps: from anatomy to treatment. Acta Reumatol Port, 40 (1): 26-33.

Sluming VA, 1995. Technical note: measuring the coracoclavicular distance with ultrasound: a new technique. Br J Radiol, 68: 189-193.

Spargoli G，2018. Supraspinatus tendon pathomechanics：a current concepts review. Int J Sports Phys Ther，13（6）：1083-1094.

Steiner E，Steinbach L，Schnarkowski P，et al，1996. Ganglia and cysts around joints. Radiol Clin North Am，34（2）：395-425.

Tang YQ，Zeng C，Su XT，et al，2019. The value of percutaneous shoulder puncture with contrast-enhanced ultrasound in differentiation of rotator cuff tear subtypes：a preliminary prospective study. Ultrasound in Medicine & Biology，45：660-671.

Tirman P，Feller J，Janzen D，et al，1994. Association of glenoid labral cysts with labral tears and glenohumeral instability：radiologic findings and clinical significance. Radiology，190（3）：653-658.

Tossy JD，Mead NC，Sigmond HM，1963. Acromioclavicular separations：useful and practical classification for treatment. Clin Orthop Relat Res，28：111-119.

Tung GA，Entzian D，Stern JB，et al，2000. MR imaging and MR arthrography of paraglenoid labral cysts. Am J Roentgenol，174(6)：1707-1715.

Umer M，Qadir I，Azam M，2012. Subacromial impingement syndrome. Orthop Rev（Pavia），4（2）：e18.

Wee TC，Wu CH，2018. Ultrasound-guided aspiration of a paralabral cyst at the spinoglenoid notch with suprascapular nerve compressive neuropathy. J Med Ultrasound，26（3）：166-167.

Zappia M，Carfora M，Romano AM，et al，2016. Sonography of chondral print on humeral head. Skeletal Radiol，45（1）：35-40.

Zappia M，Di Pietto F，Aliprandi A，et al，2016. Multi-modal imaging of adhesive capsulitis of the shoulder. Insights Imaging，7(3)：365-371.

第六章 肘关节解剖及常见疾病的超声检查

第一节 肘关节超声应用解剖

肱骨远端与桡骨、尺骨近端组成肱尺关节、肱桡关节和桡尺近侧关节，三个关节共同被包在一个关节囊内，构成肘关节（elbow joint）。肘关节囊前壁与后壁薄而松弛，两侧壁厚而紧张，并由外侧副韧带和内侧副韧带加强。此外，在桡骨环状关节面周围有桡骨环状韧带围绕，防止桡骨头在旋转时脱出。

一、肘关节运动方向介绍

1. 前屈与后伸 桡骨、尺骨围绕冠状轴进行运动，肱骨与前臂之间夹角变小为前屈（正常范围135°～150°，视频6-1-1，扫封底二维码获取视频）；反之，肱骨与前臂之间夹角变大为后伸（正常范围0～10°，视频6-1-2，扫封底二维码获取视频）。肘关节的前屈运动主要由肱二头肌、肱肌、肱桡肌、旋前圆肌、腕屈肌群完成，其中肱二头肌和肱肌作用最大。肘关节的后伸运动主要由肱三头肌、肘肌和腕伸肌群完成，其中肱三头肌是后伸的主要肌肉（图6-1-1）。

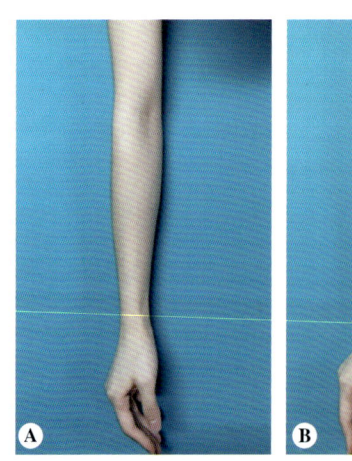
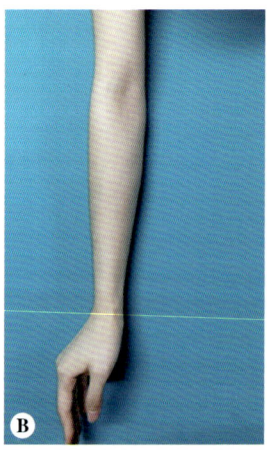
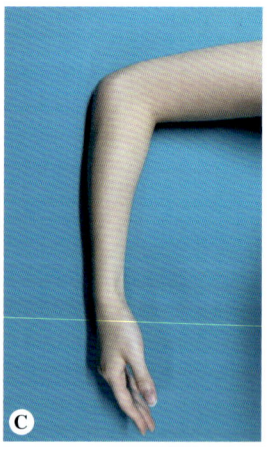

图 6-1-1 肘关节屈伸运动示意图
A. 中立位；B. 后伸；C. 前屈

2. 旋前与旋后 肘关节伸直，将掌心向下旋转为旋前（正常范围0～90°，视频6-1-3，扫封底二维码获取视频）；反之，将掌心向上旋转为旋后（正常范围0～90°，视频6-1-4，扫封底二维码获取视频）。肘关节旋前运动主要由旋前圆肌、旋前方肌、桡侧腕屈肌、肱桡肌和肘肌完成，其中旋前圆肌作用最大。肘关节后伸运动主要由旋后肌、肱二头肌、桡侧腕长伸肌、拇长展肌和肱桡肌完成，其中旋后肌作用最大（图6-1-2）。

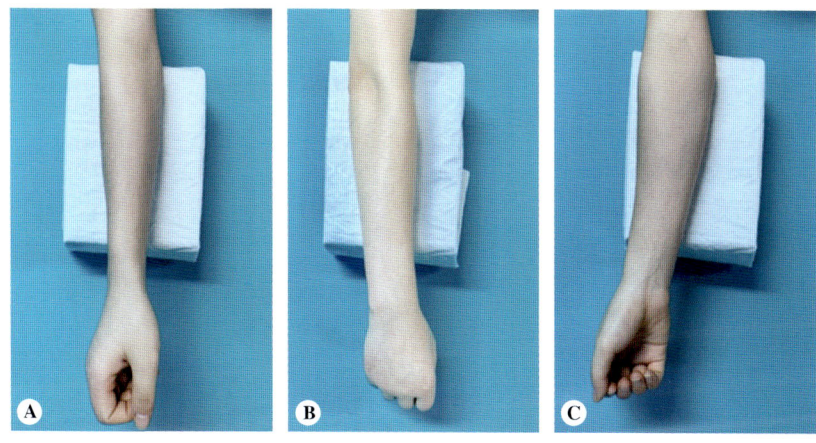

图 6-1-2　肘关节旋转运动示意图
A. 中立位；B. 旋前；C. 旋后

二、肘关节重要解剖标志

1. 肱骨内上髁（epicondylus medialis humeri）**与外上髁**（epicondylus lateralis humeri）　肱骨下端内侧及外侧有一明显骨性突起，分别为肱骨内上髁和肱骨外上髁。屈肌总腱、内侧副韧带前束起自于肱骨内上髁。肱骨内上髁后方有一浅沟，称为尺神经沟，尺神经由此经过。伸肌总腱、桡侧副韧带起自肱骨外上髁（图6-1-3）。

2. 尺骨鹰嘴（olecranon）　尺骨近端后方的骨性突起，肱三头肌肌腱止于鹰嘴突上。肘关节伸直时，肱骨外上髁、肱骨内上髁与尺骨鹰嘴三点位于一条直线上；肘关节屈曲90°时，三点构成尖端向下的等腰三角形。当肘关节脱位时，鹰嘴移位，三点位置发生改变，而肱骨髁上骨折时，三点位置不变（图6-1-3）。

3. 桡骨粗隆（radial tuberosity）　桡骨颈位于桡骨头下方，较桡骨头略细，桡骨颈的内下侧有一突起，称为桡骨粗隆，肱二头肌远端肌腱止于桡骨粗隆（图6-1-3）。

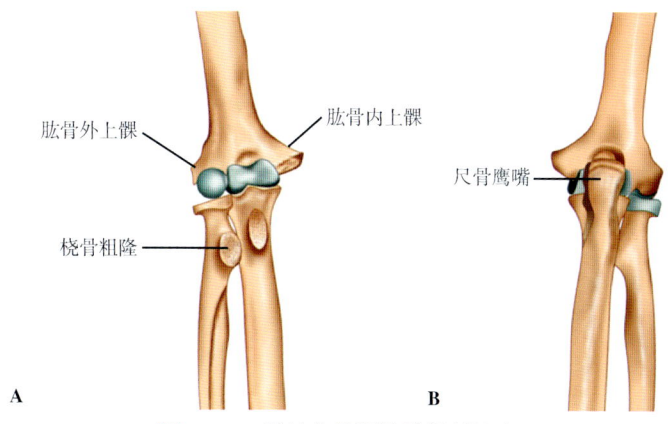

图 6-1-3　肘关节重要骨性解剖标志
A. 肘关节前面观；B. 肘关节后面观

三、肘关节前侧面应用解剖

（一）关节

1. 肱尺关节（humero-ulnar joint） 由尺骨滑车切迹与肱骨滑车构成的滑车关节。肘关节的运动以肱尺关节为主，该关节运动主要为尺骨滑车切迹在肱骨滑车上的屈伸运动。肱尺关节易向后方脱位。

2. 肱桡关节（humero-radial joint） 由桡骨头凹与肱骨小头构成的车轴关节，借助桡侧副韧带与桡骨环状韧带来维持该关节的稳定。

3. 桡尺近侧关节（radio-ulnar joint） 由尺骨桡切迹与桡骨环状关节面构成。桡骨头在尺骨桡切迹内旋转，使前臂做旋前、旋后动作。

（二）肌肉、肌腱

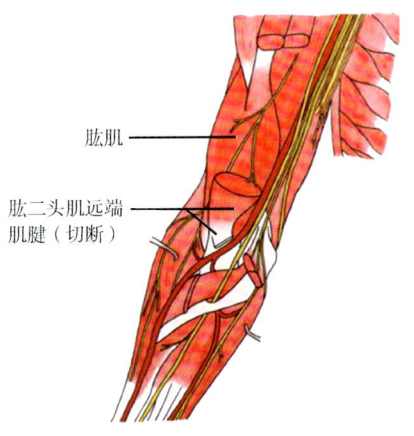

图 6-1-4 肘关节前侧面肌肉解剖示意图

1. 肱肌（brachialis） 起自肱骨远端前面，位于前臂外侧的肱桡肌与内侧的旋前圆肌之间，止于尺骨粗隆（图 6-1-4）。肱肌负责屈曲肘关节及前臂旋后。

2. 肱二头肌远端肌腱（distal biceps tendon） 在肘前部，肱二头肌位于肱肌的浅层和肱动脉的外侧。肱二头肌长头肌和短头肌肌腹在肱骨远端相汇合，向下移行为扁平型的肱二头肌远端肌腱，肌腱向外侧深面弯曲走行，紧邻肱动脉外侧，附着于桡骨粗隆，负责屈曲肘关节。此外，肱二头肌远端肌腱有一个扁平的腱膜延伸，从肌-腱连接部延伸至前臂内侧深筋膜，覆盖肱动脉和正中神经，其主要作用是固定肱二头肌肌腱。由于肱二头肌远端肌腱无肌肉包绕，这使得它比肱肌肌腱更容易发生损伤（图 6-1-4）。

（三）神经

正中神经（median nerve）：沿肱二头肌内侧沟下行，由外侧向内侧斜跨肱动脉下降至肘窝，肘上无分支，与肱动脉伴行。在肘部，正中神经走行在肱二头肌肌腱膜后、肱桡肌的浅层，行至远端，正中神经逐渐深行于旋前圆肌的肱骨头与尺骨头之间。在肘部，正中神经发出小肌支，支配旋前圆肌、掌长肌、桡侧腕屈肌及尺侧腕屈肌。若正中神经在臂部损伤，可累及全部分支，临床表现为前臂不能旋前，屈腕无力，拇指、示指不能屈曲，拇指对掌障碍，称为"猿手"。感觉障碍以拇指、示指和中指远节为著（图 6-1-5）。

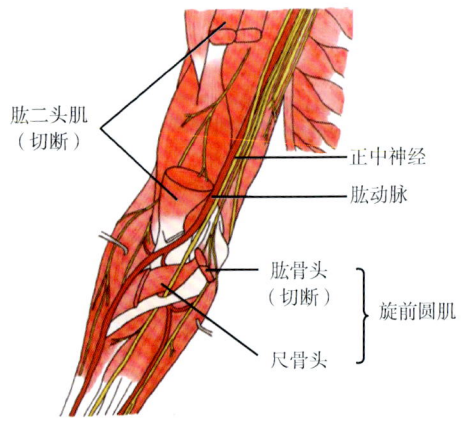

图 6-1-5 肱动脉及正中神经解剖示意图

（四）肘关节前隐窝

肘关节前隐窝包括肱骨下端冠状窝（coronoid fossa）、桡窝（radial fossa）和桡骨颈隐窝，冠状窝、桡窝分别位于肱骨滑车和肱骨小头前上方。关节前隐窝可见一位于关节囊内、滑膜外的脂肪垫，若关节内发生膨胀性病变，可引起脂肪垫的移位和抬高。

（五）滑囊

肱二头肌桡骨囊：位于肱二头肌肌腱与桡骨粗隆的前面之间。该滑囊分泌滑液，可起到润滑周围肌腱的作用，以减少摩擦。正常情况下，超声不能显示肱二头肌桡骨囊，当滑囊积液扩张时可显示（图6-1-6）。

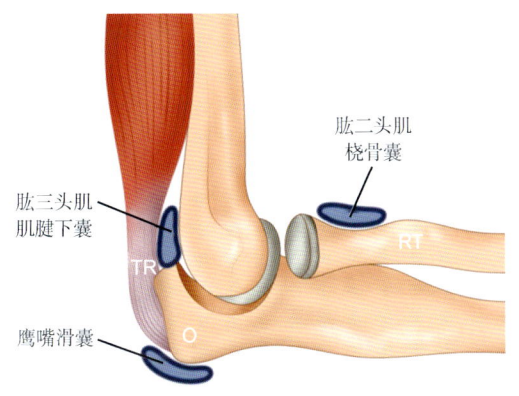

图 6-1-6　肘关节滑囊解剖示意图
TR. 肱三头肌肌腱；RT. 桡骨粗隆；O. 尺骨鹰嘴

四、肘关节内侧面应用解剖

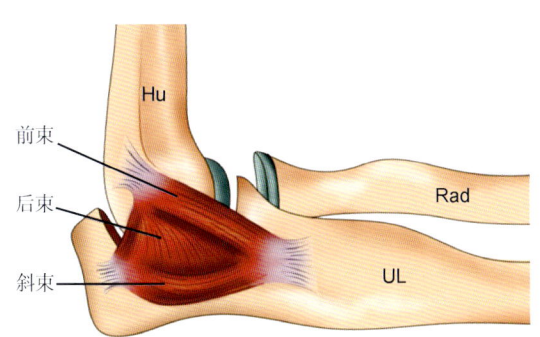

图 6-1-7　内侧副韧带解剖示意图
Hu. 肱骨；UL. 尺骨；Rad. 桡骨

（一）韧带

内侧副韧带（ulnar collateral ligament）：分为前束、后束和斜束三部分。前束位于肱骨内上髁的前下部与尺骨冠状突的内缘之间，呈索带状，较为强壮，肘部伸直位时被拉紧；后束位于肱骨内上髁的后下部与尺骨鹰嘴的内缘之间，呈扇状，较为薄弱，肘部屈曲时被拉紧；斜束位于前束和后束在尺骨上的止点之间，其作用最弱（图6-1-7）。

（二）肌肉、肌腱

1. 屈肌总腱（common flexor tendon）　前臂浅屈肌共四块，以屈肌总腱起自肱骨内上髁。从内向外依次为尺侧腕屈肌肌腱、部分指浅屈肌肌腱、掌长肌肌腱、桡侧腕屈肌肌腱，负责屈肘关节（图6-1-8）。

2. 旋前圆肌（pronator teres）　是内侧肌群中最表浅的肌肉，负责前臂旋前。旋前圆肌有两个起点，肱骨头起自肱骨内上髁与屈肌总腱的近端，尺骨头起自尺骨冠状突的内侧面，汇合后共同止于桡骨中部外侧面。正中神经在肘窝处走行于旋前圆肌的两头之间，旋前圆肌尺侧头将正中神经和尺动脉分开（图6-1-9）。

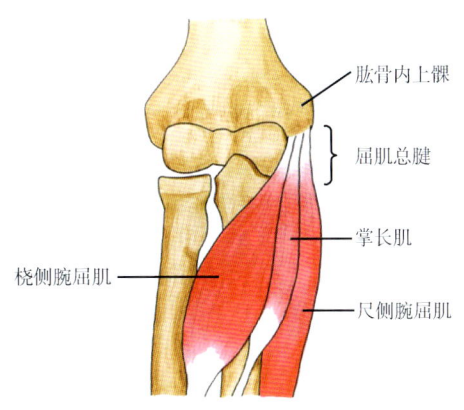

图 6-1-8　屈肌总腱解剖示意图

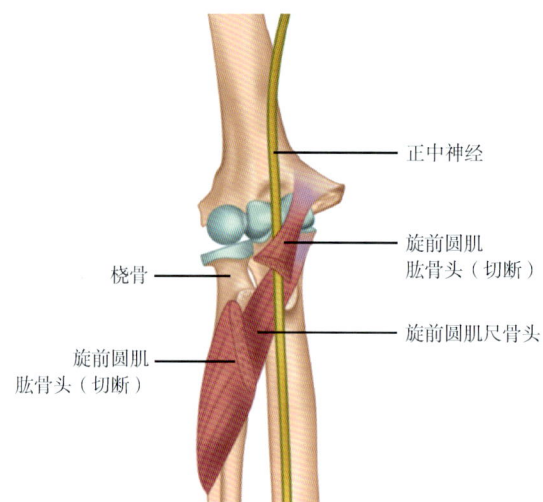

图 6-1-9 旋前圆肌解剖示意图

五、肘关节外侧面应用解剖

（一）韧带

肘关节外侧副韧带复合体有助于维持肘关节稳定，其由桡侧副韧带、桡骨环状韧带、桡侧尺副韧带共同组成。

1. 桡侧副韧带（radial collateral ligament） 起自肱骨外上髁，位于伸肌总腱的下方，止于尺骨桡切迹，与桡骨环状韧带纤维交织在一起，并延长至桡骨外侧面，最后部的一些纤维越过桡骨，止于尺骨桡切迹（图 6-1-10）。

2. 桡骨环状韧带（annular ligament） 位于桡骨环状关节面的周围，环绕桡骨头，止于尺骨桡切迹。韧带容纳桡骨头，防止桡骨头脱出（图 6-1-10）。

3. 桡侧尺副韧带（lateral ulnar ligament） 起自肱骨外上髁，沿环状韧带纤维斜向走行，附着于尺骨近端旋后肌嵴上（图 6-1-10）。

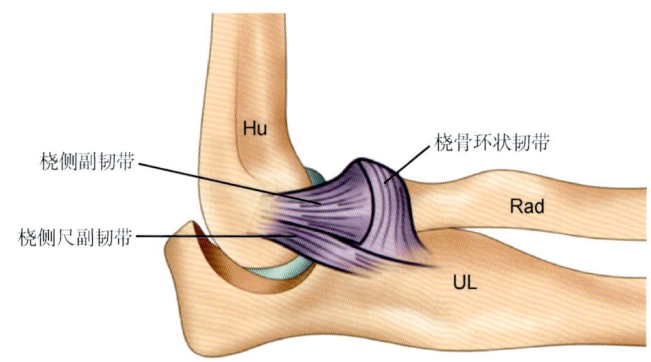

图 6-1-10 外侧副韧带复合体解剖示意图
Hu. 肱骨；UL. 尺骨；Rad. 桡骨

（二）肌腱

伸肌总腱（common extensor tendon）：起自肱骨外上髁前外侧，由桡侧腕短伸肌、指伸肌、小指伸肌和尺侧腕伸肌的肌腱构成，其深层和浅层主要分别为桡侧腕短伸肌肌腱和指伸肌肌腱，而小指伸肌、尺侧腕伸肌肌腱仅占伸肌总腱的小部分，这四块肌肉具有伸腕或伸指的作用。此外，也具有使腕关节向尺侧（尺侧腕伸肌）或桡侧（桡侧腕短伸肌）偏移的作用（图6-1-11）。

（三）神经

桡神经（median nerve）：在肘关节近端，桡神经位于肱骨外上髁前方，走行于肱肌和肱桡肌之间，在此处分为浅支和深支。浅支为感觉支，其沿桡动脉下行，支配手背桡侧及桡侧三个半手指皮肤；深支（骨间后神经）经桡骨头外侧穿过旋后肌的浅层和深层之间，进入前臂的背面，支配旋后肌、尺侧腕深肌、指总伸肌、示指及小指固有伸肌、拇长展肌及拇短伸肌，在此处，深支经过旋后肌管处易被旋后肌浅层腱弓（Frohse弓）卡压，临床表现为旋后肌综合征，即伸拇、伸指、前臂旋后障碍（图6-1-12）。

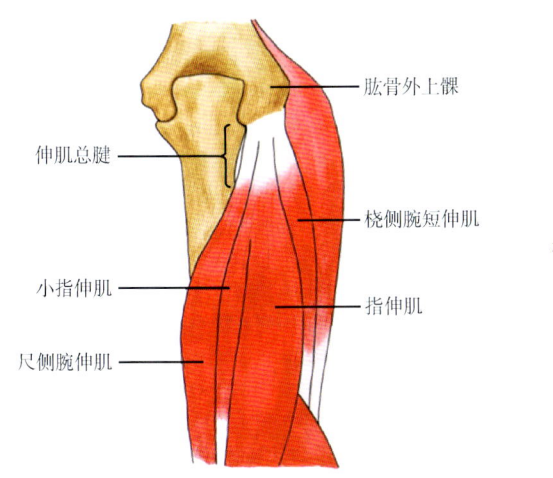

图6-1-11 伸肌总腱解剖示意图

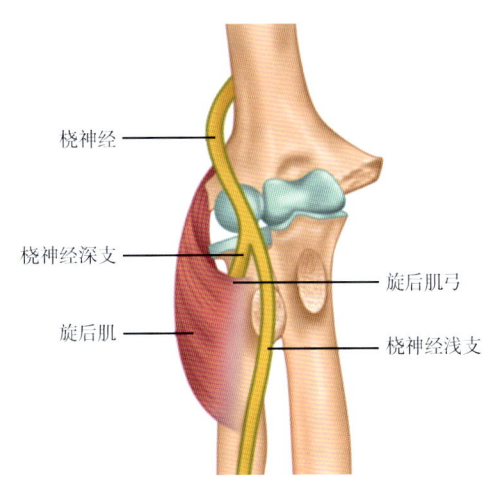

图6-1-12 桡神经解剖示意图

六、肘关节后侧面应用解剖

（一）滑囊

1. 鹰嘴滑囊（olecranon bursa） 肱三头肌肌腱止于尺骨鹰嘴，鹰嘴滑囊位于肱三头肌肌腱鹰嘴附着处和皮肤之间，以减少对肌腱的摩擦，并缓冲外力的冲击作用（图6-1-6）。

2. 肱三头肌肌腱下滑囊（subtendinous bursa） 位于肱三头肌的深方、后部脂肪垫的浅层，关节囊呈一线状高回声，成年人厚度小于2mm（图6-1-6）。

（二）肌腱

1. 肱三头肌（triceps） 肱三头肌由三个头组成，即长头、内侧头和外侧头，长头起自肩胛骨盂下结节，外侧头起自肱骨干后侧面桡神经沟外上方，内侧头起自桡神经沟内下方，三个头向远端以一条坚韧的肌腱止于尺骨鹰嘴，即肱三头肌肌腱，其作用是伸肘关节（图 6-1-13，图 6-1-14）。

2. 肘肌（anconeus） 为肘关节后侧呈三角形的一块小肌肉，位于鹰嘴外侧、肘管对侧，起自肱骨外上髁后方，止于尺骨干上段后外侧面。肘肌可协助肱三头肌伸肘关节（图 6-1-14）。

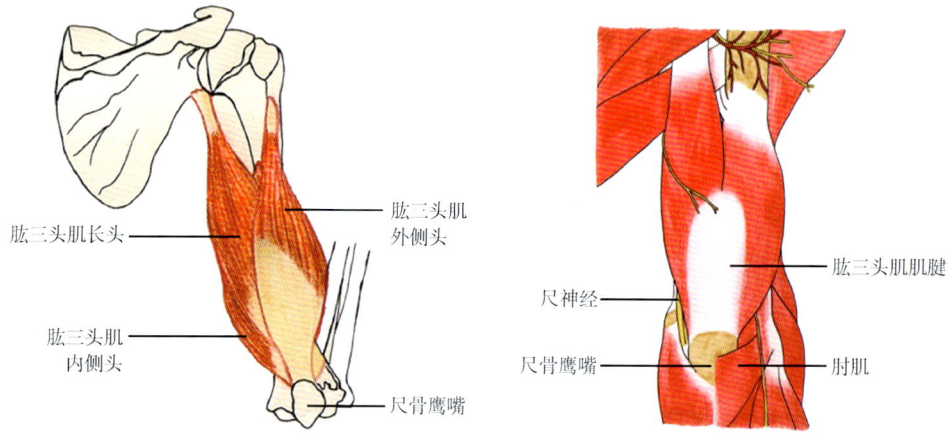

图 6-1-13 肱三头肌解剖示意图　　**图 6-1-14** 肘关节后侧面解剖示意图

（三）神经

尺神经（ulnar nerve）：走行于肘关节后内侧，位于鹰嘴突和肱骨内上髁之间的尺神经沟内，向下穿经尺侧腕屈肌至前臂内侧。尺神经沟的表面为肘管支持带（Osborne筋膜），尺神经在尺神经沟处位置表浅且贴近骨面，可在肱骨内上髁顶端后方触及。肘管的底部为内侧副韧带后束。屈伸肘关节时，由于支持韧带的起点不对称，肘管的形状和容积发生变化，当肘关节屈曲时，由于支持韧带张力增高及内侧副韧带膨胀，可使肘管压力增高而压迫尺神经；此外，由于位置表浅，尺神经在此处亦容易发生外源性损伤（图 6-1-15）。

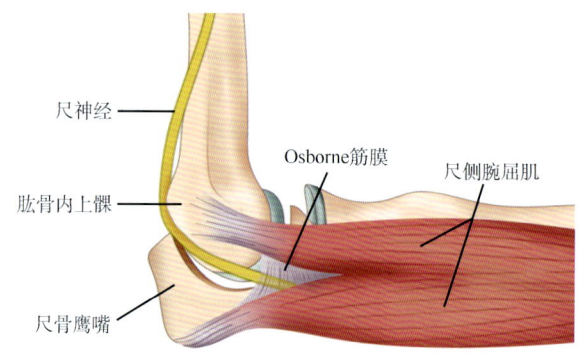

图 6-1-15 尺神经解剖示意图

（四）鹰嘴窝

鹰嘴窝（olecranon fossa）为肘关节最大隐窝，位于肱骨干近肘关节处，分为上袋、内侧袋和外侧袋，其内填充高回声的脂肪垫，若关节腔出现积液时可使脂肪垫移位、关节囊扩张。

第二节　正常肘关节超声检查技术规范及声像图

肘关节超声检查时，嘱患者取坐位，将手臂置于检查床上，肘关节下方放置软垫，受检查者身体微向前倾，以利于上肢充分伸直；也可取仰卧位，上臂沿身体长轴放置。检查前应仔细询问患者病史，包括患者年龄、性别、职业、疼痛的位置及持续时间，有无外伤史，有无相关基础疾病（免疫性疾病、退行性病变、痛风史及感染性疾病）。检查时，因肘部多数结构较为表浅，应选用频率为10MHz以上的浅表探头，对有症状或不适的部位需进行重点检查，注意双侧对比，动态扫查。肘关节需要扫查的结构如下：

一、肘关节前侧面的超声检查

（一）肘关节前隐窝

探头矢状切面扫查肱骨远端，可见冠状窝表现为一个充满高回声脂肪垫的凹面，正常情况下，脂肪垫与肱骨间有少量无回声液体。探头旋转90°，肱骨远端前侧面表现为强回声的波浪线，其外侧1/3对应着肱骨小头，与桡骨头相关节；内侧2/3为肱骨滑车，与尺骨组成关节（图6-2-1）。

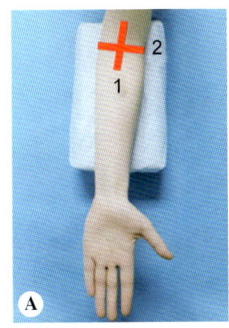
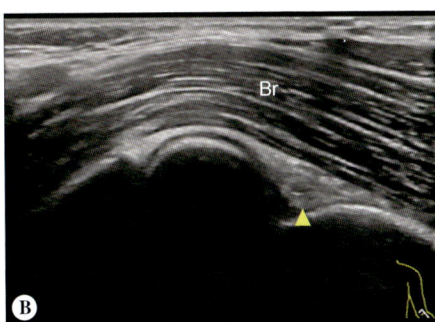
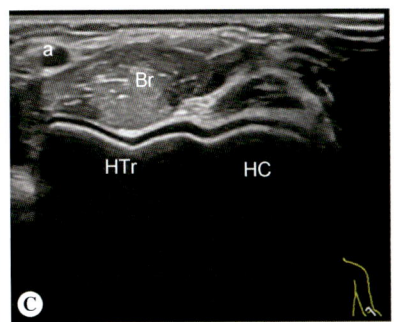

图 6-2-1　肘关节前隐窝超声检查体位及声像图

A.肘关节前关节腔检查探头摆放位置，分为长轴（1）及短轴（2）切面；B.长轴切面可见冠状窝表现为一个充满脂肪垫的凹面（三角箭头）；C.短轴切面显示肱骨远端软骨面，其外侧1/3为肱骨小头，内侧2/3为肱骨滑车。Br.肱肌；a.肱动脉；HTr.肱骨滑车；HC.肱骨小头

（二）肱二头肌远端肌腱

探头横置于肘关节并在关节上下5cm范围内扫查。在肱骨髁上方，可显示表浅的肱二头肌，肱二头肌由臂筋膜包绕，臂筋膜呈双翼状结构伴中心高回声层。探头向远

端滑动，肱二头肌远端肌腱显示为高回声结构。由于肱二头肌远端肌腱从浅至深斜向走行，探头旋转 90° 纵切扫查肌腱时，被检者前臂应充分旋后，同时注意探头远端必须贴紧患者手臂皮肤，以确保探头与肌腱远端平行，消除各向异性伪像，使肌腱在桡骨粗隆附着处得到充分显示。肱二头肌远端肌腱有一个扁平的腱膜延伸，覆盖正中神经及肱动脉，此腱膜从肌-腱连接处延伸至前臂内侧深筋膜，使肱二头肌保持适当位置（图 6-2-2）。

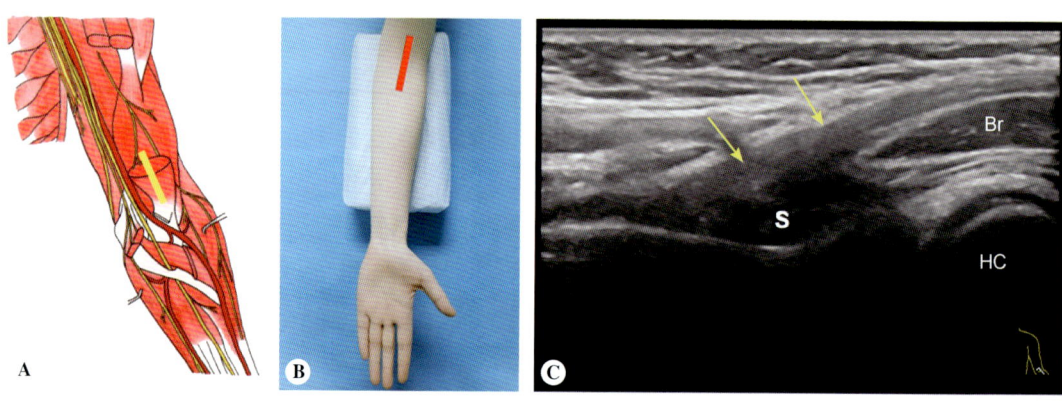

图 6-2-2　肱二头肌远端肌腱长轴切面超声检查体位及声像图

A. 肱二头肌远端肌腱解剖示意图；B. 肱二头肌远端肌腱检查探头摆放位置；C. 肱二头肌远端肌腱（箭头）附着于桡骨粗隆，其深方见肱肌及旋后肌走行。Br. 肱肌；S. 旋后肌；HC. 肱骨小头

（三）肱肌

患者体位同上，扫查方式同肱二头肌。在肱二头肌的深方显示肱肌，探头向远端滑动，扫查至肱肌肌腱在尺骨冠突上的附着点（图 6-2-3）。

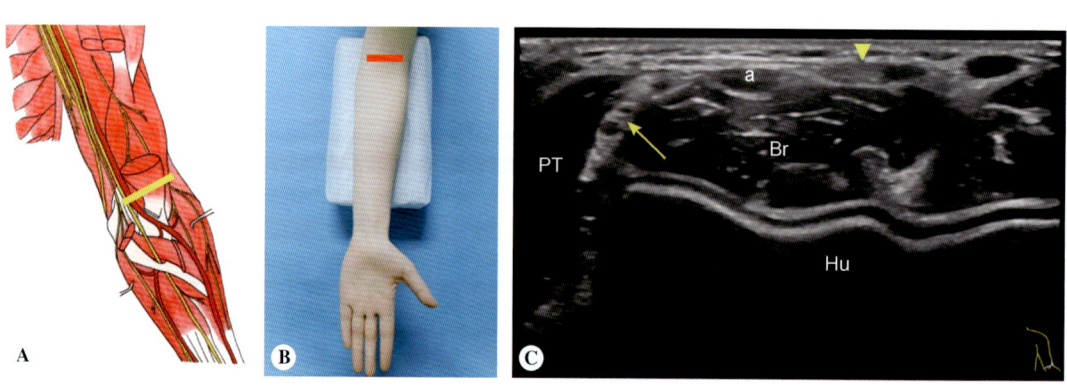

图 6-2-3　肘关节前侧面短轴切面超声检查体位及声像图

A. 肘关节前侧面解剖示意图；B. 肘关节前侧面检查探头摆放位置；C. 在肱骨表面显示肱肌，其与内侧旋前圆肌之间有正中神经（箭头）走行，肱二头肌的肌腱部分（三角箭头）走行在肱肌的浅方。Hu. 肱骨；Br. 肱肌；a. 肱动脉；PT. 旋前圆肌

（四）正中神经、肱动脉

探头横置于肘关节上方偏内侧，可显示肱动脉横断面，灰阶超声可见动脉搏动，彩色

多普勒超声可显示动脉内血流信号。紧邻肱动脉内侧为正中神经，短轴切面正中神经为筛孔状结构，内部为低回声的神经束和高回声的神经束膜及结缔组织，扫查时，注意横切面与纵切面相结合（图6-2-3）。

二、肘关节内侧面的超声检查

检查肘关节内侧面时，患者身体倾向被检查侧，前臂尽量外旋，肘部轻度屈曲。检查前，首先应找到肱骨内上髁。

（一）屈肌总腱

探头两端分别置于肱骨内上髁与尺骨近端，显示屈肌总腱起点，位于肱骨内上髁表面，呈纤维状高回声，并向远端移行为低回声的肌肉组织。探头连续扫查，观察肌腱的形态，有无增厚，内部有无钙化和撕裂，局部有无压痛等，必要时进行双侧对比，同时应注意肌腱附着处骨皮质面是否光滑（图6-2-4）。

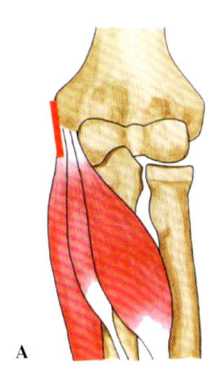 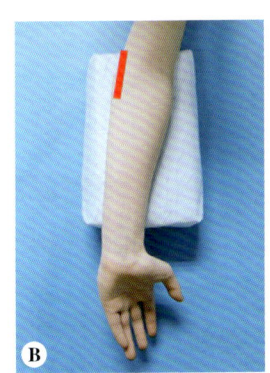 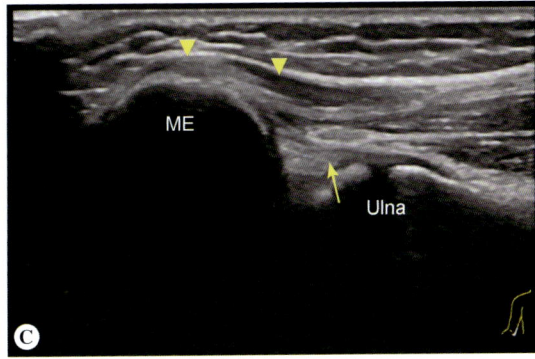

图 6-2-4　屈肌总腱长轴切面超声检查示意图

A.屈肌总腱长轴切面解剖示意图；B.屈肌总腱长轴切面检查探头摆放位置；C.屈肌总腱（三角箭头）一端附着于肱骨内上髁，紧贴其深方的高回声结构为内侧副韧带（箭头）。ME.肱骨内上髁；Ulna.尺骨

（二）内侧副韧带

肘部屈曲20°～30°，探头放在肘内侧进行冠状切面扫查，首先显示肱骨内上髁，其为肱骨下段的骨性强回声突起，探头向下显示尺骨上段，在肱骨内上髁和尺骨冠状突之间寻找内侧副韧带前束。内侧副韧带前束在超声上显示为位于屈肌总腱深部的高回声（高于屈肌总腱回声）的纤维状结构，其走行与屈肌总腱略有不同。内侧副韧带前束于肱骨外上髁附着处可有不同的声像表现，可表现为粗细一致的纤维束，亦可向近端呈扇形展开，其间散布高回声的脂肪组织。检查时可嘱患者做抗阻力外翻动作，观察韧带有无损伤。前束为内侧副韧带最主要的部分，应重点进行扫查，除需显示肱骨内上髁附着点外，还需要探头斜行寻找前束在尺骨上段的附着点。内侧副韧带后束、斜束在超声上难以显示，但其发病率低，且在肘关节抵抗外展力时，对肘关节的稳定作用较小（图6-2-4）。

三、肘关节外侧面的超声检查

检查肘关节外侧面时,患者双手合掌,拇指向上,双侧肘关节都伸展或单侧肘关节屈曲,前臂内旋。

(一)肱桡关节

探头置于肘外侧并平行于前臂长轴,此时可显示肱桡关节外侧面及表面相对较平的肱骨外上髁。肱骨与桡骨之间关节边缘的外周部分可显示高回声的滑膜皱襞。通过前臂主动旋前和旋后的动态观察可看到桡骨头,并可观察是否存在隐匿性骨折(图6-2-5)。

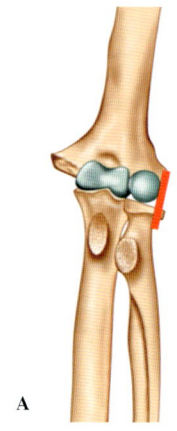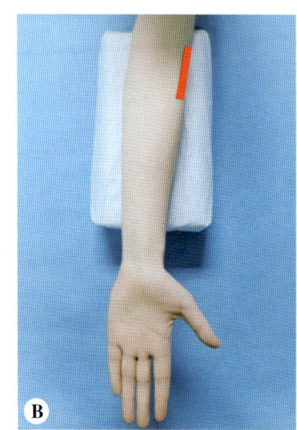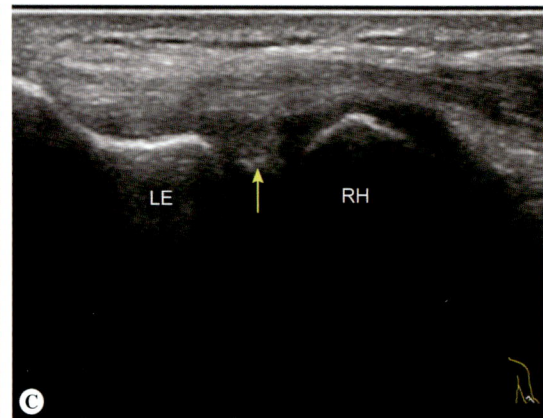

图6-2-5 肱桡关节超声检查体位及声像图

A.肱桡关节解剖示意图;B.肱桡关节超声检查探头摆放位置;C.肱骨与桡骨之间可显示高回声的滑膜皱襞(箭头)。RH.桡骨头;LE.肱骨外上髁

(二)伸肌总腱

探头一端置于肱骨外上髁,在冠状面的长轴上可显示呈纤维状高回声的伸肌总腱,位于皮下组织与外侧副韧带之间。探头旋转90°,显示伸肌总腱的短轴切面,其位于肱骨外上髁的浅面,呈椭圆形。由于桡侧腕短伸肌、指伸肌、小指伸肌和尺侧腕伸肌肌腱交织在一起,合并为伸肌总腱,超声难以区分单根伸肌肌腱在伸肌总腱的分布。由于伸肌总腱的病变多发生在肌腱的附着处,检查时应着重检查此处(图6-2-6)。

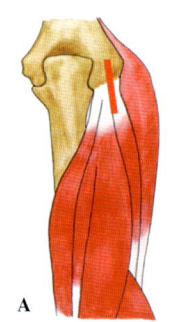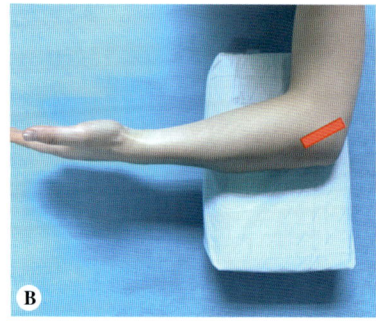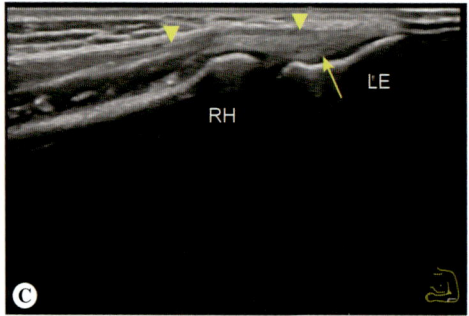

图6-2-6 伸肌总腱长轴切面超声检查示意图

A.伸肌总腱解剖示意图;B.伸肌总腱检查探头摆放位置;C.伸肌总腱(三角箭头)附着于肱骨外上髁,其深方有桡侧副韧带(箭头)。RH.桡骨头;LE.肱骨外上髁

（三）桡侧副韧带

探头位置同"伸肌总腱"检查，在肱骨外上髁伸肌总腱深方可显示桡侧副韧带，声像图中伸肌总腱上段与桡侧副韧带之间的界线常显示不清，但探头向远端滑动可显示桡侧副韧带止于桡骨环状韧带（图6-2-6）。

（四）桡侧尺副韧带

探头置于肘外侧，同时将探头自肱骨远端向后倾斜至尺骨，可显示桡侧尺副韧带，声像图显示为纤维状高回声。

（五）环状韧带

探头置于桡骨头上，可显示桡骨头表面呈均匀带状高回声的环状韧带（图6-2-7）。如果有积液存在，在桡骨颈的位置还可以显示环状隐窝。

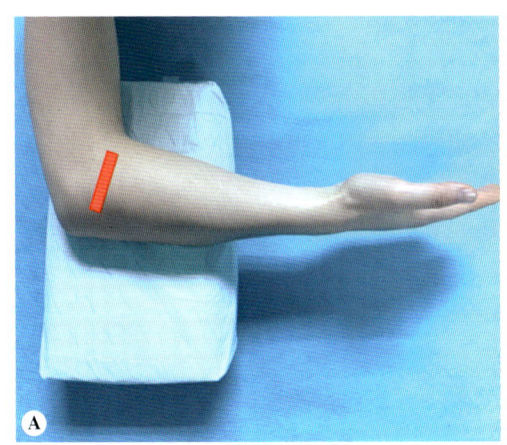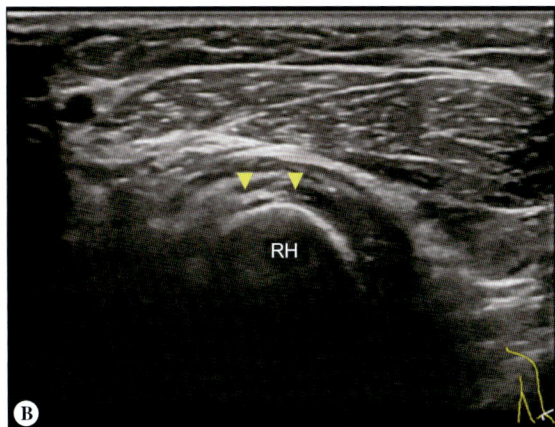

图 6-2-7　桡骨环状韧带超声检查示意图

A. 环状韧带检查探头摆放位置示意图；B. 在桡骨头表面，可见呈均匀带状表现的高回声的环状韧带（三角箭头）。RH. 桡骨头

（六）桡神经

探头置于外上髁前方横切面扫查，在肱肌与肱桡肌之间显示呈椭圆形低回声的桡神经，桡神经与桡动脉旋支伴行，彩色多普勒超声有助于鉴别。扫查桡神经主干至分叉处，分为浅支（感觉支）和深支（骨间后神经），继续短轴切面追踪骨间后神经，可见骨间后神经穿过旋后肌肌腱弓（Frohse 弓）。在观察骨间后神经时，应将前臂旋后，手掌向下。当前臂旋前时桡神经于 Frohse 弓的近端边缘成角走行，注意勿将此变化当作神经肿胀（图6-2-8）。

四、肘关节后侧面的超声检查

检查肘关节后侧面时，嘱被检者肘关节屈曲 90°，掌心向下，手掌放置在检查床上。

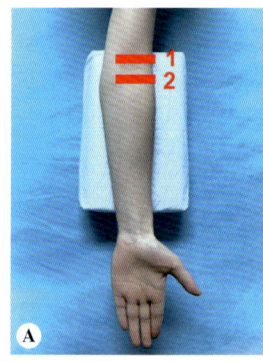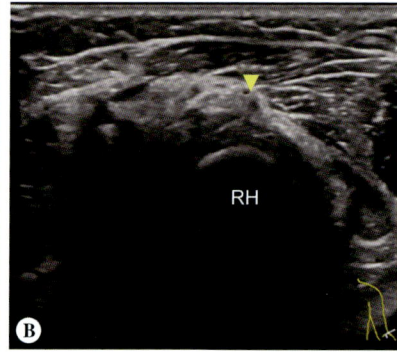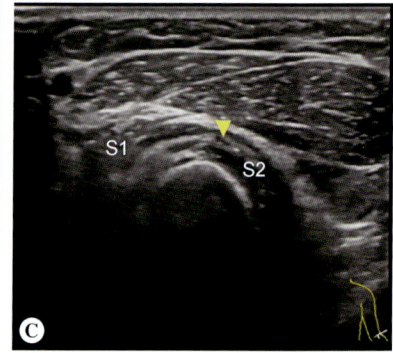

图 6-2-8 骨间后神经超声检查体位及声像图

A. 骨间后神经超声检查探头摆放位置示意图，分别为神经进入旋后肌肌腱弓前（1）及肌腱弓后（2）；B. 探头置于位置1时，骨间后神经（三角箭头）位于旋后肌表面；C. 探头置于位置2时，骨间后神经（三角箭头）穿过旋后肌弓，走行于旋后肌深层与浅层之间。RH. 桡骨头；S1. 旋后肌浅层；S2. 旋后肌深层

（一）鹰嘴窝

探头放置在肘关节后部近心端，矢状切面扫查可在肱骨干近肘关节处看到一显著骨性凹陷，此陷窝为鹰嘴窝。正常情况下，鹰嘴窝内填充的高回声组织为肘后脂肪垫。同时，此切面可观察关节内病变，如关节腔积液、关节内游离体等。当肘关节屈曲45°时，关节内积液从前滑膜间隙流入鹰嘴窝，这样更易观察到关节积液（图6-2-9）。

（二）肱三头肌

探头放置位置同"鹰嘴窝"检查，可以显示位于鹰嘴窝表面低回声的肱三头肌肌肉和远端高回声的肌腱。低回声与高回声带相互交织的条纹不要误认为肌腱炎或肌腱撕裂，很可能是肌肉肌腱交织部位或肌腱纤维之间的脂肪组织。探头向远端滑动，可扫查到肱三头肌肌腱在尺骨鹰嘴的止点（图6-2-9）。

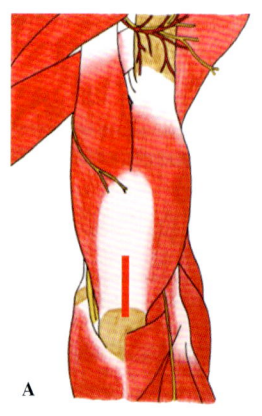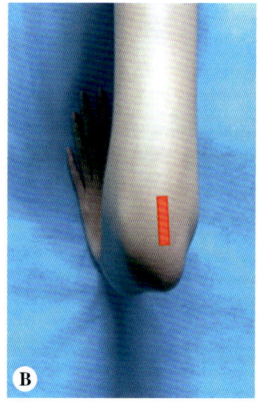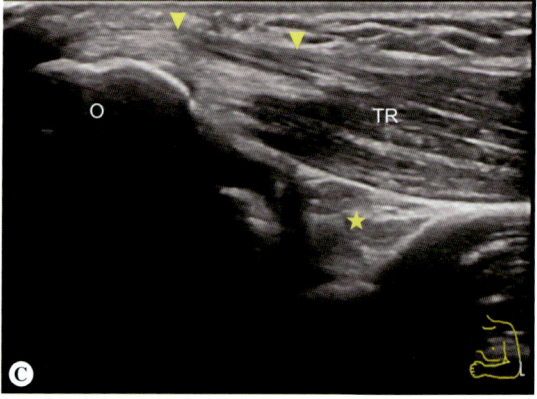

图 6-2-9 肱三头肌长轴切面超声检查示意图

A. 肱三头肌解剖示意图；B. 检查肱三头肌时探头摆放位置示意图；C. 肱三头肌肌腱远端（三角箭头）附着于尺骨鹰嘴，肌腱深方的凹陷为鹰嘴窝，其内有脂肪垫（星号）填充。TR. 肱三头肌远端肌腱；O. 尺骨鹰嘴

（三）尺神经

被检者肘部伸直、外翻，暴露鹰嘴及肱骨内上髁，探头横切一端置于鹰嘴上，另一端置于肱骨内上髁，可显示位于肘管内紧邻肱骨内上髁呈筛网状的尺神经，尺神经通常表现为低回声，周围是高回声的脂肪组织。尺神经的表面为肘管支持带（Osborne 筋膜），为一薄层结构，探头向远端滑动，在肘管的远侧，尺神经位于肱骨头与尺侧腕屈肌的尺骨头之间。正常状态下，尺神经的横截面积在肱骨内上髁水平略粗（截断值为 7.5mm^2），注意不要当成病变征象，同时将探头旋转 90°，从纵切面上观察尺神经结构（图 6-2-10）。

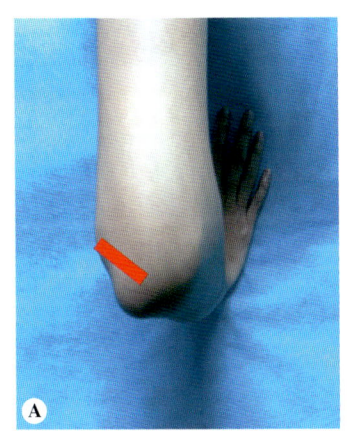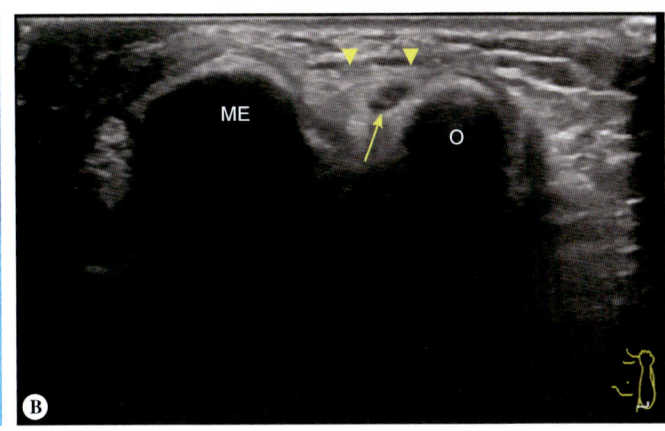

图 6-2-10　尺神经超声检查示意图

A. 肘管处尺神经检查探头摆放位置示意图；B. 尺神经（箭头）走行于尺骨鹰嘴与肱骨内上髁之间的尺神经沟，其浅层为筋膜结构的肘管支持带（三角箭头）。ME. 肱骨内上髁；O. 尺骨鹰嘴

五、超声检查技巧及注意事项

1. 当探头在肘关节骨骼的凹陷、曲面和隆起处扫查时，肘关节解剖结构容易受各向异性伪像的影响。要求检查者操作时注意调整患者体位与探头方向，特别是检查肌腱、韧带和神经时。

2. 由于肘关节各解剖结构位置表浅，检查时应当把超声成像的设置、宽景成像和聚焦区设定为浅表小器官或肌骨检查模式，并根据检查部位及深度调节仪器。

3. 检查肘管时，涂抹大量的耦合剂有利于皮肤与探头密切接触。

4. 注意动态与静态、长轴切面与短轴切面检查相结合。

第三节　常见肘关节疾病的超声检查

一、肘关节前侧面常见疾病的超声检查

（一）肱二头肌远端肌腱损伤

1. 病因　肱二头肌远端肌腱附着于桡骨粗隆，距离桡骨粗隆附着点 1～2cm 的范围

为肌腱的乏血供区域，当患者的肘关节被强力牵拉时，该区域肌腱容易发生挫伤、撕裂等病变。

2. 临床表现　肱二头肌远端肌腱损伤（distal biceps tendon rupture）容易导致前臂功能障碍，显著表现为前臂旋后困难，牵拉时通常出现肘窝部位的撕裂感觉，并伴有肘窝部急性疼痛后转为慢性疼痛，部分患者还会出现肘关节屈曲无力。

3. 超声表现　超声可以观察肌腱纤维结构的连续性，判断肌腱损伤的程度。当肌腱部分撕裂时，肌腱变薄或部分纤维结构显示不清，肌腱回声不均匀减低，周边可见积液或血肿形成。当肌腱完全断裂时，纤维结构完全中断，两个断端回缩，断端间由无回声的积液或混合回声的血肿填充（图6-3-1）。

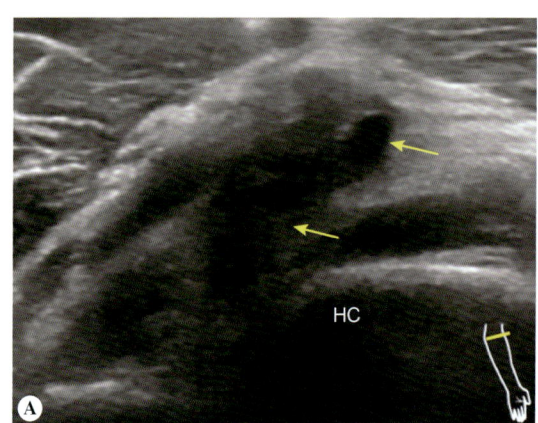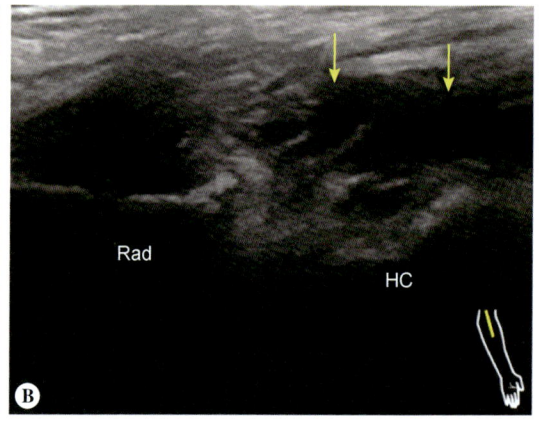

图 6-3-1　肱二头肌远端肌腱撕裂的声像图
A. 左肘关节前侧短轴切面，肱二头肌远端近桡骨粗隆附着处肌腱部分撕裂，肌纤维纹理消失（箭头），以无回声区填充；B. 长轴切面扫查，可见部分肌腱纹理消失（箭头）。Rad. 桡骨；HC. 肱骨头

4. 超声诊断思路及鉴别诊断要点　肱二头肌远端肌腱损伤较为少见，对于肘前部疼痛、功能障碍的患者，需要警惕肱二头肌远端肌腱病变的可能，应详细询问患者有无外伤病史，必要时配合相关体格检查动态进行扫查。超声可动态扫查显示肱二头肌远端肌腱的结构，根据肌腱结构的缺失程度、有无断端回缩、积液范围来评估肌腱损伤的程度及类型，若肌腱完全断裂，超声还可以在体表定位断端回缩的位置，有助于手术切口的选择。

鉴别诊断要点：

（1）肱桡滑囊病变：常表现为肱二头肌远端肌腱与桡骨粗隆周围出现的局限性积液或囊性病变，患者没有确切的外伤史，病变范围较大，滑囊内张力增高时可导致疼痛。

（2）肱二头肌远端肌腱病：表现为肱二头肌远端肌腱肿胀，回声不均匀减低，动态观察，肌腱连续性好，部分病例可见斑点样或块状强回声。

5. 检查注意事项

（1）肱二头肌远端肌腱附着点位置较深，检查时应适当调整探头频率，以利于清楚、完整地显示肌腱附着点情况。

（2）怀疑有肱二头肌远端肌腱损伤时，应从长轴、短轴切面分别扫查，观察肌腱的连续性及动态变化，明确肌腱损伤的范围。

（二）肱桡滑囊病变

1. 病因 肱桡滑囊位于肱二头肌远端肌腱止点的桡骨粗隆与桡骨头之间，当肱二头肌远端肌腱与桡骨头、肱桡肌之间发生摩擦、挤压，或慢性劳损、炎症等刺激时，可引起肱桡滑囊的滑膜水肿、充血和增厚，囊内渗液增加，导致滑囊张力增高。当滑囊内渗液较多时，滑囊增大可压迫正中神经而产生一系列临床症状。

2. 临床表现 患者一般会出现肘部外侧疼痛，前臂旋前时疼痛加剧，局部可有隆起、压痛，肘关节活动不便。滑囊体积过大引起正中神经卡压时，会伴有相应的神经压迫症状。

3. 超声表现 肱桡滑囊积液时，在肘前区肱桡关节表面可见与关节腔不相通的液性无回声区，形态多呈分叶状，边界清晰。在急性损伤时滑膜充血、水肿，渗出增加，渗液积聚使滑囊膨胀隆起，渗出液常为血性，超声表现为透声欠佳的囊性病变。慢性劳损时，滑囊反复受压摩擦，囊壁因炎症刺激而增生、纤维化，滑液分泌增多致滑囊肿胀，滑膜增厚呈结节状或乳头状改变（图6-3-2）。

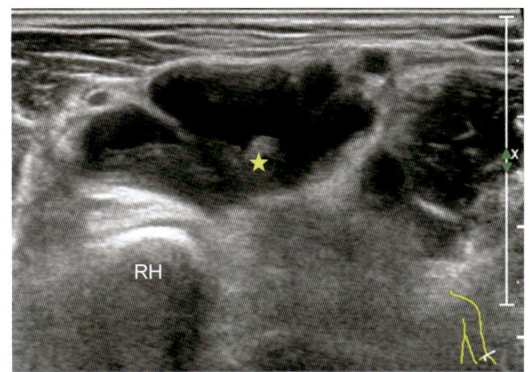

图6-3-2 肱桡滑囊积液的声像图
肱桡关节表面可见与关节腔不相连的液性无回声区，边界清晰，囊内可见增生的滑膜组织（星号）。RH.桡骨头

4. 超声诊断思路及鉴别诊断要点 肱桡滑囊位于肘关节偏外侧部位，因此临床症状及体征易与肱骨外上髁炎（网球肘）相混淆，但其疼痛位置较肱骨外上髁炎低，位于肱桡关节处，且该处常隆起明显，超声检查能够发现肿大的滑囊，以合并囊内积液为主；当肱桡滑囊急性损伤合并滑囊内出血时，滑囊内可充满点状高回声，避免误认为其是实性占位性病变。

鉴别诊断要点：肱骨外上髁炎疼痛亦在肘关节的外侧，但位置稍高且疼痛可放射至前臂，前臂伸肌牵拉试验（Mills征）阳性。超声图像上表现为伸肌总腱增厚、回声不均匀等。

5. 检查注意事项 超声检查发现肱桡滑囊体积较大时，且患者合并有前臂的酸痛、无力等症状时，应动态扫查肘前区正中神经的走行区域，避免漏诊因滑囊增大而导致的正中神经卡压。

（三）旋前圆肌综合征

1. 病因 正中神经于前臂近段1/3水平走行在旋前圆肌的肱骨头与尺骨头之间，旋前圆肌肱骨头大部分为肌性结构，少部分肌内含有明显的腱束且斜向走行于正中神经前方；旋前圆肌肱骨头表面较厚的筋膜于该头下缘处延伸至深面，形成旋前圆肌纤维桥，斜过于正中神经前方。因此，旋前圆肌腱膜增厚或紧张是导致正中神经卡压的因素之一，腱膜深面的血肿或肌肉肥大而使腱膜间隙变窄是导致正中神经卡压的另一因素。

2. 临床表现 前臂放射性疼痛，握力下降，拇指和示指感觉麻木甚至障碍，当前臂用力旋前、屈肘、被动旋后或握拳时症状加重，按压肘部正中神经时出现沿其分布的放射性疼痛或异常感觉。

3. 超声表现　正中神经在肘关节处易于被观察，高频超声可以在短轴及长轴切面清楚地显示正中神经的走行情况。部分人群中正中神经穿过旋前圆肌的肱骨头或尺骨头肌腹，因此当肌肉过度收缩活动时会造成正中神经的卡压。但必须注意的是，对于这部分人群，神经走行变异只是发生神经卡压的解剖学基础，却并非必然导致神经卡压的发生。

当旋前圆肌腱膜增厚、肌肉内血肿或占位性病变等导致间隙变窄而压迫正中神经时，除了上述病变自身的超声表现外，还能观察到正中神经局部受压变细，变细神经近心端神经干肿胀，回声减低，内部纤维结构显示不清，神经外膜由于水肿而回声增强，神经内可探及血流信号（图6-3-3）。

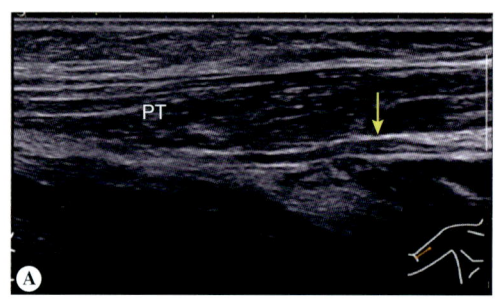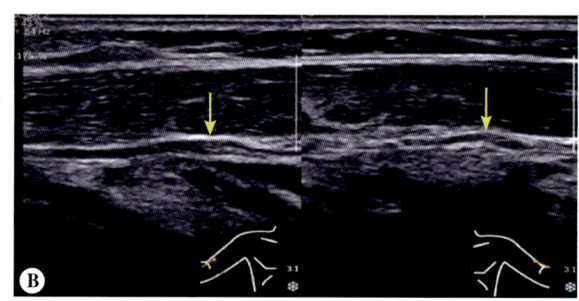

图 6-3-3　旋前圆肌综合征的声像图

A. 右前臂正中神经（箭头）于旋前圆肌内走行，局部神经增粗，神经外膜回声增强；B. 双侧对比探查，可见右侧正中神经（箭头）较对侧增粗。PT. 旋前圆肌

4. 超声诊断思路及鉴别诊断要点　对于出现有正中神经卡压症状的患者，超声检查时应先在短轴切面辨认正中神经结构，自肘部向前臂远端连续扫查，明确神经及神经走行区域的周围结构有无异常。

鉴别诊断要点：本病需与骨间后神经卡压、腕管综合征、拇长屈肌肌腱断裂等疾病相鉴别。

（1）骨间后神经卡压：桡神经深支在旋后肌腱弓（Frohse弓）处发生的卡压，患者出现前臂伸肌功能障碍。

（2）腕管综合征：正中神经走行于腕管水平处发生的卡压，导致手掌桡侧的感觉异常和麻木等症状。

（3）拇长屈肌肌腱断裂：拇长屈肌位于前臂深层，起于桡骨干中部及骨间膜，走行于正中神经的深方，当其肌腱发生断裂时影响拇指末节、掌指关节的屈曲。

5. 检查注意事项　结合患者症状及电生理检查，临床诊断神经卡压并不困难，但引起神经卡压的病因多样，超声检查不仅仅是为了确认神经卡压的存在，更应注意神经周围的组织结构变化，重点观察正中神经在肘部的走行及穿行结构，双侧对比检查寻找造成神经卡压的病因。

此外，即使患者出现神经卡压的症状，神经结构在超声图像上也并非一定有明显的形态学改变，因此对于临床可疑神经卡压的患者应进行动态、多切面扫查，配合患者的肌肉收缩及活动，试图寻找可能导致神经卡压的原因，此会对临床治疗有一定的指导意义。

二、肘关节外侧面常见疾病的超声检查

（一）肱骨外上髁炎（伸肌总腱炎）

1. 病因 肱骨外上髁炎（lateral epicondylitis）又称为网球肘，目前认为其主要病因是桡侧腕短伸肌的反复负荷、过度劳损，网球、乒乓球、羽毛球等运动都是引起肱骨外上髁炎的常见原因。根据目前的研究认为，肱骨外上髁炎是以退行性变为特征的肌腱变性，退变的基础是肌腱的微小撕裂，而并非是肌腱组织炎症反应引起的肌腱炎。

该病也常出现在长期从事单一繁重体力活动的劳动者中，如打字员、纺织工人、经常使用重锤的工人等，因为每天都要重复屈肘、伸肘和伸腕运动，所以就会增加桡侧腕短伸肌的负荷，引起肌腱慢性劳损。

2. 临床表现 患者主诉疼痛部位在肘关节的外侧，并放射至前臂，当手腕用力背伸及前臂旋前时疼痛会加剧，抓持物体时也会引起疼痛。疼痛可以分为间歇性疼痛、轻度疼痛或持续性严重疼痛。通常情况下，肘部的活动范围不受影响。

前臂伸肌牵拉试验（Mills征）阳性是肱骨外上髁炎的特异性体征。嘱患者伸直肘关节，前臂旋前，手握拳并屈腕，此时腕伸肌、指总伸肌紧张，若引起肱骨外上髁处疼痛为阳性；或患者前臂旋前位时做对抗外力的旋后运动，发生肘外侧疼痛为阳性。

3. 超声表现 在声像图上，肱骨外上髁炎的急性期可见伸肌总腱增厚，回声减低，部分病例会出现肌腱纤维的撕裂。随着病情的发展，肌腱内可能会出现强回声钙化灶、附着点处骨皮质毛糙等改变。此外，由于外上髁炎的基本病理是伸肌总腱止点，尤其是桡侧腕短伸肌腱的成纤维血管反应，因此超声能够观察到伸肌总腱腱体内血流信号增多（图6-3-4）。

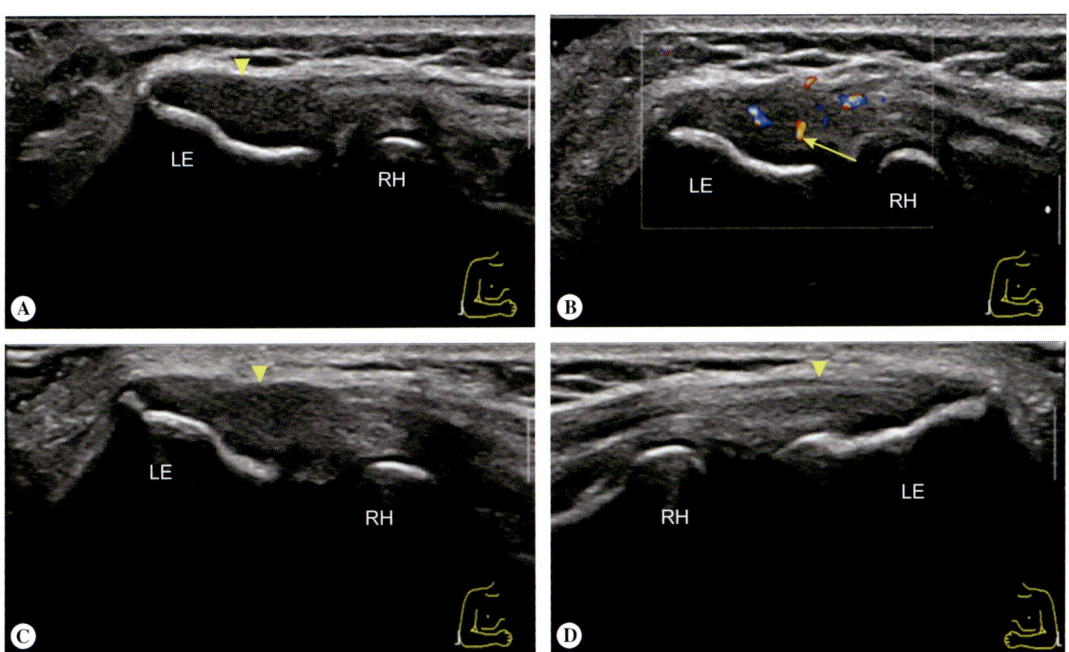

图 6-3-4 肱骨外上髁炎的声像图

A. 右侧伸肌总腱于肱骨外上髁附着处增粗，回声减低，纹理显示模糊（三角箭头）；B. 病变处肌腱内血流信号增多（箭头）；C、D. 患侧（C）与健侧（D）肌腱附着处对比，患侧肌腱明显增厚，纹理显示不清。LE. 肱骨外上髁；RH. 桡骨头

4. 超声诊断思路及鉴别诊断要点　对于 Mills 征阳性的患者，应着重检查伸肌总腱于肱骨外上髁附着处。根据患者症状的轻重及病程的长短，该病的声像图表现也会不同，疾病早期肌腱回声可基本正常，肌腱与外上髁骨面之间可有少量积液。随着疾病发展，肌腱可出现增厚、回声减低，若发现内部局灶性无回声区，提示肌腱有小撕裂；病程较长可见肌腱内钙化灶及外上髁骨面不光整、骨刺形成，提示肌腱发生退变，查体时肱骨外上髁压痛较明显。

鉴别诊断要点：本病引起的肘关节疼痛发生在肘关节外侧，故还应与肘关节外侧副韧带损伤、骨间后神经卡压、肱桡滑囊病变等疾病相鉴别。

（1）肘关节外侧副韧带损伤：常表现为肘关节外侧疼痛不适，多继发于外伤（跌倒后前臂撑地）后造成的韧带挫伤或断裂，该韧带紧贴伸肌总腱深方，在超声图像上还需仔细辨认具体的损伤部位。

（2）骨间后神经卡压：是骨间后神经在穿行旋后肌的腱性结构时易发生的神经卡压，表现为以前臂伸肌功能障碍为主的综合征。

（3）肱桡滑囊病变：常表现为在肱桡关节表面的液性无回声区，边界清晰，积液量较多时滑囊肿胀明显。

5. 检查注意事项　结合患者的病史、体征及声像图特征，该病在诊断上并不困难，行超声检查时，除提示本病以外，应更详细描述伸肌总腱的具体声像表现，如肌腱增厚的程度、撕裂的范围、积液量的多少、病变位置的血供等情况，便于临床医生采取相应的治疗方式。

（二）肘关节外侧副韧带损伤

1. 病因　肘关节外侧副韧带复合体包括桡侧副韧带、环状韧带及外侧尺副韧带，是维持肘关节外侧稳定的主要结构。人体跌倒时前臂旋后支撑地面，继而俯身屈肘致使前臂受到轴向应力，这种肘关节屈曲的轴向压缩、外翻、外旋的联合应力容易造成外侧副韧带的损伤。

2. 临床表现　主要为肘关节疼痛、弹响、活动不利，以及前臂伸直旋后位受应力时的脱位感，部分患者表现为肘关节反复脱位。

3. 超声表现　韧带部分断裂时，其内部可出现局限性无回声或低回声区，韧带张力减低；韧带完全断裂时可观察到韧带连续性中断，断端回缩增粗，断口处出现片状无回声区，韧带张力消失（图 6-3-5）。

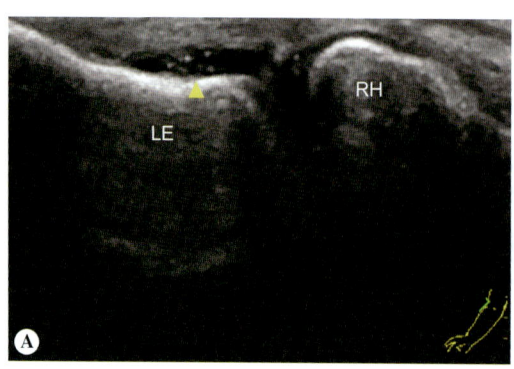
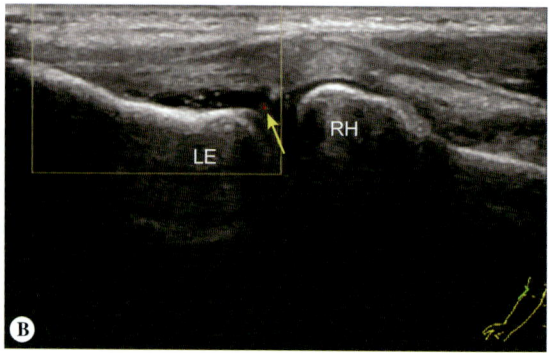

图 6-3-5　肘关节外侧副韧带损伤的声像图

A. 右肘关节外伤后，外侧副韧带局部撕裂，撕裂处以无回声区填充（三角箭头）；B. 外侧副韧带撕裂断端处见点状血流信号（箭头）。LE. 肱骨外上髁；RH. 桡骨头

4. 超声诊断思路及鉴别诊断要点 有肘关节反复脱位、肘部损伤或跌倒史的患者，超声检查时应着重观察外侧副韧带结构，韧带内部是否出现局限性无回声或低回声区，甚至回缩增粗，韧带张力有无减低或消失。

鉴别诊断要点：由于外侧副韧带表面紧贴伸肌总腱，因此需要与伸肌总腱的损伤相鉴别。伸肌总腱损伤时可表现为肌腱增粗，肌腱轻度撕裂时局部变细，肌腱纤维断裂不连续，损伤严重时肌腱可完全撕裂，断口有积液填充。因此，超声检查时应仔细辨认损伤来自韧带还是肌腱，外伤较为严重时二者可同时出现损伤。

5. 检查注意事项 外侧副韧带损伤后往往需要手术重建或修复韧带，治疗不及时会影响肘关节功能及其稳定性。而组成外侧副韧带复合体的桡侧副韧带、环状韧带及外侧尺副韧带等三条韧带在超声上均可显示，因此对于有肘部损伤史或跌倒史的患者，检查时应耐心、完整地扫查这三条韧带，确定韧带损伤的程度，这有助于临床治疗方案的制定。

（三）桡骨头半脱位

1. 病因 桡骨头半脱位（pulled elbow）常见于 5 岁以下患儿，该年龄段儿童的环状韧带前下方附着点薄弱，肘关节韧带、关节囊和肌肉均较松弛，桡骨头也尚未发育成熟，头、颈直径几乎相等，当小儿肘部受外力牵拉时，肘关节腔内的负压增大将关节囊和环状韧带吸入肱桡关节间隙，环状韧带可向上越过尚未发育成熟的桡骨头，嵌于肱骨头和桡骨头之间，阻碍桡骨头的复位，形成半脱位。因此，该病常见于儿童被家长牵拉过猛，加之儿童体重的反作用力，导致桡骨头半脱位，故也称为牵拉肘。

2. 临床表现 年幼儿童往往不能清楚描述受伤时的具体情况及疼痛程度，但临床体征较明显，表现为患侧肘部桡侧或腕背部疼痛，肘部呈半屈位，抗拒活动，由健侧上肢托扶患肢或下垂患肢，且患肢呈旋前位，旋后困难，肘关节不能屈伸，按压桡骨头处有明显压痛，无明显肿胀畸形，由此可以做出初步诊断。

3. 超声表现 声像图上，患侧肘关节桡骨头呈低回声，相对有高回声骨化中心的肱骨头位置明显移位，关节对位不良，骨缘线不一，肱桡间隙增宽，回声增强，旋后肌上移达关节间隙水平，并覆盖大部分桡骨头，呈钩形表现。环状韧带嵌顿表现为肱桡关节之间出现高回声带，肿胀，因炎症水肿回声不均，血流信号增多。部分病例患侧肘关节外侧区纵切面显示低回声的液性无回声区，高回声的脂肪垫被挤压移位到前方，提示有关节腔积液（图6-3-6）。

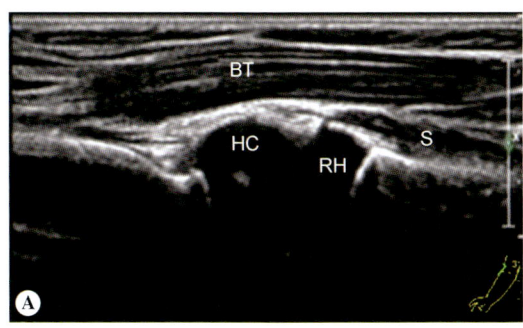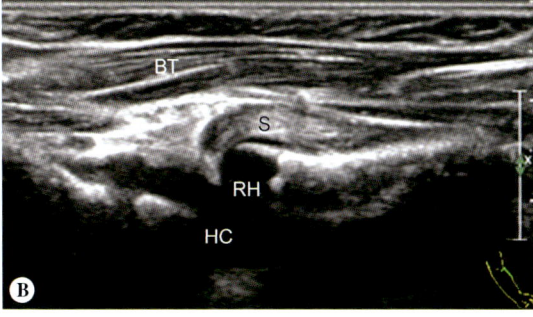

图 6-3-6　桡骨头半脱位的声像图

A. 右侧（健侧）肘关节桡侧纵切面，桡骨头与桡骨头紧密相贴，是正常的肱桡关系；B. 左侧（患侧）肘关节桡侧纵切面，桡骨头移位，肱桡关节对位不良，旋后肌上移达关节间隙水平。BT. 肱二头肌肌腱；RH. 桡骨头；HC. 肱骨头；S. 旋后肌

4. 超声诊断思路及鉴别诊断要点　虽然临床根据病史、体格检查可对该病做出诊断，但通过高频超声对肘关节的多切面及动态连续扫查可清晰显示肘关节及周围软组织的情况。在超声检查中发现肱桡关节对位不良，关节间隙增宽、环状韧带嵌顿和旋后肌上移是诊断桡骨头半脱位的主要声像学依据。

鉴别诊断要点：应注意当患儿因摔伤（非牵拉肘部）导致肘部疼痛就诊时，即使通过超声检查确诊了桡骨头存在脱位，也需进一步扫查尺骨上段，避免漏诊孟氏骨折（尺骨上1/3骨折合并桡骨头脱位）。还应留意先天性桡骨头脱位这一种少见畸形，幼儿时一般无明显症状，双侧肘部不对称，随着年龄的增大逐渐出现肘关节屈伸及前臂旋转活动受限。

5. 检查注意事项　不同年龄段的儿童其发育程度不一，病程时间不一，因此关节间隙增宽的程度也存在差异。检查时应仔细询问病史，患肢与健肢双侧对比，并且多切面、动态连续扫查，避免误诊、漏诊。

（四）骨间后神经卡压综合征

1. 病因　骨间后神经（posterior interosseous nerve）即桡神经深支，在肘关节处走行于旋后肌（supinator muscle）浅、深两层构成的旋后肌管内，神经在旋后肌管入口时穿过一弓状纤维样结构，即旋后肌腱弓（Frohse弓），旋后肌管出口也多呈腱性结构。被Frohse弓或紧张的旋后肌压迫是引起骨间后神经综合征的主要原因。此外，桡骨头骨折、脱位等外伤及脂肪瘤、纤维瘤、腱鞘囊肿等占位性病变均可引起该神经卡压。

2. 临床表现　骨间后神经卡压会出现以前臂伸肌功能障碍为主的综合征，通常表现为桡神经深支支配的肌肉不完全麻痹，包括伸腕无力，拇外展、伸直障碍，第2～5指的掌指关节不能主动伸直及前臂疼痛。

3. 超声表现　Frohse弓增厚或纤维化引起神经卡压时，超声检查可发现神经被高回声腱性组织压迫而形成的明显压迹，受压处近段神经增粗，回声减低，内部神经纤维结构显示不清，神经内血流信号增多。若神经卡压由腱鞘囊肿、脂肪瘤等占位性病变所致，超声检查除了能发现上述神经的声像改变以外，还能对这些占位性病变做出提示（图6-3-7）。

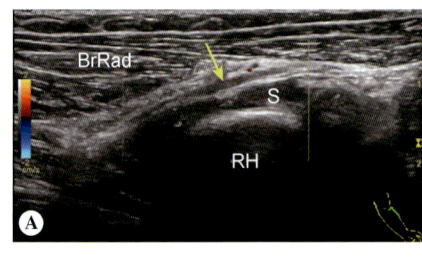 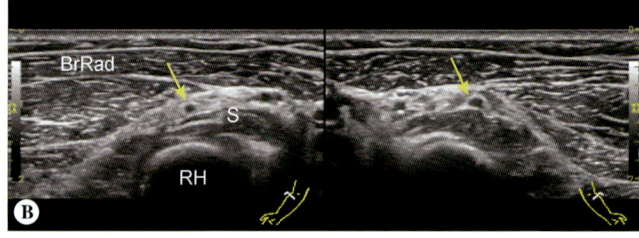

图6-3-7　骨间后神经卡压的声像图

A. 左前臂桡神经深支（箭头）于穿过旋后肌腱弓水平因周围腱性结构压迫致局部增粗，神经外膜回声增强并见点状血流信号，神经束显示不清；B. 短轴切面双侧对比探查可见右图显示的左侧桡神经深支（箭头）较左图（健侧）显示的增粗。BrRad. 肱桡肌；RH. 桡骨头；S. 旋后肌

4. 超声诊断思路及鉴别诊断要点　骨间后神经卡压综合征以运动障碍为主，一般不引起感觉障碍，超声显示走行于旋后肌浅、深两层之间的骨间后神经增粗，回声改变，如合

并有前臂伸肌功能障碍，即可做出诊断。

鉴别诊断要点：

（1）桡管综合征：是桡神经在肘部发生的另一种卡压综合征，以感觉障碍为主，常由肱肌与肱桡肌之间的腱鞘囊肿或滑膜囊肿压迫神经所致，超声易于发现此类占位性病变。

（2）旋前圆肌综合征：因各种原因导致穿行于旋前圆肌内的正中神经受压时，可出现前臂疼痛，握力下降，拇指和示指感觉麻木等症状。因发生卡压的神经不同，所以熟练掌握桡神经、正中神经在肘关节处的分支及走行将有助于明确诊断。

5. 检查注意事项 骨间后神经常存在多处卡压，一旦遗漏，很可能影响手术治疗效果。超声检查时应尽量做到仔细、全面，从肱肌和肱桡肌之间的桡神经开始横切面扫查，连续追踪至桡神经深支，应认识到神经卡压可以不仅发生于某个解剖点，也可以出现节段性卡压。

三、肘关节内侧面常见疾病的超声检查

（一）肱骨内上髁炎（屈肌总腱炎）

1. 病因 肱骨内上髁炎（medial epicondylitis）常见于高尔夫球等运动选手，故又称为高尔夫球肘，该病是肱骨内上髁屈肌总腱附着处的退行性病变。腕屈肌、指屈肌的主动收缩和被动牵拉都会在屈肌总腱附着处发生一定的应力，经过长期、反复作用后导致肌腱局部持续性微创伤，软组织充血水肿、渗出、粘连及增生使肌腱腱膜增厚，失去弹性，而退变的肌腱不能进行有效的自我修复，从而发展为慢性退行性疾病。

2. 临床表现 常表现为肘关节内侧疼痛，查体可出现内上髁局限性疼痛和压痛，随前臂外旋、腕关节背伸及肘关节伸直时疼痛加剧。大多数患者可通过制动、理疗、局部疼痛阻滞注射等取得满意疗效，但也有部分病例因反复发作而影响了生活、工作，需要手术干预。

3. 超声表现 主要表现为屈肌总腱增厚肿胀，肌腱内出现低回声或无回声区，肌腱纤维结构显示不清，肌腱内局部血流信号增多，部分患者也可在肌腱内发现点团状的钙化灶，严重病例可同时伴有内侧副韧带增厚、断裂或钙化，肱骨内上髁骨表面不平整（图6-3-8）。

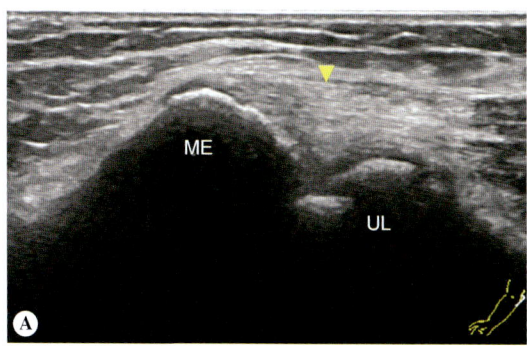
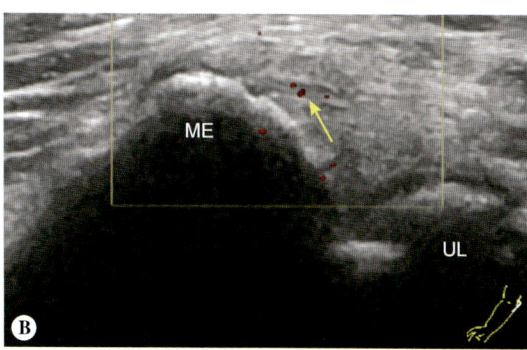

图 6-3-8 肱骨内上髁炎的声像图

A. 右肘屈肌总腱于肱骨内上髁附着点处轻度肿胀，纹理显示模糊（三角箭头）；B. 附着点处肌腱内可见点状血流信号（箭头）。ME. 肱骨内上髁；UL. 尺骨

4. 超声诊断思路及鉴别诊断要点　对于肘关节内侧疼痛的患者，在内上髁进行横切面和纵切面扫查时，应重点观察屈肌总腱的厚度、回声、肌腱纤维的连续性，肱骨内上髁骨皮质是否光滑，屈肌总腱起点处周围组织的情况，以及屈肌总腱内部和周围软组织的血流信号。肌腱内出现低回声区提示胶原纤维的变性、断裂，继发肉芽组织增生，而无回声区则提示纤维连续性中断，肌腱撕裂。若肌腱内部血流信号增多则提示新生血管形成。肌腱内血流信号增多提示可能处于急性充血期，新生血管形成，患者常有明显肿痛的症状。部分患者屈肌总腱内可出现钙化，常提示为慢性损伤，这与病程的长短有一定关系，与疾病的严重程度无明显相关性。

鉴别诊断要点：本病需与肘关节内侧副韧带损伤相鉴别，因二者关系密切，超声检查时应仔细判断病变部位，如因外伤导致的肘关节内侧损伤也可能同时造成肌腱和韧带的损伤。

5. 检查注意事项　结合患者症状与体征，诊断该病并不困难，超声可清晰显示肌腱内部结构，发现肌腱撕裂时可提示临床尽早实施手术，因为此类患者行保守治疗效果不佳。超声对血流信号的观察也可辅助临床进行疗效评估。超声检查时应注意做到患侧与健侧对比，在两侧同一水平位置测量屈肌总腱厚度，以免误诊。

（二）肘关节内侧副韧带损伤

1. 病因　肘关节内侧副韧带是维持肘关节内侧稳定和对抗外翻应力的主要结构。它由前束、后束及斜束三部分组成，在声像图上不易被区分。肘关节骨折、脱位常伴有内侧副韧带前束损伤，导致肘关节不稳。除外伤以外，肘关节长期受到慢性劳损也常会导致内侧副韧带损伤，以投掷运动员为例，肘关节内侧副韧带发生损伤的主要原因是受到外翻力和外旋应力的作用。

2. 临床表现　内侧副韧带损伤可为急性或慢性。急性损伤多见于用力投掷运动时突然出现肘关节内侧疼痛，并伴随肘内侧弹响；慢性损伤则表现为在伸肘投掷或击球运动加速阶段，肘内侧逐渐加重的疼痛不适。肘关节周围骨折，特别是桡骨头骨折、肱骨下段骨折、跌倒时手或前臂撑地均可导致内侧副韧带损伤，患肘内侧肿胀，压痛明显，皮肤出现瘀斑，患肘屈伸活动受限，若双肘外翻应力位 X 线片显示患肘内侧间隙增宽时，可诊断内侧副韧带损伤。

3. 超声表现　内侧副韧带损伤时，超声检查可见内侧副韧带增厚，内部回声减低或不均匀；韧带发生撕裂时，会伴有低回声或混合回声的血肿形成；患侧肱尺关节内侧间隙较健侧增大，部分患者韧带附着处可见碎骨片，可合并屈肌总腱损伤及关节腔积液（图6-3-9）。

4. 超声诊断思路及鉴别诊断要点　超声可以观察内侧副韧带的形态、内部回声及判断其连续性，可以评估内侧副韧带损伤的程度。韧带肿胀增厚提示韧带出现挫伤水肿；韧带内低回声区提示韧带纤维肉芽组织增生；若韧带内出现无回声区则提示韧带纤维结构撕裂，并伴有断端的出血及渗出。肱尺关节内侧间隙增大时也往往提示韧带撕裂。

鉴别诊断要点：由于内侧副韧带位于屈肌总腱的深方，二者关系密切，因此超声检查时需判断病变所在的位置，屈肌总腱的病变如肌腱炎、肌腱断裂较为严重时也可累及内侧副韧带。

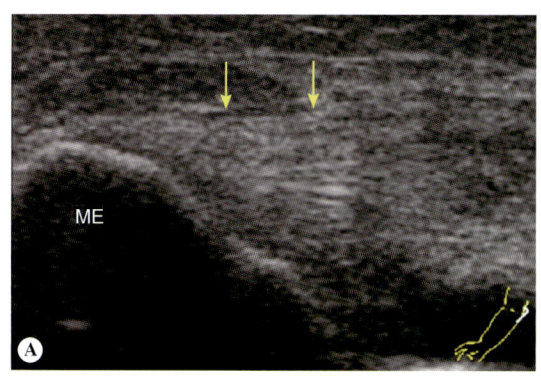 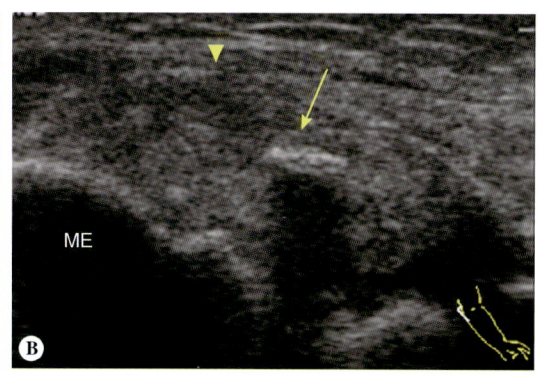

图 6-3-9 肘关节内侧副韧带损伤的声像图

A. 正常内侧副韧带（箭头）；B. 内侧副韧带肿胀（三角箭头），结构紊乱，纹理不清，韧带内可见团块状强回声（箭头）。
ME. 肱骨内上髁

5. 检查注意事项　内侧副韧带在维持肘关节的稳定性方面较桡骨头具有更重要的作用，损伤后易出现肘关节不稳定，故超声检查时需多切面、双侧对比检查，动态观察肱尺关节内侧间隙的变化，韧带的形态及其纤维的连续性，以提高诊断的准确性。此外，由于内侧副韧带表面紧贴屈肌总腱，因此检查时还应仔细辨认损伤是来自内侧副韧带还是屈肌总腱，或韧带与肌腱均有累及。

四、肘关节后侧面常见疾病的超声检查

（一）鹰嘴滑囊病变

1. 病因　鹰嘴滑囊位于肘后部皮肤与肱三头肌肌腱之间，滑囊位置表浅，因此易受创伤或长期摩擦而引起病变。急性损伤时滑囊滑膜充血、水肿，渗出增加，渗液积聚使滑囊体积增大，膨胀隆起，渗出液常为血性；慢性劳损时，滑囊受到过度摩擦或压迫，囊壁发生炎症反应，滑液分泌增多使滑囊肿胀、膨大；囊壁在反复炎症的刺激下增生、肥厚及纤维化，使滑膜呈结节状或乳头状改变。

2. 临床表现　鹰嘴滑囊病变时肘后部有不适感，可有轻微疼痛，于鹰嘴部皮下软组织内出现囊性肿物，向外突出，肿物通常质软，囊内积液量大时张力增高，质地可偏硬，常伴有轻压痛。

3. 超声表现　鹰嘴滑囊病变根据病因及病史不同，其声像图表现各异。

（1）单纯滑囊积液：肘后部皮肤与肱三头肌肌腱之间可见以液性回声为主的包块，呈梭形或扁圆形，可见完整的囊壁回声，内壁一般光滑，囊内可见条索状皱襞回声（图 6-3-10）。

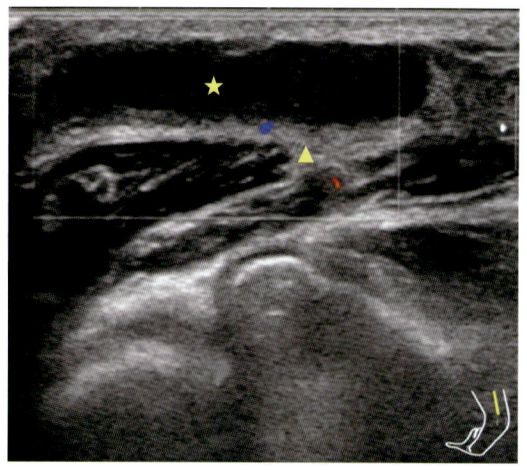

图 6-3-10　鹰嘴滑囊积液的声像图
肘后侧鹰嘴滑囊壁明显增厚（三角箭头），滑囊内充满点絮状低回声（星号）及无回声积液

（2）滑囊积血：多见于外伤（如跌倒时肘后着地）或长期服用抗凝药物的患者，于肘后部皮肤与肱三头肌肌腱之间可见液性无回声区，随着积血时间的长短，其回声表现不一，新鲜积血可表现为囊内网格样结构或絮状高回声，陈旧性积血可出现典型的分层现象，而长期反复出血可表现为囊内充满细密点状回声（图 6-3-11）。

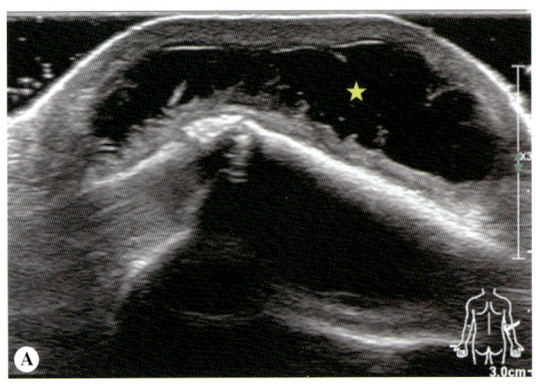 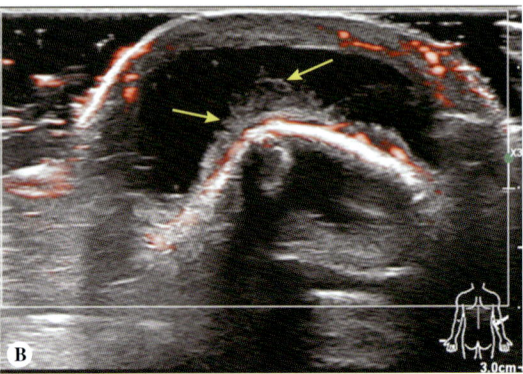

图 6-3-11　鹰嘴滑囊积血的声像图

A. 长期服用波立维药物的患者因突发右肘后无痛性包块就诊，检查见鹰嘴滑囊体积增大（星号）；B. 滑囊内见絮状高回声（箭头），结合用药史考虑为自发性滑囊出血

（3）滑囊滑膜增生性病变：鹰嘴滑囊体积增大，囊壁明显增厚，内膜可光滑或呈结节状向囊内突起，囊内可见团状实性中等回声或粗大的皱襞回声；囊壁、囊内实性回声及皱襞上可探及血流信号（图 6-3-12）。

（4）滑囊内类实质样改变：见于滑囊内反复、慢性出血，或合并化脓性感染有较多脓性分泌物时，增大的滑囊囊壁较厚，囊内充满均匀细点状中等回声，仅有小片状无回声及条带状低回声。囊壁上可检测到血流信号，囊内一般无明显血流信号。

（5）滑囊炎：鹰嘴滑囊受到持续、反复的摩擦和压迫，引起滑囊的无菌性炎症，并累及周围软组织（图 6-3-13）。

4. 超声诊断思路及鉴别诊断要点　由于鹰嘴滑囊位置表浅，超声易于观察，不仅可以测量滑囊的大小，还能测量囊壁的厚度，同时超声可以显示滑囊的形态和内部回声，以及检测增厚滑膜的血流分布，并根据这些特征推测滑囊病变的原因，为临床诊断提供帮助。

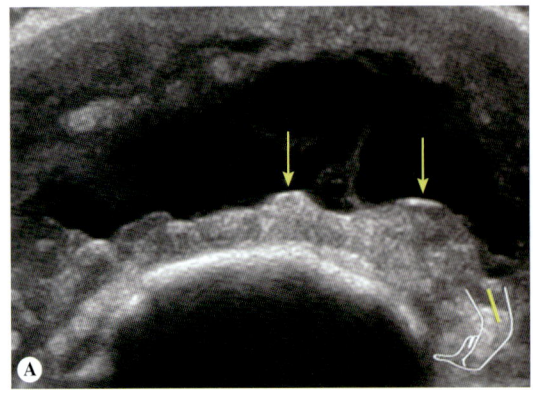 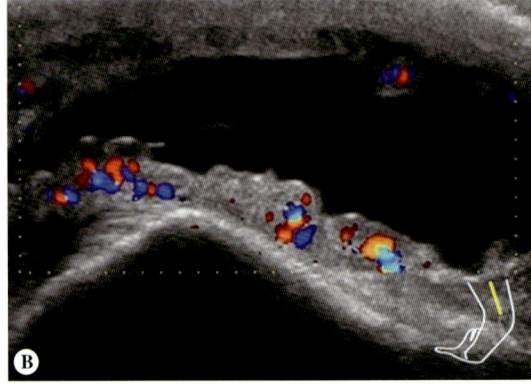

图 6-3-12　鹰嘴滑囊滑膜增生的声像图

A. 鹰嘴滑囊壁明显增厚，呈结节状（箭头）向囊内突起；B. 增厚滑囊内血流信号增多

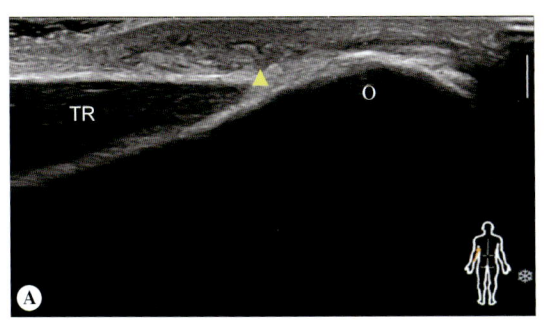
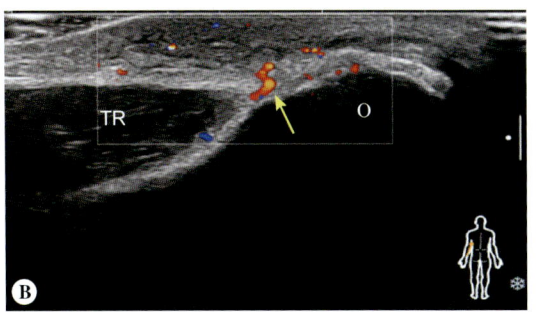

图 6-3-13　鹰嘴滑囊炎的声像图
A.鹰嘴滑囊增厚（三角箭头）；B.滑囊壁及周边软组织血流信号增多（箭头）。O.尺骨鹰嘴；TR.肱三头肌

鉴别诊断要点：

（1）肘后部除鹰嘴滑囊以外，在肱三头肌肌腱与尺骨鹰嘴之间还有肱三头肌肌腱下滑囊，因此检查时应清楚地判断滑囊所在位置，避免误诊。

（2）当肘后区皮下蜂窝织炎引起组织间隙积液时有可能被误诊为滑囊炎，因此应仔细观察积液周围的软组织情况。

5. 检查注意事项　鹰嘴滑囊位置表浅，发生病变时肘后区通常可触及肿块，但临床医生对其内部结构不易做出评判。超声检查可清晰地显示滑囊内的结构特征，在判断滑囊内的炎性渗出、积血或积脓等方面为临床诊治提供了可靠的诊断依据，并指导临床选择治疗方案。检查时应进行多切面、多角度扫查，清晰显示病变滑囊的具体位置，与肱三头肌腱的关系，以及其边界、内部回声特点及血流分布情况。

（二）肱三头肌肌腱下滑囊病变

1. 病因　肱三头肌肌腱下滑囊位于肱三头肌肌腱与尺骨鹰嘴之间，位置较深，滑囊多在肘关节外伤累及肘后区时出现损伤。此外，由于滑囊位于肱三头肌肌腱深方，因此肌腱的反复、长期摩擦可能会引起滑囊炎性渗出，导致滑囊内积液。

2. 临床表现　由于滑囊位置较深，且位于肱三头肌肌腱深方，因此发生病变时一般无明显临床表现。但如果滑囊内积液过多，可引起肘后区疼痛，皮肤表面可触及隆起。

3. 超声表现　正常情况下滑囊纤细，超声无法清晰辨认其结构。当滑囊内出现积液时，肱三头肌肌腱与尺骨鹰嘴之间可见以液性为主的无回声区，边界清晰，囊壁回声完整，当囊内合并出血时，可见较多均匀细点状稍高回声（图 6-3-14）。

4. 超声诊断思路及鉴别诊断要点　由于肱三头肌肌腱下滑囊位置相对固定，超声检查时易发现其病变，并可明确滑囊内积液的性质，此有助于临床判断其病因。

鉴别诊断要点：

（1）需与鹰嘴滑囊病变相鉴别，鹰嘴滑囊位于肘后区皮肤与肱三头肌肌腱之间，熟悉其解剖位置即可与本病相鉴别。

（2）肱三头肌肌腱损伤时肌腱局部结构紊乱，如合并肌腱撕裂则撕裂处亦可有低回声或无回声积液填充，因此还需根据病变所在的位置做出鉴别。

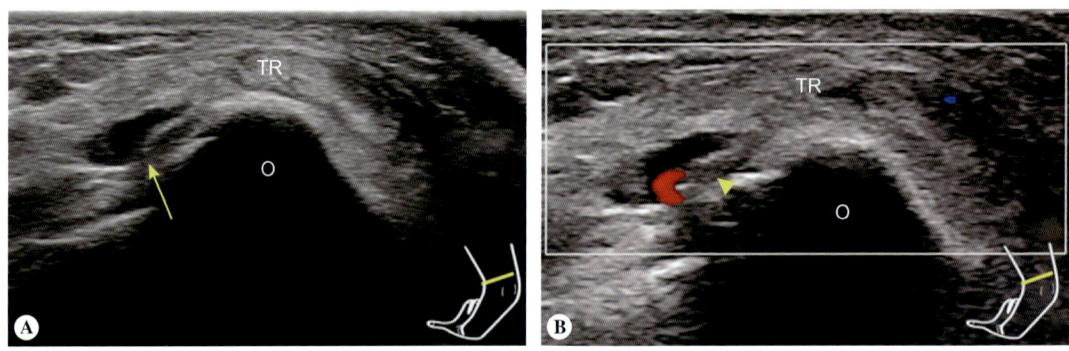

图 6-3-14 肱三头肌肌腱下滑囊积液的声像图
A. 短轴面扫查,肱三头肌肌腱偏内侧深方可见囊性无回声区(箭头);B. 滑囊壁增厚(三角箭头)。O. 尺骨鹰嘴;TR. 肱三头肌肌腱

5. 检查注意事项 肱三头肌肌腱下滑囊因其部位较深,且位于肱三头肌肌腱深方,肘后区触诊一般没有明显异常,临床不易诊断,但超声检查较易发现滑囊的病变。由于肱三头肌肌腱下滑囊与鹰嘴滑囊均位于肘后区,两滑囊之间有肱三头肌肌腱,因此检查时先确定肱三头肌肌腱结构即可区分两滑囊的所在位置。

(三)肘管综合征

1. 病因 尺神经发自臂丛神经内侧束,在上臂远端尺侧,尺神经穿过内侧肌间隔到达肘部并进入肘管。肘管是一个由纤维和骨骼组成的通道,位于肘关节内后方。在病理因素与解剖因素的共同作用下,尺神经在肘管内可被机械性卡压和磨损,出现慢性缺血缺氧,从而导致肘管综合征的发生。肘管周围的急、慢性损伤可引起局部软组织充血水肿、血肿机化及纤维瘢痕形成,导致肘管狭窄,从而压迫、磨损尺神经;此外,肘管内占位性病变如滑膜囊肿、腱鞘囊肿等可导致尺神经受压;代谢性疾病如类风湿关节炎引起肘管内滑膜增厚、痛风性关节炎引起肘管内痛风石形成等也可对尺神经造成压迫。

2. 临床表现 肘管综合征(cubital tunnel syndrome)是临床常见的周围神经慢性损伤性疾病之一。早期患者感觉手易疲劳、握力减弱,伴环指、小指及手部尺侧麻木不适,有麻刺感或蚁行感,前臂近端尺侧疼痛;后期环指、小指及手部尺侧麻木进行性加重,肌力下降,灵活性差,手部肌肉进行性萎缩。前臂及手部尺侧皮肤感觉减退、干燥无汗,肌肉酸痛;尺神经沟处可触及增粗变硬的神经,Tinel征、屈肘试验阳性;小鱼际肌、拇内收肌、手骨间肌发生不同程度萎缩,呈"爪状手"。

3. 超声表现 尺神经卡压时,超声检查可见尺神经干局部或节段性变细,神经外膜回声增强,卡压两端神经肿胀、回声减低、内部结构显示不清,肿胀神经内血流信号增多。若肘部外伤后形成的瘢痕组织与神经粘连,可以观察到神经干与瘢痕组织分界不清,且神经受到瘢痕牵拉可出现走行不规则(图6-3-15)。

4. 超声诊断思路及鉴别诊断要点 导致肘管综合征的因素有多种,如肘部过度活动导致尺神经慢性损伤,肘管内占位性病变压迫,外伤直接损伤尺神经等,超声表现不一,但检查时应做到双侧对比,动态观察尺神经的走行、形态、回声、血流信号。根据神经损伤

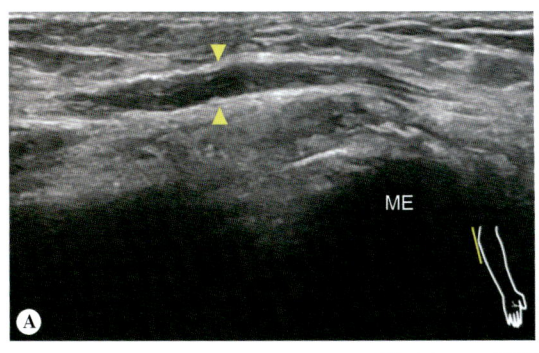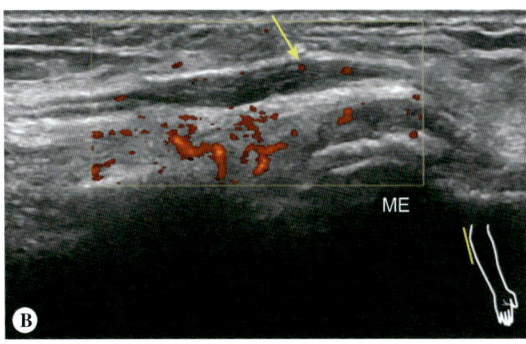

图 6-3-15　肘管综合征的声像图

A. 尺神经主干于肘管水平增粗（三角箭头），神经外膜增厚，神经束显示不清；B. 增粗神经内见点状血流信号（箭头），神经周围软组织血流信号增多。ME. 肱骨内上髁

出现的相应症状，临床较易诊断尺神经卡压。超声检查的意义不仅在于确定神经是否受压，更重要的是分析、寻找神经卡压的原因，为临床后续治疗提供关键信息。

鉴别诊断要点：

（1）肘管外尺神经卡压：虽然尺神经卡压多数发生于肘管内，肘管外的尺神经亦可因腱鞘囊肿、血肿等占位性病变的压迫而引起卡压症状。

（2）尺神经半脱位：半脱位时可出现肘管综合征类似的临床表现，虽然二者之间未必有直接关系，但由于半脱位时尺神经位于肱骨内上髁上方，位置较表浅且失去了肘管的保护，易受到外伤或被硬物挤压。同时，反复的半脱位使尺神经与肱骨内上髁发生挤压、摩擦，也会造成尺神经损伤。

5. 检查注意事项　肘关节水平尺神经的超声评价受多种因素影响，如患者的年龄、体重、性别和肘关节姿势等。有学者提出通过计算尺神经的肿胀率和肘管横截面积来诊断肘管综合征，但国内外文献对于该诊断标准的报道差异较大，暂无统一参考标准，因此检查时双侧对比很有必要。

（四）尺神经半脱位

1. 病因　屈肘时尺神经有向前滑脱的趋势，当脱离尺神经沟到达肱骨内上髁上方时，称为尺神经半脱位，但要注意的是部分正常人也可出现尺神经半脱位。尺神经半脱位的病因有多种，目前认为该病与肱骨内上髁高度减少、尺神经沟变浅、肘管弓状韧带近段缺如、屈肘时肱三头肌伸入肘管挤压神经等有关，上述病因均可引起肘关节屈伸时肘管容积变化，从而导致尺神经半脱位。

2. 临床表现　目前认为尺神经半脱位与肘管综合征无直接关系，尺神经半脱位可发生在正常人中，因此当尺神经未受到损伤时，半脱位可不伴有任何临床症状。但如果神经脱位合并损伤或卡压时，可出现肘管综合征的临床表现。

3. 超声表现　配合屈肘、伸肘动作来动态观察尺神经的位置变化，屈曲肘关节时尺神经滑行到肱骨内上髁上方，伸直肘关节时尺神经回到肘管内。

4. 超声诊断思路及鉴别诊断要点　根据患者症状，结合屈伸肘关节动作，通过超声动态观察尺神经的位置变化来诊断该病并不难。

鉴别诊断要点：详见"（三）肘管综合征"。

5. 检查注意事项　怀疑尺神经半脱位进行超声检查时，探头要轻放，避免因探头的压力导致尺神经位置相对固定而出现假阴性结果。另外，需结合屈肘、伸肘动作动态观察尺神经的位置、形态变化，伸肘时尺神经往往位于肘管内而不出现脱位。如尺神经脱位时出现变扁、变细等征象，可提示神经受压。反复的摩擦、刺激也可使神经外膜增厚，从而对神经造成卡压。

参 考 文 献

罗滨，徐能全，陈学洪，等，2004. 尺神经肘管段半脱位的临床解剖观察. 中华解剖与临床杂志，9（4）：267-268.

穆维娜，申素芳，袁海亮，等，2014. 鹰嘴皮下滑液囊病变的超声诊断. 中国超声医学杂志，30（11）：1046-1049.

申素芳，穆维娜，2012. 超声诊断肱桡滑囊炎 1 例. 中华超声影像学杂志，21（10）：912.

石颖，秦冰娜，聂宏娟，等，2014. 肘管综合征超声定量检测的临床应用价值. 中国中西医结合影像学杂志，12（3）：268-271.

舒强，孟凡东，卢敏，等，2002. 正中神经在肘部及前臂上段卡压综合征的解剖基础. 中国临床解剖学杂志，20（3）：207-209.

许华宁，殷立平，杨益虎，等，2014. 彩色多普勒超声对肱骨外上髁炎的诊断价值. 中华临床医师杂志，8（15）：2785-2788.

许娜，夏焙，陶宏伟，等，2017. 桡骨小头半脱位的超声诊断及其临床意义. 中国医学影像技术，33（7）：1057-1060.

张红，冯海洋，康汇，等，2016. 肱骨外上髁炎的高频超声表现. 中华实用诊断与治疗杂志，30（3）：299-300.

赵博，江凌，崔立刚，等，2018. 肱二头肌远端肌腱的超声厚度测量及常见病变的超声表现. 中国超声医学杂志，34（12）：1101-1111.

朱家安，2017. 周围神经超声显像. 北京：人民卫生出版社.

Jacobson JA，2017. 肌骨超声必读. 王月香，译. 北京：科学出版社.

Bianchi S，Martinoli C，2014. 肌肉骨骼系统超声医学. 房勤茂，译. 北京：人民军医出版社.

Blankstein A，Ganel A，Givon U，et al，2006. Ultrasonographic findings in patients with olecranon bursitis. Ultraschall Med，27（6）：568-571.

Chen IJ，Chang KV，Wu WT，et al，2019. Ultrasound parameters other than the direct measurement of ulnar nerve size for diagnosing cubital tunnel syndrome：a systemic review and meta-analysis. Arch Phys Med Rehabil，100（6）：1114-1130.

Clarke AW，Ahmad M，Curtis M，et al，2010. Lateral elbow tendinopathy：correlation of ultrasound findings with pain and functional disability. Am J Sports Med，38（11）：1209-1214.

De MM，Brigido MK，Antic M，et al，2015. Ultrasound of the elbow with emphasis on detailed assessment of ligaments, tendons, and nerves. Eur J Radiol，84（4）：671-681.

Jacob D，Creteur V，Courthaliac C，et al，2004. Sonoanatomy of the ulnar nerve in the cubital tunnel：a multicentre study by the GEL. European Radiology，14（10）：1770-1773.

Kalia V，Jacobson JA，2019. Imaging of Peripheral Nerves of the Upper Extremity. Radiol Clin North Am，57（5）：1063-1071.

Kane SF，Lynch JH，Taylor JC，2014. Evaluation of elbow pain in adults. Am Fam Physician，89（8）：649-657.

Kim Y，Ha DH，Lee SM，2017. Ultrasonographic findings of posterior interosseous nerve syndrome. Ultrasonography，36（4）：363-369.

Konin GP，Nazarian LN，Walz DM，2013. US of the elbow：indications, technique, normal anatomy, and pathologic conditions. Radiographics，33（4）：E125-147.

Molenaars RJ，van den Bekerom MPJ，Eygendaal D，et al，2019. The pathoanatomy. of the anterior bundle of the medial ulnar collateral ligament. J Shoulder Elbow Surg，28（8）：1497-1504.

Radunovic G，Vlad V，Micu MC，et al，2012. Ultrasound assessment of the elbow. Med Ultrason，14（2）：141-146.

Ruangchaijatuporn T，Gaetke-Udager K，Jacobson JA，et al，2017. Ultrasound. evaluation of bursae：anatomy and pathological appearances. Skeletal Radiology，46（4）：445-462.

Strohl Ab，Zelouf Ds. 2017. Ulnar Tunnel Syndrome，Radial Tunnel Syndrome，Anterior Interosseous Nerve Syndrome，and Pronator Syndrome. Instr Course Lect，66：153-162.

Tagliafico A，Michaud J，Capaccio E，et al，2010. Ultrasound demonstration of distal biceps tendon bifurcation：normal and abnormal findings. Eur Radiol，20（1）：202-208.

Teixeira PA，Omoumi P，Trudell DJ，et al，2011. Ultrasound assessment of the lateral collateral ligamentous complex of the elbow：imaging aspects in cadavers and normal volunteers. International of Medical Radiology，21（7）：1492-1498.

第七章　腕和手指关节解剖及常见疾病的超声检查

第一节　腕和手指关节超声应用解剖

腕关节（wrist joint）是一个由多关节构成的复杂关节，包括桡腕关节（radiocarpal joint）、腕骨间关节（midcarpal joints）和腕掌关节（carpometacarpal joints），除拇指腕掌关节外，其余上述关节皆相互关联，统称为腕关节。除腕关节外，手部尚有掌骨间关节（intermetacarpal joints）、掌指关节（metacarpophalangeal，MCP）和指间关节（interphalangeal joints of hand）。腕和手指关节是完成上肢功能的主要部分，容易受到损伤。

腕骨（carpal bones）有8块，属短骨，排列成近端、远端两排，每排四块。近端由桡侧向尺侧依次为手舟骨（scaphoid，Sca）、月骨（semilunare）、三角骨（triquetrum）、豌豆骨（pisiform，Pis），远端为大多角骨（trapezium）、小多角骨（trapezoid）、头状骨（capitatum）、钩骨（uncinatum），可按以下口诀记忆：舟月三角豆，大小头状钩（图7-1-1）。8块腕骨在掌侧面形成凹陷，与腕横韧带（flexor retinaculum，FR）共同构成一骨纤维性通道，称为腕管（carpal canal）（图7-1-2），正中神经（median nerve，MN）和指屈肌肌腱走行于其内。

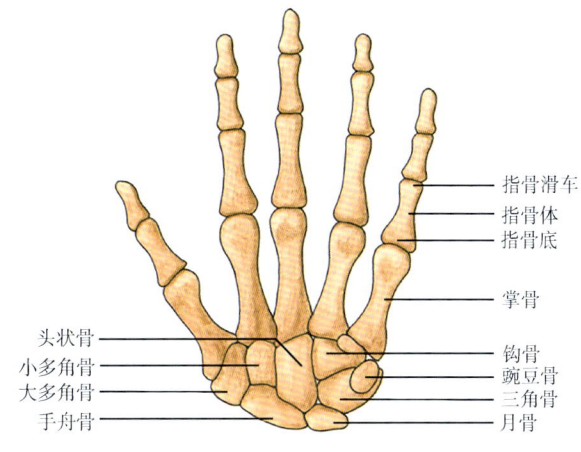

图 7-1-1　手骨

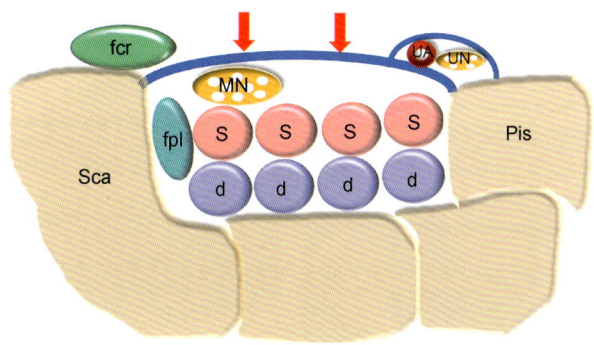

图 7-1-2　腕管示意图

S. 指浅屈肌肌腱；d. 指深屈肌肌腱；fpl. 拇长屈肌肌腱；fcr. 桡侧腕屈肌肌腱；Sca. 舟骨；Pis. 豌豆骨；MN. 正中神经；UN. 尺神经；UA. 尺动脉；箭头示屈肌支持带

掌骨（metacarpal bone）有 5 块，属长骨。自桡侧向尺侧依次命名为第 1～5 掌骨。

指骨（phalanx）有 14 块，属长骨。拇指有 2 节，为近节指骨（proximal phalanx，Pro-pha）和远节指骨（distal phalanx，Dis-pha）；其余手指有 3 节，分别为近节指骨、中节指骨（middle phalanx，Mid-pha）和远节指骨。

1. 桡腕关节　是腕关节的重要组成部分，由桡骨远端关节面和尺骨远端的关节盘作为关节窝，近端腕骨关节面作为关节头而构成。腕关节囊比较松弛，前后及两侧均有韧带加强。腕关节是典型的椭圆关节，可做屈、伸、内收、外展和环转运动。

2. 腕骨间关节　为相邻各腕骨间的关节，关节囊连接近端腕骨和远端腕骨，周围由许多韧带加固，关节腔彼此交通。腕骨间关节改善了腕关节的运动范围，特别是手的抓握动作。

3. 腕掌关节　由远端腕骨和 5 块掌骨底构成。正常情况下，腕掌关节腔和腕骨间关节腔是相通的。

4. 掌骨间关节　由相邻的掌骨底构成，共 3 个，位于第 2～5 掌骨底间。正常情况下，掌骨间关节腔和腕掌关节腔相通。

5. 掌指关节　共 5 个，由掌骨头与近节指骨底构成。关节囊薄且松弛，掌侧及两侧均有韧带加强。掌指关节可做屈、伸、内收、外展和小幅度环转运动。当手握拳时，手背的凸起部分为掌骨头。

6. 指间关节　共 9 个，是典型的滑车关节。由各指相邻指骨底和滑车构成。指间关节屈曲时，指背的凸起部分为指骨滑车。

一、腕和手指关节运动方向介绍

（一）腕关节运动方向

腕关节属于双轴运动关节，冠状轴可做屈和伸，矢状轴可做外展和内收，两者结合形成环转运动。正常腕关节运动多以手及前臂成 180° 伸直位、手掌向下为中位来度量。其运动方向如图 7-1-3、图 7-1-4 所示。

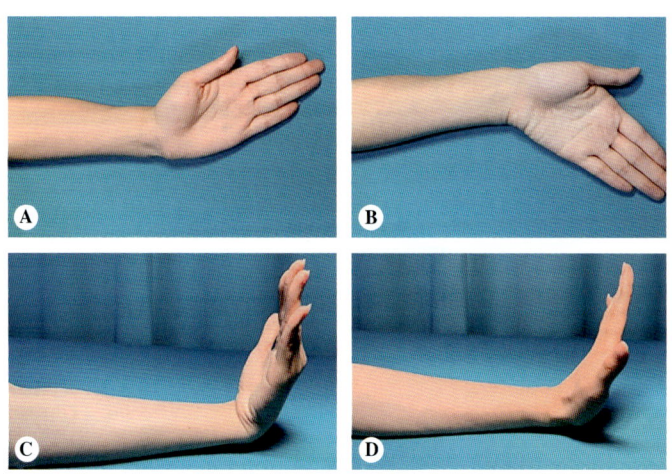

图 7-1-3　腕关节运动方向示意图（一）
A. 外展；B. 内收；C. 掌屈；D. 背伸

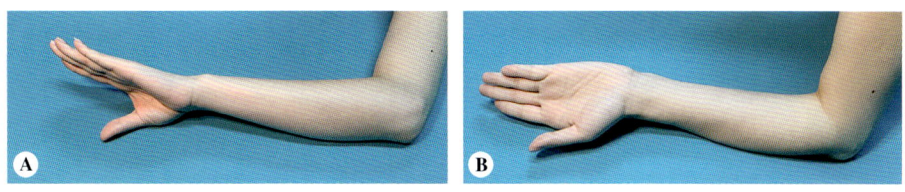

图 7-1-4　腕关节运动方向示意图（二）
A. 旋前；B. 旋后

1. 内收和外展　腕关节在矢状轴上进行运动，向尺侧偏斜为内收，向桡侧偏斜为外展。内收 35°～40°，外展 30°～35°。一般手的内收、外展弧度可达 70°。

2. 掌屈和背伸　腕关节在冠状轴上进行运动。掌屈 70°～90°，背伸 45°～65°。一般手的屈伸弧度可达 140°。

3. 旋前和旋后　手掌转向后方的运动称为旋前，反之称为旋后。

（二）手指关节运动方向

1. 外展和内收　指关节在矢状轴上进行运动。手指的内收和外展以中指的中轴为准，远离中指中轴的运动为外展，反之为内收。

2. 屈和伸　指关节在冠状轴上进行运动，两骨间角度减少的运动为屈；反之为伸。

3. 环转　骨的近端在原位转动，远端沿圆周的轨迹运动，依次做屈、伸、外展、内收运动，称为环转。

4. 握拳　手指向掌心弯曲成拳头。

5. 对掌　拇指指尖与其余 4 指指尖掌侧面相接触（图 7-1-5）。

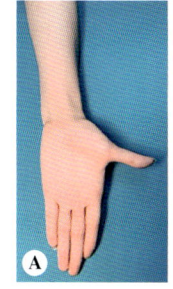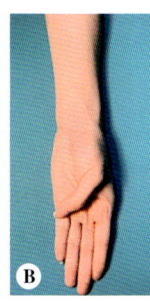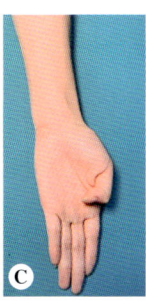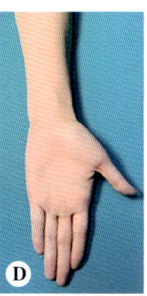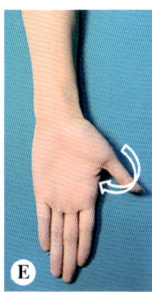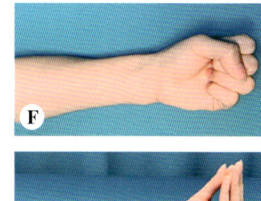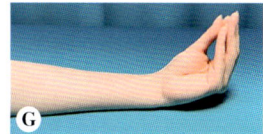

图 7-1-5　拇指运动方向示意图
A. 外展；B. 内收；C. 屈；D. 伸；E. 环转；F. 握拳；G. 对掌

二、腕和手指关节重要解剖标志

1. 桡骨 Lister 结节　桡骨远端背侧的一小骨性突起，可在体表触及，作为分隔腕背侧肌肌腱第二腔室和第三腔室的骨性标志。

2. 桡骨茎突（radial styloid）　桡骨远端外侧粗糙面上朝向下方的锥状突起，可在体表触及，其根部和末端分别为肱桡肌肌腱及桡侧副韧带的附着处，拇长展肌肌腱及拇短伸肌肌腱易在该处摩擦，导致狭窄性腱鞘炎。

3. 尺骨茎突（ulnar styloid） 尺骨远端在腕背面尺侧呈一圆形的突起，可在体表触及（图 7-1-6）。

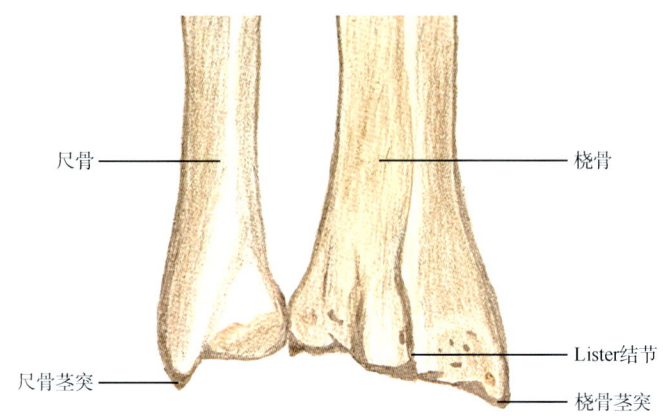

图 7-1-6 腕和手指关节重要解剖标志

三、腕关节背侧面应用解剖

（一）韧带

从生物力学角度看，腕关节背侧面最重要的韧带是舟月骨间韧带（scapholunate interosseous ligament）和月三角骨间韧带（lunotriquetral interosseous ligament）。舟月骨间韧带为舟骨和月骨之间的韧带，背侧和掌侧部分厚，中间较薄。月三角骨间韧带形状与舟月骨间韧带形状相似。两者将桡腕关节和腕骨间关节分开（图 7-1-7）。

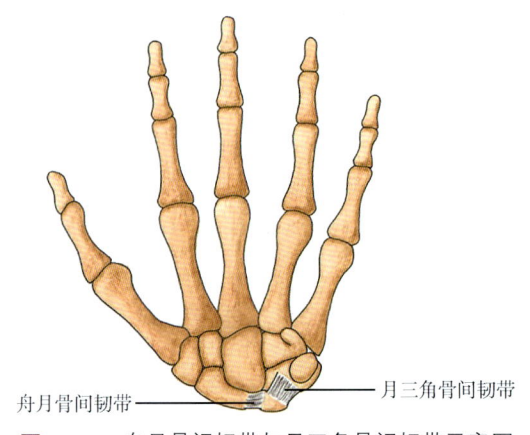

图 7-1-7 舟月骨间韧带与月三角骨间韧带示意图

（二）伸肌肌腱

伸肌肌腱（extensor tendon）走行于腕关节背侧面的 6 个骨纤维管内，骨纤维管由尺骨、桡骨表面的凹陷和伸肌支持韧带（extensor retinaculum）构成。伸肌支持韧带是背侧筋膜增厚的部分，宽约 2cm，桡侧附着于桡骨茎突，尺侧附着于豌豆骨及三角骨，垂直的纤维带将伸肌管分为 6 个腔室，从桡侧到尺侧依次为第一至第六腔室。桡骨背侧有一骨性凸起将第二腔室和第三腔室分隔，即 Lister 结节，可借此骨性标志帮助超声定位这些腔室。从桡侧至尺侧每个腔室内肌腱依次为第一腔室（first dorsal compartment）：拇长展肌（abductor pollicis longus，APL）肌腱、拇短伸肌（extensor pollicis brevis，EPB）肌腱；第二腔室（second dorsal compartment）：桡侧腕长伸肌（extensor carpi radialis longus，ECRL）肌腱、桡侧腕短伸肌（extensor carpi radialis brevis，ECRB）肌腱；第三腔室（third dorsal compartment）：拇长伸肌（extensor pollicis longus，EPL）肌腱；第四腔室（fourth dorsal compartment）：示指固有伸肌（extensor indicis proprius，EIP）肌腱、指总伸肌（extensor digitorum communis，EDC）肌腱；第五腔室（fifth dorsal compartment）：小指固有伸肌（extensor digit quinti，EDQ）肌腱；第六腔室（sixth dorsal compartment）：尺侧腕伸肌（extensor carpi ulnaris，ECU）肌腱（图 7-1-8）。

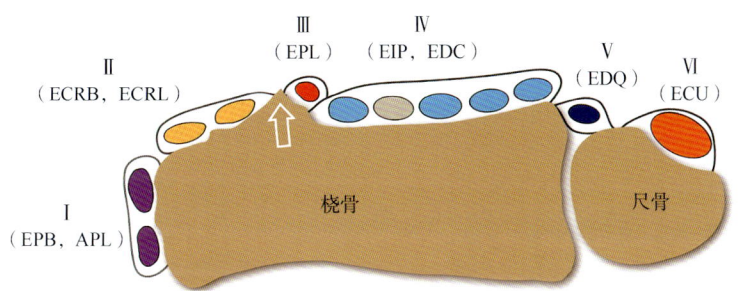

图 7-1-8 腕关节背侧六个腔室示意图

Ⅰ.第一腔室；EPB.拇短伸肌肌腱；APL.拇长展肌肌腱；Ⅱ.第二腔室；ECRB.桡侧腕短伸肌肌腱；ECRL.桡侧腕长伸肌肌腱；Ⅲ.第三腔室；EPL.拇长伸肌肌腱；Ⅳ.第四腔室；EIP.示指固有伸肌肌腱；EDC.指总伸肌肌腱；Ⅴ.第五腔室；EDQ.小指固有伸肌肌腱；Ⅵ.第六腔室；ECU.尺侧腕伸肌肌腱；箭头示 Lister 结节

当拇指伸展时，在腕背面的桡侧、桡骨茎突的后下方出现一尖端指向拇指的三角形凹陷，称为"鼻烟窝"（图 7-1-9）。鼻烟窝的桡侧界为拇长展肌肌腱和拇短伸肌肌腱，尺侧界为拇长伸肌肌腱，与伸肌支持韧带围成三角形。桡动脉、桡神经浅支和头静脉在此处经过。

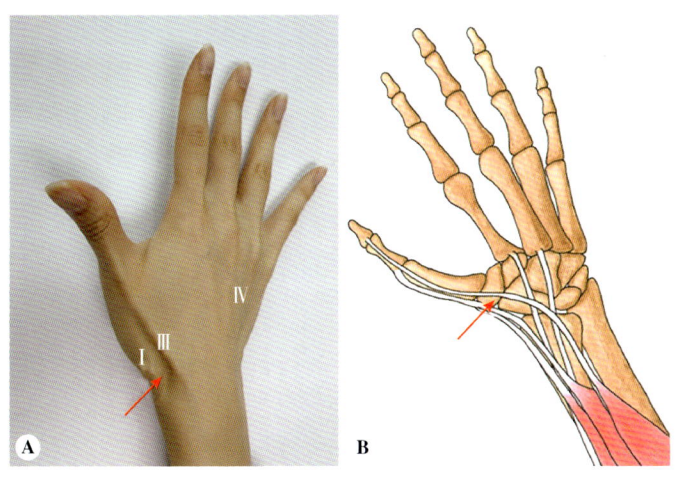

图 7-1-9 鼻烟窝

Ⅰ.第一腔室；Ⅲ.第三腔室；Ⅳ.第四腔室；箭头示鼻烟窝

（三）血管与神经

桡动脉（radial artery，RA）走行于桡骨远端掌侧面的浅层，易触及其搏动。随后在腕关节的桡侧面绕过桡骨茎突进入鼻烟窝内，在此处亦可触及桡动脉搏动。

桡神经（radial nerve，RN）在肘窝分为深、浅两支，深支逐渐走向深方，浅支在前臂远端穿出筋膜，位于鼻烟窝之上，走行于第一腔室的浅层。桡神经浅支支配手腕背侧面、拇指背侧面、示指近端部分背侧面及中指近端部分背侧面的感觉（图 7-1-10）。

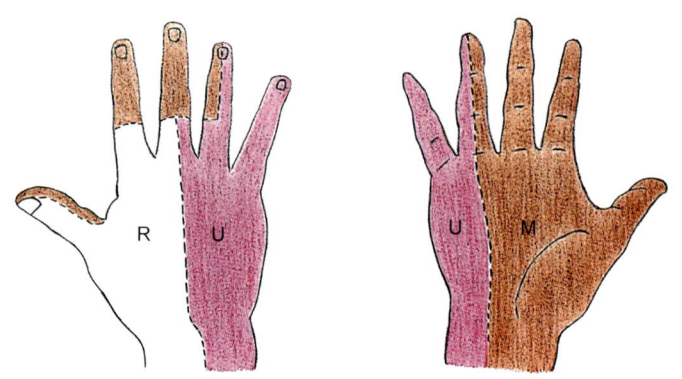

图 7-1-10　手部神经支配的皮肤感觉

R. 桡神经；U. 尺神经；M. 正中神经

四、腕关节掌侧面应用解剖

（一）韧带

1. 腕横韧带　为略凸的带状结构，桡侧附着于舟骨结节和大多角骨结节，尺侧附着于豌豆骨及钩骨钩，呈曲线形状，厚度为 1～1.5mm。

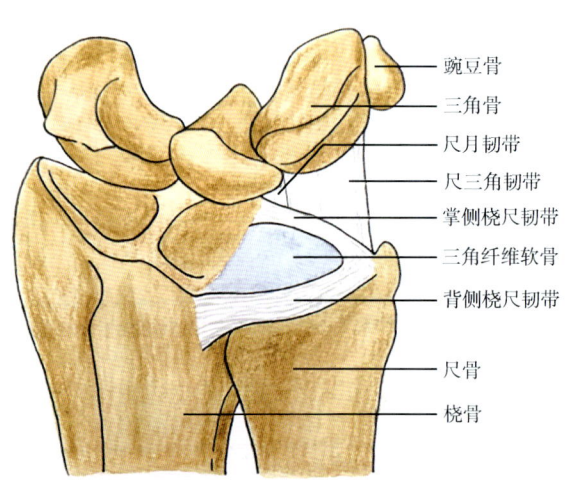

图 7-1-11　三角纤维软骨复合体示意图

2. 三角纤维软骨复合体（triangular fibrocartilage complex，TFCC）由几种组织结构组成，除三角纤维软骨本身外，还包括相应的关节盘、掌侧和背侧的桡尺韧带，尺侧腕伸肌肌腱腱鞘深层，尺侧关节囊，尺月韧带和尺三角韧带（图 7-1-11）。三角纤维软骨是双凹面的盘状结构，位于尺骨茎突和桡骨之间。TFCC 的主要功能：①作为桡骨远端关节面的尺侧延伸，覆盖尺骨头；②传导尺腕关节间的轴向应力，吸收部分负荷；③形成桡骨、尺骨远端牢固的弹性连接，提高旋转的稳定性；④对腕关节尺侧部提供支撑。TFCC 复杂的解剖结构和多重的功能使其易于遭受外伤和出现退行性变。

（二）屈肌肌腱

1. 腕管内指屈肌肌腱　在腕关节的掌侧面，9 条指屈肌肌腱走行于腕管内，分别为拇长屈肌（flexor pollicis longus，FPL）肌腱、4 条指浅屈肌（flexor digitorum superficialis，FDS）肌腱、4 条指深屈肌（flexor digitorum profound，FDP）肌腱。这些肌腱穿过腕管分别走行至手指远端。在腕管内，示指的屈肌肌腱是独立的，第 3～5 指的屈肌肌腱仅在手掌是独立的。拇长屈肌肌腱在腕管内走行于示指屈肌肌腱的桡侧面（图 7-1-2）。

2. 桡侧腕屈肌（flexor carpi radialis，FCR）**肌腱** 走行于腕管外，位于腕关节桡侧面的浅层，止于第二掌骨底的掌侧面。桡侧腕屈肌的作用是屈腕和使腕外展。

3. 尺侧腕屈肌（flexor carpi ulnaris，FCU）**肌腱** 也走行于腕管外，位于腕关节尺侧面，附着于豌豆骨近端。尺侧腕屈肌的作用是屈腕和使腕内收。尺侧腕屈肌肌腱是腕关节唯一没有腱鞘包绕的肌腱，相对于桡侧腕屈肌肌腱短而细。根据相邻的尺动脉、尺静脉可以寻找到尺侧腕屈肌肌腱。

4. 掌长肌（palmaris longus，PL）**肌腱** 掌长肌肌腱细长，走行在腕关节中间、腕横韧带的浅面，其末端裂开呈分叉状，融于腕横韧带和掌腱膜。约 20% 的人群掌长肌肌腱缺如。

（三）血管与神经

1. 正中神经 在前臂远端，正中神经走行于指深屈肌和指浅屈肌之间的筋膜层。到达腕部时，向桡侧走行，沿着指浅屈肌外侧缘向浅部走行，在进入腕管前位于腕部正中。在腕管内，正中神经走行在拇长屈肌肌腱和第 2 指浅屈肌肌腱的浅层。在腕管近端，正中神经的横切面呈椭圆形，向远端移行时，逐渐变得扁平。在整个腕管内，正中神经浅层坚韧的纤维带为腕横韧带，正中神经卡压多发生于腕横韧带水平。正中神经支配掌侧面第 1～3 指、掌侧面第 4 指桡侧及示指、中指、环指桡侧远端部分背侧面的感觉（图 7-1-10），同时支配大鱼际肌的运动。在腕横韧带近端，正中神经发出掌侧皮支，皮支支配手掌桡侧半的感觉，神经较纤细，在腕管松解术过程中易受损伤。

2. 尺神经（ulnar nerve，UN）**与尺动脉**（ulnar artery，UA） 在腕部，尺神经和尺动脉伴行，位于尺管（Guyon 管）内。尺管位于腕管外尺侧，位置表浅，以腕横韧带为底，尺侧以豌豆骨外侧面为界，桡侧以腕掌浅韧带为界。尺神经在尺管内分为两条终末支，一支为浅感觉支，与尺动脉伴行；另一支为深运动支，紧靠钩骨钩内侧面走行。尺神经支配背侧面尺侧半、掌侧面小指和环指尺侧的感觉（图 7-1-10）。

五、掌指关节及指间关节应用解剖

（一）韧带

掌指关节及指间关节均有掌侧韧带和侧副韧带加强，掌侧韧带也称为掌侧纤维软骨板或掌板，关节的尺侧、桡侧均有两条侧副韧带，分别为固有侧副韧带和附属侧副韧带（图 7-1-12）。掌板由厚而坚韧的纤维软骨构成，在掌指关节处，掌板一侧附着于近节指骨底，一侧附着于掌骨颈；在第 2～5 掌指关节处，掌板和掌骨深横韧带相融合。指间关节处的掌板结构和掌指关节处的类似。掌板限制手指的过度伸展。侧副韧带呈扇形斜向走行。固有侧副韧带在关节屈曲时限制手指的左右运动，附属侧副韧带在关节伸展时拉紧，限制手指冠状面的运动。

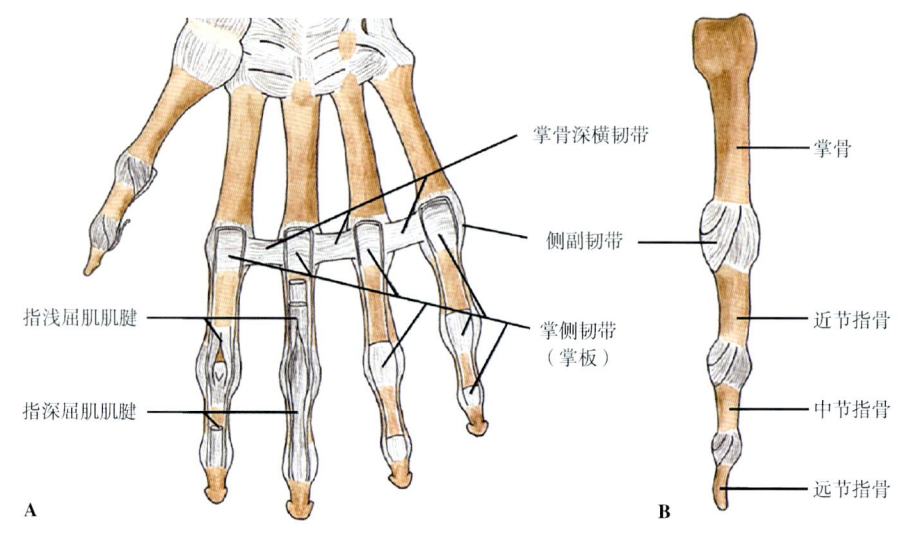

图 7-1-12　掌指关节韧带
A.掌侧面观；B.内侧面观

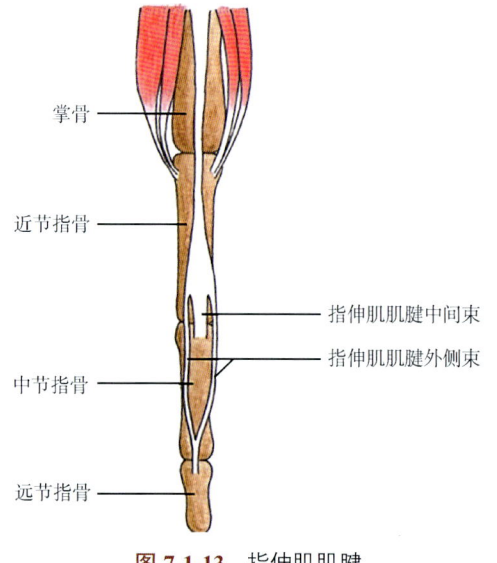

图 7-1-13　指伸肌肌腱

（二）肌腱、滑车系统和肌肉

1. 伸肌肌腱　在手背面，指伸肌的 4 条肌腱沿掌骨背侧面延伸至各手指。这些肌腱在手背面走行过程中无腱鞘包绕，为薄层的浅表结构。手指的伸肌肌腱系统排列复杂，主要分为 3 束：一个沿中线走行的中间束，止于中节指骨底，两个外侧束走行于中间束两侧，止于远节指骨底背面（图 7-1-13）。伸肌肌腱复合体在跨过掌指关节时，被发自掌指处掌板外侧面的纤维所固定，该纤维称为矢状束。伸肌肌腱的多个止点使其可支配 3 个指骨，并使肌腱保持在指背面的轴线上。

2. 屈肌肌腱　指浅屈肌肌腱和指深屈肌肌腱穿过掌腱膜深面，进入指的骨-纤维性管道。每个手指的指浅屈肌肌腱和指深屈肌肌腱被共同的指纤维鞘包围，手指活动时可自由地相对滑动。在近节指骨底，指浅屈肌肌腱分成两束，走行于指深屈肌肌腱两侧，随后跨过指深屈肌肌腱止于中节指骨干的掌侧面，而指深屈肌肌腱继续向远侧走行止于远节指骨底（图 7-1-14）。这种特殊的排列允许手指分节主动屈曲。

3. 滑车系统（图 7-1-15）　环状滑车位于腱鞘的 5 个特定位置，从近端到远端依次为第 1～5 滑车。第 1 滑车（A1）从掌指关节的掌板延伸至近节指骨底；第 2 滑车（A2）从近节指骨底延伸至该节指骨近端 2/3 与远端 1/3 交界处；第 3 滑车（A3）较小，位于近端指间关节处；第 4 滑车（A4）位于中节指骨的中 1/3 处；第 5 滑车（A5）位于远端指间关节处。五个环状滑车均由厚纤维组织构成，其中 A2 最牢固，A4 最坚硬。

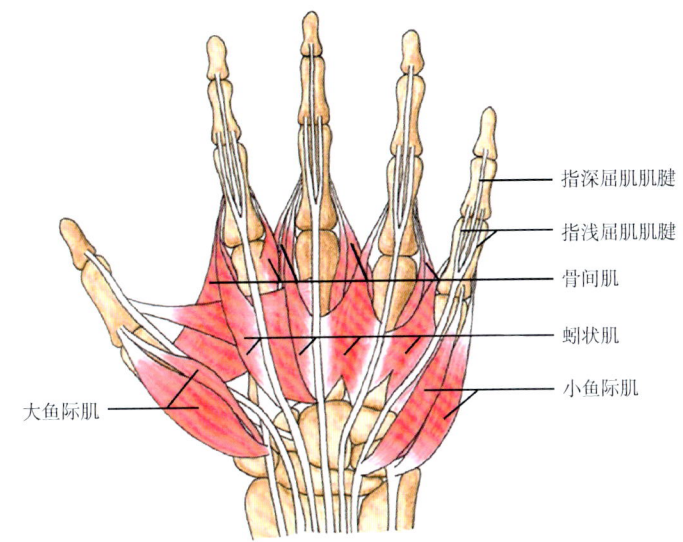

图 7-1-14 指屈肌肌腱及手固有肌示意图

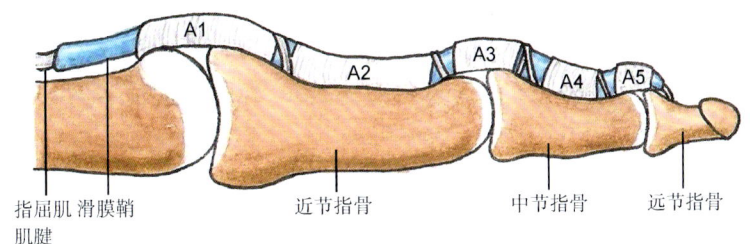

图 7-1-15 滑车系统

4. 手固有肌 分布在掌面，均为较短小的肌肉，主要分为拇指的大鱼际肌（thenar eminence）、小指的小鱼际肌（hypothenar eminence）、掌中部的蚓状肌（lumbricales）和掌骨间的骨间肌（interossei）（图 7-1-14）。

（三）血管与神经

在手部，桡动脉和尺动脉分支相互吻合，形成掌浅弓和掌深弓。掌浅弓位于掌腱膜深层和掌部其他软组织浅层，发出 4 条指掌侧总动脉。掌深弓起自桡动脉，位于深部屈肌肌腱和掌骨之间。

正中神经在腕横韧带远侧分成返支和指掌侧总神经，指掌侧总神经走行于指屈肌肌腱间，紧邻指掌侧总动脉，分成指掌侧固有神经，为第 1～3 指及第 4 指桡侧掌侧面提供感觉神经纤维。尺神经浅支发出的纤维为第 4 指尺侧及小指提供神经支配。

第二节　正常腕和手指关节超声检查技术规范及声像图

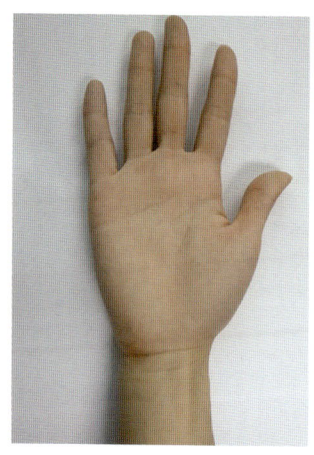

图 7-2-1　检查体位图
患者坐位，手腕置于检查床上，手处于中立位自然伸直状态

超声检查腕和手指关节时嘱患者坐位，将手腕置于检查床上，手处于中立位自然伸直状态（图 7-2-1）。有时为方便检查，可在患者手腕处垫个小软枕。对部分指关节严重畸形或不能伸直的患者，可采用水囊或将手放入温水盆中，探头置于水面检查，但要注意做好探头防护，避免浸水。对伸肌肌腱进行动态扫查时，可以把手置于凝胶管内，手指露出，以便于手指运动。必要时可采用水浴法进行检查。因手腕部结构相对表浅、精细，建议采用 10MHz 以上的高频线阵探头。

腕关节超声检查顺序可从背侧到掌侧，依据不同的临床表现，声像图可通过腕关节各种不同姿势（屈、伸、内收、外展、旋前、旋后）获取。腕和手指关节除检查掌侧和背侧外，还需检查尺侧和桡侧，对目标结构进行长轴和短轴切面连续扫查，一般先采用横切面，然后纵切面检查，主要扫查结构见表 7-2-1。

表 7-2-1　腕和手指关节超声检查的主要结构

部位	所需检查结构
背侧面	6 个腔室 9 条伸肌肌腱、桡血管、桡神经束、舟月骨间韧带
掌侧面	腕管、腕尺管、三角纤维软骨复合体、桡侧腕屈肌肌腱、尺侧腕屈肌肌腱、旋前方肌
掌指关节及指间关节	指伸肌肌腱、指屈肌肌腱、滑车、指关节（滑膜、关节面、关节腔）及其周围韧带

一、腕关节背侧面的超声检查

将探头置于腕部背侧，横切面是显示和确认肌腱最好的方法。先从桡骨末端的骨骺水平进行超声扫查，在这个水平最有用的标志是 Lister 结节，显示为桡骨背侧面的强回声骨性隆起，是分隔第二腔室和第三腔室的骨性标志。评估腕和手指关节肌腱最好的方法是依序检查各个腔室内的肌腱，根据肌腱的解剖位置和动态检查中的表现评估肌腱的情况。在临床实践中，首先应识别肌腱，然后在横切面向远端追踪探查其全长至附着点；再结合超声长轴切面辅助分析肌腱的内部结构，并结合动态评估。

（一）第一腔室

检查第一腔室时，患者的腕部呈半旋前旋后位，探头横切置于桡骨茎突的外侧面。在第一腔室内，拇长展肌肌腱和拇短伸肌肌腱在桡骨茎突外侧面并行排列（图 7-2-2）。于桡骨茎突水平用超声长轴切面显示肌腱表面有支持韧带，在横切面上测量其厚度。肌腱位于桡骨骨皮质表面，而远端肌腱与舟骨有一定距离。第一腔室内有两种主要的解剖学变异：①垂直隔，将第一腔室分为两个独立的间隔，分别为掌侧面的大间隔和背侧面的小间隔。在超声上表现为线性、垂直的低回声带，分开拇长展肌肌腱和拇短伸肌肌腱。②副肌腱，尸体解剖高达 75%，通常和拇长展肌肌腱相关。

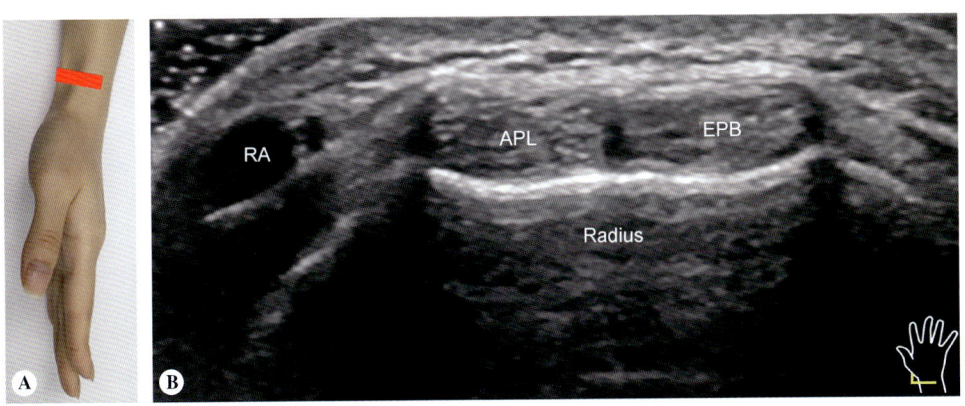

图 7-2-2　第一腔室短轴切面超声检查体位及声像图

A. 第一腔室检查体位及短轴切面探头摆放位置；B. 拇长展肌肌腱和拇短伸肌肌腱短轴切面声像图。APL. 拇长展肌肌腱；EPB. 拇短伸肌肌腱；Radius. 桡骨；RA. 桡动脉

在远端，第一腔室内的肌腱经过舟状骨的外侧缘，形成了鼻烟窝的桡侧界。在鼻烟窝内超声检查可探及桡动脉、桡静脉和桡神经，桡神经呈细束状结构，分为两支，一支逐渐走向深方，另一支走行于第一腔室的浅层（图 7-2-3）。从近端到远端的检查过程中，注意观察桡神经分支从腹侧走行至背侧肌腱的浅方。在腕关节旋前和旋后过程中，超声动态扫查有助于显示神经在这些肌腱的背侧和腹侧的卡压弹响。

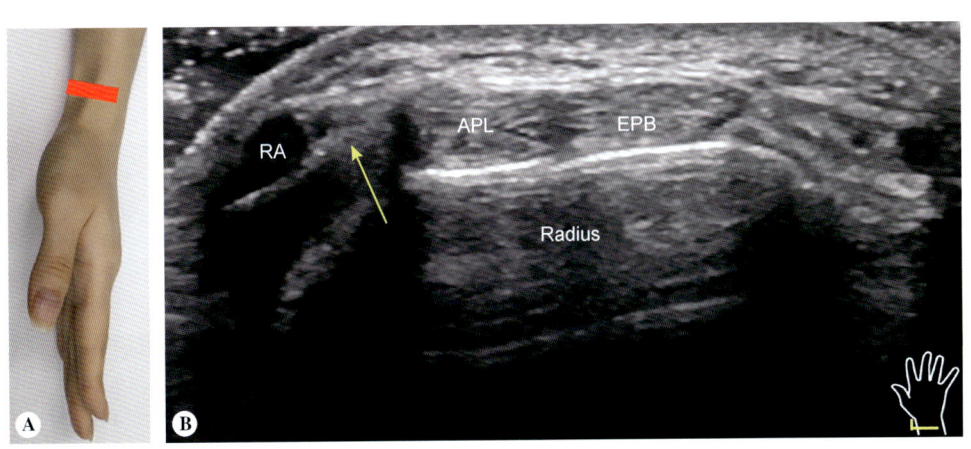

图 7-2-3　桡血管神经束超声检查体位及声像图

A. 桡血管神经束检查体位及短轴切面探头摆放位置；B. 桡血管神经束短轴切面声像图。APL. 拇长展肌肌腱；EPB. 拇短伸肌肌腱；Radius. 桡骨；RA. 桡动脉；箭头示桡神经

（二）第二腔室

手掌掌心向下置于检查床上，将探头横切置于 Lister 结节处，可显示第二腔室的桡侧腕长伸肌肌腱和桡侧腕短伸肌肌腱。在桡骨远端，桡侧腕长伸肌和桡侧腕短伸肌并列向第二腔室走行，而拇长展肌肌腱和拇短伸肌肌腱在它们的浅面跨过，到达第一腔室，呈"交叉"状态（图 7-2-4）。在更远端，桡侧腕长伸肌肌腱和桡侧腕短伸肌肌腱分别附着于第

二和第三掌骨底。探头横切面从头侧开始扫查，并向远端追踪至肌腱附着处。长轴切面有助于显示肌腱的内部回声结构，特别有助于观察肌腱远端附着点。

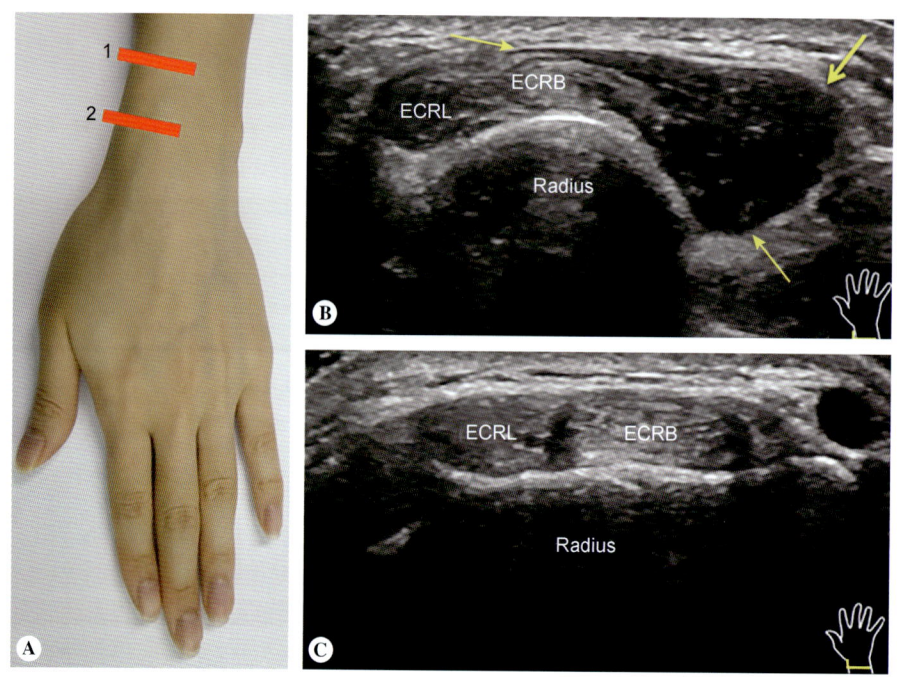

图 7-2-4　第二腔室短轴切面超声检查体位及声像图

A. 第二腔室检查体位及短轴切面探头摆放位置；B. 第二腔室近端短轴切面（1）声像图，拇长展肌肌腱和拇短伸肌肌腱在表浅处跨过第二腔室肌腱表面（箭头）；C. 第二腔室远端短轴切面（2）声像图。ECRL. 桡侧腕长伸肌肌腱；ECRB. 桡侧腕短伸肌肌腱；Radius. 桡骨

（三）第三腔室

手掌掌心向下置于检查床上，在 Lister 结节的尺侧观察第三腔室，第三腔室的主要结构为拇长伸肌肌腱（图 7-2-5）。拇长伸肌肌腱腱体菲薄，应当仔细探查，在外伤或关节炎时易受累。在 Lister 结节的尺侧以短轴切面追踪探查探及拇长伸肌肌腱，拇长伸肌肌腱

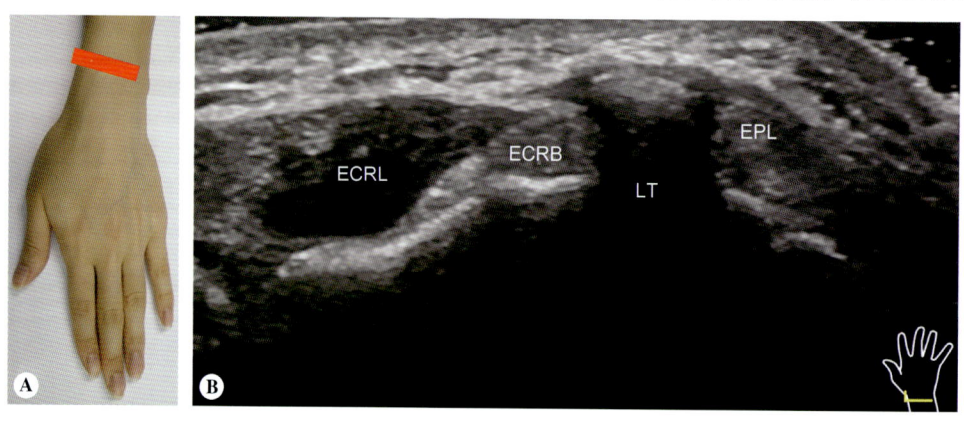

图 7-2-5　第三腔室短轴切面超声检查体位及声像图

A. 第三腔室检查体位及短轴切面探头摆放位置；B. 第三腔室短轴切面声像图。LT. Lister 结节；EPL. 拇长伸肌肌腱；ECRL. 桡侧腕长伸肌肌腱；ECRB. 桡侧腕短伸肌肌腱

自内向外斜向走行，横切面扫查时应当略倾斜探头以保持扫查面和肌腱的长轴垂直。随着肌腱向远端走行，拇长伸肌肌腱和桡侧腕长伸肌肌腱、桡侧腕短伸肌肌腱交叉，应仔细检查此处结构（图 7-2-6）。拇长伸肌肌腱止点位于拇指远节指骨底。因为拇长伸肌肌腱细小弯曲，所以在长轴切面较难显示。

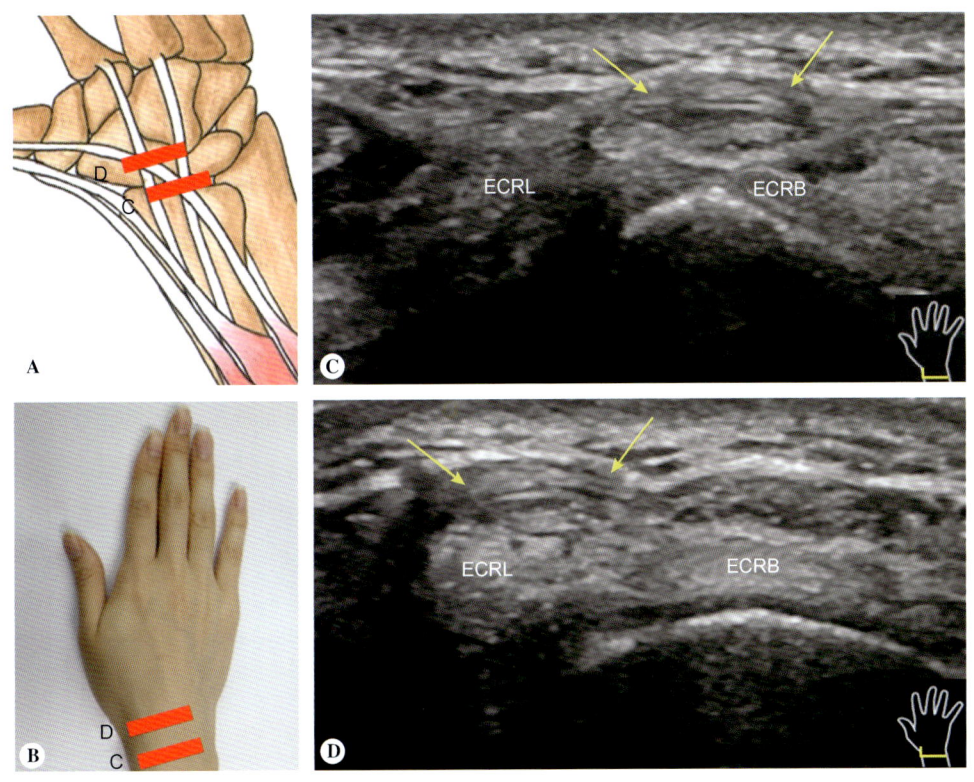

图 7-2-6 拇长伸肌肌腱和桡侧腕伸肌肌腱交叉处的声像图

A. 拇长伸肌肌腱和桡侧腕长伸肌肌腱、桡侧腕短伸肌肌腱交叉处模式图；B. 检查体位及短轴切面探头摆放位置；C. 交叉处近端短轴切面声像图（1 切面）；D. 交叉处远端短轴切面声像图（2 切面）。箭头示拇长伸肌肌腱；ECRL. 桡侧腕长伸肌肌腱；ECRB. 桡侧腕短伸肌肌腱

（四）第四腔室与第五腔室

第四腔室和第五腔室相邻，且指总伸肌肌腱、示指固有伸肌肌腱和小指伸肌肌腱关系密切，可一起进行超声检查。探头置于腕部背侧中央，在横切面上检查第四腔室（示指固有伸肌肌腱、指总伸肌肌腱）和第五腔室（小指伸肌肌腱）（图 7-2-7）。示指固有伸肌肌腱、指总伸肌肌腱并行排列，在静态超声上很难区分。为了确认这些肌腱，可嘱患者依次屈伸每一个手指，同时固定其他手指进行动态扫查以帮助鉴别。动态扫查有助于鉴别第四腔室各个不同的肌腱。第五腔室内的小指伸肌肌腱走行于独立的纤维管道内，小指的屈伸运动可提高肌腱的超声检查效果。

（五）第六腔室

手部倾斜，桡侧向下，探头置于尺骨茎突，可显示第六腔室内的尺侧腕伸肌肌腱。在近端，声像图显示尺骨远端后内侧面的浅凹及尺骨沟，以及呈曲线样结构的伸肌支持韧带，

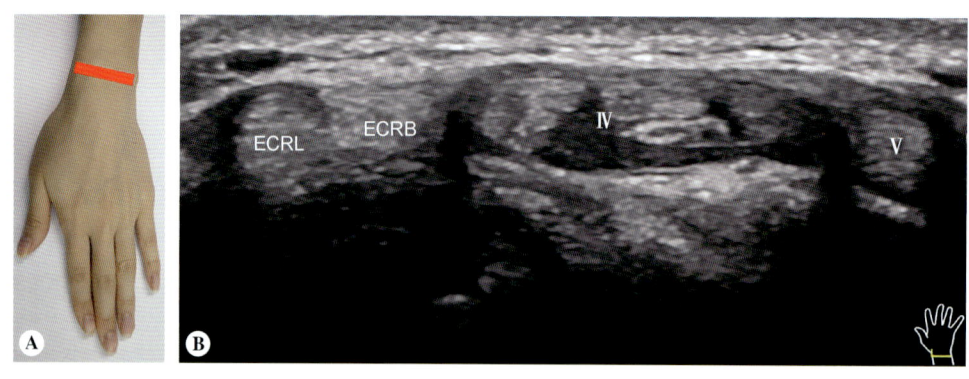

图 7-2-7 第四、第五腔室短轴切面超声检查体位及声像图

A.第四、第五腔室检查体位及短轴切面探头摆放位置；B.第四、第五腔室短轴切面声像图。ECRL.桡侧腕长伸肌肌腱；ECRB.桡侧腕短伸肌肌腱；Ⅳ.第四腔室，包含指总伸肌肌腱、示指固有伸肌肌腱；Ⅴ.第五腔室，包含小指伸肌肌腱

尺侧腕伸肌肌腱位于骨纤维管内（图7-2-8）。在远端，肌腱位于尺骨茎突上，呈细圆形高回声结构。离开尺骨后，尺侧腕伸肌肌腱附着于钩骨的背侧面及第五掌骨底。腕关节外展时，超声长轴切面显示尺侧腕伸肌肌腱最佳。

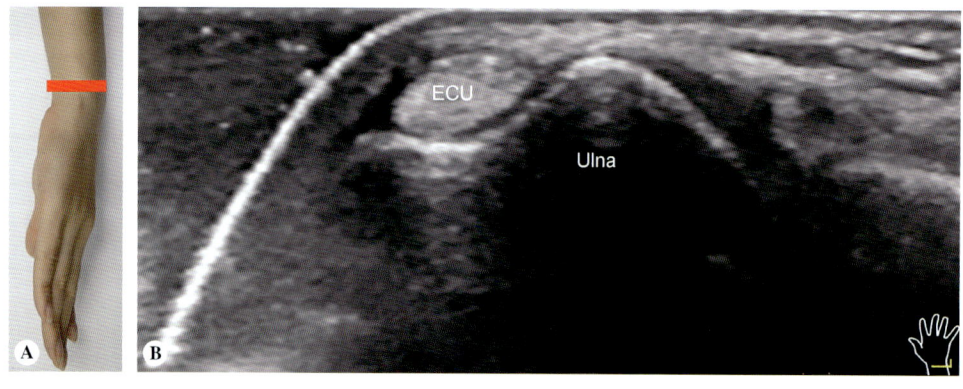

图 7-2-8 第六腔室短轴切面超声检查体位及声像图

A.第六腔室检查体位及短轴切面探头摆放位置；B.第六腔室短轴切面声像图。ECU.尺侧腕伸肌肌腱；Ulna.尺骨

（六）舟月骨间韧带

患者手掌向下放置在检查床上，探头置于Lister结节水平，向远侧平移至舟骨和月骨之间，可显示舟月骨间韧带（图7-2-9）。从腕部的桡、尺两侧观察有助于观察该韧带的完整性。

二、腕关节掌侧面的超声检查

于腕关节掌侧面主要检查腕管、尺管。被检者手掌向上平放于检查床上，探头先横切面扫查，再纵切面扫查。

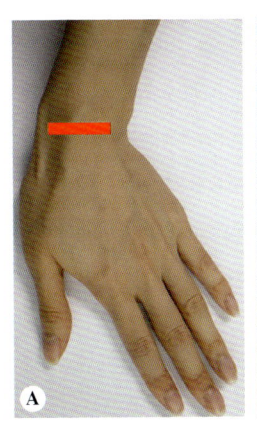
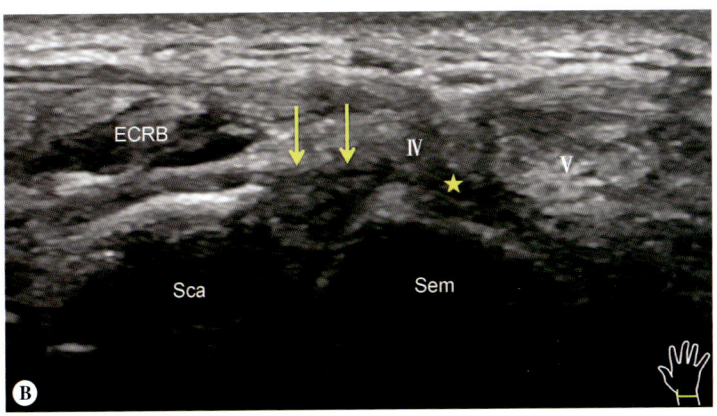

图 7-2-9　舟月骨间韧带超声检查体位及声像图

A. 舟月骨间韧带检查体位及短轴切面探头摆放位置；B. 舟月骨间韧带（箭头）长轴切面声像图。Sca. 舟骨；Sem. 月骨；ECRB. 桡侧腕短伸肌肌腱；Ⅳ. 第四腔室；Ⅴ. 第五腔室；星号示背侧关节囊及囊外韧带

（一）近端腕管

确认近端腕管的骨性标志是腕管两侧的舟骨结节（桡侧）和豌豆骨（尺侧）。探头放在掌褶上，通过轴面寻找近端腕管的骨性标志，找到后调整探头的方向，一端边缘置于手舟骨上，另一端置于豌豆骨上。前后移动探头使腕管内的软组织显示清晰。

舟骨、月骨、三角骨和豌豆骨构成腕管的骨性底部，表面为薄层线状纤维回声的屈肌支持带（腕横韧带）。腕横韧带因各向异性伪像表现为低回声结构，在超声上易显示。腕管内最表浅的结构是正中神经，横切面显示为扁圆形筛网状回声，前缘紧贴腕横韧带，其桡侧为拇长屈肌肌腱，深方为 4 条指浅屈肌肌腱和 4 条指深屈肌肌腱。正中神经的大小相对腕关节活动而改变，其形状随腕关节的体位而改变，在屈手指或握拳过程中，超声横切面显示正中神经随深方滑动的指屈肌肌腱被动移位。9 条指屈肌肌腱在腕管内显示为单根中高回声结构，根据每根肌腱的解剖位置，结合手指运动的动态扫查易于识别各条肌腱。在超声检查过程中，骨骼显示为线状强回声伴后方声影（图 7-2-10）。

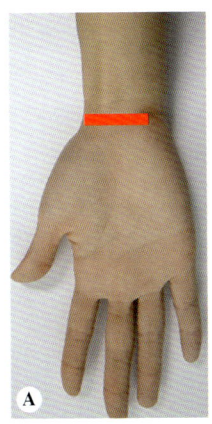
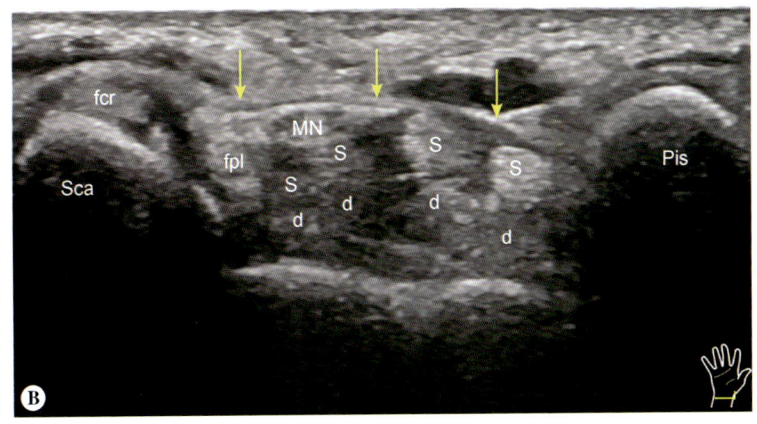

图 7-2-10　近端腕管短轴切面超声检查体位及声像图

A. 近端腕管检查体位及短轴切面探头摆放位置；B. 近端腕管短轴切面声像图。S. 指浅屈肌肌腱；d. 指深屈肌肌腱；fcr. 桡侧腕屈肌肌腱；fpl. 拇长屈肌肌腱；Sca. 舟骨；Pis. 豌豆骨；MN. 正中神经；箭头示屈肌支持带

（二）远端腕管

确认远端腕管的骨性标志是腕管两侧的大多角骨结节（桡侧）和钩骨钩部（尺侧）。大多角骨掌侧面扁平，易于辨认；钩骨钩部的小曲线轮廓位于近豌豆骨的中线。腕管由近端至远端逐渐变窄，正中神经远端也趋于扁平。在腕管入口处，正中神经走行平行于皮肤，与超声束垂直，短轴切面表现为筛网状回声；在腕管远端，正中神经斜向下走行，因各向异性伪像，回声较腕管入口处减低，穿出腕横韧带远端后分成 2～3 支。通过正中神经的总体大小与深方指屈肌肌腱的横截面积比较可做出主观评价。在神经的深方，指屈肌肌腱紧密排列，难以相互区分。此外，肌腱位置较深，与腕关节的掌侧关节囊关系密切，在切面上分辨困难。因此，为了更好地显示这些结构，探查过程中探头方向应做轻微的调整或腕关节稍做屈曲。

此外，需要注意一些与临床相关的腕管内结构解剖学变异。最常见的是分叉正中神经（bifurcated median nerve）和永存正中动脉（persistent median artery）。当正中神经在前臂远端分叉时，可形成分叉正中神经（图 7-2-11）。虽然，正中神经的近端分成两部分，但在腕管内常并行排列。前臂的永存正中动脉是一根副动脉，在前臂近端起自尺动脉或桡动脉，在整个前臂和腕管内与正中神经伴行，伴行的正中神经可以是分叉正中神经，也可以是正常的正中神经。前一种情况，正中动脉位于两根神经之间；后一种情况，正中动脉走行于正中神经的尺侧（图 7-2-12）。当正中动脉与分叉正中神经伴行时，正中动脉和正中神经可以被一个总神经外膜包绕或分开单独走行。解剖学研究显示，正中动脉在尸体解剖中高达 20%。超声易于显示正中动脉的存在，应当在报告中详细描述。手外科医师必须警惕这些变异的存在，因为在使用关节镜做腕横韧带松解术过程中容易损伤这些神经和动脉。

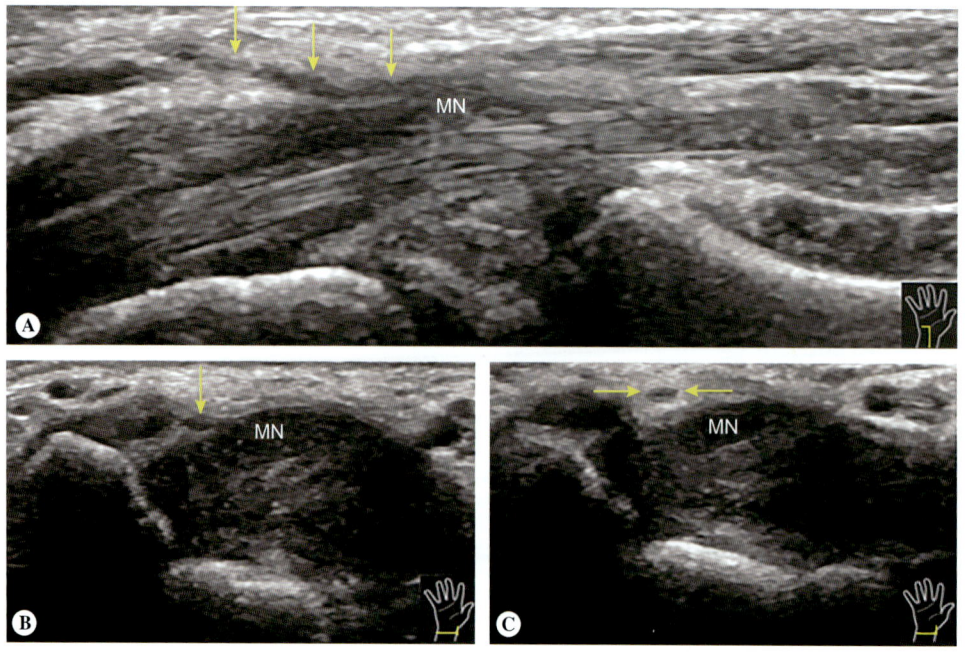

图 7-2-11　分叉正中神经的声像图

A. 分叉正中神经长轴切面二维声像图；B. 分叉正中神经近端短轴切面声像图；C. 分叉正中神经远端短轴切面声像图。MN. 正中神经；箭头示分叉正中神经

第七章 腕和手指关节解剖及常见疾病的超声检查 | 141

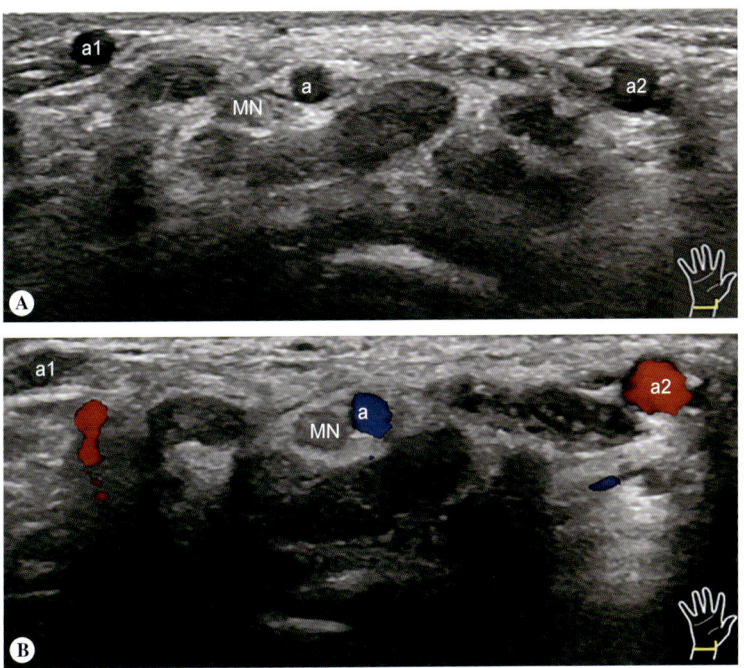

图 7-2-12 永存正中动脉的声像图

A. 永存正中动脉短轴切面二维声像图；B. 永存正中动脉短轴切面彩色多普勒血流声像图。a. 永存正中动脉；MN. 正中神经；a1. 桡动脉；a2. 尺动脉

（三）尺管

尺管（guyon canal）位于腕管尺侧，位置表浅，以腕横韧带为底，尺侧以豌豆骨外侧面为界，桡侧以腕掌浅韧带为界。在横切面上检查尺管，以豌豆骨为标记，一旦显示豌豆骨的曲线状结构，应仔细辨认圆形、搏动的低回声尺动脉。尺神经位于豌豆骨和尺动脉之间，表现为筛网状低回声束（图 7-2-13）。在豌豆骨远端扫查，观察远端尺管，追踪远侧尺神经及其分支。

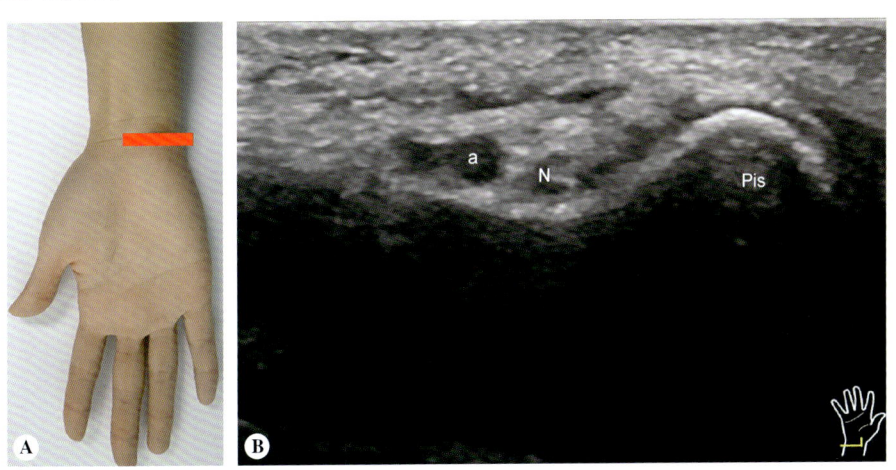

图 7-2-13 尺管超声检查体位及声像图

A. 尺管检查体位及短轴切面探头摆放位置；B. 尺管短轴切面声像图。a. 尺动脉；N. 尺神经；Pis. 豌豆骨

（四）腕管、尺管以外的腕关节结构

1. 旋前方肌（pronator quadrates，PQ） 为扁的四方形小肌，起自尺骨下 1/4 的掌侧面，止于桡骨下端的掌侧面，位于屈肌的深面、桡尺远侧关节的浅面。旋前方肌肌束横向走行，覆盖其上方的屈肌肌束纵向走行，在超声上很清楚地显示其纹理方向的差别。

2. 三角纤维软骨复合体 尺骨茎突和桡骨之间的缝隙充填三角纤维软骨，横切面和斜冠状切面可以显示这一结构。在这两个切面上，三角纤维软骨复合体呈三角形的高回声结构，厚度 > 2.5mm（图 7-2-14）。三角纤维软骨复合体内组织成分较多，因此回声并不一定表现为均匀高回声，在检查时应注重双侧对比及结合患者病史、症状进行综合判断。

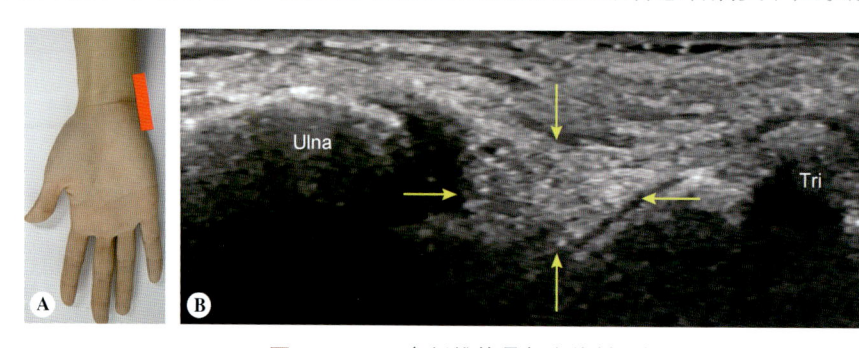

图 7-2-14 三角纤维软骨复合体斜冠状切面的声像图
A. 三角纤维软骨复合体检查体位及斜冠状切面探头摆放位置；B. 三角纤维软骨复合体斜冠状切面声像图。Ulna. 尺骨；Tri. 三角骨；箭头示三角纤维软骨复合体

3. 桡侧腕屈肌肌腱 在腕管的桡侧，桡侧腕屈肌肌腱表现为覆盖在舟骨结节上的高回声结构，肌腱旁有桡动、静脉走行。

4. 尺侧腕屈肌肌腱 在腕管的尺侧，尺侧腕屈肌肌腱直向走行，附着于豌豆骨近端。和桡侧腕屈肌肌腱比较，尺侧腕屈肌肌腱横截面要小。

三、掌指关节及指间关节的超声检查

在掌指关节及指间关节背侧面可显示关节软骨面、关节囊及其在浅层走行的纤细的指伸肌肌腱。由于指总伸肌肌腱向各个手指发出分支，因此在手部分辨比在腕部容易。从桡侧到尺侧进行系统性的横切面扫查，可对每条肌腱进行评价。这些结构位置表浅，需调整聚焦区域以清晰显示病灶位置，还可用耦合垫来辅助检查，对于关节挛缩屈曲、不能伸直的患者可采取水浴法进行检查。

掌指关节及指间关节掌侧韧带厚而坚韧，并含有纤维软骨板，呈指向关节腔的倒三角形高回声结构，关节囊浅层为指屈肌肌腱。在掌指关节处，指浅屈肌肌腱呈"八"字形位于指深屈肌肌腱浅层，在近节指骨中段，指浅屈肌肌腱围绕指深屈肌肌腱逐渐走向其两侧并转向背侧，止于中节指骨底，指深屈肌肌腱止于远节指骨底（图 7-2-15）。

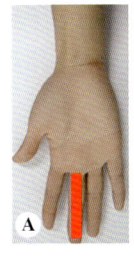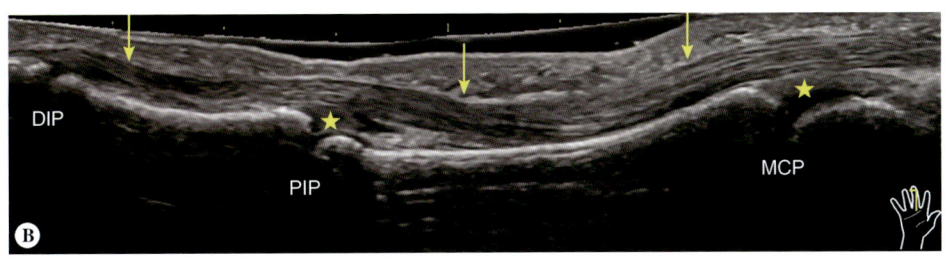

图 7-2-15 指深、浅屈肌肌腱超声检查体位及声像图

A. 指深、指浅屈肌肌腱检查体位及长轴切面探头摆放位置；B. 指深、指浅屈肌肌腱长轴切面声像图。DIP. 远端指间关节；PIP. 近端指间关节；MCP. 掌指关节；星号示掌板；箭头示指深、浅屈肌肌腱

四、超声检查技巧及注意事项

1. 因手腕部肌肉及肌腱较多，且大部分比较纤细，可通过屈伸相应指关节来帮助辨认肌腱及评价其功能，尤其当怀疑手指伸肌肌腱断裂时，一定要活动远端指间关节以进行动态扫查。

2. 超声检查中尽量保持声束垂直于目标肌腱和神经，避免或减少各向异性伪像的影响，可偏转探头调整声束方向，对声像图可疑位置进行全面细致的扫查。

3. 因腕和手指关节结构表浅，检查时应注重探头力度的把握，切忌过度施加压力，以免影响结构的显示及分辨，探头与皮肤间以可显示的一薄层耦合剂为宜，必要时可放置耦合垫进行检查。

4. 对于手指屈曲、挛缩的患者可采用水浴法进行扫查，应注意使用温水浴，切忌使用冷水，避免加重患者病情。使用水浴前应询问患者手腕部有无伤口。另外，注意将探头做好防护或仅将探头置于水面，不要将探头浸入水中，以免探头内部进水。

5. 运动系统损伤以单侧损伤多见，因此在检查时应注重双侧对比，进行客观评价。

6. 掌握手腕部基本体格检查技能并理解各项临床体格检查阳性的代表意义，以便进行全面分析。

第三节　常见腕和手指关节疾病的超声检查

一、腕关节背侧面常见疾病的超声检查

（一）桡骨茎突狭窄性腱鞘炎

1. 病因

（1）慢性劳损：频繁的腕和掌指活动使拇短伸肌肌腱和拇长展肌肌腱在桡骨茎突水平腱鞘内相互反复摩擦，导致该处肌腱与腱鞘发生慢性无菌性炎症。腱鞘局部出现渗出、水肿和纤维化，腱鞘壁增厚，肌腱局部增粗，造成肌腱在腱鞘内滑动受阻而引起相应的临床症状。

（2）解剖位置因素：①正常解剖，桡骨茎突部有一窄而浅的骨沟，底面凹凸不平，沟面覆以腕背横韧带，形成一个骨纤维性鞘管，构成腕背第 1 腱鞘间隔，拇长展肌肌腱和拇短伸肌肌腱通过此鞘管后，折成一定的角度，当拇指和腕部活动时，此折角加大，从而更增加了肌腱与鞘管壁的摩擦；②解剖变异，在拇长展肌肌腱和拇短伸肌肌腱之间可出现垂直纤维隔膜，把第一腔室分隔为两个亚腔室，这个间隔可为部分性或完全性，可能会导致狭窄性腱鞘炎。

（3）性别与年龄：中老年女性好发，有学者认为是雌激素水平的生理变化影响了腱鞘支持韧带的血液供应，使这一特定生理时期的女性更容易发生腱鞘支持韧带的变性挛缩。

2. 临床表现　本病多见于反复使用拇指的手工操作者（如打字员、钢琴家），女性多见。新生儿母亲也常见受累，主要由腕关节重复性地做屈伸动作伴拇指抗阻力性外展所致，俗称"妈妈手"。典型症状是桡骨茎突处有疼痛、压痛和局限性肿胀，当拇指活动范围增大或用力捏东西时加重。疼痛可向手及前臂放射，活动时疼痛加重，并有摩擦感或弹响，有时局部可触及硬结。病程长者，因拇指废用可引起大鱼际肌萎缩。握拳尺偏（Finkelstein）试验有助于诊断。试验过程中，患者拇指屈曲握拳，将拇指握于掌心内，然后使腕关节被动尺偏，则第一腔室内的肌腱受牵拉（视频 7-3-1，扫封底二维码获取视频）。若引起的桡骨茎突疼痛与患者所诉相似，则 Finkelstein 试验阳性，提示为桡骨茎突狭窄性腱鞘炎（de Quervian disease）。

3. 超声表现　超声显示拇长展肌肌腱和拇短伸肌肌腱周围的伸肌支持带增厚与回声减低，厚度＞1mm。在急性期，支持带的近侧缘可显示腱鞘积液；而在慢性期，肌腱可呈低回声结构或不均质的回声结构。彩色多普勒超声可检测到增厚肌腱及腱鞘内血流信号明显较健侧丰富（图 7-3-1）。

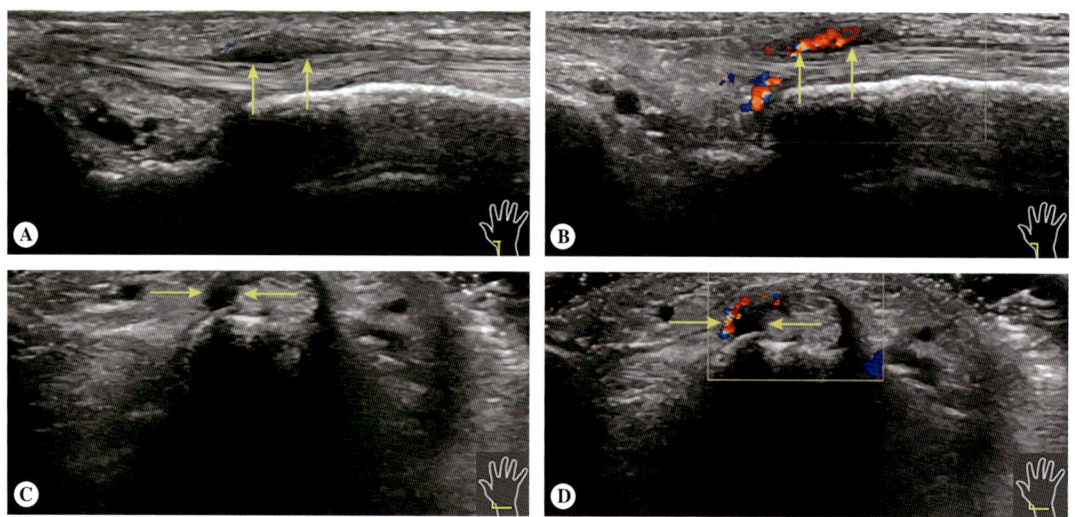

图 7-3-1　桡骨茎突狭窄性腱鞘炎的声像图

A. 长轴切面示桡骨茎突水平拇长展肌肌腱与拇短伸肌肌腱腱鞘组织明显增厚，呈低回声（箭头）；B. 彩色多普勒超声示增厚腱鞘内有丰富血流信号（箭头）；C. 短轴切面示包绕肌腱的腱鞘组织增厚，呈低回声（箭头）；D. 彩色多普勒超声示增厚腱鞘内有丰富血流信号（箭头）

4. 超声诊断思路及鉴别诊断要点 桡骨茎突狭窄性腱鞘炎的病理基础是充血、水肿、渗出等无菌性炎症反应，任何情况下腱鞘组织增厚、管腔形成环形狭窄均可引起肌腱滑行受阻，引起狭窄性腱鞘炎。腱鞘正常时，超声一般不显示，腱鞘内不出现液性无回声区。炎症发生时，引起腱鞘组织充血、水肿、渗出，导致腱鞘积液及腱鞘增厚，因此当超声观察到腱鞘组织内液性无回声区时，可诊断为腱鞘炎，与其病理改变是相符的。

鉴别诊断要点：当桡骨茎突狭窄性腱鞘炎形成肿块时，须与腱鞘肿瘤相鉴别，如腱鞘囊肿、腱鞘巨细胞瘤等，腱鞘囊肿多为类圆形或分叶状无回声区，边界清晰，后方回声增强；而腱鞘巨细胞瘤为实性肿瘤，呈团块状生长，内部血流信号一般不丰富，患者手腕部的疼痛症状无腱鞘炎明显，握拳尺偏试验一般呈阴性。

5. 检查注意事项

（1）检查前应详细询问病史，并进行握拳尺偏试验。

（2）检查中注意动态扫查，适当活动拇指，避免出现误诊、漏诊。

（3）对于病灶皮肤表面不平整者，可涂上一层较厚的耦合剂，使探头与皮肤有更好的接触，同时可减轻近场的混响伪像。同时，还应注意探头要垂直于肌腱，以减少各向异性伪像。

（4）不同人群、个体之间肌腱回声差异明显，难以进行比较，但同一个体双侧同一结构具有较好的一致性，因而借助健侧和患侧的双侧对比检查方法具有很好的诊断帮助。

（二）交叉综合征

1. 病因 交叉综合征（intersection syndrome）是一种少见的腕背肌肌腱过度使用性疾病，可分为近端交叉综合征和远端交叉综合征。近端交叉综合征发生在Lister结节近端3.5～4.8cm的摩擦部位，其中第二腔室肌腱在第一腔室肌腱的下方走行，即腕部两条桡侧伸肌肌腱（桡侧腕长伸肌肌腱和桡侧腕短伸肌肌腱）与拇长展肌肌腱、拇短伸肌肌腱交叉通过。远端交叉综合征比较少见，发生在Lister结节以外更远端的摩擦部位，即第三腔室越过第二腔室的部位。

该病的病理生理学是有争议的，一般认为在划船、举重等职业运动中，经典（近端）交叉综合征是手腕的反复弯曲和（或）伸展而引起的炎症。其可能也与第一腔室和第二腔室肌腱并行的摩擦力及第二腔室腱鞘的狭窄性病变有关。

2. 临床表现 类似于桡骨茎突狭窄性腱鞘炎，包括腕部第一腔室与第二腔室交叉处的疼痛、肿胀和桡骨远端骨骺水平腕关节运动引起的捻发音。

3. 超声表现 超声可显示腕关节第一腔室与第二腔室、第二腔室与第三腔室之间边界不清的低回声区，可能与局部软组织水肿和腱鞘增厚有关。彩色多普勒超声或能量多普勒超声可见该交叉部位血流信号增多（图7-3-2）。

4. 超声诊断思路及鉴别诊断要点 对于该病的诊断需结合病史和临床症状，并对两个腔室的肌腱进行全面、连续扫查以详细评估，一定要探查两腔室肌腱交叉位置，并在长轴和短轴切面上进行综合分析。

鉴别诊断要点：由于该病的临床表现与桡骨茎突狭窄性腱鞘炎类似，故需与之鉴别，近端交叉综合征累及第一腔室和第二腔室，而桡骨茎突狭窄性腱鞘炎一般累及第一腔室。

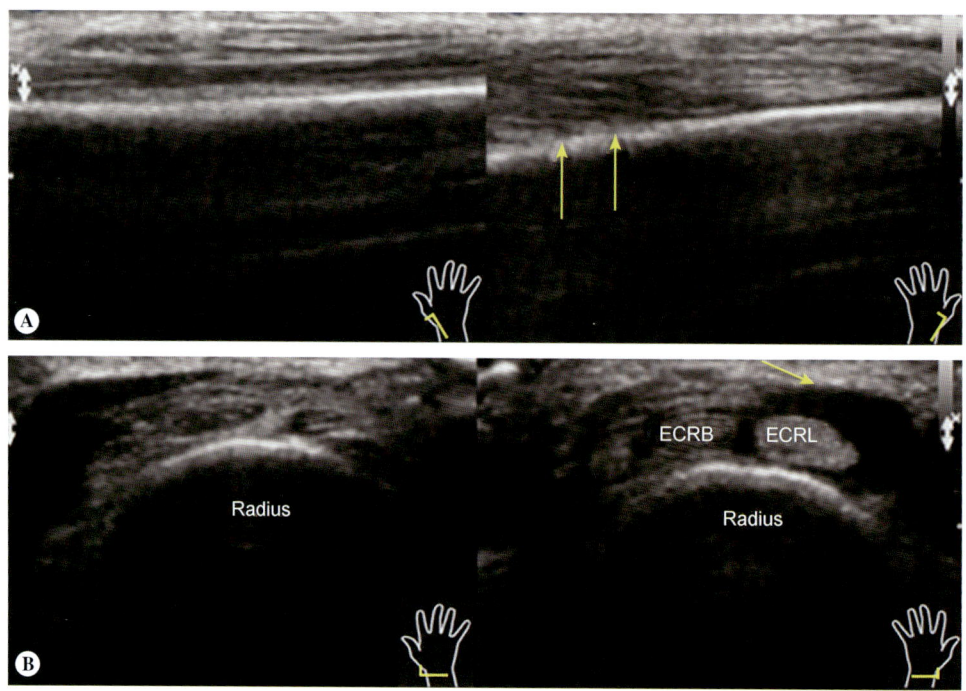

图 7-3-2 第一腔室与第二腔室交叉综合征的声像图

A. 与健侧（左图）比较，长轴切面显示左侧前臂拇长展肌肌腱、拇短伸肌肌腱与桡侧腕长、短伸肌腱交叉处肌腱增厚（箭头），肌腱内部纤维纹理显示尚清；B. 与健侧（左图）比较，短轴切面显示该处肌腱腱鞘增厚（箭头）。ECRL. 桡侧腕长伸肌肌腱；ECRB. 桡侧腕短伸肌肌腱；Radius. 桡骨

5. 检查注意事项

（1）检查过程中应结合动态扫查，适当活动手指，避免出现误诊、漏诊。

（2）当病变不典型时，通过双侧对比法检查肌腱和腱鞘有助于诊断。

（三）尺侧腕伸肌肌腱不稳定

1. 病因 腕关节最常发生撕裂的支持带在第 6 骨纤维管道，它是前臂旋转和屈伸运动中使尺侧腕伸肌肌腱保持在正常位置的结构。急性损伤、慢性劳损和尺侧腕伸肌肌腱腱鞘的炎症均可引起支持带撕裂。急、慢性撕裂见于体育损伤，包括网球运动中运动员前臂从旋后位置做强有力的旋前动作，引起稳定尺骨头的尺侧腕伸肌突然收缩，导致支持带断裂。不管支持带撕裂的原因，本病均表现为尺侧腕伸肌肌腱向掌侧脱位。

此外，位于第 6 骨纤维管道的尺侧腕伸肌肌腱由位于伸肌支持带下方的滑膜下亚腱鞘支撑，尽管伸肌支持带完好无损，该亚腱鞘的损伤也可导致尺侧腕伸肌肌腱的反复脱位。

2. 临床表现 腕尺侧疼痛，手腕尺偏或旋后时疼痛加重，可闻及弹响声。

3. 超声表现 高分辨率超声和动态扫查是确诊尺侧腕伸肌肌腱不稳定（extensor carpi ulnaris instability）的理想检查方法。该病的典型表现是在前臂逐渐旋前过程中，横切面扫查能够显示尺侧腕伸肌肌腱在尺骨头上逐渐移位。

4. 超声诊断思路及鉴别诊断要点 尺侧腕伸肌肌腱持续性脱位不常见，如果患者没有间歇性脱位的表现,那么该病的诊断是困难的。为避免出现假阴性结果,应当注意动态检查。

该病需与其他引起腕尺侧疼痛的疾病相鉴别,包括三角纤维软骨复合体损伤、骨折等,结合相关病史及超声表现可资鉴别。

5. 检查注意事项 该病需在动态情况下进行诊断,必要时做双侧对比,但需要注意的是,在动态检查过程中要控制探头的力度与患者的承受度,避免加重支持带损伤。

二、腕关节掌侧面常见疾病的超声检查

（一）桡侧腕屈肌肌腱腱鞘炎

1. 病因

（1）解剖位置因素:在腕部远端,桡侧腕屈肌肌腱通过一骨纤维管。一方面,骨纤维管远端较窄,桡侧腕屈肌肌腱约占可用空间的90%,此处滑膜鞘较厚;另一方面,在骨纤维管远端,桡侧腕屈肌肌腱走行弯曲,向深层（背侧）走行插入第二掌骨底。

（2）机械性因素:桡骨、舟状骨或大多角骨骨折或急性穿透伤可导致碎骨片形成,从而引发桡侧腕屈肌肌腱病、腱鞘炎;骨折固定术后螺丝钉或接骨板的直接摩擦、撞击等刺激也可导致桡侧腕屈肌肌腱病、腱鞘炎。

（3）炎症因素:类风湿关节炎或其他慢性炎性病变致滑膜增厚;舟状骨-大多角骨-小多角骨关节复合体的骨性关节炎致骨赘形成,骨赘与桡侧腕屈肌肌腱深面的局部撞击均可引起桡侧腕屈肌肌腱腱鞘炎(flexor carpi radialis tenosynovitis)。

2. 临床表现 中年女性最常受累,表现为腕部掌侧的桡侧面疼痛和局部肿块,经常被误认为手掌侧腱鞘囊肿。另外,由于桡侧腕屈肌肌腱与正中神经掌侧支关系密切,因此可引起大鱼际区皮肤的麻刺感。

3. 超声表现 桡侧腕屈肌肌腱腱鞘炎的主要征象包括腱鞘炎性水肿增厚,鞘内可出现积液（图7-3-3）,肌腱肿胀,当炎性渗出明显时,超声可以显示肌腱内的纵向低回声及无回声裂隙,特别是肌腱深面的裂隙。彩色多普勒超声显示增厚肌腱及腱鞘内血流信号丰富,有文献报道称病变位置的血流信号的多少与患者症状严重程度呈正相关。

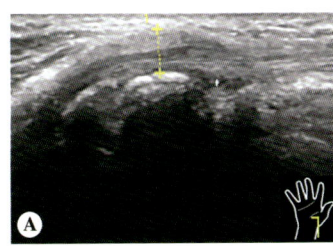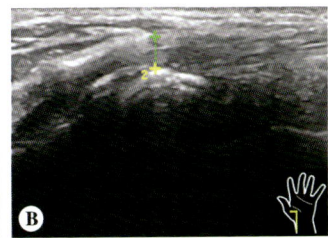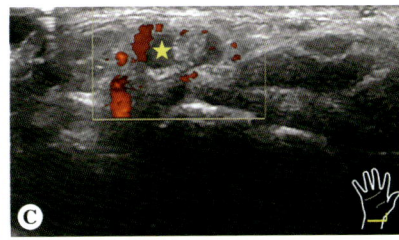

图7-3-3 桡侧腕屈肌肌腱腱鞘炎的声像图

A.长轴切面显示右手腕部桡侧腕屈肌肌腱末端较左侧（B）增厚,内部回声减低,纤维纹理显示欠清,腱鞘组织增厚,呈低回声;C.短轴切面显示右手腕部桡侧腕屈肌肌腱腱鞘组织增厚（星号）,周边及内部见丰富血流信号

4. 超声诊断思路及鉴别诊断要点 当超声检查发现腕关节水平腕管外桡侧肌腱肿胀、腱鞘增厚及腱鞘积液时,再结合受累肌腱的声像图和临床表现,诊断本病不困难。

鉴别诊断要点：桡侧腕屈肌肌腱腱鞘炎常表现为腕部掌侧面的局部肿块，易被误认为腱鞘囊肿。腱鞘囊肿表现为圆形或类圆形边界清晰的无回声区，后方回声增强，可资鉴别。

5. 检查注意事项

（1）因桡侧腕屈肌肌腱位置表浅，检查时应注重探头力度的把握，切忌施加压力，避免影响结构的显示及分辨，探头与皮肤间以可显示的一薄层耦合剂为宜，必要时可放置耦合垫进行检查。

（2）扫查中尽量保持声束垂直目标肌腱，可通过偏转探头调整声束方向，避免或减少各向异性伪像对超声图像的影响。

（3）因该病变多为单侧，故检查时应注意双侧对比，从而做出客观的诊断。

（二）尺侧腕屈肌肌腱病

1. 病因 尺侧腕屈肌肌腱病（flexor carpi ulnaris tendinopathy）与肌腱内钙化性沉积物破入周围组织伴随继发性炎症有关，类风湿关节炎早期阶段可累及尺侧腕屈肌肌腱及其在豌豆骨的附着处。

2. 临床表现 该病好发于中青年女性，表现为豌豆骨近端的局部疼痛，皮肤红肿、皮温升高。一般情况下，疼痛急性发作时，豌豆骨区触痛明显。

3. 超声表现 声像图显示尺侧腕屈肌肌腱与豌豆骨之间有点状或团状强回声。在急性炎症期，彩色多普勒超声和能量多普勒超声显示肌腱血流增加（图7-3-4）。豌豆骨本身可以显示与局部炎症有关的轻微骨皮质侵蚀。

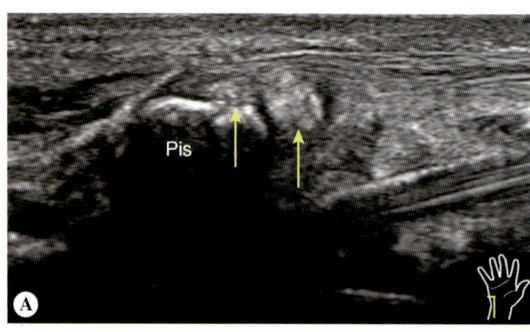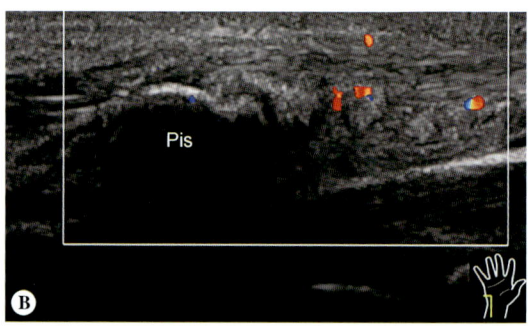

图 7-3-4　尺侧腕屈肌肌腱病的声像图

A. 长轴切面显示尺侧腕屈肌肌腱末端增粗，近豌豆骨附着点处见团状强回声（箭头），局部肌腱纹理不清；B. 彩色多普勒超声显示尺侧腕屈肌肌腱内血流增加。Pis. 豌豆骨

4. 超声诊断思路及鉴别诊断要点 对于豌豆骨区疼痛患者，超声检查发现尺侧腕屈肌肌腱内强回声灶可考虑本诊断。

鉴别诊断要点：尺侧腕屈肌肌腱病常表现为肌腱内强回声钙化灶，须与撕脱性骨折相鉴别，尤其合并关节退行性变致豌豆骨骨质不规整时。尺侧腕屈肌肌腱病多慢性起病，而撕脱性骨折多有明确外伤史，常合并周围软组织内血肿，骨碎片与回缩肌腱相连，同时肌腱附着处局部骨皮质不完整。

5. 检查注意事项
（1）超声检查前应注意对患者病史和临床症状的询问。
（2）超声检查时应联合纵切面、横切面两个垂直切面评估豌豆骨的骨皮质侵蚀情况。

（三）神经损伤

1. 病因　神经损伤（nerve injury）分为急性神经损伤和慢性神经损伤，急性神经损伤主要由外伤造成；慢性神经损伤主要由施加在腕关节上的重复应力引起。常见的慢性神经损伤有腕管综合征（carpal tunnel syndrome，CTS）和 Guyon 管综合征（Guyon's tunnel syndrome）。

腕管综合征是一种常见的周围神经卡压综合征，源于腕部正中神经受压、缺血，表现为相应支配区域的功能障碍。在腕管综合征的早期，正中神经未发生大体形态学异常；继而，正中神经肿胀，表现出形态学和组织学的改变，伴随进行性脱髓鞘和纤维硬化。任何导致腕管内容物增多或腕管容积相对减少的因素均可导致腕管综合征。相关的易患因素可能有解剖学变异（如狭窄的腕管、永存正中动脉、变异的副肌和副肌肌腱）、腕管内占位性病变（如腱鞘囊肿、腱鞘巨细胞瘤）、神经对压力的感受发生改变（如糖尿病、系统性神经病变）、系统性和内分泌疾病（如妊娠、甲状腺功能减低、淀粉样变性病）等。

Guyon 管是尺神经及其深支走行于腕部的骨纤维性管道，位于腕关节的掌尺侧，分为 3 个解剖区域。Ⅰ区：Guyon 管近端部分（豌豆骨水平），容纳尺神经主干，含有感觉和运动纤维；Ⅱ区：Guyon 管的深层部分，容纳尺神经的运动支；Ⅲ区：位置表浅，容纳尺神经的感觉支。Guyon 管综合征的常见病因有慢性刺激、囊肿、先天性尺管狭窄等。

2. 临床表现
（1）正中神经损伤
1）感觉障碍：正中神经支配区（拇指、示指、中指及环指桡侧）感觉异常和（或）麻木。夜间手指麻木常是腕管综合征的首发症状，许多患者均有夜间手指麻醒的经历。在白天从事某些活动时也会引起手指麻木的加重，如做针线活、驾车、长时间手持电话或长时间手持书本阅读。手指麻木不适可通过改变上肢的姿势或甩手而得到一定程度的缓解。
2）运动障碍：正中神经支配区出现持久的感觉和运动缺失、大鱼际区肌肉萎缩，引起典型的手部畸形，即"猿手"畸形。此时，拇指不能外展，不能对掌及对指。但是可能存在解剖的变异，拇指掌侧外展运动可不完全丧失或表现正常。
（2）尺神经损伤
1）感觉障碍：尺神经支配区（背侧面尺侧半、掌侧面小指和环指尺侧）感觉异常，特别是小指感觉消失。
2）运动障碍：主要表现为骨间肌、蚓状肌、拇收肌麻痹所致环指、小指爪形手畸形，手指内收、外展障碍和 Froment 征（示指用力与拇指对指时，呈现示指近端指间关节明显屈曲、远端指间关节过伸，拇指掌指关节过伸、指间关节屈曲）。
（3）桡神经损伤
1）感觉障碍：桡神经支配区（手腕、拇指、示指近端部分及中指近端部分背侧面）感觉异常。

2）运动障碍：主要表现为各伸肌广泛瘫痪，出现腕及各指下垂，不能伸掌指关节，拇指失去外展作用呈现内收畸形。因尺侧腕伸肌与桡侧腕长伸肌、桡侧腕短伸肌瘫痪，腕部向两侧活动困难。

3. 超声表现

（1）腕管综合征：不论受压原因如何，超声诊断腕管综合征的直接征象是受压神经在腕管近端肿胀，在腕管远端扁平。除了形状变化之外，受压正中神经内部的神经束回声减低，神经纹理显示不清。彩色多普勒超声显示近端肿胀处神经内血流信号增多（图7-3-5）。超声检查可进一步发现引起腕管综合征的原因，如肌腱病、腱鞘炎、占位性病变（腱鞘囊肿、腱鞘巨细胞瘤）（图7-3-6）等导致腕管内压力增加或腕横韧带挛缩导致腕管容积相对不足。

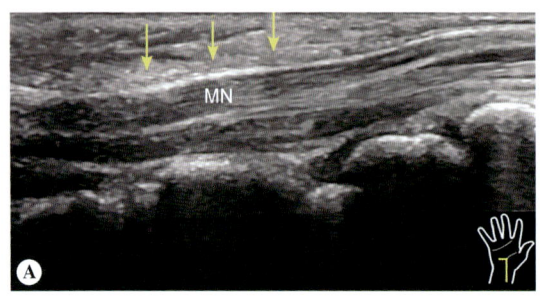 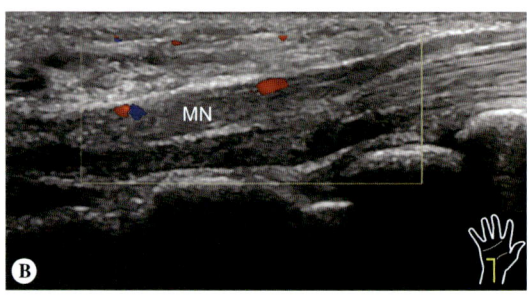

图 7-3-5　腕管综合征的声像图

A. 长轴切面显示腕横韧带远端增厚，回声增强（箭头），该水平正中神经增粗，回声减低，神经外膜增厚，回声增强；B. 彩色多普勒超声显示增粗的正中神经内有较丰富的血流信号。MN. 正中神经

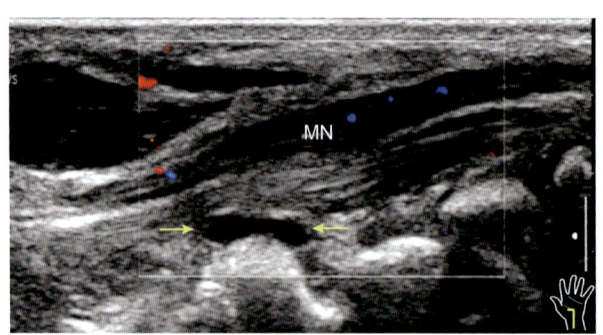

图 7-3-6　腱鞘囊肿致腕管综合征的声像图

长轴切面示腕横韧带水平指屈肌肌腱深方腱鞘囊肿声像（箭头），其挤压正中神经，正中神经近端增粗，回声减低，增粗的正中神经内见较丰富的血流信号。MN. 正中神经

（2）Guyon管综合征：Guyon管综合征的尺神经超声表现同腕管综合征。同时高分辨率超声容易诊断Guyon管内的囊肿、血栓、动脉瘤或小指副展肌等异常结构（图7-3-7），横切面联合纵切面可判断上述异常结构与尺神经的关系。

（3）神经撕裂

1）神经完全性撕裂（complete nerve laceration）：表现为神经连续性中断，断端不同程度回缩，回缩断端之间由无回声、低回声积液或血肿充填，随着病情进展可出现纤维化、机化。在典型病例中，探头在病变部位局部加压可引起急性疼痛。

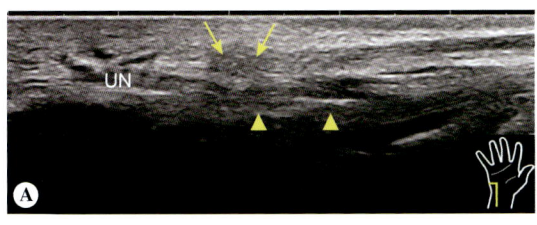 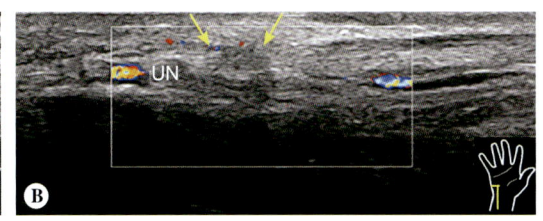

图 7-3-7 Guyon 管综合征的声像图

A. 长轴切面显示 Guyon 管水平尺神经回声减低，内部神经束显示欠清，神经外膜增厚，神经连续性尚好（三角箭头）；该处浅层软组织局限性增厚（箭头），回声减低；B. 彩色多普勒超声显示该局限性增厚的软组织内有较丰富的血流信号（箭头）。UN. 尺神经

2）粗大神经部分性撕裂（partial nerve laceration）：在纵切面上显示为一部分神经束中断，其余部分神经束尚连续（图 7-3-8）；横切面表现为部分神经束缺失，代之以不均质低回声。细小神经的部分性撕裂呈纺锤形肿胀，内部结构呈低回声改变，神经内部的细节结构由于超声分辨率原因，有可能难以显示神经束的中断。

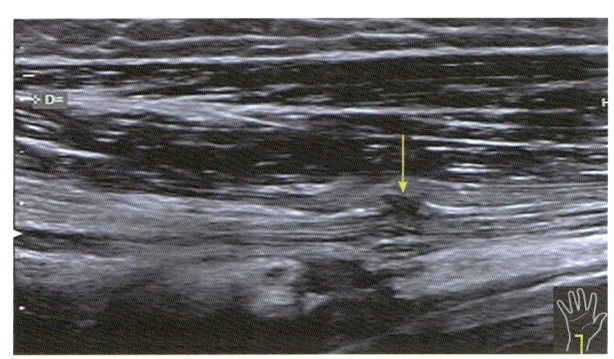

图 7-3-8 神经部分性撕裂的声像图

长轴切面显示神经边缘不光滑，内部浅层神经束连续性中断（箭头），深层神经束连续性尚可

3）创伤性神经瘤（traumatic neuroma）：常见于神经撕裂后或神经损伤术后，病变部位表现为神经不连续，回声中断，与一端神经相连的断端神经束增粗，出现条索样、纺锤形或不规则形低回声，边界常不清楚，部分伴随周围组织粘连声像（图 7-3-9）。

4. 超声诊断思路及鉴别诊断要点 神经损伤需密切结合患者的临床表现，根据患者的临床表现可初步确定哪条神经损伤。对于腕管综合征和 Guyon 管综合征，超声检查不但要明确神经是否存在卡压，还应寻找导致神经卡压的原因，这对指导制订下一步临床治疗方案具有重要意义。对于外伤患者，应仔细询问外伤史，针对性地进行扫查，明确损伤的部位和类型。

鉴别诊断要点：①需鉴别神经完全性撕裂和部分性撕裂，在横切面上可做出鉴别，完全性撕裂的神经纤维完全中断，由不规则低回声填充；而部分性撕裂的神经纤维仅有部分神经束中断。②创伤性神经瘤须与神经源性肿瘤相鉴别，前者常有外伤史或手术史，神经源性肿瘤主要表现为神经周围的肿块，与神经关系密切，但神经纤维连续性好，部分可见于瘤体部位神经受压。

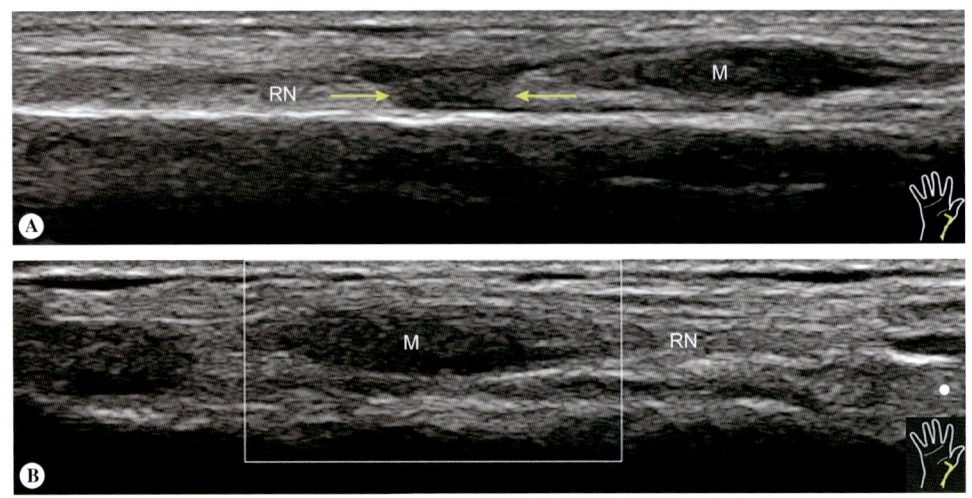

图 7-3-9 神经断裂并创伤性神经瘤形成的声像图

A. 患者外伤后,长轴切面显示腕关节水平桡神经浅支连续性中断(箭头),中断区域呈低回声,近心端神经断端形成创伤性神经瘤(M),呈梭形低回声;B. 彩色多普勒超声显示创伤性神经瘤内未见明显血流信号。RN. 桡神经

5. 检查注意事项

(1)超声检查前应仔细询问患者的病史和临床表现,尤其对有麻木或功能障碍手指的定位,以了解神经支配区域。有外伤史的患者需仔细询问受伤当时的具体情况。

(2)检查神经时需连续扫查,横切面与纵切面交替进行,对于局部结构分辨不清时应上下连续扫查,追踪结构整体,以明确诊断。怀疑细小神经病变时,尽量选择频率较高的线阵探头,同时注意调节图像深度、聚焦点位置,也可选择局部放大。

(3)因手腕结构表浅,检查时探头切忌加压,从而影响组织结构的二维声像图显示及血流信号,必要时可采用耦合垫进行辅助检查。

三、掌指关节及指间关节常见疾病的超声检查

(一)指伸肌肌腱撕裂

1. 病因 指伸肌肌腱的开放性损伤较闭合性损伤更常见,多为撕脱伤,可伴有撕脱性骨折;利器创伤也是导致手部伸肌肌腱损伤的常见病因。

2. 临床表现 指伸肌肌腱撕裂(extensor tendon tear)有两个典型部位,第一个常见损伤部位为伸肌肌腱远节指骨底的附着点,临床表现为指尖不能伸展,远端指间关节保持屈曲位,通常称为"锤状指"、"篮球指"或"板球指"。第二个常见损伤部位为伸肌肌腱中间束跨过近端指间关节处的断裂,表现为关节背面局部肿胀和压痛,近端指间关节过屈,远端指间关节过伸,通常称为"纽扣指"畸形(图 7-3-10)。

3. 超声表现 指伸肌肌腱侧束在远节指骨底附着处撕裂表现为止点附近不显示肌腱回声,中节指骨远端骨干显示不规则的低回声结构,此为回缩的肌腱断端。若伴有撕脱骨折时,可显示骨碎片与回缩的肌腱相连,而远节指骨底不显示肌腱回声(图 7-3-11)。

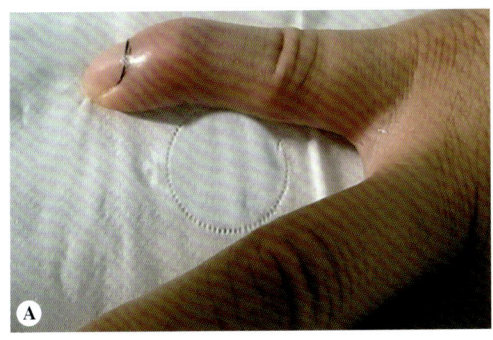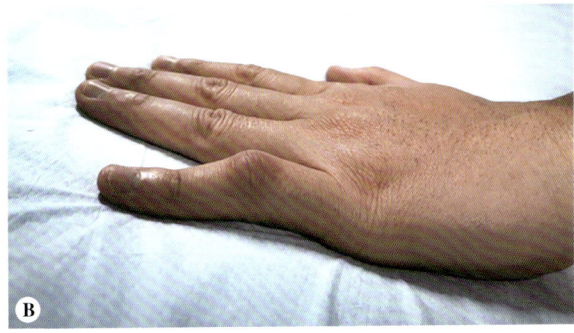

图 7-3-10 "锤状指"和"纽扣指"畸形

A."锤状指"畸形；B."纽扣指"畸形

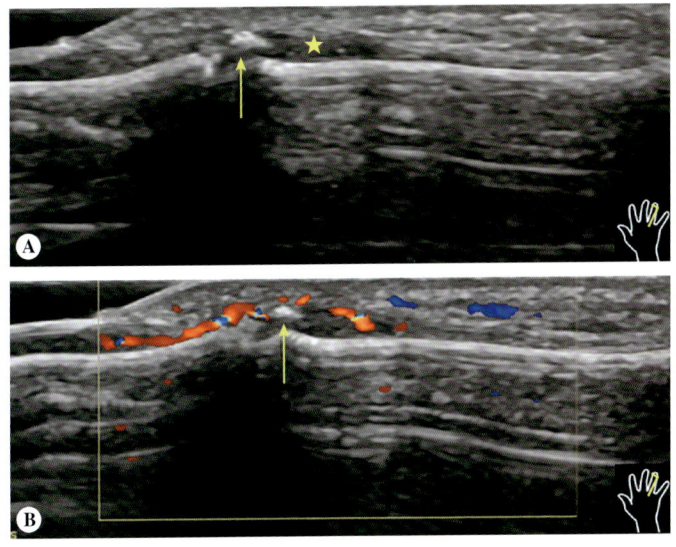

图 7-3-11 指伸肌肌腱侧束附着点撕裂的声像图

A. 长轴切面显示环指远节指骨底骨皮质不连续，附着于该处的指伸肌肌腱连续性中断回缩、局部肿胀、回声减低（星号），其远端可见骨碎片回声（箭头）；B. 彩色多普勒超声示中断处指伸肌肌腱及其周围血流信号丰富

指伸肌肌腱中间束于近端指间关节处撕裂，在超声上表现为纵切面检查时未探及附着于中节指骨底的肌腱回声，横切面显示中节指骨两侧的伸肌肌腱外侧束结构良好（图 7-3-12）。部分性撕裂时，肌腱中间束肿胀、回声减低，附着于近端指间关节背面。

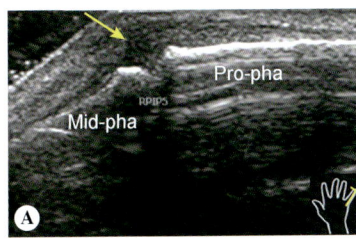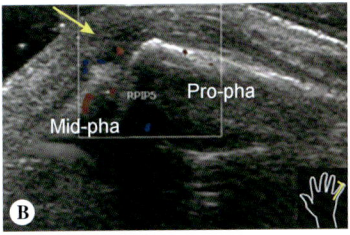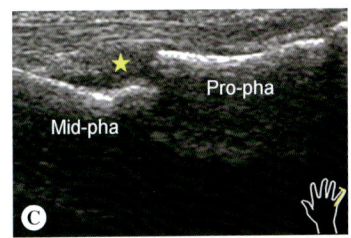

图 7-3-12 指伸肌肌腱中间束撕裂的声像图

A. 长轴切面示第 5 指指伸肌肌腱附着于中节指骨底处，回声减低（箭头），肌纤维纹理显示不清，连续性差；B. 长轴切面示该处肌腱内血流信号丰富（箭头）；C. 长轴切面示第 5 指近端指间关节背侧关节囊增厚（星号）。Pro-pha. 近节指骨；Mid-pha. 中节指骨

4. 超声诊断思路及鉴别诊断要点 指伸肌肌腱较细，尤其是肌腱的末端在超声上较难分辨其二维结构，可联合动态检查。正常肌腱连续性好，运动方向一致或呈同向，肌腱断裂时，尤其是完全断裂时，两断端会出现背向运动，有助于做出判断。

鉴别诊断要点：首先需注意鉴别指伸肌肌腱的部分性撕裂和完全性撕裂。完全性撕裂时肌纤维中断，两断端会出现背向运动；部分性撕裂时可见部分肌纤维连续性尚可，回声减低，屈伸患指，两断端可能部分纤维运动方向尚一致。

5. 检查注意事项

（1）指伸肌肌腱结构表浅，并且纤细，注意选择较高频率的线阵探头，或配合使用耦合垫，增加检查深度，提高结构的细节分辨率。

（2）注意结合动态检查方法，注意在手指被动或主动运动及抗阻力收缩的过程中进行动态检查。

（3）报告中尽可能详细描述指伸肌肌腱撕裂的部位，因为这对手术定位具有重要意义。

（二）指屈肌肌腱撕裂

1. 病因 指屈肌肌腱撕裂（flexor tendon tear）损伤种类多样且复杂，可出现单一手指指浅屈肌肌腱、指深屈肌肌腱损伤或两条肌腱共同损伤，也可出现相邻手指的多条肌腱损伤。开放性损伤较常见，多为锐器伤，可伴有撕脱骨折。

2. 临床表现 为受累手指肿胀、疼痛。指深屈肌肌腱合并指浅屈肌肌腱的撕裂会导致手指完全不能屈曲，处于伸直位；若仅指浅屈肌肌腱撕裂，将相邻手指固定于伸直位，患指近端指间关节不能屈曲；若仅指深屈肌肌腱撕裂，将患指近端指间关节固定于伸直位，远端指间关节不能屈曲。

3. 超声表现 指屈肌肌腱部分性撕裂时肌腱内部结构局部中断、肿胀、回声减低（图7-3-13），但是仅依靠超声难以鉴别诊断局部肌腱病变，需结合临床病史或其他影像学检查才能明确诊断。指屈肌肌腱完全性撕裂时，损伤部位不能探及肌腱回声，断端可由低至无回声积液充填，两断端肌腱回缩，不规则增厚，纹理不清，回声减低（图7-3-14）。

4. 超声诊断思路及鉴别诊断要点 正常指屈肌肌腱连续性好，运动方向一致或呈同向，手指活动正常。当患者有外伤史或慢性疼痛等病史，伴随手指活动异常时，应重点检查相应肌腱，指屈肌腱因相对较粗，故较易观察，当指屈肌肌腱断裂时，尤其是完全断裂时，肌腱连续性中断，大部分断端肌腱呈马尾状回缩，屈伸指关节两断端呈现背向运动，有助于做出判断。

鉴别诊断要点：①当指屈肌腱完全断裂后，撕裂缺损区域由周围纤维软组织充填，酷似残存的肌腱组织，此时需与肌腱部分性撕裂鉴别。缺损区充填的软组织回声减低，无典型的纤维层状结构，可资鉴别；另外，动态观察有助于鉴别诊断。②因指屈肌肌腱走行存在一定曲度，因此还需要与各向异性伪像相鉴别，扫查过程中应注意调节探头角度，确保目标肌腱与探头垂直，避免各向异性伪像的干扰。③痛风患者肌腱内出现痛风石，肌腱纤维样结构也会表现为中断样声像，但出现痛风石时肌腱不会回缩，屈伸关节时两端肌腱运动方向一致，可做鉴别。

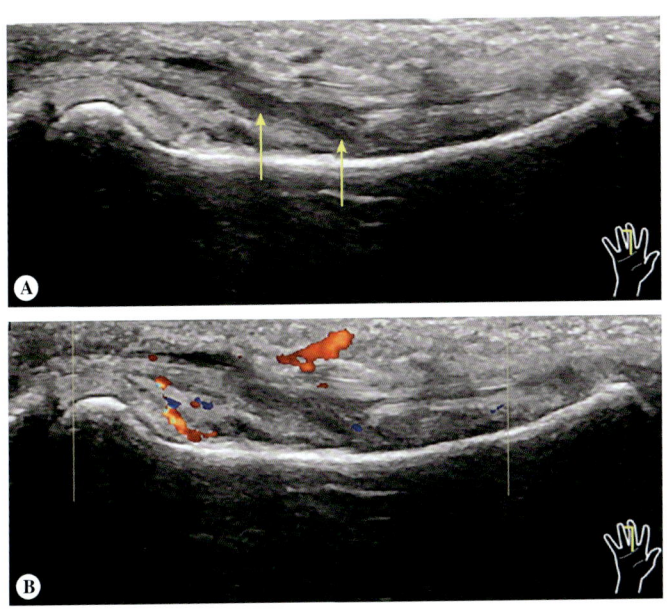

图 7-3-13 指屈肌肌腱部分性撕裂的声像图

A. 长轴切面显示中指近节指骨水平指屈肌肌腱肿胀，回声紊乱，深层部分肌腱回声连续性中断，回声减低（箭头）；B. 长轴切面显示该区域见条状血流信号

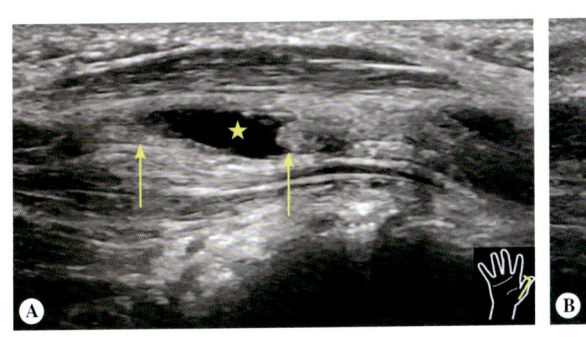 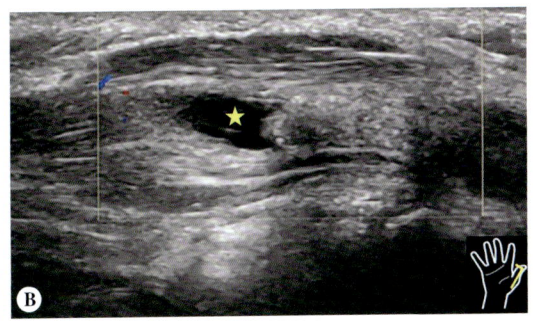

图 7-3-14 指屈肌肌腱完全性撕裂的声像图

A. 长轴切面示掌指关节水平拇长屈肌肌腱回声完全中断，两断端回缩（箭头），断口不整齐，中断区域由低回声区（星号）充填；B. 长轴切面示断端肌腱内见点状血流信号，中断低回声区域（星号）未见明显血流信号

5. 检查注意事项

（1）注意结合动态检查方法，在手指被动或主动运动及抗阻力收缩的过程中进行动态检查。

（2）报告中尽可能详细描述指屈肌肌腱撕裂的部位或相应水平，这对手术定位具有重要意义。

（三）扳机指

1. 病因 屈曲的手指在伸直过程中短暂卡顿，随之发生疼痛性弹响，临床上称为"扳机指"。通常发生在需要反复屈伸手指的专业运动或娱乐活动中。局部钝性创伤可导致环状滑车损伤；反复的手指运动导致指屈肌肌腱第 1 滑车增厚，伴随狭窄性腱鞘炎、肌腱肿胀，继而受累的肌腱在狭窄的腱鞘内撞击，使患指出现扳机症状。掌指关节处增大的籽骨或副籽骨位置过近，限制肌腱的收缩，此可能也是本病的发病机制。

2. 临床表现 本病在糖尿病患者和女性中常见，尤其是 50～60 岁人群，主要累及掌指关节，环指多见，其次是拇指和中指，表现为屈曲的手指在伸直过程中短暂卡顿，患指难以伸直或弯曲。

3. 超声表现 声像图表现为第 1 滑车弥漫性增厚，回声减低，其下走行的指屈肌肌腱肿胀，比对侧或邻近手指的肌腱横断面更饱满（图 7-3-15）。急性期，靠近滑车的滑膜鞘内可见无回声渗出液环绕肌腱，在纵切面上，手指屈伸运动时可见滑膜鞘形态的改变。

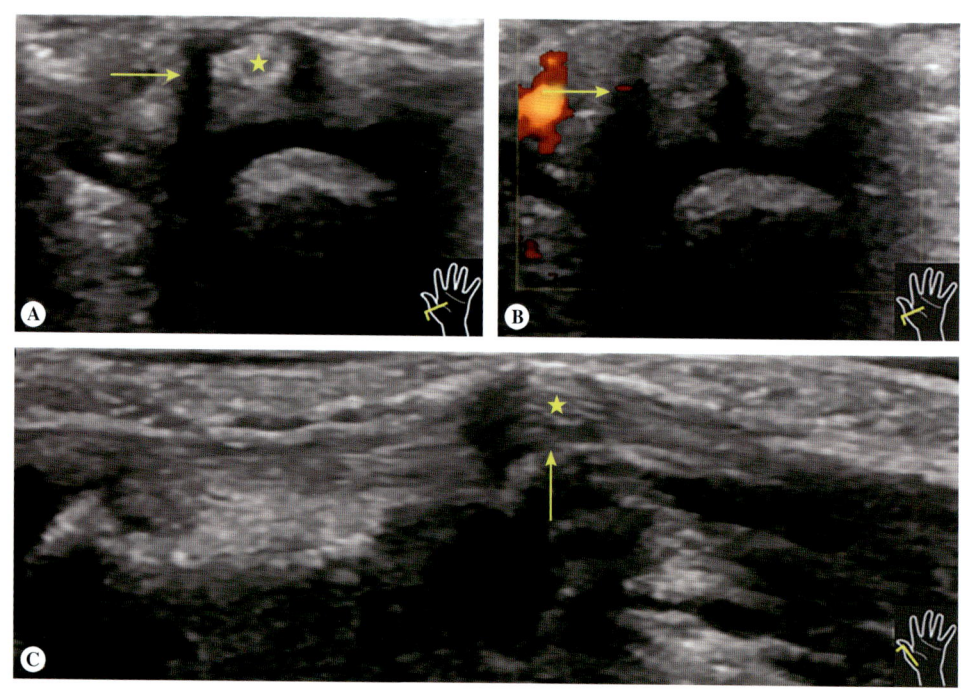

图 7-3-15 扳机指的声像图

A. 短轴切面显示掌指关节水平拇指指屈肌肌腱（星号）第 1 滑车增厚，回声增强（箭头）；B. 能量多普勒超声显示增厚腱鞘内有点状血流信号（箭头）；C. 长轴切面显示指屈肌肌腱（星号）呈"弓背样"抬高（箭头）

4. 超声诊断思路及鉴别诊断要点 超声对扳机指的诊断具有特异性，典型病例声像图表现为受累手指第 1 滑车增厚，管腔形成环形狭窄，局部指屈肌肌腱卡压，纹理不清，回声增高，近端肌腱活动受限，呈"弓背样"抬高；部分病例可表现为滑车增厚不明显，仅出现滑车水平肌腱受压变薄，结合临床症状不难诊断为扳机指。

鉴别诊断要点：扳机指须与指屈肌肌腱其他病变相鉴别。①肌腱断裂：动态检查有助于鉴别诊断，当主动或被动运动手指时，全程观察肌腱的连续性，扳机指可见指屈肌肌腱连续性好，运动方向一致或呈同向，指屈肌肌腱断裂两断端会出现背向运动，可资鉴别。②肌腱腱鞘炎：腱鞘炎范围一般比较广，不会局限于滑车位置；相反，滑车位置腱鞘受压，其余位置可较明显，部分病例伴随腱鞘积液，肌腱不会出现局部受压变细征象。

5. 检查注意事项

（1）由于肌腱纤维化和粘连，检查中要注意动态扫查，肌腱滑动过程中可见周围软组织受牵拉而运动。

（2）在检查过程中，要注意与健侧或邻近手指对比评估。

（四）掌板损伤

1. 病因 掌板是位于掌指关节与指间关节掌侧面指屈肌肌腱深面的纤维软骨结构，与关节囊紧密相连，为关节囊提供附着点并限制关节的过度伸展。掌板远端厚而坚韧，附着于关节远端指骨底掌侧，近端薄而松弛，附着于关节近端指骨颈或掌骨颈掌侧，两侧与侧副韧带相连，共同增强关节囊。掌板损伤（volar plate avulsion）多继发于关节的过伸及旋转暴力损害，易发生于掌板远端附着处，可从指骨底部撕脱一块骨碎片。掌板内部的撕裂较少见，常见于拇指的掌指关节。

2. 临床表现 常见于年轻的运动员，尤其是足球、篮球等控球运动员。早期可出现关节背伸不稳，若合并侧副韧带损伤，则出现背伸和侧偏双向不稳。晚期可出现长期关节疼痛、肿胀，甚至造成掌板挛缩、关节屈曲畸形等严重并发症。

拇指的掌指关节水平掌板撕裂，有时可与籽骨一起嵌入掌指关节中，造成掌指关节绞锁，主要表现为拇指掌指关节呈过伸位，指间关节呈屈曲位。掌指关节主动、被动活动均受限，但指间关节活动正常。掌指关节的掌侧和桡侧稍肿胀，压痛明显。当籽骨嵌入关节时，牵拉的拇短屈肌和掌腱膜在大鱼际部位形成一个浅沟，在用力屈曲掌指关节时更为明显，可作为一特征性体征。

3. 超声表现 指间关节掌板损伤时超声显示指骨基底部的撕脱骨碎片，其周可见软组织肿胀。拇指掌指关节掌板撕裂时超声显示掌骨头向掌侧突出，掌板连续性中断，或横切面扫查时掌板纵向裂开，可见桡侧籽骨嵌在掌指关节间，屈伸手指可见与籽骨相连的肌肉收缩，但籽骨不动。此外，超声可见掌板单纯偏移不撕裂，主要是由于关节端骨对位角度异常（图7-3-16）。

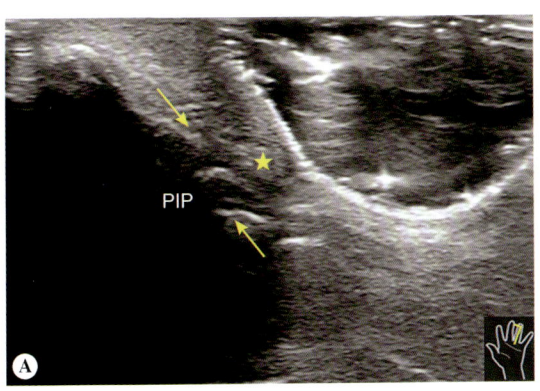 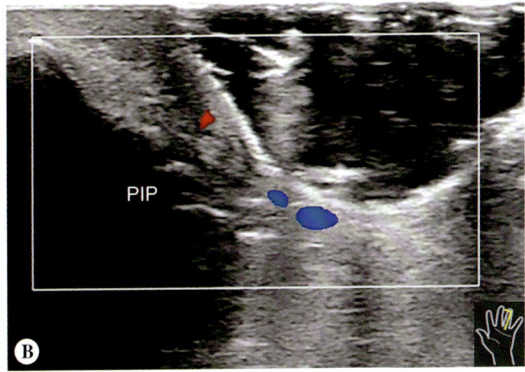

图 7-3-16 掌板偏移的声像图

A. 长轴切面示第 4 指近端指间关节端骨对位角度异常（箭头），掌板偏移、形态失常、内部结构显示不清（星号）；B. 周围组织见点条状血流信号。PIP. 近端指间关节

4. 超声诊断思路及鉴别诊断要点　近节指骨基底向掌侧移位，动态观察远节指骨无活动，撕脱骨块向近端移位可考虑该病的发生。

鉴别诊断要点：①掌板损伤须与指屈肌肌腱腱鞘炎相鉴别。在动态扫查时指屈肌肌腱腱鞘炎患者肌腱活动受限，但掌板位置正常。②掌板损伤须与掌指关节侧副韧带损伤相鉴别。前者的主要损伤机制为掌指关节的过伸损伤，损伤后往往出现手指屈伸运动异常；后者的主要损伤机制为指间关节受到内收或外展应力损伤，损伤部位一般在关节两侧边，远端手指出现向健侧偏移情况，韧带损伤的超声表现为韧带增厚，回声不均匀或局部低回声，外加应力检查可见关节间隙增大，指间关节远端副韧带止点处连续性中断，结合患者的损伤方式及动态检查可资鉴别。

5. 检查注意事项

（1）注意观察掌板与关节端软骨面的贴合关系，判断有无移位。

（2）注意观察掌板有无形态异常及回声改变，要与患者病史及体征相结合。

（3）注意观察是否合并侧副韧带损伤，要结合患者的损伤方式及动态扫查来判断。

（五）掌腱膜挛缩症

1. 病因　掌腱膜挛缩症（Dupuytren contracture）发病原因不明，可能与遗传、种族及环境等因素有关，还可能与高血压、糖尿病、高血脂、缺血性心脏病及慢性阻塞性肺疾病等有关，上述疾病都可能造成微循环障碍和局部缺血，增加氧自由基和炎性细胞因子的释放，同时改变生长因子、黏附分子和细胞外基质成分的基因表达，进而引发手掌及手指腱膜纤维组织的增殖。

2. 临床表现　常见于 50～70 岁的中老年人，男性居多。患者病发时因成纤维细胞的增殖、分泌胶原的增加导致手掌出现明显疼痛感、发紧。通常起病于手部尺侧面的掌腱膜，其挛缩以环指最多见，小指次之，也可见于示指、中指及拇指，文献报道以单侧发病多见，也可双侧发病，对称性发病少见。早期在第四掌骨头水平皮下掌腱膜处可触及小结节，逐渐形成纵行挛缩带，与相邻的屈肌肌腱形成条索状附着，皮肤出现皱褶和凹陷，随着挛缩带的逐渐缩短，最终可导致掌指关节和近指间关节屈曲畸形，造成手部功能障碍。该病的病程较长，可达 10～20 年，偶有局部不适、疼痛或麻木。外科手术是治疗掌腱膜挛缩症的主要方法，但该病早期症状不明显，多数患者在病情发展后才就诊，且容易出现误诊，从而影响治疗效果。

3. 超声表现　皮肤和指屈肌肌腱之间的掌腱膜为低回声，较健侧增厚，增厚的掌腱膜可呈结节状改变伴不同程度的挛缩，纤维结节表现为边界清晰的低回声，彩色多普勒超声及能量多普勒超声显示结节内部无明显血流信号（图 7-3-17）。动态观察中发现患者的掌腱膜与皮肤、腱鞘有紧密的连接，但与肌腱组织无粘连。手指掌侧的神经、动脉走行可呈迂曲状。

4. 超声诊断思路及鉴别诊断要点　超声发现皮肤和指屈肌肌腱之间的掌腱膜增厚或呈结节状改变，结合该病的临床表现可做出诊断。

鉴别诊断要点：①掌腱膜挛缩症需与指屈肌肌腱挛缩相鉴别，掌腱膜挛缩症主要表现为指屈肌肌腱表面的低回声结节，影响掌指关节及近端指间关节活动，而指屈肌肌腱挛缩

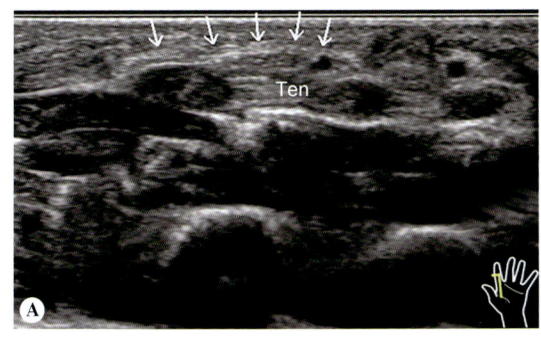 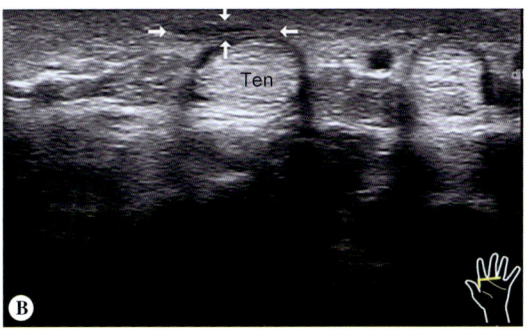

图 7-3-17 掌腱膜挛缩症的声像图

A. 长轴切面示皮肤和指屈肌肌腱之间的掌腱膜增厚（箭头）；B. 短轴切面示掌腱膜增厚呈结节状改变伴挛缩，纤维结节表现为边界清晰的低回声（箭头）。Ten. 肌腱

时整个手指活动均受限，超声动态扫查时，活动远端手指判断屈肌肌腱运动情况，可对两者进行鉴别。②掌腱膜挛缩症须与腱鞘巨细胞瘤相鉴别，两者均与肌腱的关系密切，但是掌腱膜挛缩症可有疼痛、手指屈曲畸形等临床表现，超声上增厚腱膜或低回声结节内部多无血流信号；而腱鞘巨细胞瘤为无痛性肿块，超声短轴切面显示肿块可侧方包绕肌腱，相邻骨皮质可呈受压或侵蚀改变，内部可见血流信号，结合患者的临床表现及超声特点可对两者进行鉴别。

5. 检查注意事项

（1）因掌腱膜位置表浅，检查时可放置耦合垫进行检查，此有助于结构的显示。

（2）检查时需要进行动态扫查。动态扫查时需观察掌腱膜与皮肤、腱鞘、肌腱的关系。

四、手腕部骨和关节常见疾病的超声检查

（一）类风湿关节炎

1. 病因 类风湿关节炎（RA）的主要病理改变为关节滑膜炎，血管翳形成，最终导致骨质破坏引发关节畸形和功能障碍，同时伴发浆膜、心肺、皮肤、眼、血管等结缔组织广泛性炎症，属于慢性全身性自身免疫性疾病。其病因尚不完全明确，目前研究表明主要原因如下：

（1）细菌因素：实验表明，A组链球菌及菌壁的肽聚糖可能为RA发病的一个持续性刺激原，刺激机体产生抗体，发生免疫病理损伤而致病；RA患者的关节液和滑膜组织中从未发现过细菌或菌体抗原物质，提示细菌可能与RA的起病有关，但缺乏直接证据。

（2）病毒因素：RA与病毒，特别是EB病毒的关系是国内外学者关注的问题之一，RA患者对EB病毒的反应性比正常强烈，RA患者血清和滑膜液中出现持续高滴度的抗EB病毒抗体——胞膜抗原抗体。但到目前为止RA患者血清中一直未发现EB病毒核抗原或壳体抗原抗体。

（3）遗传因素：本病在某些家族中发病率较高，人群调查发现人类白细胞抗原（HLA）-DR4与类风湿因子阳性患者有关；RA患者一级亲属发病率为11%，单卵双生子同时患有

RA 的概率为 12%～30%。

（4）性激素：研究表明雌激素通过调节 B 淋巴细胞、T 淋巴细胞的凋亡和功能，促进滑膜成纤维细胞分泌基质蛋白酶等以加剧 RA 的发病。

（5）其他因素：除上述可能因素外，寒冷、潮湿、疲劳、营养不良等常为本病的诱发因素，但多数患者常无明显诱因可查。

2. 临床表现

（1）关节病变：RA 主要累及部位是关节滑膜，以双侧、对称性关节滑膜炎为特征，滑膜异常增厚，继而形成滑膜血管翳；同时还可累及腱鞘，病程较长时可累及关节和关节周围结构损伤。据统计，高达 95% 的 RA 患者出现手腕部腱鞘炎，而且最常累及尺侧腕伸肌肌腱。

任何年龄均可发病，中年女性多见，男女比例为 1 :（2～4）。本病好发于手、腕、足等小关节，近端指间关节最常发病，其次为掌指、趾、腕、膝、肘、踝、肩和髋等关节。发病可缓可急，反复发作。早期表现为关节红肿热痛和功能障碍，逐渐发展为对称性多关节炎。晚期关节可出现不同程度的僵硬畸形，并伴有骨和骨骼肌萎缩，极易致残。病变关节畸形，常固定在屈位，手指常在掌指关节处向外侧半脱位，形成特征性的尺侧偏向畸形。

（2）关节外病变：10%～30% 患者可出现关节外病变，如皮下结节、淋巴结或脾肿大、肺间质病变、角膜炎、心瓣膜炎等。皮下结节常位于关节隆突部位，如上肢鹰嘴突、腕部及下肢踝部，坚硬如橡皮；皮下结节不易被吸收，皮下结节的出现常提示疾病处于严重活动阶段。约 10% 的患者在疾病活动期有淋巴结及脾肿大；肺疾病患者的表现形式有多种，可出现胸膜炎、弥漫性肺间质纤维化、类风湿尘肺病等；眼部可出现巩膜炎、角膜结膜炎；周围神经病变、慢性小腿溃疡、淀粉样变等偶可发现。

3. 超声表现 以往 RA 的主要影像学检查手段是 X 线和 MRI 检查。病程早期患者的关节 X 线片仅表现为软组织肿胀和关节腔积液，MRI 检查可提示早期滑膜炎病变。近年研究表明，对于 RA 早期病变的诊断，超声和 MRI 具有良好的一致性。超声不仅能发现病变早期软组织炎性改变，如滑膜炎、腱鞘炎和滑囊炎，还可对早期骨侵蚀性病灶进行评估。RA 的主要超声表现如下：

（1）关节腔积液：高频超声对手腕部关节腔积液具有较高的敏感性，不仅可显示极微量积液，还可对关节腔积液进行分级评价（表 7-3-1）。

表 7-3-1　RA 的关节腔积液分级

分级	关节腔积液表现
0 级	无关节腔积液
1 级	少量关节腔积液，积液未达到关节连线上缘
2 级	中量关节腔积液，积液达到关节连线上缘
3 级	大量关节腔积液，积液超过关节连线上缘

（2）滑膜增生（synovitis）：RA 急性期表现为滑膜增厚，滑膜增生按 Szkudlarek 标准分为 4 级（表 7-3-2）。

表 7-3-2　RA 滑膜增生分级

分级	滑膜增生表现
0 级	滑膜无增厚
1 级	滑膜轻度增厚，厚度 2～5mm
2 级	滑膜中度增厚，大关节滑膜厚度 5～9mm
3 级	滑膜重度增厚，大关节滑膜厚度＞9mm

（3）滑膜血管翳（synovial pannus）：呈低回声结构，部分或完全充填关节间隙，加压探头不能完全压瘪。滑膜血管翳血流分级见表 7-3-3，急性期血流信号多为 2～3 级（图 7-3-18），慢性期血流信号多为 0～1 级。

表 7-3-3　RA 滑膜血流分级

分级	滑膜血流表现
0 级	滑膜内未检测到血流信号
1 级	滑膜内检测到 1～3 处血流信号
2 级	滑膜内检测到较丰富点状或点条状血流信号，血流信号覆盖面积小于增厚滑膜面积的 1/2
3 级	滑膜内检测到丰富树枝状或网状血流信号，血流信号覆盖面积大于增厚滑膜面积的 1/2

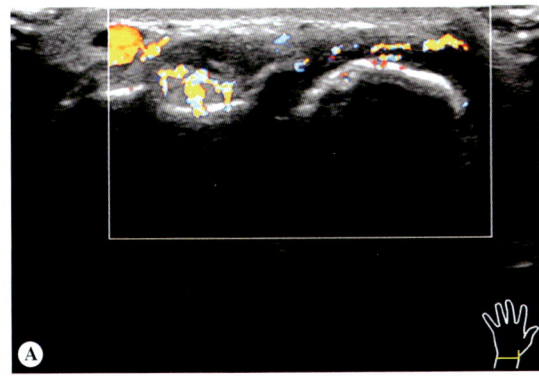 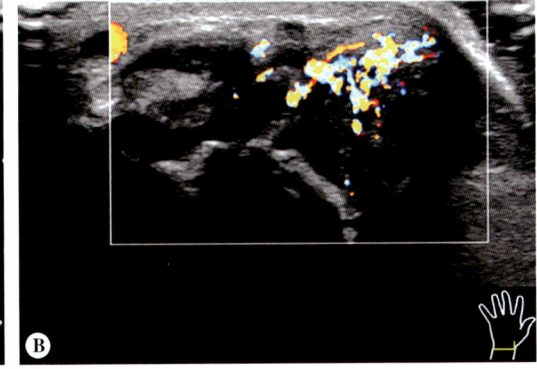

图 7-3-18　RA 的声像图（一）

腕关节背侧关节滑膜明显增厚，呈团块状、结节状，表面不光滑，彩色多普勒超声显示增厚滑膜内血流信号增多，血流分级为 2～3 级

（4）骨破坏：包括骨质疏松和骨侵蚀，二者在病程中晚期出现，可同时存在。骨质疏松显示骨皮质变薄，整个关节区骨回声减低，骨透声增强，严重者可显示完整的骨端轮廓。骨侵蚀表现为骨皮质线毛糙，不光滑，不连续，表面可有虫蚀样改变（表 7-3-4，图 7-3-19）。

表 7-3-4　RA 关节骨质侵蚀分级

分级	骨质侵蚀表现
0 级	骨面规则，回声连续
1 级	骨面不规则，回声不连续，但纵切面、横切面均未见缺损
2 级	纵切面、横切面均可见到骨面有缺损
3 级	多个缺损导致骨组织破坏明显

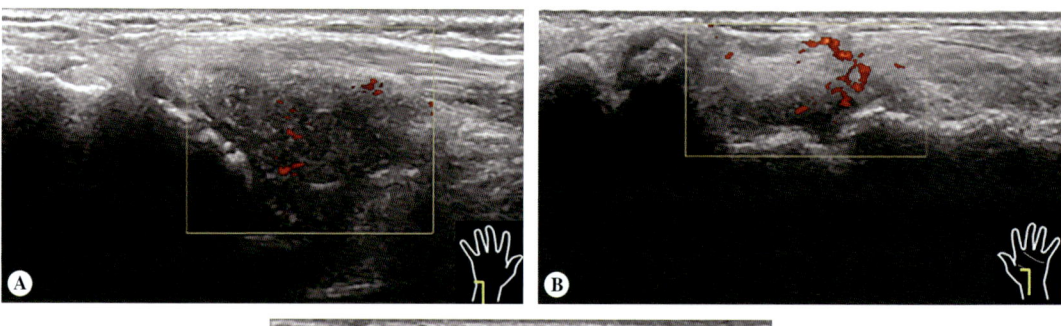
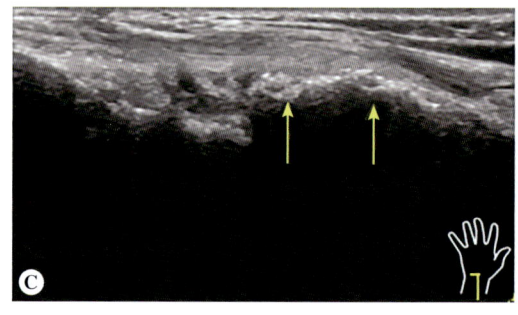

图 7-3-19 RA 的声像图（二）

A. 腕关节背侧关节滑膜增厚，呈低回声，能量多普勒超声显示增厚滑膜内血流信号增多，血流分级为 1 级；B. 腕关节掌侧关节滑膜同样增厚，呈低回声，能量多普勒显示增厚滑膜内血流信号增多，血流分级为 2 级；C. 腕关节骨皮质毛糙，呈虫蚀样改变（箭头）

（5）韧带及肌腱受累：超声显示韧带、肌腱体积增大，轮廓模糊，回声减低且不均匀，内部纹理紊乱，严重者甚至可出现撕裂。

（6）病变活动性的评估：临床对于 RA 病情的评估，需要综合临床表现与辅助检查，临床表现主要观察晨僵持续的时间、关节压痛和关节肿胀的数目、关节疼痛和肿胀的程度、关节功能受限程度、疲劳的严重性；实验室检查红细胞沉降率、C 反应蛋白和血小板等。随着肌骨超声的不断发展，超声检查成为滑膜炎活动性评估的有效手段，不仅可以检出增厚的滑膜，彩色多普勒超声还能对炎症反应的活动性进行评估，频谱多普勒阻力指数（RI）还可对病变活动性强弱进行评价。具体评价方式如下：

1）滑膜增生（-）伴彩色多普勒信号（-），提示无活动性关节炎改变。

2）滑膜增生（+）伴彩色多普勒信号（+），提示活动性关节炎持续性存在，并预示 1 年内骨质侵蚀的可能性。

3）滑膜增生（+）伴彩色多普勒信号（-），提示关节存在一定的病理改变。

4）当滑膜内血供的阻力指数越低，表明病变部位血管扩张程度越大，病变活动性越强，反之亦然。

4. 超声诊断思路及鉴别诊断要点　RA 常首先累及关节滑膜，主要表现为滑膜增厚，增厚滑膜的血流信号增多，是滑膜炎活动期的征象，提示急性炎症反应；滑膜血流信号减少表明纤维性血管翳的形成及反映治疗效果良好。病程中晚期出现骨侵蚀和骨破坏，炎症也可累及关节周围韧带和肌腱。

RA 主要与痛风性关节炎、骨性关节炎和风湿性关节炎进行鉴别诊断（表 7-3-5）。

表 7-3-5 RA 的鉴别诊断

鉴别要点	类风湿关节炎	痛风性关节炎	骨性关节炎
发病人群	20～45 岁，女性多见	40～50 岁，男性多见	50 岁以上，女性多见
病理改变	滑膜增生，继发骨质破坏	关节内尿酸盐沉积，痛风石形成	关节退行性变，关节软骨变性、骨质增生
发病部位	多发性、对称性特点，以手腕关节多见	多见于第一跖趾关节，足踝部等大关节也可发生	负重较大的关节多见，膝关节易发
临床表现	关节疼痛、肿胀、晨僵及活动受限，后期出现关节畸形	突发关节红肿热痛，疼痛剧烈；痛风石形成，关节畸形	非对称性关节酸痛、晨僵、活动疼痛加剧，休息后缓解
超声表现	关节腔积液、滑膜增厚、滑膜炎、骨质破坏，呈虫蚀样改变；可累及韧带和肌腱	软组织肿胀，关节腔积液，滑膜增厚，典型者关节软骨可出现"双轨征"、"痛风石"；晚期关节间隙变窄，骨质受侵蚀	关节软骨面不光滑，局限性变薄；重者局部软骨断裂缺损，关节边缘骨赘形成；关节腔内游离体可累及韧带和肌腱
实验室检查	类风湿因子（+），抗环瓜氨酸肽抗体、抗角蛋白抗体（+）	检测到尿酸盐结晶	无特殊表现

5. 检查注意事项

（1）RA 增生的滑膜有时表现为极低回声，同时常合并关节腔积液，二者二维声像难以鉴别，可通过探头加压鉴别，加压探头时关节腔积液可以推开，而增厚的滑膜不能被压缩。另外，彩色多普勒超声和能量多普勒超声成像有助于鉴别两者，表现为滑膜内可出现血流信号，而关节积液无血流信号。

（2）检查过程中腕关节略屈曲有助于显示少量积液。

（3）对部分指关节严重畸形、无法伸直的患者，可采用耦合垫或将手放入温水盆中，探头置于水面进行检查。

（二）三角纤维软骨复合体损伤

1. 病因 三角纤维软骨复合体（TFCC）损伤最常用的分型是 Palmer 分型，包括两型，Ⅰ型为创伤性；Ⅱ型为退变性。分型对治疗有指导意义，因此理解 Palmer 分型非常重要。

2. 临床表现 TFCC 损伤的症状通常包括腕尺侧弥漫、深在的疼痛或酸胀不适，有时有烧灼感，一般向背侧放射，很少向掌侧放射。疼痛也可以在用力抓握物体时诱发，从而导致握力减弱。这些症状在腕尺偏、腕过伸位用力和前臂用力旋转时加重。患者常诉做旋转手腕的动作时出现手腕尺侧疼痛，从而难以完成拧毛巾、开车和使用勺子等动作。很多患者会出现用力撑手时手腕尺侧疼痛，但该症状并不是特异性的诊断指标。

3. 超声表现 TFCC 损伤时声像图表现为三角纤维软骨复合体形态肿胀，结构紊乱，内部回声不均匀（图 7-3-20）。关节盘撕裂时关节盘内可见低回声裂隙，局部回声不连续。韧带损伤时出现韧带撕裂的相关声像，部分病例会出现关节间隙增大，必要时可适当尺偏，病变区域显示会更加明显。

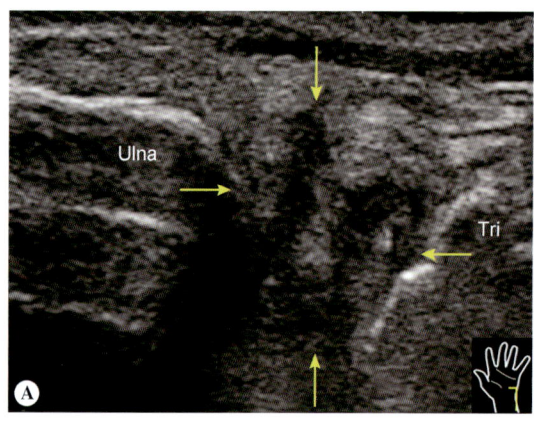
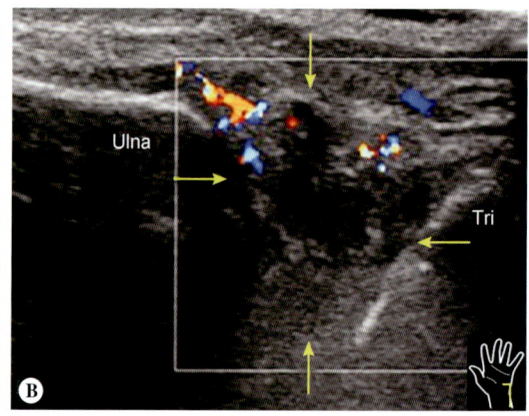

图 7-3-20　TFCC 损伤的声像图

A. 斜冠状切面示手腕部尺侧 TFCC 增厚，回声紊乱，局部回声偏低（箭头）；B. 彩色多普勒超声示该区软组织内血流信号丰富。Ulna. 尺骨；Tri. 三角骨

4. 超声诊断思路及鉴别诊断要点　该病在超声检查时应注意询问患者病史和临床表现，并配合相关动作，如旋转手腕、尺偏等进行动态检查以进行综合评估，当尺侧三角纤维软骨复合体内回声增多、结构紊乱时应考虑其损伤的可能性大。

鉴别诊断要点：该病须与其他引起腕尺侧疼痛的疾病相鉴别。

（1）TFCC 损伤须与尺侧腕伸肌肌腱不稳定相鉴别，在动态观察中，后者在手腕旋后时可闻及弹响声，并在前臂逐渐旋前过程中，横切面扫查能够显示尺侧腕伸肌肌腱在尺骨头上逐渐移位，动态观察可资鉴别。

（2）TFCC 损伤须与腕关节骨折相鉴别，后者表现为骨皮质连续性中断及相邻两骨的关系改变，必要时可结合 X 线检查进一步明确诊断。

5. 检查注意事项

（1）可与健侧对比检查，观察 TFCC 的厚度、内部回声及血流信号等差异。

（2）注意是否合并骨折，观察深面骨皮质的完整性。

（三）隐匿性骨折

1. 病因　由于持续反复受力，超出了骨的应变阈值，从而产生细微的隐匿性骨折（occult fracture）。手舟骨是腕关节隐匿性骨折最常发生的部位。腕关节过度伸展和屈曲可发生大多角骨背侧的小撕脱骨折。

2. 临床表现　骨折部位局部疼痛和压痛，可出现皮下软组织肿胀。

3. 超声表现

（1）小撕脱骨折表现为强回声碎片，周围有低回声晕，为病变周围炎性水肿所致，探头加压可引起局部疼痛（图 7-3-21）。

（2）手舟骨骨折除了骨皮质回声中断外，还可能观察到舟骨结节变形，骨皮质与桡动脉之间的距离增大。

4. 超声诊断思路及鉴别诊断要点　骨皮质强回声连续性的局部中断是超声诊断隐匿性骨折的要点。如果超声怀疑骨折，可行 CT 薄层扫描以进一步明确诊断。由于手舟骨是腕

第七章 腕和手指关节解剖及常见疾病的超声检查

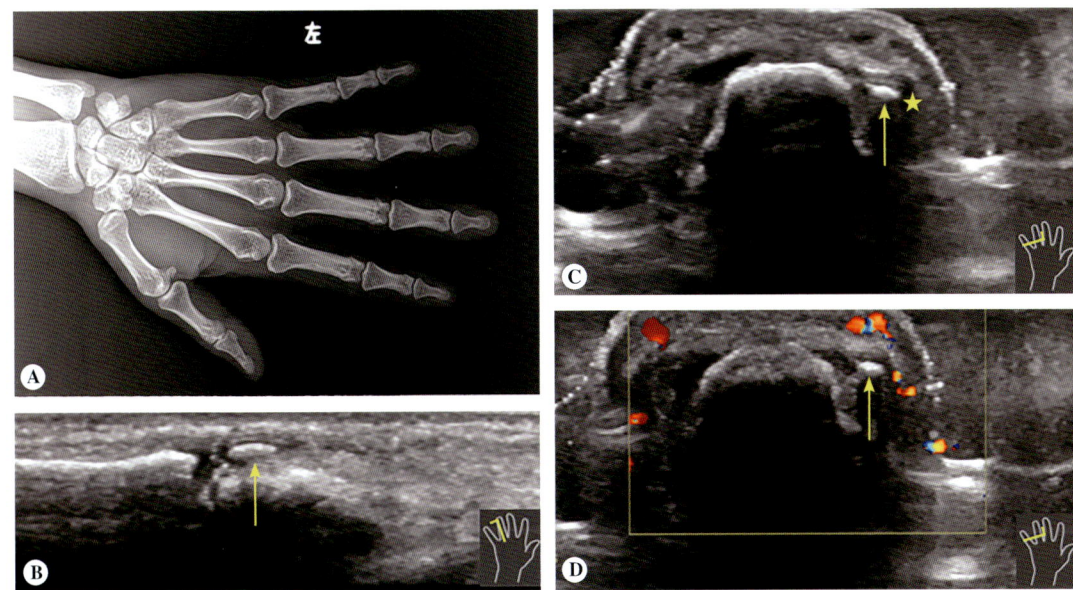

图 7-3-21 隐匿性骨折的声像图

A. X 线检查示左手未见明显骨折；B. 长轴切面显示左手第 4 指近节指骨远端尺侧骨皮质毛糙、连续性中断，其旁见一小碎骨片（箭头）；C. 短轴切面显示该处小骨碎片（箭头）的周围软组织增厚，回声减低（星号）；D. 彩色多普勒超声示周围软组织内有点状血流信号

关节隐匿性骨折最常发生的部位，结合患者疼痛部位的提示，必要时应重点仔细探查手舟骨，在骨的掌侧面和外侧面长轴图像上评估手舟骨骨皮质，在手舟骨外侧切面测量桡动脉和手舟骨骨皮质之间的距离。

鉴别诊断要点：

（1）手舟骨结节骨折须与手舟骨结节不规则突起相鉴别，手舟骨结节形态多变，不规则的小突起可被误诊为骨折，鉴别要点在于手舟骨结节不规则突起，多见于老年人，由退行性变引起，如桡腕关节骨关节炎，其周围软组织肿胀不明显；手舟骨结节骨折多见于年轻人，由创伤引起，可伴有周围软组织肿胀，此时应多切面、多角度扫查，观察骨皮质的延续情况及周围软组织情况。

（2）手腕部隐匿性骨折须与其他引起手腕部疼痛、肿胀的疾病相鉴别，如邻近的韧带损伤、相邻骨的骨折等，扩大检查范围可帮助鉴别。

5. 检查注意事项

（1）由创伤后局部水肿引起动脉向表浅移位，注意与健侧对比以评估。

（2）嘱咐患者手腕向尺侧偏斜有助于充分显示手舟骨及手舟骨骨折，若患者疼痛难忍，手腕轻微尺偏也有助于诊断。

五、手腕部肿物的超声检查

（一）腱鞘囊肿

1. 病因 腱鞘囊肿（ganglion cyst）是手腕部最常见的占位性病变，是黏液充盈的囊性肿物，内壁缺少真正的滑膜，是关节周围软组织退行性变的结果。

2. 临床表现　腱鞘囊肿表现为接近关节面的肿物，可胀痛或轻微疼痛。大多数腱鞘囊肿患者完全无症状或因皮肤表面凸起触及质韧包块而就诊。

3. 超声表现

（1）单纯性腱鞘囊肿在超声上表现为位于腱鞘周围，与肌腱腱鞘关系密切的囊性无回声区界线清晰，后方回声增强（图7-3-22）。

（2）陈旧性腱鞘囊肿或腱鞘囊肿合并感染时内部回声可发生改变，内透声差。

（3）大多数腱鞘囊肿发生在手腕部的背侧面，尤其是腕背侧的舟骨、月骨关节浅面，其次是踝关节。腕背的隐匿性腱鞘囊肿体积小时可无明显肿块，因桡神经终末感觉支受压迫而出现疼痛症状。用力屈腕容易探及囊肿。

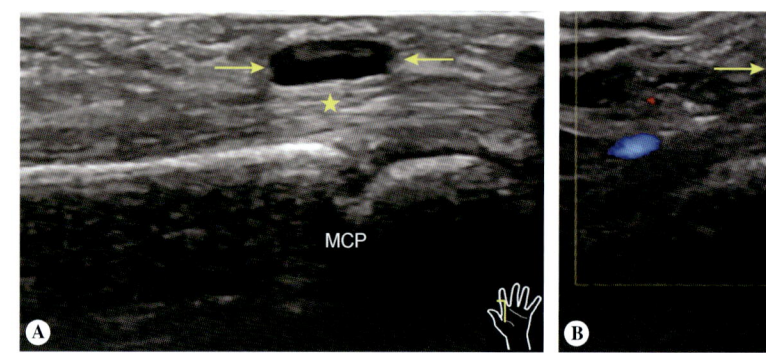

图 7-3-22　腱鞘囊肿的声像图

A. 长轴切面显示示指掌指关节水平指屈肌肌腱（星号）表面有一囊性无回声区，包膜完整，壁薄，光滑，囊内透声好，后方回声增强（箭头）；B. 该无回声区内部及周边未见血流信号（箭头）。MCP. 掌指关节

4. 超声诊断思路及鉴别诊断要点　腱鞘囊肿的超声诊断不难，重要的是定位，即判断其来源于哪条肌腱，可通过扩大扫查范围，追踪、识别周围组织结构以协助定位。

鉴别诊断要点：腱鞘囊肿主要与滑膜囊肿、腱鞘巨细胞瘤相鉴别（表7-3-6）。

表 7-3-6　腱鞘囊肿的鉴别诊断

鉴别要点	腱鞘囊肿	滑膜囊肿	腱鞘巨细胞瘤
病因	由关节囊或韧带黏液样变性所致，周围有致密结缔组织，囊壁内衬无滑膜细胞	由关节疾病继发的积液积聚或关节滑膜疝所致，囊壁内衬有滑膜细胞	确切病因不清，可能是慢性炎性反应或源于纤维组织细胞的良性赘生物
好发部位	手腕部背侧面、足踝部	膝关节和髋关节	掌侧指间关节周围多见，其次为腕、足踝和膝部
临床表现	接近关节面的质硬肿块，可无症状或有轻微疼痛	接近关节面的质软肿块，可胀痛或轻微疼痛	无痛肿物，进行性缓慢增大，质地较硬，外形不定
超声表现	肌腱周围的囊性无回声区，边界清晰，后方回声增强，无明显血流信号	肌腱周围的囊性无回声区，边界清晰，后方回声增强，其内可探及血流信号	指间关节或肌腱旁的实性低回声肿块，边界清晰，沿着腱鞘生长或包绕肌腱生长，可出现邻近骨皮质受压凹陷，其内常可见血流信号

5. 检查注意事项

（1）隐匿性腱鞘囊肿因体积小不易被触及，可嘱咐患者用力屈腕，此时容易探及囊肿。

（2）当患者肿物处有明显疼痛感时应进一步探查囊肿与相邻神经的关系。

（二）神经源性肿瘤

1. 病因 外周神经源性肿瘤（neurogenic tumor）是起源于施万细胞的软组织肿瘤，主要包括神经鞘瘤（neurilemmoma）和神经纤维瘤（neurofibroma）。发病原因不明，可多因素致病，其中神经纤维瘤病属于常染色体显性遗传病。

2. 临床表现 外周神经源性肿瘤的发生部位广泛，可发生于四肢、颈部及腹膜后等神经走行区。手腕部的神经源性肿瘤典型表现为手腕部掌侧面生长缓慢的软组织肿物，可长期无症状，部分患者因受累神经支配区疼痛、无力为主要症状就医，叩击或按压肿物时，可有剧烈疼痛或放射性感觉异常（Tinel 征阳性）。

（1）神经鞘瘤：是来源于神经髓鞘施万细胞的良性肿瘤，占所有良性软组织肿瘤的 5%。好发于 20～30 岁青年人群，无性别差异，四肢屈侧和头颈部多见，少数可发生于后纵隔和腹膜后。肿瘤多呈单发性，生长缓慢，有包膜，偶可见其在同一神经或不同神经上呈多发性，瘤体直径一般多小于 5cm，肿瘤组织中心区域主要为细胞丰富、排列紧密有序的 Antoni A 区，周围为细胞疏松、黏液样的 Antoni B 区，两者的比例不同，所呈现的超声表现也不同。

（2）神经纤维瘤：是起源于神经内膜的一种良性周围神经瘤样增生性病变。多见于 20～30 岁青年人群，无性别差异，约 90% 的表现为单发软组织肿块，称为孤立性神经纤维瘤。肿瘤组织主要由施万细胞、成纤维细胞和胶原纤维组成，生长缓慢，无包膜，多围绕神经呈中心型生长。当神经纤维瘤呈多发性或伴发其他系统疾病时称为神经纤维瘤病（neurofibromatosis，NF），分为 Ⅰ 型神经纤维瘤病（NF-1）和 Ⅱ 型神经纤维瘤病（NF-2），NF-1 主要累及外周神经系统；NF-2 主要累及中枢神经系统。NF-1 是一种累及多系统的常染色体显性遗传病，其病程多较长，部分患者皮肤表面可见牛奶咖啡斑。

3. 超声表现 神经鞘瘤与神经纤维瘤声像图有很大相似性，文献报道两者间尚无确切的特征用于区分，其均发生于神经走行处，其长轴与神经走行方向一致，形态规则，呈椭圆形或梭形，边界清晰光滑，可见包膜样回声，内部以实性低回声为主，回声均匀或不均匀，后方回声多增强。部分瘤体长轴的一端或两端可见与之相连的神经干，呈细尾状低回声，即鼠尾征，这是确定肿瘤来源于神经的重要征象。彩色多普勒超声示肿瘤内部血流信号不明显或呈星点状分布，少数肿瘤内血流信号较丰富。但是，部分神经鞘瘤位于神经一侧，呈偏心性生长，可见高回声脂肪帽，这对于神经鞘瘤的诊断具有较高的特异性（图 7-3-23，图 7-3-24）。

NF-1 可分为结节型、丛状型及弥漫型三种亚型。结节型肿瘤呈椭圆形，串珠状排列，边界清晰，以实性低回声为主，部分瘤体的一侧或两侧与神经干连续，可见鼠尾征（图 7-3-25）。丛状型超声表现为肿瘤沿神经干长轴分布，受累的神经纤维肿胀增生、扭曲变形，呈串珠样、蠕虫袋样低回声改变。弥漫型瘤体数目常难以计数，病变区域皮下组织及脂肪层增厚，其间可见条索状低回声弥漫分布，边界不清。因此，根据 NF-1 的超声特征，同时结合病史、皮肤表面牛奶咖啡斑等临床表现较易诊断。

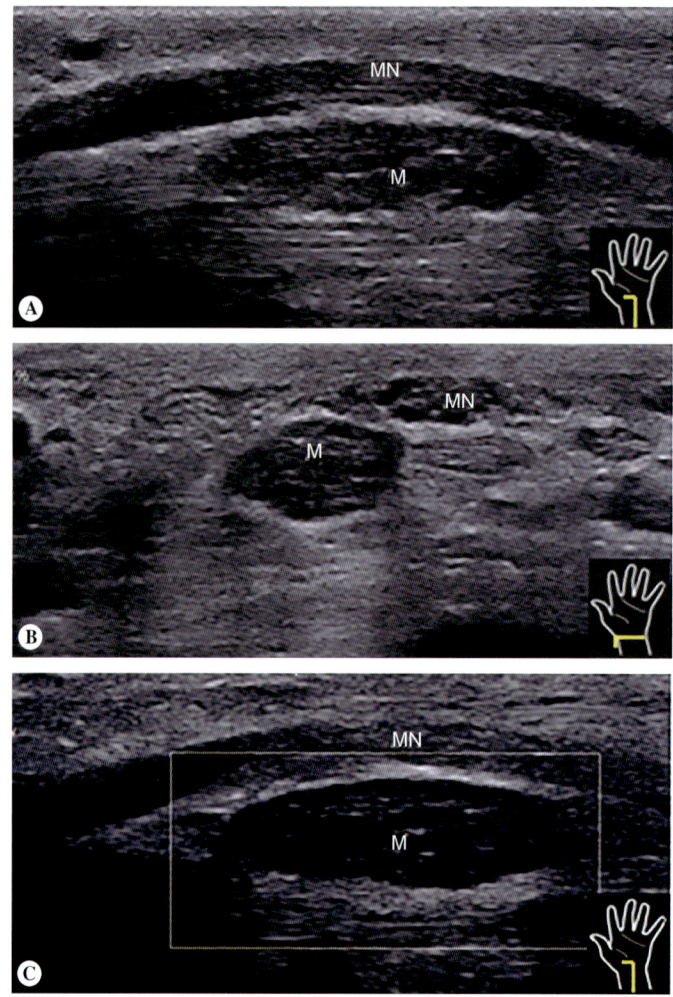

图 7-3-23 神经鞘瘤的声像图

A. 长轴切面显示腕关节水平正中神经旁有一梭形实性低回声肿块,于正中神经一侧绕行并压迫正中神经;B. 短轴切面显示实性低回声肿块位于正中神经一侧,正中神经局部受压;C. 该肿块内部未见明显血流信号。M. 肿块;MN. 正中神经

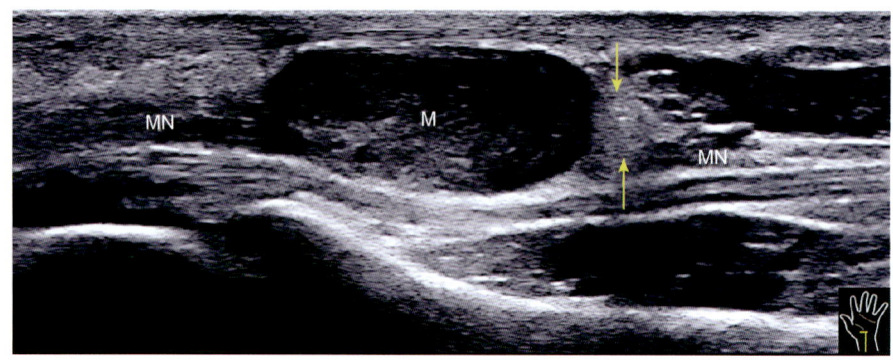

图 7-3-24 神经鞘瘤高回声脂肪帽的声像图

MN. 正中神经;M. 肿块;箭头示高回声脂肪帽

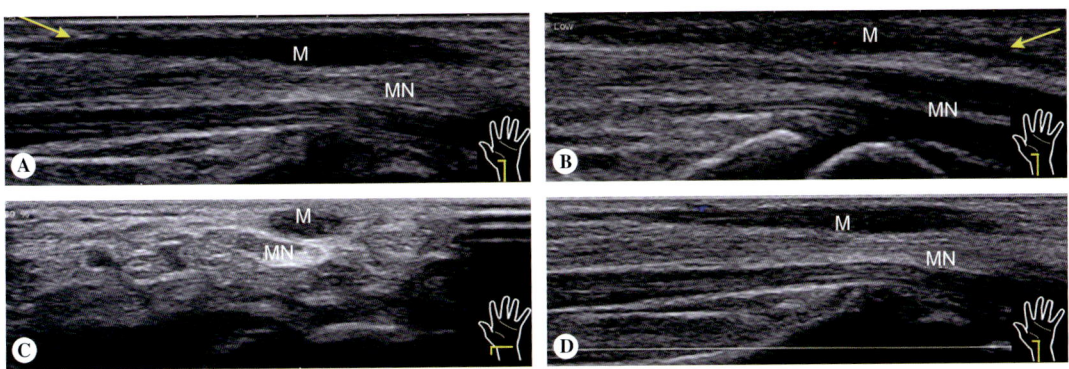

图 7-3-25 神经纤维瘤的声像图

A、B. 长轴切面显示腕关节水平有一实性低回声肿块，两端与桡神经相连，可见鼠尾征（箭头），该水平深方正中神经局部受压、变细；C. 短轴切面显示实性低回声肿块位于正中神经表面，正中神经局部受压；D. 该肿块周边见星点状血流信号。M. 肿块；MN. 正中神经

4. 超声诊断思路及鉴别诊断要点 诊断神经源性肿瘤的关键声像图特征是显示肿物与神经的关系，当在神经走行区域出现边界清晰的实性或以实性为主的占位性病变时应高度怀疑神经源性肿瘤的可能性，重点观察病变与神经的延续性，查找其与神经的关系。

鉴别诊断要点：超声对于神经源性肿瘤的诊断符合率较高，关键是如何鉴别神经鞘瘤与单发性神经纤维瘤（表 7-3-7）。

表 7-3-7 神经源性肿瘤的鉴别诊断

鉴别要点	神经鞘瘤	单发性神经纤维瘤
来源	神经髓鞘施万细胞	全神经细胞
发病类型	多为单发	单发结节型
退行性变	黏液变、囊性变和坏死出血	少见
形态	梭形、卵圆形或球形	梭形、椭圆形、分叶形或结节形
边界	边界清晰，多有包膜	边界清晰，周围有假包膜回声
内部回声	均匀低回声，发生囊性变或出血时肿瘤内呈混合回声	不均匀较高回声或中心高回声、周边低回声的靶征
与神经的关系	神经干多偏于肿瘤的一侧	以包绕神经干生长为主

5. 检查注意事项 熟悉神经走行解剖，仔细探查肿块与周围神经的关系，并结合病史和临床表现，如受累神经支配区麻木、疼痛，Tinel 征阳性，一些特殊的临床表现对诊断该病具有较大的价值，如神经纤维瘤病患者皮肤表面的牛奶咖啡斑。

（三）腱鞘巨细胞瘤

1. 病因 尚不明确，可能是一种慢性炎症反应，或是源于纤维组织细胞的良性赘生物。

2. 临床表现 腱鞘巨细胞瘤多见于青壮年的手腕及手指部，屈面好发，足趾部少见，女性多于男性。病变好发于腱鞘及滑囊的滑膜，也可发生于非滑膜区，可单发或多发。肿瘤表现为圆形、椭圆形结节，生长缓慢，通常小于 3cm，呈坚实性无痛性肿块。肿瘤可压迫邻近骨骼。手术切除后可复发，但不转移。

3. 超声表现 为手指掌面关节外的实性低回声肿块，边界清晰，向侧方环状扩张，与相邻肌腱关系密切，后方回声无增强；彩色多普勒超声或能量多普勒超声显示瘤体内有血流信号（图 7-3-26）。10%～50% 的患者可发现病变压迫指骨骨皮质。肿块压迫指动脉时可出现偏心性移位。

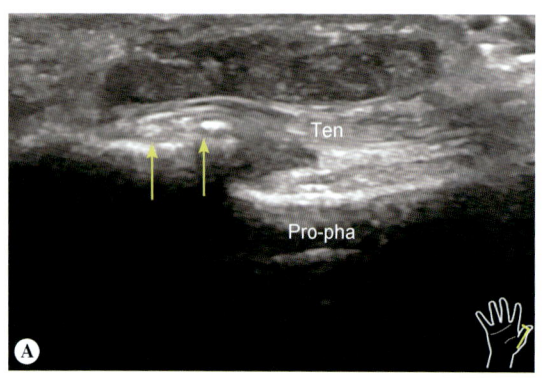 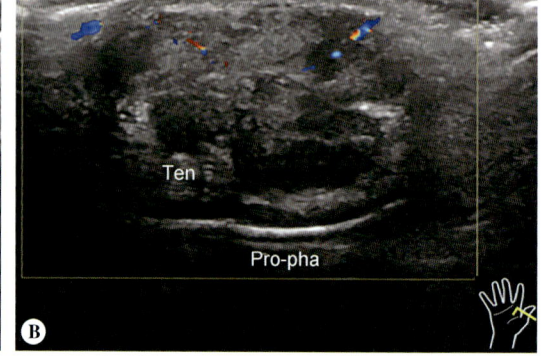

图 7-3-26 腱鞘巨细胞瘤的声像图

A. 长轴切面显示拇指指屈肌肌腱旁实性占位性病变，与肌腱关系密切，局部骨皮质表面不光滑（箭头）；B. 短轴切面显示实性肿块偏心包绕肌腱，肿块周边及内部可见星点状血流信号。Pro-pha. 近节指骨；Ten. 肌腱

4. 超声诊断思路及鉴别诊断要点 超声显示手腕肌腱周围实性低回声肿块时，和肌腱关系密切，尤其是包绕肌腱时，高度怀疑此病。

鉴别诊断要点见表 7-3-6。

5. 检查注意事项 应当仔细探查肿块与周围肌腱的关系，以及骨皮质是否受压，同时可被动或主动运动手指，观察肌腱与肿块的关系。

（四）血管球瘤

1. 病因 血管球瘤（glomangioma）的发病机制尚不清楚，外伤可能为其诱因，局部受到长期挤压、摩擦、温度变化等刺激也可能与其发生相关，多发性家族性血管球瘤为常染色体显性遗传病。

2. 临床表现 单发性血管球瘤女性多见，常发生于指（趾）部，典型病例生长于甲床部，临床上典型的"三联征"为自发性间歇性剧痛、难以忍受的触痛和疼痛的冷敏感性。瘤体较小，直径一般为 1～2cm，很少有超过 3cm 者，甲下或皮下可见蓝色、紫红色米粒状斑点，异常敏感，轻微摩擦或笔尖压迫即可引起剧烈疼痛，并向整个肢体放射，持续十余分钟至数小时。甲下血管球瘤病程较长者，末节指骨还可见瘤体旁骨质缺失。

多发性血管球瘤较少见，多在儿童期发病，表现为较大的蓝色柔软结节，损害广泛，也可局限，多无症状，少数患者可同时有疼痛性和无痛性皮肤损害。

3. 超声表现 超声显示指甲下方的均质低回声团块，深部与指骨表面毗邻，与周围组织分界清晰，可伴有下方指骨的侵蚀。瘤内存在直接吻合血管的高速血流，彩色多普勒超声和能量多普勒超声显示肿物为多血管性，呈典型的火球状分布（图 7-3-27），这种表现对诊断具有特异性。

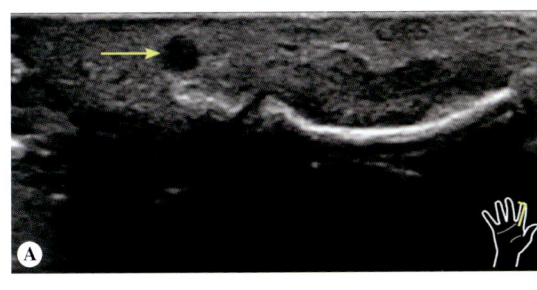 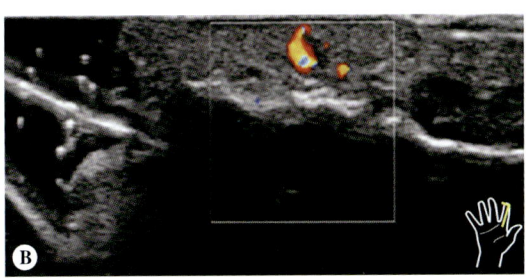

图 7-3-27　血管球瘤的声像图

A. 长轴切面显示示指末节皮下软组织内有一低回声肿块，呈类圆形，边界清晰，内呈均匀低回声（箭头）；B. 长轴切面显示低回声肿块内部有丰富血流信号

4. 超声诊断思路及鉴别诊断要点　具有典型三联征的指部损害时诊断较容易。指部的疼痛，特别是遇冷、局部碰撞和按压产生剧烈疼痛者，超声在相应位置显示低回声病变，合并火球征象时，应首先考虑手指血管球瘤。

鉴别诊断要点：血管球瘤应与腱鞘囊肿、表皮样囊肿、外源性肉芽肿相鉴别，这些疾病均无明显疼痛和疼痛发作史。彩色多普勒超声或能量多普勒超声显示瘤体典型的火球状血流信号可资鉴别。

5. 检查注意事项　检查时应选用频率大于12MHz的探头，探头与手指之间多涂耦合剂，必要时放置耦合垫，以增强近场的显示效果。

（五）异物

1. 病因　外伤为主要原因，如火器射伤、物体爆裂所致的软组织非贯通伤，也见于带刺的植物、注射针刺伤折断，还见于术后组织内线结、纱布条残留等。

2. 临床表现　患者局部软组织红肿，疼痛，运动受限，部分病例创面可有异物存留。

3. 超声表现　根据异物性质，表现为高回声或强回声，因形态、大小不同，可呈点状、团块状、带状等；因材质不同其后方可出现不同强度的声影，表面光滑的金属异物、玻璃及瓷器碎片后方可出现明亮的彗星尾征，木材、砂石及塑料等异物回声较金属低，微小异物后方可不伴声影（图7-3-28）。

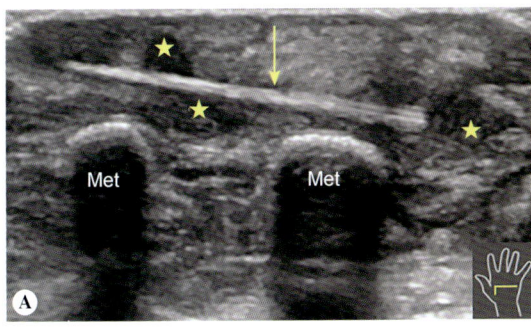 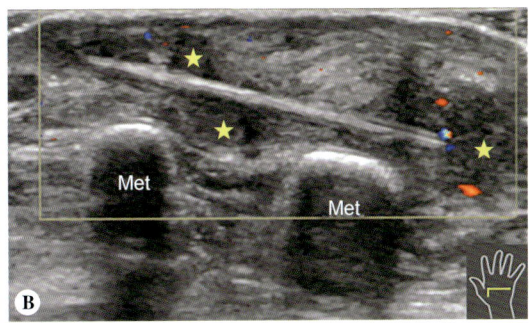

图 7-3-28　异物的声像图

A. 二维图显示手背侧皮下软组织内有一长条状强回声异物（箭头），周围软组织肿胀，回声减低（星号）；B. 彩色血流图显示长条状强回声异物周边有点条状血流信号（星号）。Met. 掌骨

4. 超声诊断思路及鉴别诊断要点　一般异物所在位置压痛明显，可借此进行定位。借助某些伪像有助于确诊，如金属异物、玻璃及瓷器碎片后方可出现彗星尾征。另外，因异物周围组织出现炎性排斥反应，周围组织回声常以低回声为主，血供常较丰富，如病程较长，可形成异物性肉芽肿。

鉴别诊断要点：异物需与软组织内小气泡、瘢痕的形成、籽骨和静脉石等相鉴别。

（1）进入软组织的空气、软组织瘢痕常导致假阳性，需要多角度、多切面检查，一般组织内的气体经轻轻推压后，强回声声影或彗星尾征会消失。

（2）近骨面处异物应注意与籽骨和骨赘相鉴别，必要时可结合 X 线检查加以区分。

（3）与血管瘤内的静脉石的区别点在于血管瘤具有压缩性，再结合彩色多普勒超声观察血流情况可资鉴别。

5. 检查注意事项

（1）检查前需要仔细询问病史，明确可能存在异物的性质，根据异物特征寻找。

（2）注意多切面仔细扫查，与健侧对比，同时扩大检查范围，不可局限于伤口附近或者一处异物部位，必要时行三维容积成像以尽可能减少漏诊。

参 考 文 献

宓士军，马秀清，田晓芳，等．2010.高频超声在手指关节部位闭合损伤的诊断价值．中国矫形外科杂志，18（10）：873-875.

邵薇，2019.高频超声在掌腱膜挛缩症手术治疗中的应用探究．中国医药指南，17（8）：169-170.

苏杰，2014.肱骨干骨折合并桡神经损伤 36 例临床分析．中国实用神经疾病杂志，（7）：92-93.

王斌，张志刚，李康华，等．2005.腕尺管综合征 39 例回顾分析．中国修复重建外科杂志，19（9）：737-739.

肖岚，李素淑，2016.高频超声诊断桡骨茎突狭窄性腱鞘炎的临床价值．中国医疗设备，31（11）：66-68，72.

许福生，张伟，倪欢，等．2019.手指挛缩程度对手术治疗掌腱膜挛缩症疗效的影响．中华手外科杂志，35（4）：313-315.

羊惠君，2002.实地解剖学．北京：人民卫生出版社．

中国医师协会超声医师分会，2017.中国肌骨超声检查指南．北京：人民卫生出版社．

朱家安，邱逦，2019.肌骨超声诊断学．北京：人民卫生出版社．

Bianchi S，Martinoli C，2007.肌肉骨骼系统超声医学．房勤茂，译．北京：人民军医出版社．

Cartwright MS，Walker FO，2013. Neuromuscular ultrasound in common entrapment neuropathies. Muscle Nerve，48（5）：696-704.

Chiavaras MM，Jacobson JA，Yablon CM. et al，2014. Pitfalls in wrist and hand ultrasound. AJR Am J Roentgenol，203（3）：531-540.

D'Agostino MA，Terslev L，Aegerter P，et al，2017. Scoring ultrasound synovitis in rheumatoid arthritis：a EULAR-OMERACT ultrasound taskforce Part 1：definition and development of a standardised，consensus-based scoring system. Rmd Open，3（1）：e000428.

Giard MC，Pineda C，2015. Ganglion cyst versus synovial cyst? Ultrasound characteristics through a review of the literature. Rheumatol Int，35（4）：597-605.

Gitto Sa，Draghi AG，Draghi F，2018. Sonography of non-neoplastic disorders of the hand and wrist tendons. J Ultrasound Med，37（1）：51-68.

Hauger O，Bonnefoy O，Moinard M，et al，2002. Occult fractures of the waist of the scaphoid：early diagnosis by high-spatial-resolution sonography. AJR Am J Roentgenol，178（5）：1239-1245.

Kwee RM，Kwee TC，2018. Ultrasound for diagnosing radiographically occult scaphoid fracture. Skeletal Radiol，47（9）：1205-1212.

Lee KH，Kim JH，Lee CH，et al，2018. The epidemiology of Dupuytren's disease in korea：a nationwide population-based study. J Korean Med Sci，33（31）：e204.

Lee SH, Yun SJ. 2018. Point-of-care wrist ultrasonography in trauma patients with ulnar-sided pain and instability. Am J Emerg Med, 36（5）：859-864.

Luong DH, Smith J, Bianchi S, et al, 2014. Flexor carpi radialis tendon ultrasound pictorial essay. Skeletal Radiol, 43（6）：745-760.

Mandl P, Studenic P, Filippucci E, et al, 2019. Development of semiquantitative ultrasound scoring system to assess cartilage in rheumatoid arthritis. Rheumatology（Oxford）.

Meng S, Tinhofer I, Grisold W, et al, 2015. Ultrasound-guided perineural injection at guyon's tunnel: an anatomic feasibility study. Ultrasound Med Biol, 41（8）：2119-2124.

Morris G, Jacobson JA, Kalume BM, et al, 2019. Ultrasound features of palmar fibromatosis or dupuytren contracture. J Ultrasound Med, 38（2）：387-392.

Plotkin B, Sampath SC, Sampath SC, et al, 2016. MR Imaging and US of the wrist tendons. Radiographics, 36（6）：1688-1170.

Ryu JA, Lee SH, Cha EY, et al, 2015. Sonographic differentiation between schwannomas and neurofibromas in the musculoskeletal system. J Ultrasound Med, 34（12）：2253-2260.

Sato J, Ishii Y, Noguchi H, et al, 2016. Ultrasonographic evaluation of the prevalence of an intracompartmental septum in patients with de quervain's disease. Orthopedics, 39（2）：112-116.

van der WD, van der HMAHM, 2018. Update on the epidemiology, risk factors, and disease outcomes of rheumatoid arthritis. Best Pract Res Clin Rheumatol, 32（2）：174-187.

Wakefield RJ, Balint PV, Szkudlarek M, et al, 2005. Musculoskeletal ultrasound including definitions for ultrasonographic pathology. J Rheumatol, 32（12）：2485-2487.

Weintraub MD, Hansford BG, Stilwill SE, et al, 2020. Avulsion Injuries of the Hand and Wrist. Radiographics, 40（1）：163-180.

Wick MC, Weiss RJ, Arora R, et al, 2011. Enthesiopathy of the flexor carpi ulnaris at the pisiform: findings of high-frequency sonography. Eur J Radiol, 77（2）：240-244.

Yeh CC, Huang KF, Ho CH, et al, 2015. Epidemiological profile of Dupuytren's disease in Taiwan（Ethnic Chinese）: a nationwide population-based study. BMC Musculoskelet Disord, 16（1）：20.

第八章 髋关节解剖及常见疾病的超声检查

第一节 髋关节超声应用解剖

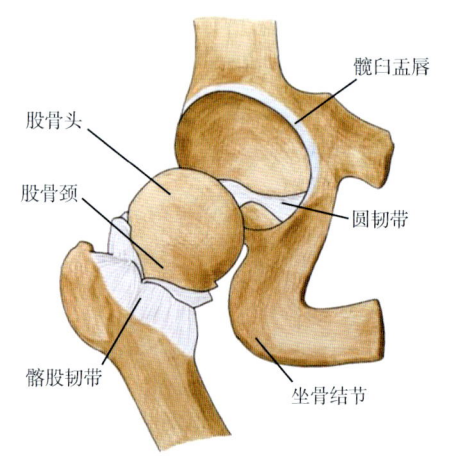

图 8-1-1 髋关节示意图

髋关节（hip joint）是人体受力最多、负荷最重的关节，属多轴球窝关节，由股骨头（head of femur）和髋臼（acetabulum）构成。髋臼由骨盆骨组成，即髂骨（ilium）、耻骨（pubis）和坐骨（ischium）构成的腔，呈内凹形，朝向前下方，其中央部的非关节部分由骨压迹形成，内部为脂肪填充，容纳血管和股骨头韧带。髋臼盂唇（acetabular labrum）是附着在髋臼边缘的纤维软骨结构，其作用是能够增加髋臼腔的深度和面积，使股骨头可以更好地与髋臼相吻合。股骨头为圆形结构，深陷于髋臼内，其关节面占整个股骨头面积的 2/3。股骨头中央部有一小凹，为股骨头韧带附着位置，股骨头除该小凹以外均覆以透明软骨，软骨延续至骨骺部。髋关节周围借关节囊、韧带紧密相连，保证了关节内在的稳定性，维持了直立的姿势（图 8-1-1）。

一、髋关节运动方向介绍

1. 屈、伸 髋关节在矢状面内绕冠状轴前后运动，向前为屈，向后为伸（图 8-1-2）。测定方法：站立位，下肢伸直，此时髋关节处于 0°，下肢抬高，大腿紧靠腹部为屈髋，下肢向后提拉为伸髋。活动范围：屈 0°～125°，伸 0°～15°。

2. 内收、外展 髋关节在冠状面内绕矢状轴的运动。内收：下肢向身体中线靠拢；外展：下肢远离身体中线（图 8-1-3）。活动范围：内收 0°～45°，外展 0°～45°。

3. 内旋、外旋 髋关节在水平面内绕矢状轴旋转。内旋：朝身体中线的旋转运动；外旋：离开身体中线的旋转运动（图 8-1-4）。活动范围：内旋、外旋 0°～45°，外旋大于内旋。髋关节的内旋和外旋有下列三种体位测定方法。

（1）髋膝伸直位：下肢伸直，股骨内旋或外旋。

（2）仰卧屈髋屈膝 90°位：以股骨头为中心的轴向旋转。

（3）俯卧伸髋屈膝 90°位：以股骨头为中心的轴向旋转。

4. 环转 为旋转、屈伸、收展的组合，是三维运动（图 8-1-5）。

第八章　髋关节解剖及常见疾病的超声检查　175

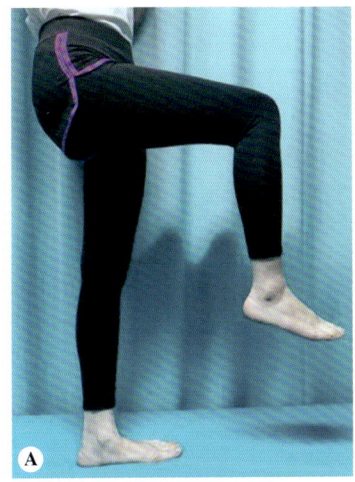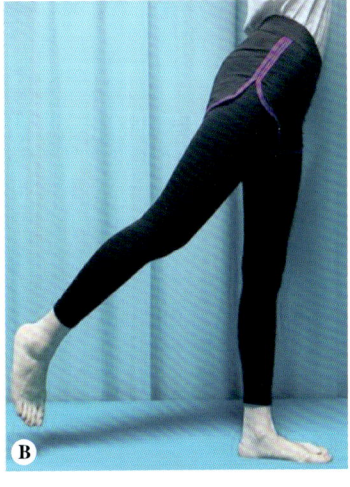

图 8-1-2　髋关节屈、伸示意图
A.髋关节屈；B.髋关节伸

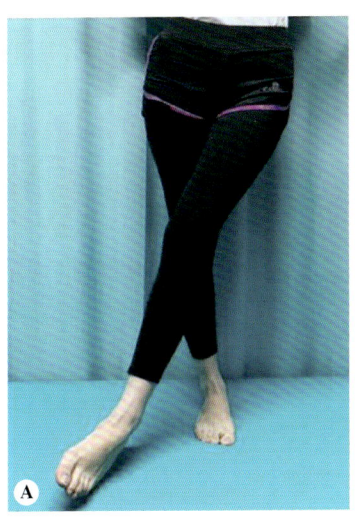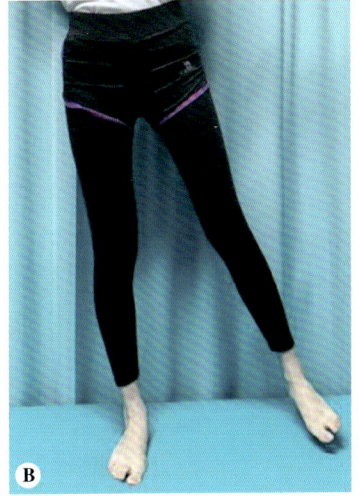

图 8-1-3　髋关节内收、外展示意图
A.髋关节内收；B.髋关节外展

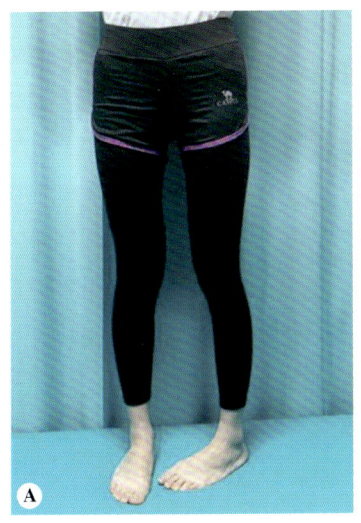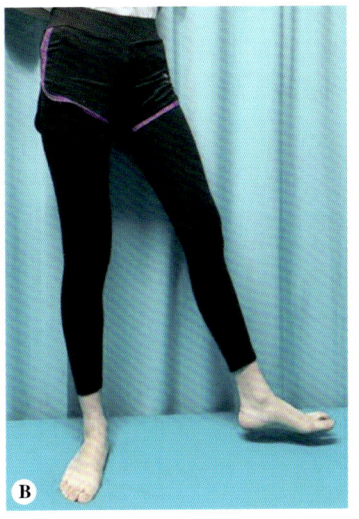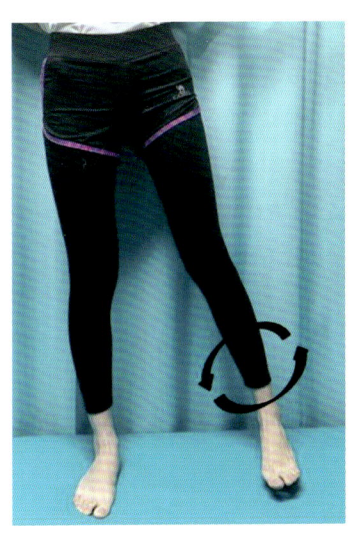

图 8-1-4　髋关节内旋、外旋示意图
A.髋关节内旋；B.髋关节外旋

图 8-1-5　髋关节环旋示意图

二、髋关节重要解剖标志

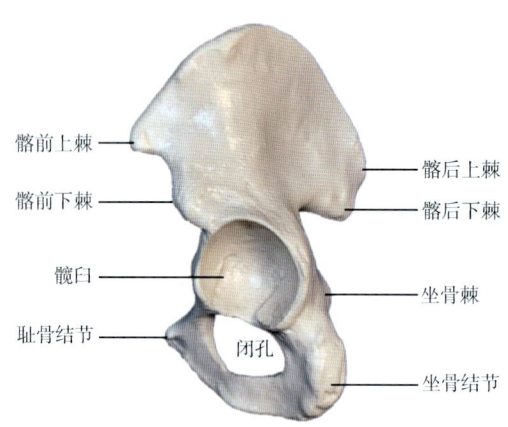

图 8-1-6　髋骨外侧示意图

1. **髂前上棘**（anterior superior spine）、**髂前下棘**（anterior inferior spine）　髂前上棘为髂嵴的前端，体瘦者比较容易在体表上显露和触及。髂前上棘为阔筋膜张肌（tensor fasciae latae）和缝匠肌（sartorius）的附着点，同时也为腹股沟韧带（inguinal ligament）外端的附着部。股外侧皮神经（lateral femoral cutaneous nerve）通过腹股沟韧带外端的小裂隙，与髂前上棘相邻。髂前上棘下方有一骨性突起，为髂前下棘，是股直肌肌腱的附着位置（图 8-1-6）。

2. **坐骨结节**（ischial tuberosity）　坐骨体后下部分的粗大隆起称为坐骨结节，于坐位时可触摸到臀部下方的骨性突出，是腘绳肌肌腱（hamstring tendon）（股二头肌长头肌、半腱肌和半膜肌肌腱）的附着部位（图 8-1-6）。

3. **股骨大转子**（greater trochanter of femur）、**股骨小转子**（lesser trochanter of femur）　大转子为股骨颈与股骨体连接处外上侧的方形隆起，在髋外侧部皮下可触及。大转子有 3 个面，包括前侧面、外侧面和后上面，从前到后分别有臀小肌（gluteus minimus）、臀中肌（gluteus medius）的前、后肌腱附着。股骨小转子为股骨上段内下方的突起，位于大转子的后方、内方、下方，髂腰肌肌腱附着于该处（图 8-1-7）。

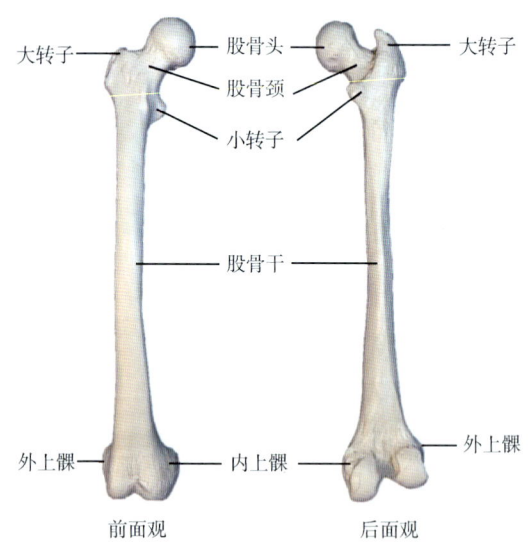

图 8-1-7　股骨示意图

三、髋关节前侧面应用解剖

（一）髋关节及周围滑囊

1. **髋关节前隐窝**（anterior recess of hip joint）　位于髂腰肌深筋膜与股骨颈之间，由前关节囊前、后两层构成。关节囊起于髋臼前缘，向外下延伸至转子间线，在该处大部分表浅纤维组织与骨膜融合，而深层纤维向上反折，覆盖股骨颈延续至股骨头关节软骨的边缘，形成关节囊的后层。关节腔没有积液时，前隐窝呈闭合状态，若有少量积液通常会积聚于此（图 8-1-8）。

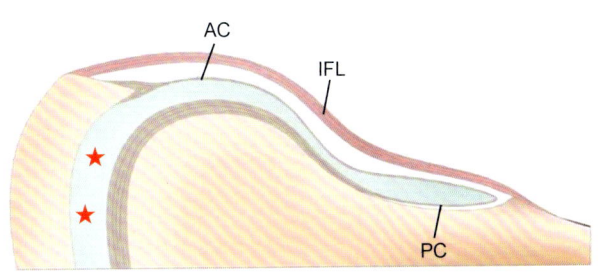

图 8-1-8 髋关节前隐窝示意图

IFL.髂股韧带；AC.前关节囊；PC.后关节囊；星号示髋关节腔

2.髂腰肌滑囊（iliopsoas bursa） 位于髂腰肌肌腱与前关节囊之间，其作用可以减少肌腱运动时与髋关节之间的摩擦。约15%的正常人髂腰肌滑囊和关节腔相通，当关节内有大量积液时，液体可以流向髂腰肌滑囊以减轻关节内的压力（图8-1-9）。

（二）韧带

1.髂股韧带（iliofemoral ligament） 其上端附着于髂前下棘的下方，呈"人"字形经过关节前方向外下止于股骨的转子间线，该韧带与前关节囊紧贴在一起，对关节囊具有加强作用（图8-1-10）。

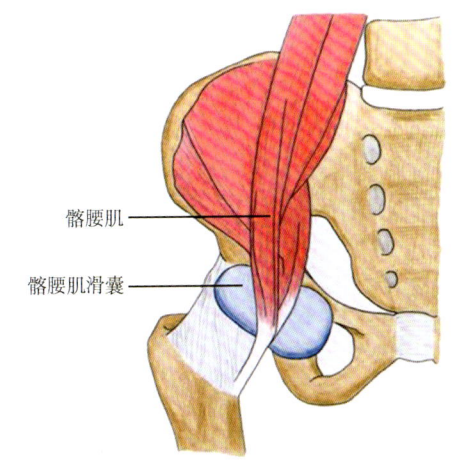

图 8-1-9 髂腰肌滑囊示意图

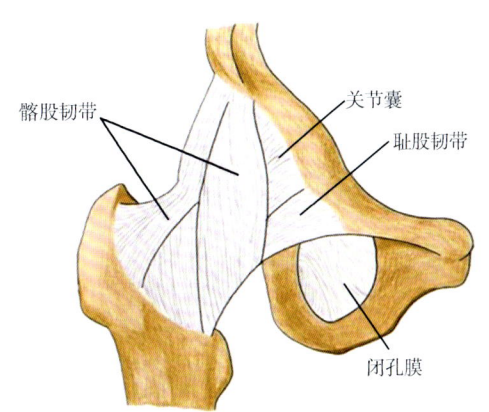

图 8-1-10 髂股韧带示意图

2.腹股沟韧带 为腹外斜肌腱膜在髂前上棘与耻骨结节之间往后上方反折增厚的部分，同时为股三角的上缘边界。

（三）肌肉和肌腱

1.髂腰肌 由腰大肌和髂肌组成，腰大肌起自第12胸椎至第5腰椎椎体的侧面和横突，髂肌呈扇形，起自于髂窝，位于腰大肌的外侧，两块肌肉汇合后向下走行，经腹股沟韧带深面和髋关节前内侧，肌腱较宽，止于股骨小转子（图8-1-11）。

2. 股直肌肌腱 股直肌近端肌腱分为两个头：直头和反折头，分别起自于髂前下棘与髋臼上缘。直头下行延续为浅层腱膜，覆盖在近端肌肉前面；反折头形成矢状走行的束状带，即中心腱膜，位于近端肌腹内（图 8-1-12）。

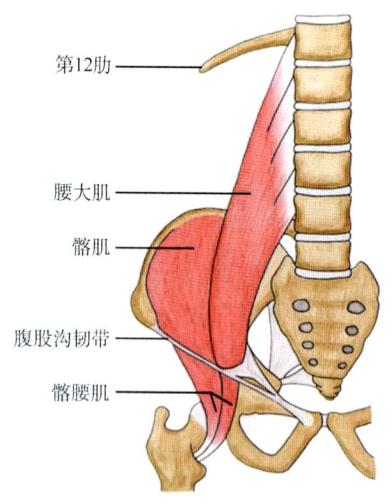

图 8-1-11 髂腰肌示意图

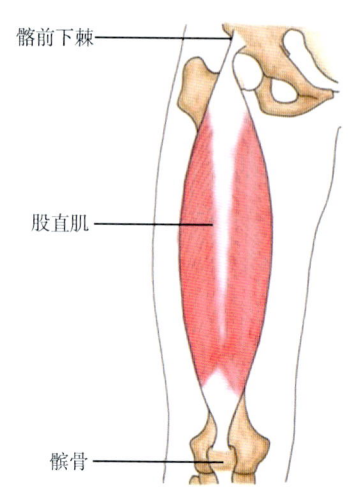

图 8-1-12 股直肌示意图

3. 缝匠肌 是人体最长的肌肉，呈扁带状，起自髂前上棘前面，斜向大腿内下方，经过膝关节内侧，止于胫骨上端前内侧面。缝匠肌具有使髋关节屈曲和外旋的作用（图 8-1-13）。

4. 阔筋膜张肌 位于大腿上段前外侧，起自髂前上棘外侧面，下行附着于阔筋膜的前缘，并移行为髂胫束，覆盖大腿的外侧面，止于胫骨外侧髁。阔筋膜张肌有外展和屈曲大腿的作用，站立时髂胫束拉紧使膝关节伸直（图 8-1-14）。

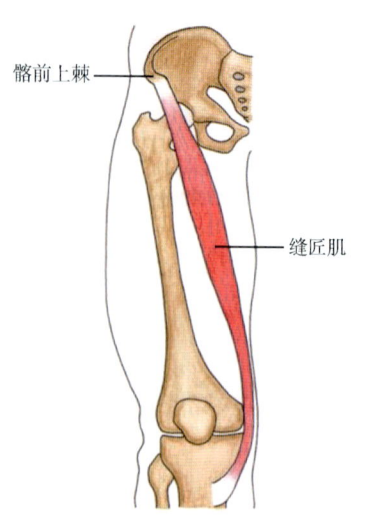

图 8-1-13 缝匠肌示意图

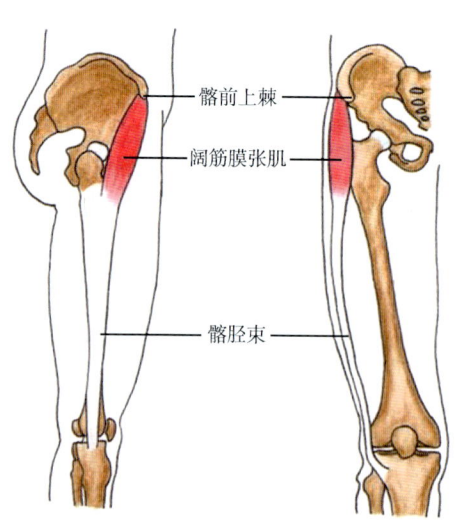

图 8-1-14 阔筋膜张肌示意图

（四）神经

1. 股神经（femoral nerve） 起自第 2～4 腰椎脊神经根，在髂肌（iliacus）和腰大肌（psoas major）之间下行，经过腹股沟韧带中点到大腿后立即发出分支支配皮肤和髋关节的感觉及大腿前侧肌群的运动，其终支为隐神经（saphenous nerve）（图 8-1-15）。

2. 股外侧皮神经 由第 2、3 腰椎的神经根前支组成，从腰大肌外侧缘伸出后行经腹股沟韧带外端的小裂隙通道，紧邻髂前上棘，分布于大腿外侧皮肤（图 8-1-16）。

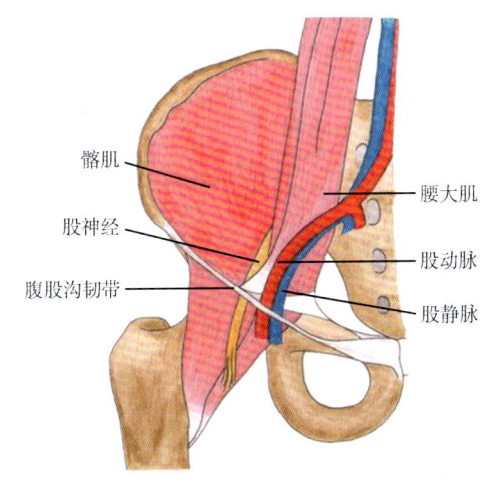

图 8-1-15 股神经示意图

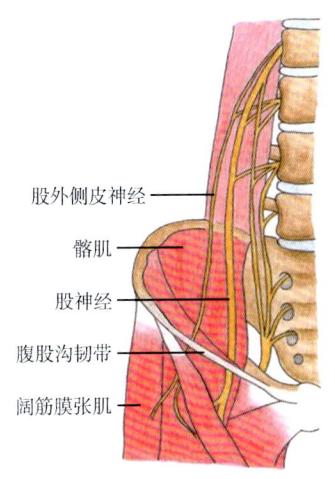

图 8-1-16 股外侧皮神经示意图

四、髋关节内侧面应用解剖

大腿内收肌群包括耻骨肌（pectineal muscle）、长收肌（adductor longus）、短收肌（adductor brevis）、大收肌（adductor magnus）和股薄肌（gracilis）。耻骨肌和长收肌位置最为表浅且在同一水平面，分别起自于耻骨上支（superior ramus of pubis）和耻骨结节（pubic tubercle）。短收肌位于长收肌和大收肌之间，起自于耻骨下支（inferior ramus of pubis）。大收肌位于深部，是最宽大的收肌，起自于耻骨下支、坐骨支（ramus ossis ischii）和坐骨结节。股薄肌是内收肌里最内侧、最薄的肌肉，呈扁带状，起自于耻骨下支。内收肌的整体功能为内收和屈曲大腿（图 8-1-17）。

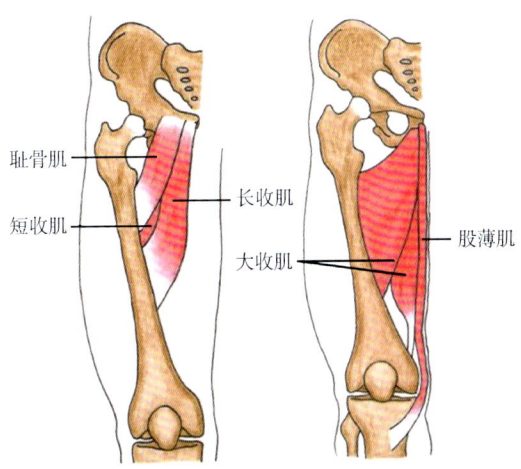

图 8-1-17 大腿内收肌群示意图

五、髋关节外侧面应用解剖

（一）肌肉

1. 臀小肌 起自于髂骨翼前 1/3 和外侧面，形成扇形扁腱止于大转子前外上部。臀小肌的主要作用是外展髋关节，同时前部肌纤维具有内旋和前屈的作用（图 8-1-18）。

2. 臀中肌 位于臀小肌表面靠后，其后部位于臀大肌的深层。臀中肌起于髂骨翼后 2/3，前、中部分向下延续为薄条状束带附着于大转子的外侧面，而后部分则延续为肌腱止于大转子的后上角。臀中肌的主要功能是使大腿外展，而后部肌肉还具有辅助伸展下肢的作用（图 8-1-19）。

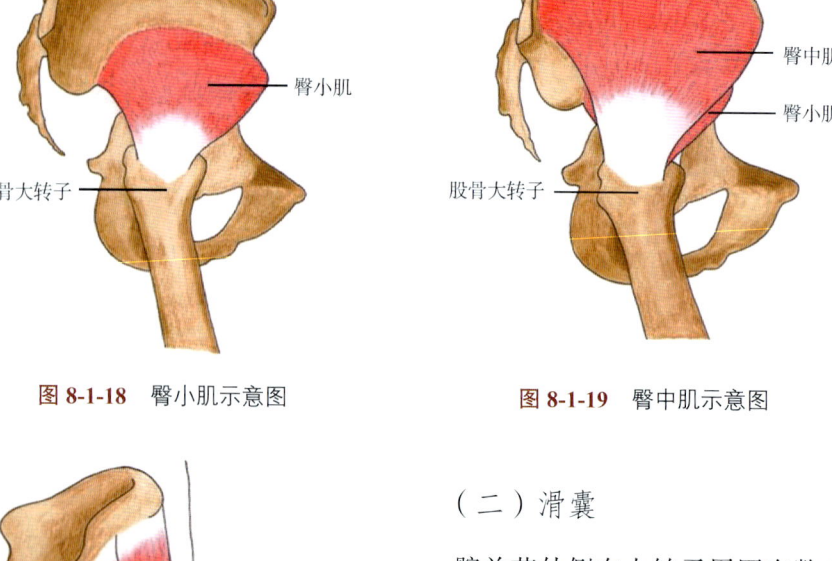

图 8-1-18 臀小肌示意图　　　　图 8-1-19 臀中肌示意图

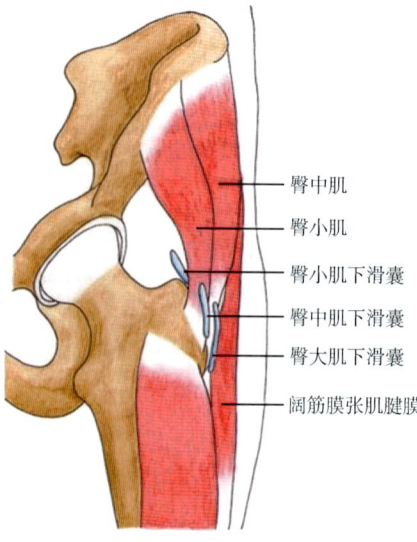

图 8-1-20 股骨大转子周围滑囊示意图

（二）滑囊

髋关节外侧在大转子周围有数个滑囊，主要有臀大肌下滑囊（gluteus maximus slip bursa）、臀中肌下滑囊（gluteus medius slipped bursa）和臀小肌下滑囊（gluteus minimus slip bursa）。臀大肌下滑囊是大转子周围最大的滑囊，该滑囊将臀大肌下表面、阔筋膜与臀中肌肌腱、大转子外表面分隔开。臀中肌下滑囊和臀小肌下滑囊分别位于各自的肌腱深方。由于这些滑囊的润滑作用，肌腱及阔筋膜可以在大转子表面平滑地运动（图 8-1-20）。

六、髋关节后侧面应用解剖

（一）肌肉和肌腱

1. 臀大肌（gluteus maximus） 为四边形肥厚扁肌，起自于髂嵴、骶骨和尾骨的背面，肌纤维向外下方呈扇形走行，上部肌纤维越过大转子，以腱膜移行于髂胫束的深面，下部肌纤维以腱板止于股骨的臀肌粗隆，该肌肉可以使大腿后伸及外旋（图 8-1-21）。

2. 腘绳肌 指大腿后侧肌群，包括半腱肌、半膜肌和股二头肌长头，三者以腘绳肌肌腱共同起于坐骨结节，股二头肌长头和半腱肌以联合肌腱起自于坐骨结节外侧面，而半膜肌肌腱起自于坐骨结节的下面，位于股二头肌长头和半腱肌联合肌腱的内侧。半腱肌、半膜肌远端止于胫骨近段内侧面，股二头肌长头远端止于腓骨小头。腘绳肌具有伸展髋关节和屈曲膝关节的作用（图 8-1-22）。

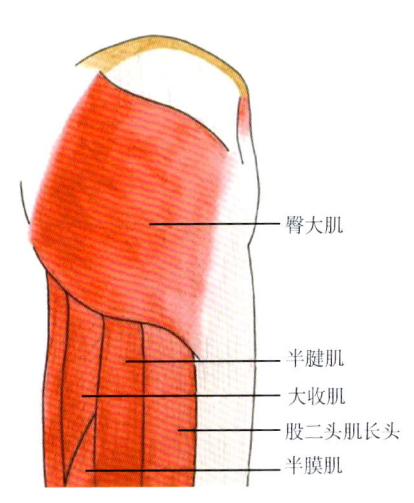

图 8-1-21 臀大肌示意图

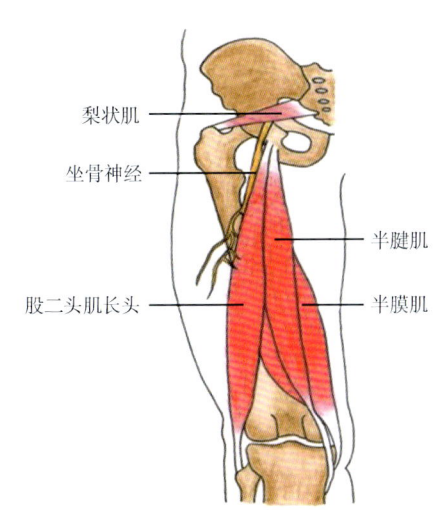

图 8-1-22 腘绳肌示意图

（二）滑囊

髋关节后侧的坐骨结节滑囊（ischial tuberosity bursa）位于臀大肌与坐骨结节之间，该滑囊与髋关节腔不相通，其作用是使臀大肌在坐骨结节上平滑运动。

（三）神经

坐骨神经（sciatic nerve）为人体最长、最粗大的神经，由第 4 腰椎至第 3 骶椎的脊神经腹侧支组成，经坐骨大孔出骨盆后，走行在梨状肌下缘的深面进入臀部。在臀大肌深面，坐骨神经走行在大转子与坐骨结节之间，行经上孖肌、闭孔内肌、下孖肌和股方肌的后面（图 8-1-23）。

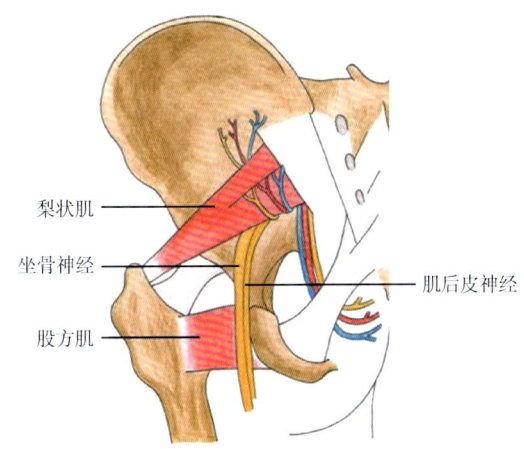

图 8-1-23 坐骨神经示意图

第二节　正常髋关节超声检查技术规范及声像图

髋关节超声检查时，患者应平卧于检查床上，充分暴露髋关节以达到最佳检查效果。常规髋部超声扫查应包括前侧面、内侧面、外侧面和后侧面 4 个部分，对每一个部分进行系统的检查有助于理解和熟悉超声解剖与扫查技术（表 8-2-1）。首先让患者取仰卧位，从髋关节前侧开始检查，下肢外展外旋时检查髋关节的内侧，然后患者取侧卧位以检查外侧，最后俯卧位时检查髋关节的后侧。在超声检查过程中，应根据所要检查结构和患者体型来选择适当的探头频率，通常使用 5～7MHz 和 7～10MHz 两种不同频率的探头。

表 8-2-1　髋关节主要超声检查结构

部位	所需检查结构
髋关节前侧面	髋关节前隐窝、髋臼盂唇、股骨头、髂腰肌肌腱、髂腰肌滑囊、阔筋膜张肌、缝匠肌、股直肌、股血管神经束、股外侧皮神经
髋关节内侧面	长收肌、短收肌、大收肌、股薄肌、耻骨肌
髋关节外侧面	臀小肌、臀中肌、阔筋膜、大转子周围滑囊
髋关节后侧面	臀大肌、腘绳肌肌腱、坐骨结节滑囊、坐骨神经

一、髋关节前侧面的超声检查

1. 髋关节前隐窝　患者取仰卧位，下肢稍外旋，探头斜切置于股骨颈上，与股骨颈长轴相平行。髋关节前隐窝位于髂腰肌深筋膜与股骨颈前侧骨皮质之间，由前、后两层高回声构成，对应前关节囊的浅、深两层。关节囊近端附着于髋臼前缘，往下延伸至股骨的转子间线，在该处关节囊深层反折向上，沿股骨颈表面至股骨头关节软骨的末端。正常情况下，前关节囊前、后两层呈闭合状态，隐窝内仅有少量起润滑作用的液体，表现为纤细低回声。在前隐窝的近端，股骨头与髋臼之间可见前侧髋臼唇，表现为三角形的高回声。在前侧髋臼唇表面可显示髂股韧带，呈连接髂前下棘至转子间线的高回声纤维带状结构（图 8-2-1）。

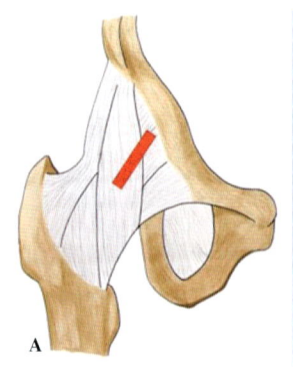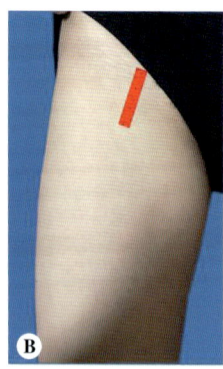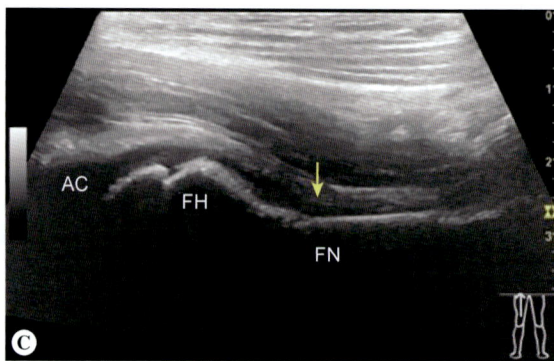

图 8-2-1　髋关节前隐窝超声检查体位及声像图

A. 髋关节前隐窝解剖示意图；B. 髋关节前隐窝检查体位及探头摆放位置；C. 髋关节前隐窝声像图。AC. 髋臼；FH. 股骨头；FN. 股骨颈；箭头示髋关节前隐窝

2. 髂腰肌肌腱 髂腰肌覆盖在髋关节前隐窝表面，位于股血管神经束的外侧。髂腰肌肌腱偏心位于肌腹的后内部分，呈高回声纤维结构下行止于股骨小转子。髂腰肌肌腱与前关节囊之间有髂腰肌滑囊，该滑囊在正常情况下呈收缩状态，不能被超声显示（图8-2-2）。

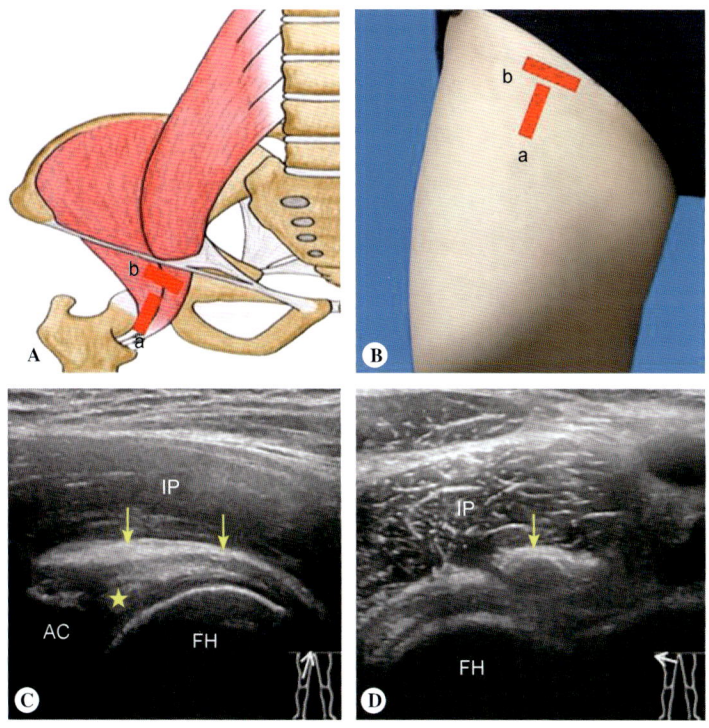

图 8-2-2 髂腰肌肌腱超声检查体位及声像图

A. 髂腰肌肌腱解剖示意图（a、b切面）；B. 髂腰肌肌腱检查体位及长轴、短轴切面探头摆放位置（a、b切面）；C. 髂腰肌肌腱长轴切面声像图（a切面）；D. 髂腰肌肌腱短轴切面声像图（b切面）。AC. 髋臼；FH. 股骨头；IP. 髂腰肌；箭头示髂腰肌肌腱；星号示髋臼盂唇

3. 缝匠肌和阔筋膜张肌 首先把探头横切放置在髂前上棘的表面，该处可显示位于内侧的缝匠肌肌腱和位于外侧的阔筋膜张肌肌腱，然后以上述肌腱为观察目标，探头旋转90°，分别显示缝匠肌肌腱和阔筋膜张肌肌腱的长轴切面，并往远端追踪扫查至肌腹。缝匠肌向大腿内侧走行，位于股直肌和股内侧肌的表面，而阔筋膜张肌向大腿外侧延伸，位于股外侧肌的表面，止于阔筋膜的前缘（图8-2-3，图8-2-4）。

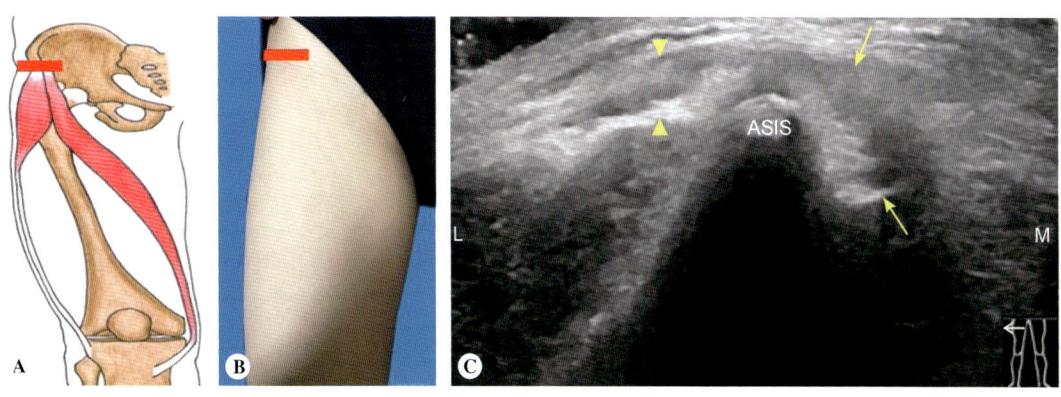

图 8-2-3 缝匠肌和阔筋膜张肌短轴切面超声检查体位及声像图

A. 缝匠肌和阔筋膜张肌解剖示意图；B. 缝匠肌和阔筋膜张肌检查体位及短轴切面探头摆放位置；C. 缝匠肌和阔筋膜张肌短轴切面声像图。L. 外侧；M. 内侧；ASIS. 髂前上棘；箭头示缝匠肌肌腱；三角箭头示阔筋膜张肌肌腱

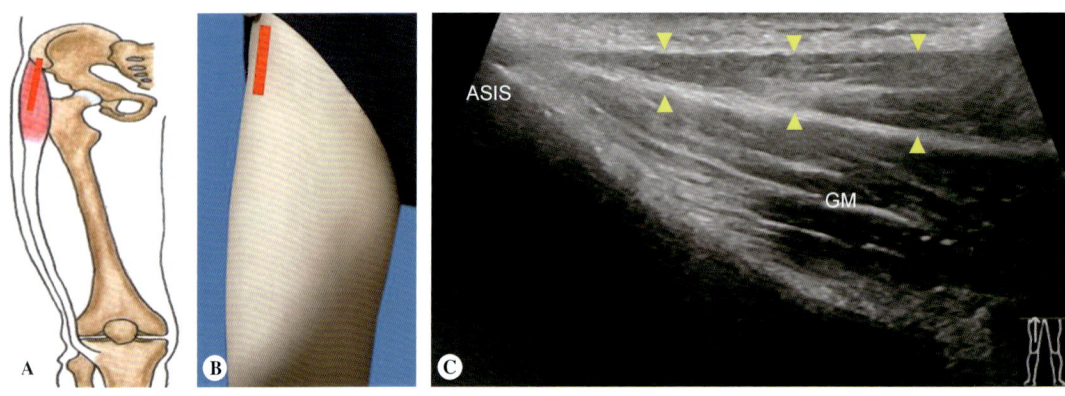

图 8-2-4　阔筋膜张肌长轴切面超声检查体位及声像图

A. 阔筋膜张肌解剖示意图；B. 阔筋膜张肌检查体位及长轴切面探头摆放位置；C. 阔筋膜张肌长轴切面声像图。ASIS. 髂前上棘；GM. 臀中肌；三角箭头示阔筋膜张肌

4. 股直肌　探头置于髂前下棘，长轴切面显示股直肌直头肌腱，呈纤维带状高回声，在直头肌腱稍下方偏外侧可见股直肌反折头肌腱往深方延伸，由于纤维方向的变化，反折头肌腱后方伴有声影。探头继续往下移动，在股直肌的近段，直头肌腱延伸为肌肉的浅表筋膜，而反折头肌腱则延续为肌肉内部的中央腱膜（图 8-2-5，图 8-2-6）。

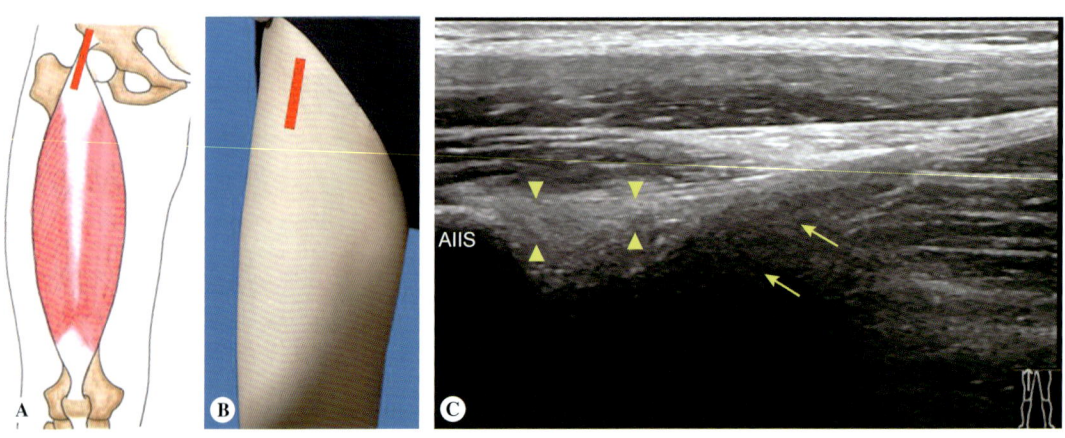

图 8-2-5　股直肌肌腱长轴切面超声检查体位及声像图

A. 股直肌肌腱解剖示意图；B. 股直肌肌腱检查体位及长轴切面探头摆放位置；C. 股直肌肌腱长轴切面声像图。AIIS. 髂前下棘；三角箭头示股直肌直头肌腱；箭头示股直肌反折头肌腱

5. 股血管神经束　在髂腰肌及肌腱的内侧可显示股血管神经束，其从外到内的排列顺序是股神经、股总动脉和股总静脉。在短轴切面上，股神经呈椭圆形的筛网样结构，经过腹股沟韧带后分出数条细小分支（图 8-2-7）。

6. 股外侧皮神经　通过腹股沟韧带的外端并与髂前上棘相邻，往外下方穿行于缝匠肌和阔筋膜张肌之间。由于神经较细且周围有脂肪组织，其结构及边界在声像图上的显示并不明显（图 8-2-8）。

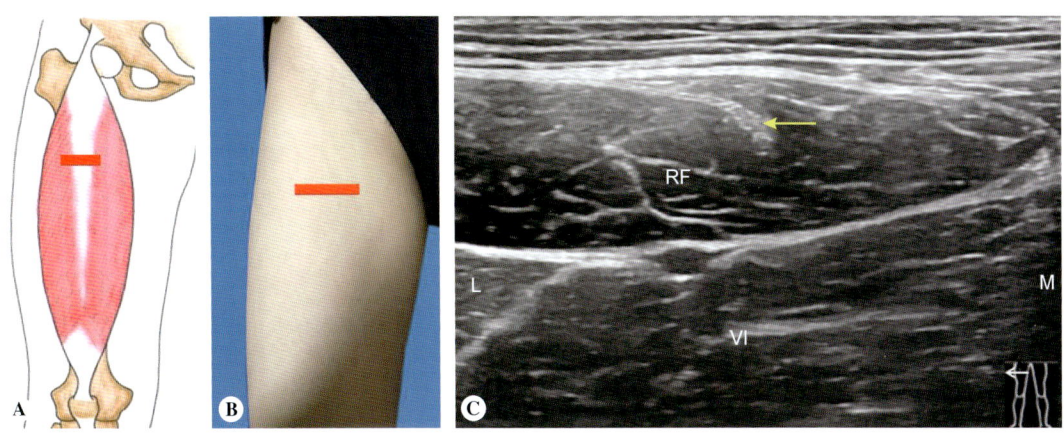

图 8-2-6 股直肌近心段短轴切面超声检查体位及声像图

A. 股直肌近心段解剖示意图；B. 股直肌近心段检查体位及短轴切面探头摆放位置；C. 股直肌近心段短轴切面声像图。L. 外侧；M. 内侧；RF. 股直肌；VI. 股中间肌；箭头示中央腱膜

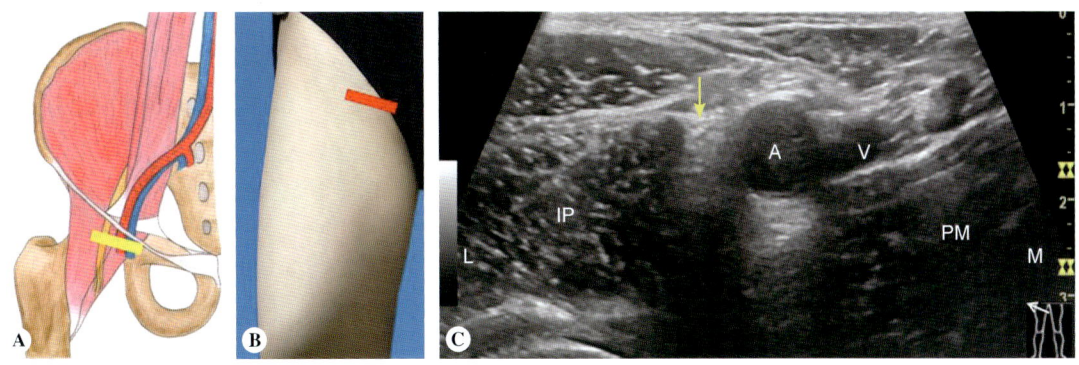

图 8-2-7 股血管神经束短轴切面超声检查体位及声像图

A. 股血管神经束解剖示意图；B. 股血管神经束检查体位及探头摆放位置；C. 股血管神经束声像图。L. 外侧；M. 内侧；A. 股动脉；V. 股静脉；IP. 髂腰肌；PM. 耻骨肌；箭头示股神经

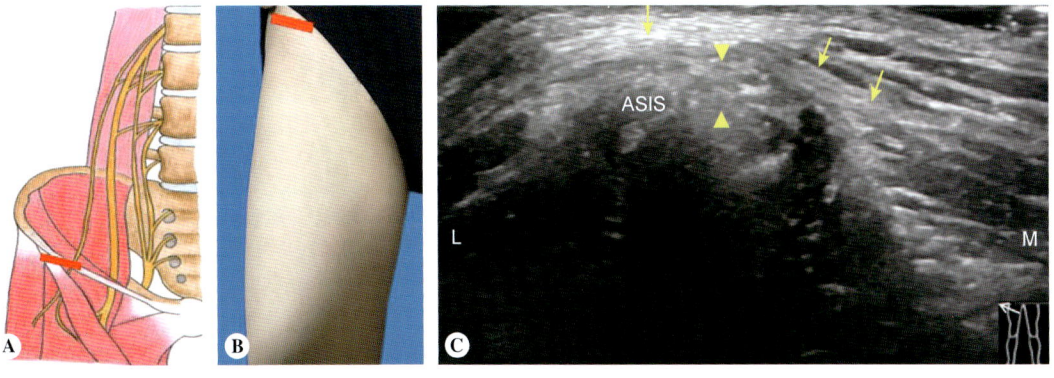

图 8-2-8 股外侧皮神经短轴切面超声检查体位及声像图

A. 股外侧皮神经解剖示意图；B. 股外侧皮神经检查体位及短轴切面探头摆放位置；C. 股外侧皮神经短轴切面声像图。L. 外侧；M. 内侧；ASIS. 髂前上棘；三角箭头示股外侧皮神经；箭头示腹股沟韧带

二、髋关节内侧面的超声检查

检查髋内侧区时嘱患者大腿外展外旋,膝关节屈曲。探头横切放置,耻骨肌位于股血管神经束的内侧,继续往内侧平移探头,可显示三层肌肉结构,浅层外侧和内侧分别为长收肌和股薄肌,中间层为短收肌,最深层为大收肌。长轴切面往上追踪观察,显示上述肌肉位于耻骨的附着部,以便评估撕脱伤肌腱回缩和识别小撕脱骨片(图 8-2-9)。

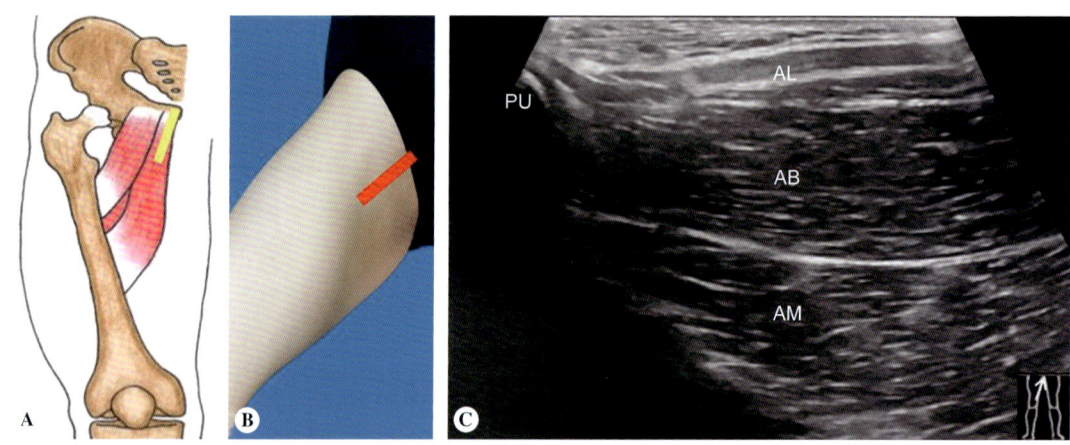

图 8-2-9 内收肌群长轴切面超声检查体位及声像图

A. 内收肌群解剖示意图; B. 内收肌群检查体位及长轴切面探头摆放位置; C. 内收肌群长轴切面声像图。PU. 耻骨; AL. 长收肌; AB. 短收肌; AM. 大收肌

三、髋关节外侧面的超声检查

1. 臀小肌和臀中肌 患者取对侧卧位,被检侧髋部朝上并略往后倾。首先探头横切置于股骨大转子上,大转子横切面图像表现为弧形强回声,臀小肌肌腱附着于大转子前侧面,而臀中肌肌腱的前部和后部分别附着于大转子的外侧面与后侧面。然后以上述肌腱为观察目标,探头旋转 90°,分别显示臀小肌肌腱和臀中肌肌腱的长轴切面,并沿肌腱往上移动探头显示肌腹。臀小肌位于臀中肌的深方,两块肌肉的前缘相互融合,其中部和后部可见分界。正常情况下大转子周围滑囊内液体极少,超声无法显示(图 8-2-10,图 8-2-11)。

2. 阔筋膜 从近端至远端覆盖于臀中肌、臀中肌前部肌腱及大转子的表面,呈一表浅的高回声带,其前、后缘分别与阔筋膜张肌和臀大肌相连接(图 8-2-10)。

四、髋关节后侧面的超声检查

1. 臀大肌 患者取俯卧位,双足悬于检查床外。探头置于臀部,显示臀大肌肌腹,检查时最好是从斜横切面和斜冠状面进行探查,沿肌肉长轴与短轴的走行方向进行连续扫查(图 8-2-12)。

第八章 髋关节解剖及常见疾病的超声检查

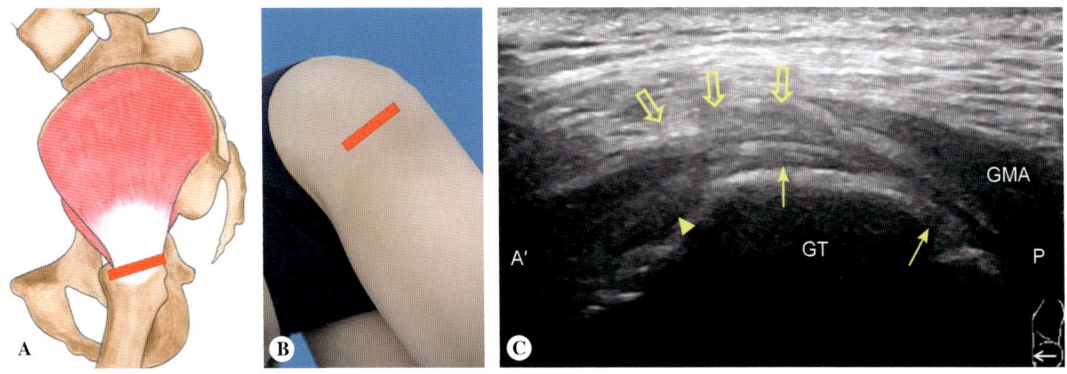

图 8-2-10 臀小肌肌腱和臀中肌肌腱短轴超声检查体位及声像图
A. 臀小肌肌腱和臀中肌肌腱解剖示意图；B. 臀小肌肌腱和臀中肌肌腱检查体位及短轴切面探头摆放位置；C. 臀小肌肌腱和臀中肌肌腱短轴切面声像图。A'. 前侧；P. 后侧；GMA. 臀大肌；GT. 股骨大转子；三角箭头示臀小肌肌腱；箭头示臀中肌肌腱；空心箭头示阔筋膜

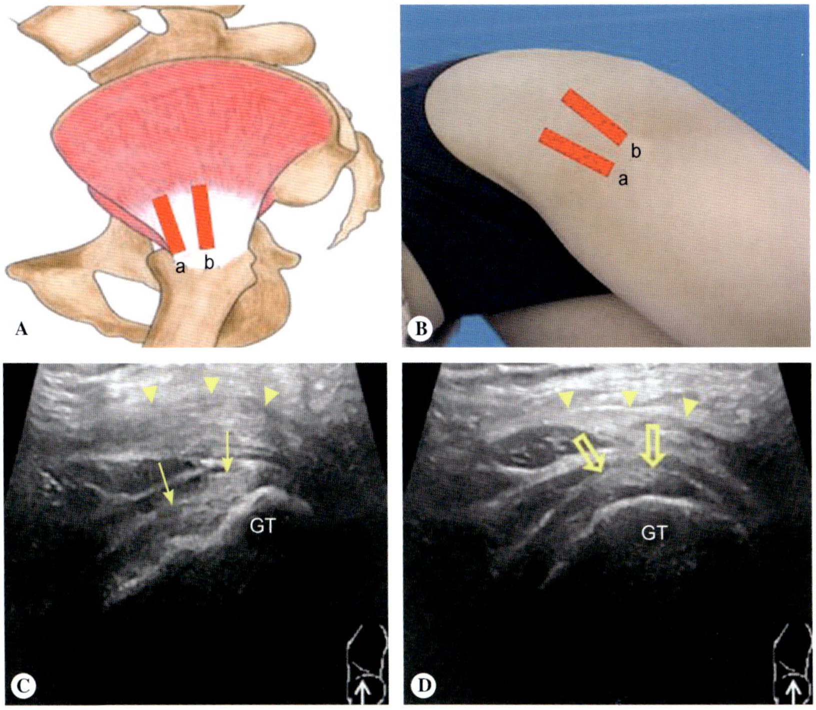

图 8-2-11 臀小肌肌腱和臀中肌肌腱长轴超声检查体位及声像图
A. 臀小肌肌腱和臀中肌肌腱解剖示意图（a、b切面）；B. 臀小肌肌腱和臀中肌肌腱检查体位及长轴切面探头摆放位置（a、b切面）；C. 臀小肌肌腱长轴切面声像图（a切面）；D. 臀中肌肌腱长轴切面声像图（b切面）。GT. 股骨大转子；三角箭头示阔筋膜；箭头示臀小肌肌腱；空心箭头示臀中肌肌腱

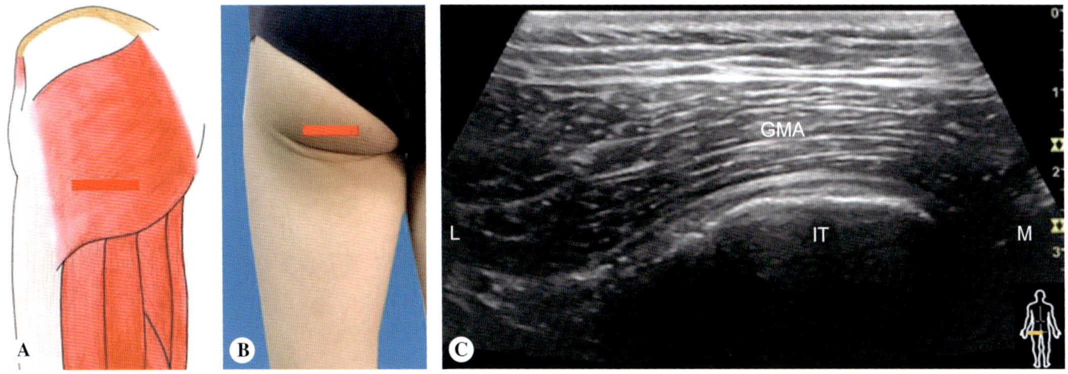

图 8-2-12 臀大肌超声检查体位及声像图
A. 臀大肌解剖示意图；B. 臀大肌检查体位及探头摆放位置；C. 臀大肌声像图。L. 外侧；M. 内侧；GMA. 臀大肌；IT. 坐骨结节

2. 腘绳肌肌腱 探头从臀大肌位置向下移动，寻找坐骨结节骨性强回声，当探查到坐骨结节后，可显示腘绳肌肌腱附着于坐骨结节外侧面。横切面从肌腱近端往远端连续扫查，逐渐区分开半腱肌、股二头肌长头联合肌腱和半膜肌肌腱，前者位置表浅且偏外侧。半腱肌、股二头肌长头联合肌腱呈矢状走向的弧形高回声，位于外侧的股二头肌和内侧的半腱肌之间。半膜肌有一较大腱膜起自肌腱的内侧面并往内侧走行，半膜肌肌腹从腱膜的内缘延伸（图 8-2-13）。

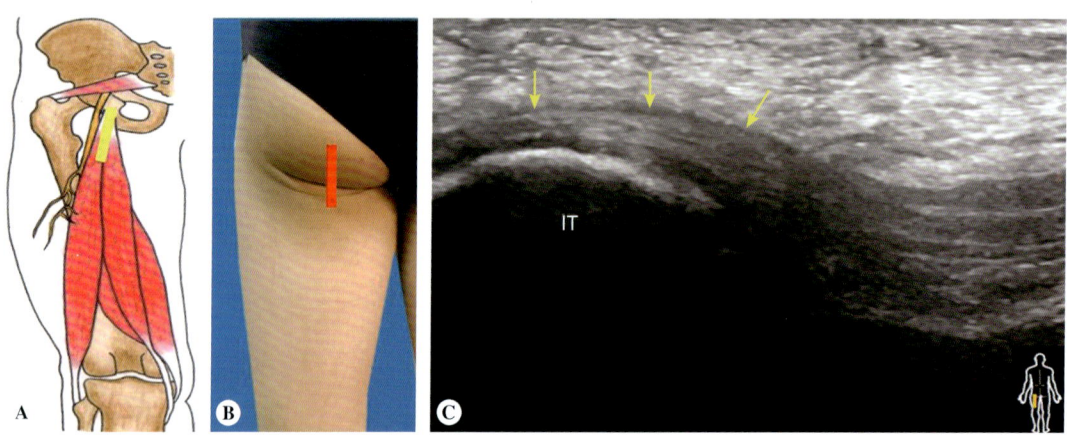

图 8-2-13 腘绳肌肌腱长轴超声检查体位及声像图

A. 腘绳肌肌腱解剖示意图；B. 腘绳肌肌腱检查体位及长轴切面探头摆放位置；C. 腘绳肌肌腱长轴切面声像图。IT. 坐骨结节；箭头示腘绳肌肌腱

3. 坐骨神经 位于腘绳肌肌腱的外侧，短轴切面呈扁圆形束状结构，往上连续探查可追踪神经至梨状肌深方，坐骨神经易在该处卡压（图 8-2-14）。

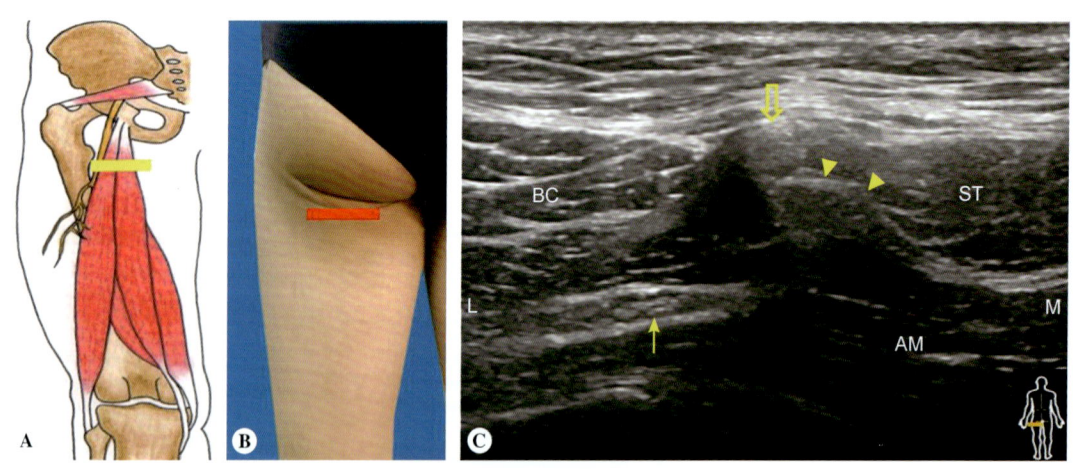

图 8-2-14 坐骨神经和腘绳肌肌腱短轴切面超声检查体位及声像图

A. 坐骨神经和腘绳肌肌腱解剖示意图；B. 坐骨神经和腘绳肌肌腱检查体位及短轴切面探头摆放位置；C. 坐骨神经和腘绳肌肌腱短轴切面声像图。L. 外侧；M. 内侧；BC. 股二头肌长头；ST. 半腱肌；AM. 大收肌；箭头示坐骨神经；空心箭头示半腱肌、股二头肌长头联合肌腱；三角箭头示半膜肌肌腱

五、超声检查技巧及注意事项

1. 进行髋关节超声检查之前，检查者应仔细询问患者的临床病史和体格检查结果，以了解相关病情，这样便于超声检查时定位在主要的结构上。临床病史包括症状持续时间、疼痛特点及合并症情况。体格检查中，可利用一些检查手法来初步判断疾病所涉及的解剖结构，有助于判断需重点检查的病变部位。

2. 超声检查时，应注重显示重要的骨性标志，以准确识别髋关节各区的重要结构，其中骨性标志包括髂前上棘、髂前下棘、股骨大转子、股骨小转子、股骨颈、坐骨结节等，上述骨性结构为相关肌腱、韧带的附着位置，同时也是髋关节各类炎症、损伤的好发部位。在扫查过程中应配合适当的体位，可以更加清楚地显示关节、肌腱、肌肉、韧带、滑囊、神经等结构。

3. 因髋关节部分结构位置较深，在超声检查过程中，应根据患者的体型胖瘦和观察目标对探头频率进行调整，低频探头有助于显示深方的结构。

第三节 常见髋关节疾病超声检查

一、髋关节前侧面常见疾病的超声检查

（一）髋关节炎

1. 病因 引起髋关节炎的病因有多种，包括急、慢性损伤及退行性变、感染、类风湿关节炎、股骨头缺血性坏死等。髋关节炎的基本病理改变包括关节腔积液、关节滑膜充血、增生，根据病因的不同和病程的长短，关节腔积液的性质也会不同，如浆液性、脓性、血性等。

2. 临床表现 髋关节炎的共同临床表现为关节疼痛、肿胀、活动受限、跛行，不同病因导致的髋关节炎有不同的临床特点，如化脓性髋关节炎起病急骤，全身中毒症状较重，有寒战、高热、关节剧烈疼痛等；结核性髋关节炎则表现为关节的慢性疼痛，有低热、盗汗等。髋关节炎查体阳性体征有腹股沟区压痛，关节屈曲、内收受限，盘腿试验阳性和髋关节畸形等。

3. 超声表现 髋关节积液表现为前隐窝扩张，其内呈液性无回声，少量积液时，积液局限在前隐窝内，前关节囊轻度隆起，液性无回声宽度≤5mm；髋关节中等量积液时，前隐窝明显扩张，前关节囊显著隆起达股骨头前方，液性无回声宽度为5～10mm；髋关节大量积液时液性无回声宽度＞10mm。髋关节滑膜增生表现为关节腔内覆盖于关节囊内壁和股骨头、股骨颈表面的实性低回声或弱回声组织（图8-3-1，图8-3-2）。

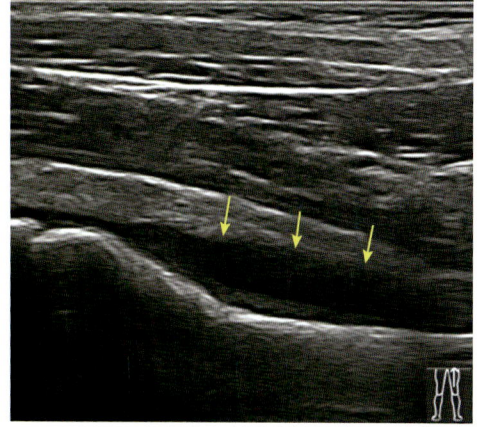

图 8-3-1 髋关节腔积液的声像图
髋关节前隐窝扩张、前隐窝内见液性无回声（箭头）

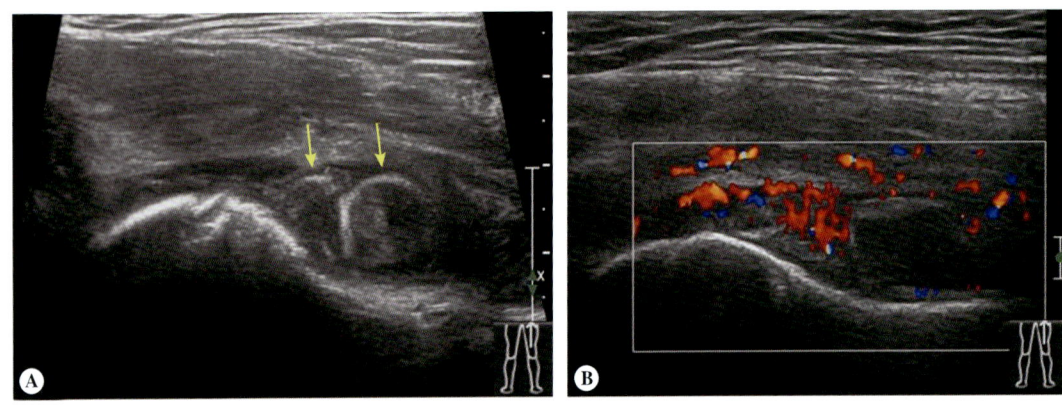

图 8-3-2 化脓性髋关节炎的声像图

A. 髋关节前隐窝扩张，关节滑膜明显增厚，呈弱回声，滑膜内出现弧形强回声机化物（箭头）；B. 彩色多普勒超声显示增厚滑膜内血流信号丰富

4. 超声诊断思路及鉴别诊断要点　髋关节炎的临床表现为局部疼痛和活动受限，症状非特异性，与关节外肌腱损伤难以鉴别，然而判断关节内病变还是关节外病变对临床的治疗和预后却截然不同。由于髋关节位置较深，临床查体时难以触诊，因此超声在探查髋关节炎中具有重要的作用，若发现关节腔积液和滑膜增生则可明确诊断关节内病变。

鉴别诊断要点：注意髋关节积液与滑膜增生的鉴别，因为髋关节积液的回声取决于液体的性质，所以成分复杂的积液可表现为与滑膜相类似的低回声或弱回声，若彩色多普勒超声显示出内部血流信号则提示为增生的滑膜。但由于髋关节位置较深，滑膜内血流信号显示的敏感性不佳，此时可通过能量多普勒、超声造影等方法提高血流的显示率。

5. 检查注意事项

（1）探查髋关节腔积液和滑膜增生最好的切面是股骨颈前方纵切面，可嘱患者下肢略外展、外旋，以充分显示髋关节前侧面。

（2）多种病因可引起髋关节炎，超声检查可为鉴别诊断提供依据，但不能确诊病因。鉴别诊断还需要根据临床表现、实验室检查和其他影像学检查等进行综合判断。

（二）髋关节置换术后感染

1. 病因　髋关节置换术后最严重的并发症是感染，感染会影响关节功能恢复，降低患者生活质量，其病因如下：

（1）感染的致病菌来源于伤口细菌、手术过程中的污染或其他部位的感染灶通过血源扩散所致，其中以革兰氏阳性菌如假丝酵母、金黄色葡萄球菌和表皮葡萄球菌最多见。

（2）研究发现，关节摩擦面使用金属材料的全髋关节置换术患者术后感染的发生率比关节摩擦面使用传统聚乙烯材料的患者高，可能是因为金属关节摩擦面的假体会释放一些物质引起术后关节功能障碍和局部组织破坏，进而导致感染的发生。

（3）髋关节置换术后发生感染的概率随关节翻修的次数增加而增加，多次进行翻修术的患者，其术后感染的概率呈指数增长。

2. 临床表现　患者出现发热、髋关节疼痛、功能减退、局部皮温升高、切口周围红肿、渗液、流脓，甚至切口裂开，窦道形成。实验室检查示白细胞计数、C反应蛋白含量升高、红细胞沉降率增快。X线片显示假体周围局灶性骨吸收、骨密度减低、假体松动。

3. 超声表现 髋关节置换术后股骨头、股骨颈和前关节囊结构发生改变，股骨头和股骨颈被假体替代，前关节囊被部分或全部切除。发生感染时假性关节囊积液、扩张，于股骨颈假体前显示不规则低回声至无回声区，积液可穿破关节囊进入软组织内。有研究表明，髋关节置换术后原有股骨颈外侧假性关节囊扩张＞3.2mm，则提示感染（图8-3-3，图8-3-4）。

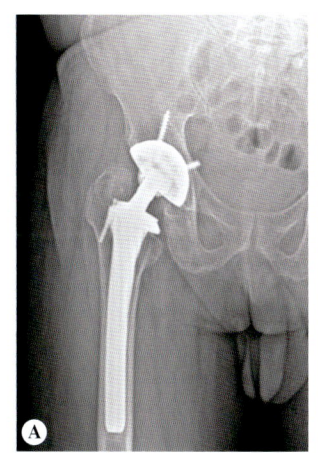
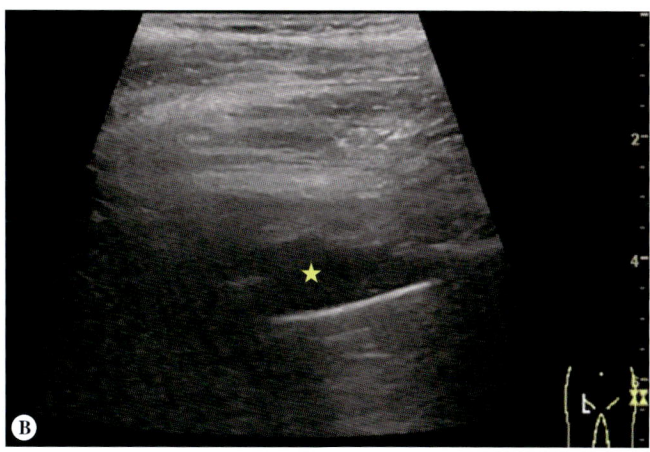

图 8-3-3 髋关节置换术后感染的声像图（一）
A.右侧髋关节全髋置换术后X线片；B.声像图显示假性髋关节囊扩张，关节内见积液无回声（星号）

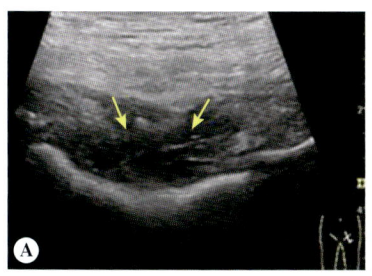
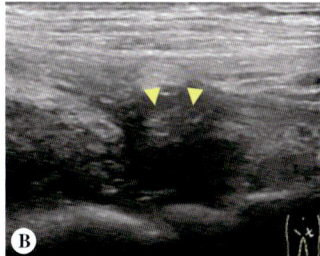
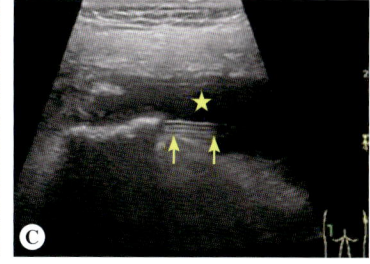

图 8-3-4 髋关节置换术后感染的声像图（二）
A.原有股骨颈外侧假性关节囊扩张，关节内见不均质积液，包含回声物质（箭头）；B.积液穿破关节囊进入软组织内（三角箭头）；C.髋部后侧关节外软组织深方显示积液无回声（星号），积液内见引流管放置（箭头）

4. 超声诊断思路及鉴别诊断要点 髋关节置换术后，股骨头和股骨颈被金属假体替代，其回声发生改变，股骨颈变细，假体后方可见多层反射伪像，同时检查发现假性关节囊积液、扩张，并结合患者的临床表现，即可提示髋关节置换术后感染。

鉴别诊断要点：髋关节置换术后感染与其他髋部感染性疾病的鉴别中，超声检查起着非常重要的作用，可以帮助病变的定位和诊断，对治疗有着决定性意义。①髋关节周围软组织深部脓肿，包括髂窝、大腿上段及臀部深方脓肿，临床上均有髋关节疼痛、肿胀、关节活动受限、关节压痛等表现，超声可显示脓肿的部位、大小及与髋关节的关系；髋关节前隐窝一般表现为正常，未见明显扩张。②股骨上段或髂骨骨髓炎与髋关节感染在临床表现上相似，但骨髓炎患者超声检查在骨膜下往往可以看到脓肿积液。

5. 检查注意事项 髋关节置换术后感染行超声检查时，除发现假性关节囊前隐窝扩张以外，还需要对关节各部位进行全面扫查，观察是否有关节外积液。有文献报道称，若髋关节置换术后假性关节囊扩张伴关节外积液，感染的特异度为100%。除此之外，发现关节外积液后可在超声引导下行穿刺抽吸，对疾病的治疗有很大的帮助。

（三）髋臼盂唇损伤

1. 病因 髋臼盂唇损伤常见于髋关节功能不良和股骨髋臼撞击综合征的患者。股骨头和股骨颈移行处的前外侧发生骨质增生突起，在髋关节活动尤其是屈曲、内旋时，骨质突起与髋臼外上缘产生反复的摩擦、碰撞，导致软骨出现由外向内的磨损及盂唇的撕裂损伤；或是由于髋臼的包容过度，髋关节屈曲及各方向运动时，髋臼边缘的异常突起与股骨头、股骨颈发生碰撞，引起关节周围组织特别是软骨和髋臼盂唇的损伤。

2. 临床表现 髋臼盂唇损伤主要表现为髋关节前侧、腹股沟区疼痛，久坐或剧烈运动后加重，可伴随弹响或交锁，提示前髋臼盂唇损伤。髋关节活动受限，特别在屈曲、内收活动的终末明显。体格检查时被动活动髋关节可引起疼痛，撞击试验的诊断阳性率高，是诊断盂唇损伤的重要体征。

撞击试验分为前方撞击试验和后方撞击试验。前方撞击试验主要观察前上髋臼盂唇损伤，嘱患者取仰卧位，髋关节被动屈曲至90°时内旋、内收，如果髋关节出现剧烈疼痛为阳性（视频8-3-1，扫封底二维码获取视频）。后方撞击试验又称为激发试验，主要观察后髋臼盂唇损伤，检查时患者仰卧并患肢垂下床边，当髋关节后伸、外旋时产生疼痛、活动受限即为阳性（视频8-3-2，扫封底二维码获取视频）。

3. 超声表现 有文献报道称虽然超声仅能发现前上髋臼盂唇损伤，但髋关节盂唇损伤多数发生在该部位。髋臼盂唇损伤表现为盂唇形态肿胀，回声减低（图8-3-5），若发生撕裂时盂唇内部显示不规则低回声区，或者低回声裂隙穿过部分甚至全部盂唇实质。撕裂的盂唇旁可出现潴留性囊肿，发病机制与肩关节盂旁囊肿或膝关节半月板囊肿类似，表现为囊性无回声，壁较厚，内可有分隔（图8-3-6）。

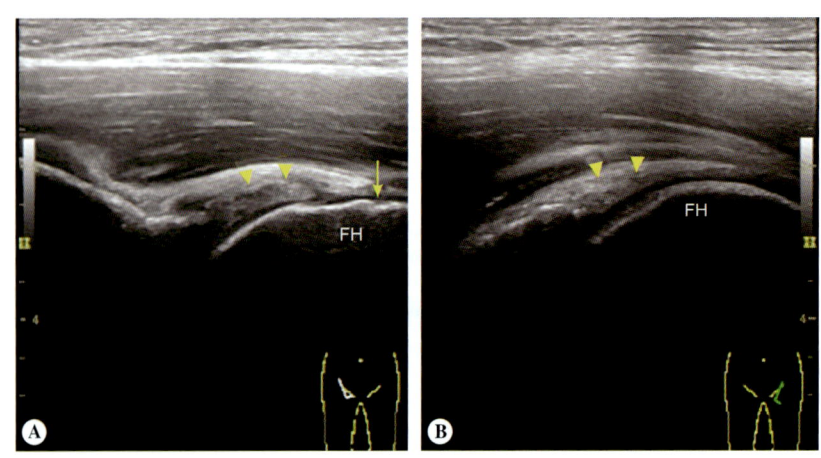

图 8-3-5 髋臼盂唇损伤的声像图

A. 损伤的髋臼盂唇形态肿胀，回声不均匀减低（三角箭头），股骨头水平见骨性增生突起（箭头）；B. 健侧髋臼盂唇显示为边缘平滑、锐利的三角形结构，内部呈均匀高回声（三角箭头）。FH. 股骨头

4. 超声诊断思路及鉴别诊断要点 超声检查前应对患者进行病史的询问并做相关的体格检查，这样有助于对髋臼盂唇的损伤部位做出初步的判断。观察前上髋臼盂唇时，患者取仰卧位，下肢轻微外旋、外展。探头首先沿股骨颈长轴方向进行髋关节斜矢状面扫查，识别髂骨髋臼顶、关节囊、盂唇、股骨头和股骨颈，然后探头往外侧及内侧平行移动，观察髋关节前方区域盂唇的边界、形态及内部回声。

鉴别诊断要点：前上髋臼盂唇撕裂后其旁可出现潴留性囊肿，此时需与髂腰肌滑囊炎相鉴别，通常囊肿体积较髂腰肌滑囊炎小，超声检查能够明确病变的位置及其与髋臼盂唇的关系，此有助于诊断。

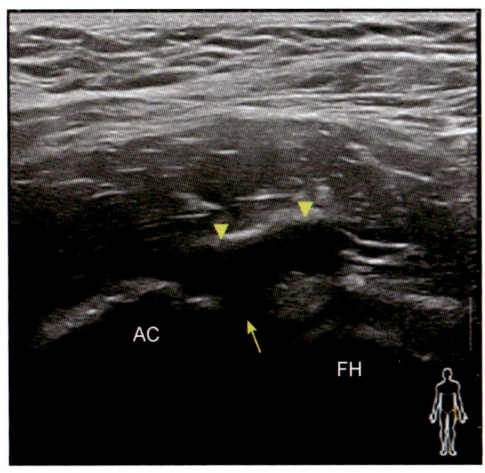

图 8-3-6 髋臼盂唇旁囊肿的声像图

左侧前上髋臼盂唇根部出现低回声裂隙（箭头），盂唇前方见一个囊性无回声（三角箭头），囊性无回声与盂唇根部裂隙相连。AC.髋臼；FH.股骨头

5. 检查注意事项

（1）部分患者在静息状态下扫查时，盂唇内的异常回声不易被发现，当髋关节活动时或活动后，盂唇内的撕裂改变常会显示得更加清晰，可有助于明确诊断。

（2）除了观察髋臼盂唇损伤后形态和回声改变，还需要扩大扫查范围，查看股骨头、股骨颈和髋臼缘是否出现异常突起，并且配合髋关节屈曲及各方向运动，了解异常突起与髋臼盂唇碰撞的情况和程度。

（四）股骨头缺血性坏死

1. 病因 股骨头缺血性坏死是骨科常见的疾病，由股骨头的支持动脉、股骨滋养动脉及头凹动脉发生供血中断或受损而引起。导致股骨头发生供血障碍的原因有很多，包括骨折、髋关节脱位引起的血管受压或断裂；长期服用激素后机体的内分泌功能出现紊乱，造成动脉粥样硬化；高龄患者同时伴有多器官、多系统的生理性退变或器质性病变等都会引起股骨头血供不足。

2. 临床表现 股骨头缺血性坏死早期临床表现并不典型，患侧髋部、腹股沟区疼痛是最常见的症状。晚期由于股骨头塌陷、髋关节脱位可出现髋关节屈曲、内收、内旋、外展功能受限，内旋、外旋活动时有疼痛感、行走困难。局部深压痛，内收肌止点压痛，部分患者轴叩痛呈阳性。患肢可以缩短，甚至有肌肉萎缩。

3. 超声表现 大部分早期股骨头缺血性坏死超声不能显示出病变，股骨头外形、轮廓基本正常，呈半球形，股骨头软骨厚度未见明显变化，少部分患者可有相应的超声改变，如股骨头软骨变薄、表面欠光滑、部分连续性中断等。疾病中、晚期股骨头形态失常，变扁、变小及塌陷；骨皮质不光滑、凹凸不平、连续性中断，股骨头边缘见强回声骨赘形成；股骨头软骨厚薄不均，回声增强，甚至部分区域软骨缺如；髋关节前隐窝见积液、滑膜增厚，关节内游离体形成，呈可移动的团状、片状强回声伴声影（图 8-3-7）。

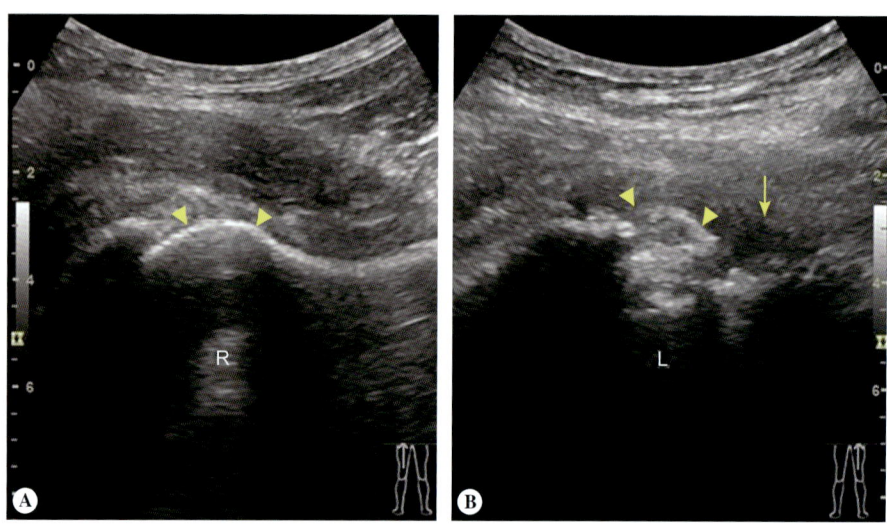

图 8-3-7 股骨头缺血性坏死的声像图

A. 右侧正常股骨头呈半球形,为一弧形强回声,表面光滑、连续(三角箭头);B. 左侧坏死股骨头形态失常,变小及塌陷,骨皮质表面不光滑、凹凸不平,连续性中断(三角箭头),髋关节囊增厚,关节前隐窝增宽(箭头)。R. 右侧;L. 左侧

4. 超声诊断思路及鉴别诊断要点 中、晚期股骨头缺血性坏死患者的股骨头软骨及骨皮质会出现明显的声像改变,同时结合患者的临床症状和体征,超声上不难做出诊断。早期股骨头缺血性坏死在超声表现上并没有明显改变,可能仅表现为股骨头软骨面欠光滑,此时要注意患侧与健侧相对比,这样有助于发现细微的病变。

鉴别诊断要点:引起股骨头缺血性坏死的病因有多种,超声检查只能发现股骨头形态和结构的改变,对了解病变的进展程度有一定的参考价值,但并不能对病因进行诊断及鉴别诊断,因此检查时要结合相关病史和体格检查对其他病变逐一排除。

5. 检查注意事项 除股骨头本身改变以外,病变可引起关节内其他结构发生改变,如积液、滑膜增生、关节内游离体形成等,因此扫查时应全面观察,对病情进行详细的评估。

(五)髂腰肌滑囊炎

1. 病因 髂腰肌滑囊炎常见于各种髋关节疾病(如类风湿关节炎、骨关节炎等)和反复髋关节屈曲的运动损害,少数由滑囊的感染引起。髋关节病变时,关节囊内渗出的液体积聚,导致关节内压力增高而膨隆,此时少数与髋关节腔相通的髂腰肌滑囊可起到储液囊的作用,关节腔内的液体进入滑囊,滑囊充盈扩张,能够缓解关节腔的高压力,避免关节内结构的破坏。大部分髂腰肌滑囊和髋关节不相通,其与关节之间有纤维隔膜,当存在髋关节囊高压和髂腰肌的异常牵拉、磨损时,纤维隔膜发生破裂,导致滑囊扩张。

2. 临床表现 髂腰肌滑囊炎表现为股三角区肿胀、疼痛和压痛,扩张的滑囊可压迫股神经,出现股前侧及小腿内侧放射痛。患侧大腿常处于屈曲位,如伸直、外展或内旋时可引起疼痛。严重者可出现髋关节活动障碍,但程度不如髋关节炎。

3. 超声表现 髋前区横切面声像图显示扩张的髂腰肌滑囊位于髂腰肌和股动静脉之间,呈囊性无回声包块,囊壁回声不明显,囊内滑膜组织明显增生时,超声表现为髋关节旁含有实性回声的团块。由于髂腰肌滑囊邻近股血管和神经束，当滑囊体积较大时，常会压迫股静脉及股神经（图8-3-8）。

4. 超声诊断思路及鉴别诊断要点 髂腰肌滑囊炎的诊断在于病变位置的判断，超声检查时要确认滑囊位于髂腰肌与股血管之间。

鉴别诊断要点：①髂腰肌滑囊炎应与髋臼盂唇旁囊肿相鉴别，后者见于髋关节前部，常由于盂唇撕裂后形成的潴留性囊肿，体积一般较髂腰肌滑囊小，探头加压囊肿不易被压扁。②利用彩色多普勒超声将其与肿大淋巴结、假性动脉瘤等病变进行鉴别。

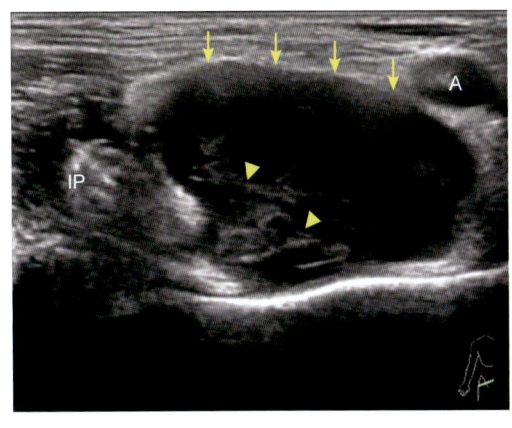

图 8-3-8 髂腰肌滑囊炎的声像图
髂腰肌滑囊（箭头）位于股动脉（A）和髂腰肌（IP）之间，滑囊增大、内含无回声积液和弱回声滑膜（三角箭头）

5. 检查注意事项 随着髂腰肌滑囊炎的病程发展，滑囊体积可逐渐增大，甚至对盆腔结构产生占位效应，检查者要意识到囊肿可能是扩张的滑囊延伸至盆腔内，因此对可疑病灶应扩大范围扫查，以进行整体的评估。

（六）股直肌肌腱撕裂

1. 病因 髋前侧区的肌腱撕裂比较少见，最常见于股直肌，多发生于有股直肌肌腱病史的人群。损伤的主要原因是关节剧烈活动，肌肉突然用力收缩，如踢球、短跑、跳跃等，肌肉的内在应力突然变化所造成的牵拉损伤。撕裂的部位容易发生在肌-腱连接处或肌纤维-腱膜连接处。

2. 临床表现 患者表现为腹股沟区疼痛，下肢不能伸直。当肌肉完全撕裂时，断端挛缩形成在大腿前侧可扪及的疼痛性包块。

3. 超声表现 股直肌肌腱部分性撕裂表现为肌腱肿胀，肌腱纤维局灶性裂隙样低回声伴局部血肿形成。完全撕裂时，肌腱连续性中断，断端回缩，肌纤维纹理消失，回声增强，局部可见血肿填充。若肌腱撕裂发生在骨骼附着部，可以伴有撕脱性骨折。肌腱损伤愈合包括肌腱纤维包裹、血肿机化、钙化和骨化，超声检查表现为团块状强回声，后方伴声影（图8-3-9，图8-3-10）。

4. 超声诊断思路及鉴别诊断要点 超声检查时要询问病史，结合体格检查，定位髂前下棘来寻找股直肌肌腱，观察肌腱的形态、连续性和回声。不仅需扫查肌腱的起始处，还要延续追踪至肌-腱连接处和肌腹，以进行全面、细致的扫查，从而避免漏诊。

鉴别诊断要点：股直肌肌腱部分撕裂需与肌腱炎相鉴别，两者声像图可以相似，表现为肌腱肿胀伴局部回声减低，此时应配合张力位及肌腱运动状态下检查，通过观察损伤区肌腱纤维的连续性，可较为清楚地鉴别异常回声区是否提示肌腱的撕裂。

5. 检查注意事项

（1）扫查股直肌肌腱时，要意识到直头肌腱和反折头肌腱位置与回声的区别，反折头肌腱位于直头肌腱的外侧并往深方延伸，由纤维方向的变化所致，反折头肌腱后方伴有声影，勿将其误认为肌腱病变。

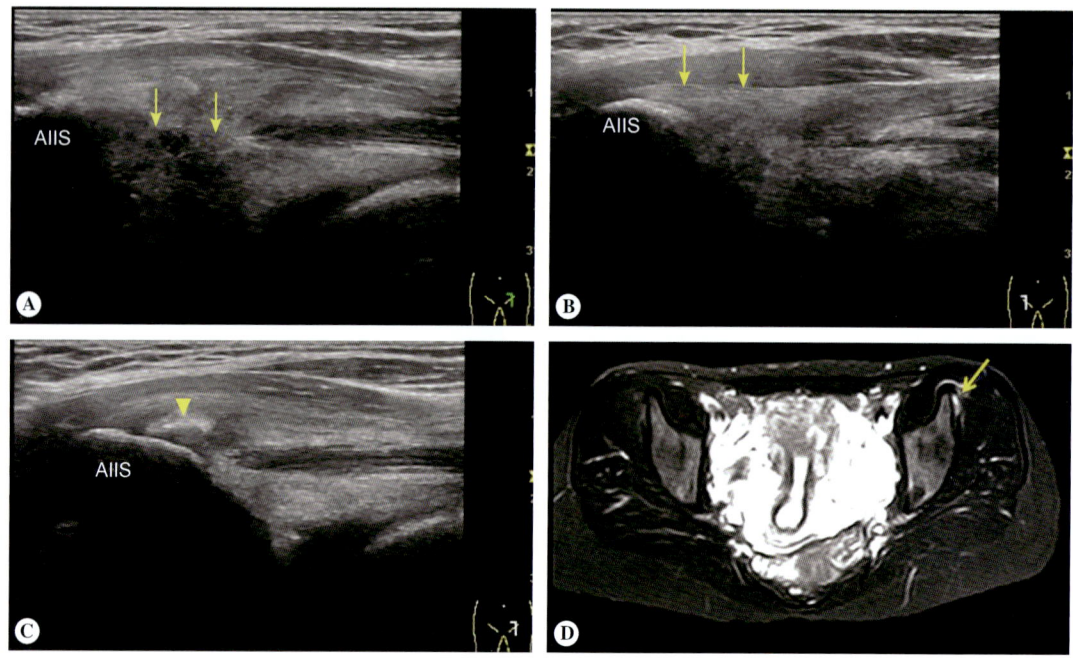

图 8-3-9 股直肌肌腱近端部分撕裂的声像图

A. 左侧股直肌肌腱髂前下棘附着处肿胀，边缘模糊，内部回声减低，纤维纹理显示不清，见局灶性裂隙样低回声（箭头）；B. 右侧正常股直肌肌腱边缘光整，内部纤维纹理清晰、连续（箭头）；C. 同一病例左侧股直肌肌腱末端见团状强回声钙化灶（三角箭头）；D. T_2 加权 MR 成像显示股直肌肌腱近端损伤，呈高信号改变（箭头）。AIIS.髂前下棘

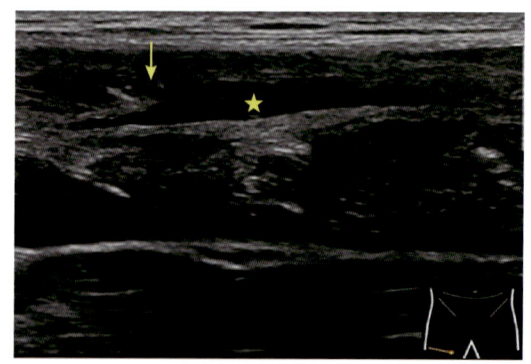

图 8-3-10 股直肌中部中央腱膜处撕裂的声像图
股直肌中部中央腱膜连续性中断，肌肉回缩（箭头），断端之间见无回声血肿填充（星号）

（2）中央腱膜处撕裂时，股直肌外周肌纤维声像图表现正常，特别是对于中央腱膜完全断裂的情况，不要将完整的股直肌外周肌纤维误认为股中间肌，从而做出股直肌完全撕裂的错误诊断。

（3）超声检查时应注意双侧对比扫查及配合适当的肌腱牵拉运动，避免微小撕裂的漏诊。

（4）由于缝匠肌肌腱、阔筋膜张肌肌腱损伤与股直肌肌腱损伤的临床表现类似，因此超声检查时要扩大扫查范围，同时注意缝匠肌肌腱和阔筋膜张肌肌腱是否发生撕裂。

二、髋关节内侧面常见疾病的超声检查

髋部内收肌损伤

1. 病因 髋部内收肌损伤常见于过度运动和急性创伤，运动时同时发生髋关节过度外

展和腹壁过伸，偶尔见于小腿被动外旋。内收肌损伤常为单块肌肉损伤，好发于位置表浅的长收肌和股薄肌。

2. 临床表现 髋部内收肌损伤表现为腹股沟区疼痛和压痛，轻者休息状态下疼痛缓解或消失，收缩肌肉时疼痛再次出现。肌肉完全撕裂时发生功能障碍、炎性反应、出血导致肢体肿胀，断端回缩在体表形成包块。浅表肌肉撕裂后皮肤颜色由于组织淤血出现青紫，出血受重力影响流向下肢远端，在下肢远端出现皮肤淤血。

3. 超声表现 肌肉部分性撕裂，超声显示内收肌在耻骨的起始部边界不清，形态不规则，回声减低、不均匀，而完全性撕裂则肌肉与耻骨完全分离，断端回缩，肌肉中断处见血肿填充。肌腱急性损伤时由于血肿及纤维软骨损伤，肌腱邻近的耻骨部分表现为混合回声。在亚急性或慢性损伤中，肌腱回缩，呈低回声团块，后方可伴声影（图8-3-11，图8-3-12）。

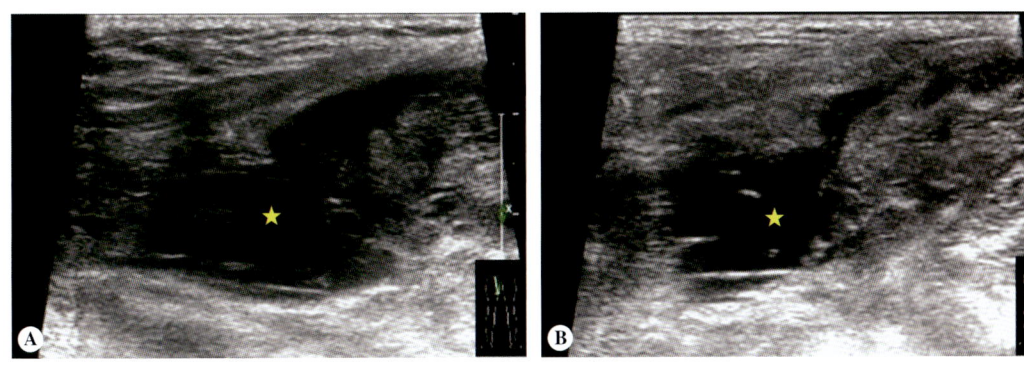

图 8-3-11 大收肌近段部分性撕裂的声像图

大收肌近段纵切面（A）和横切面（B）显示肌肉肿胀，肌纤维大部分连续性中断，断端回缩，肌肉中断处见无回声血肿（星号）

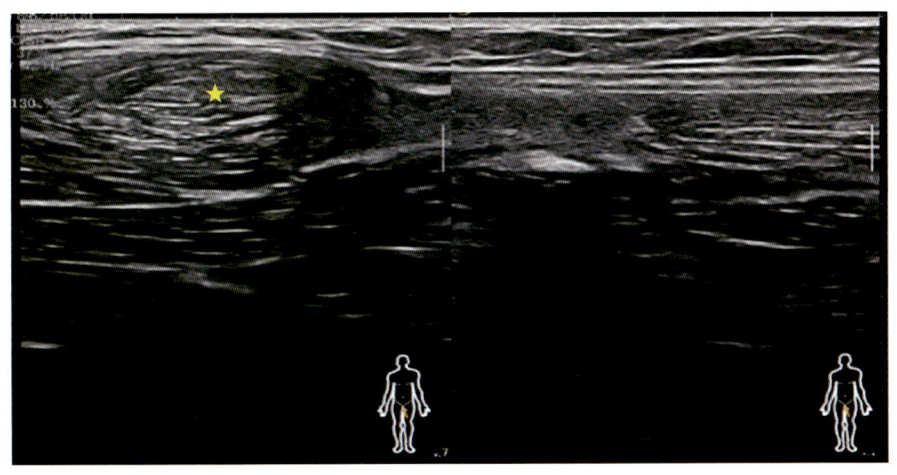

图 8-3-12 长收肌近段完全性撕裂的声像图

长收肌近段连续性完全中断，两断端回缩，近心断端呈梭形增厚（星号）

4. 超声诊断思路及鉴别诊断要点 超声检查时要适当使髋关节外展、外旋，充分显露检查部位和区域，此有利于观察内收肌结构。诊断内收肌损伤时要明确部位、类型和范围，因为上述内容与预后密切相关，如长收肌损伤发生在肌-腱连接处时，一般能在数周内恢复，但肌腱附着处撕脱或肌肉近段的损伤则需要数月才能恢复正常活动。

鉴别诊断要点：严重损伤时长收肌撕裂可累及深方的短收肌浅表纤维，此时超声较难区分是单纯长收肌撕裂或是合并部分短收肌撕裂，应进行横切面扫查以做出全面的评估。

5. 检查注意事项

（1）判断内收肌部分性或完全性撕裂时可配合相关牵拉运动，但操作时要注意力度，避免加重肌肉的撕裂程度。

（2）由于内收肌较厚，检查时可适当降低探头频率，提高声束的穿透能力，以便观察深部位置的肌肉，避免漏诊。

（3）扫查时将横切面和纵切面相结合，全面评估肌肉的损伤程度和范围。必要时可对肌肉撕裂部位进行体表定位，此有助于临床医师确定手术方式和切开位置。

（4）可利用超声对肌肉撕裂术后的恢复状态进行评估，为临床开展康复锻炼提供重要的指导。

三、髋关节外侧面常见疾病的超声检查

股骨大转子疼痛综合征

1. 病因 股骨大转子疼痛综合征是由大转子周围肌腱病变及滑囊炎引起的一系列症状和体征，常见于中老年人，女性相对多见。病变原因是股骨大转子周围软组织在长期反复的过度牵拉刺激和磨损下，造成臀小肌肌腱、臀中肌肌腱和股骨大转子周围滑囊的慢性损伤及继发性的无菌性炎症，是一种慢性劳损性疾病，也有少部分由手术或创伤等引起。

2. 临床表现 患者的主要症状表现为股骨大转子区域疼痛，疼痛放射至大腿外侧，在患肢活动、负重、患侧侧卧及外展下肢时会引起疼痛加重，但髋关节活动不受限。

3. 超声表现 臀小肌和臀中肌肌腱炎表现为局部肿胀、回声减低，内部纤维纹理显示不清，肌腱发生退行性变和钙化时可见点状及团状强回声，同时伴有股骨大转子滑囊炎者可在股骨大转子周围发现囊性无回声结构。若肌腱撕裂则表现为肌腱连续性的部分或完全中断，断端回缩，中断处见血肿形成并充填于股骨大转子滑囊（图 8-3-13，图 8-3-14）。

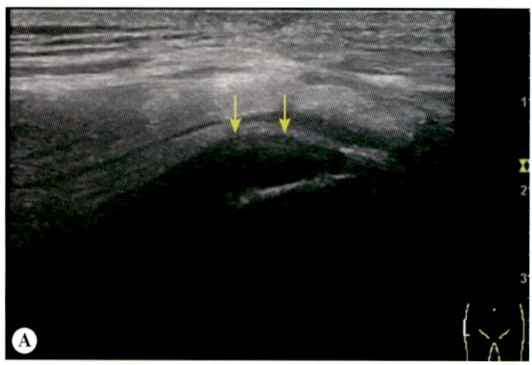 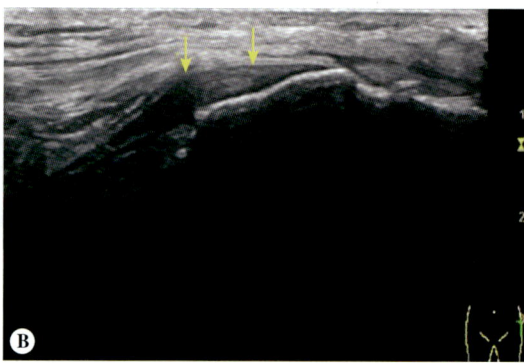

图 8-3-13　臀小肌肌腱病的声像图

A. 右侧臀小肌肌腱长轴切面显示肌腱弥漫性肿胀，形态饱满，内部回声减低，肌腱纤维显示不清（箭头）；B. 左侧臀小肌肌腱内部回声结构正常，表面规整（箭头）

4. 超声诊断思路及鉴别诊断要点 股骨大转子外侧横切面是定位臀小肌肌腱和臀中肌肌腱的最佳切面，利用横切面定位后，再根据观察目标旋转探头90°，显示其纵切面，观察肌腱的形态、边界和内部回声，并向近段扫查至肌-腱交接处。

鉴别诊断要点：①需注意判断臀小肌肌腱和臀中肌肌腱的病变类型，即是炎症还是撕裂，这对于临床选择正确的治疗方式有重要的指导意义，必要时应在肌腱运动状态下进行检查，以便于观察肌腱异常区域是否连续。②股骨大转子周围滑囊炎需要与Morel-Lavallee损伤（MLL）相鉴

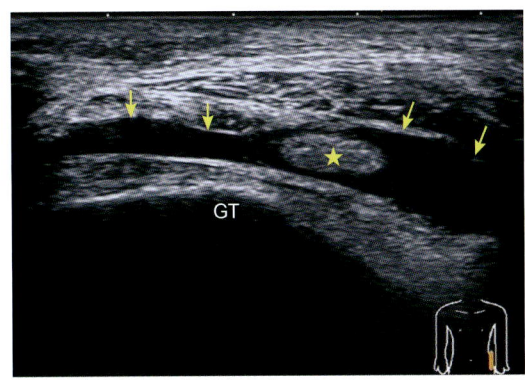

图 8-3-14　股骨大转子滑囊炎的声像图
股骨大转子（GT）水平冠状切面显示臀大肌深面有一边界清晰的扁椭圆形无回声积液区（箭头），积液内可见团块状增生的滑膜组织（星号）

别。MLL继发于钝力的脱套伤，通常发生于股骨大转子区域及大腿近侧皮下组织深层和筋膜之间，是由于外伤时剪切力作用导致血管丛出血，血液穿透筋膜，沿筋膜周围扩散至皮下脂肪组织形成的血肿。MLL的超声表现为深筋膜浅层边界清晰的低回声，由于血液中细胞成分的沉积，病变内部可见液平，囊壁见结节状高回声，囊内可见脂肪组织分隔。因此，检查时要注意询问患者病史，在超声上要辨认出病变的位置和来源。

5. 检查注意事项

（1）肥胖患者由于皮下软组织增厚，检查臀小肌肌腱和臀中肌肌腱时会有一定困难，此时可采用探头加压或应用低频探头来提高检查效果。

（2）由于肌腱在大转子附着处斜向走行，检查时应尽量调节声束角度至垂直于观察目标，以避免误将各向异性伪像与局灶性肌腱病、部分性撕裂相混淆。

（3）扫查过程中应进行双侧对比检查，此对于经验不足的检查者更为重要。

四、髋关节后侧面常见疾病的超声检查

（一）腘绳肌肌腱损伤

1. 病因　腘绳肌肌腱损伤常见于急性运动损伤或慢性微创伤，在急性损伤中，腿部对抗阻力用力拉伸，如短跑、球类运动等，造成腘绳肌肌腱坐骨结节附着处撕脱或断裂。

2. 临床表现　患者的主要症状表现为臀部疼痛和坐骨结节按压痛，行走困难，如合并坐骨神经损伤时，坐骨结节处压痛更为明显，Tinel征可诱发坐骨神经支配区域疼痛。

3. 超声表现　腘绳肌肌腱撕裂时，超声显示肌腱连续性部分或完全中断，断端向下回缩，周围伴有局部血肿形成，若撕裂造成坐骨结节附着部的撕脱性骨折，可出现与骨皮质分离的强回声骨碎片。腘绳肌肌腱慢性损伤表现为肌腱附着点肿胀，回声减低，内部可探及不规则形的强回声钙化灶，提示为钙化性肌腱病（图8-3-15）。

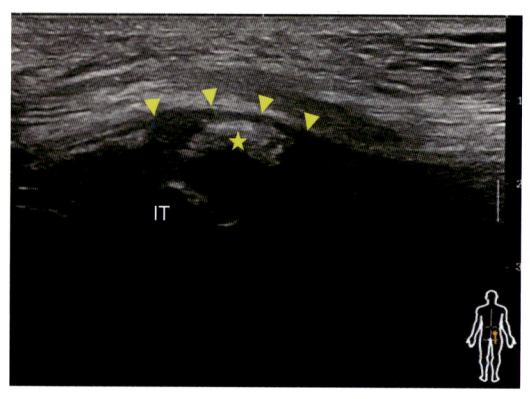

图 8-3-15 腘绳肌肌腱钙化性末端病的声像图

腘绳肌肌腱坐骨结节（IT）附着处肿胀，回声减低（三角箭头），内部探及团块状强回声钙化灶（星号）

4. 超声诊断思路及鉴别诊断要点 定位腘绳肌肌腱的最佳方法是寻找坐骨结节，通过横切面和纵切面对腘绳肌肌腱损伤进行全面的评估。

鉴别诊断要点：超声检查时判断腘绳肌肌腱的损伤类型和程度对临床的治疗方式有着重要的指导作用。若肌腱撕脱未发生移位或肌腱部分性撕裂时，可采取休息及限制活动的保守治疗；若坐骨撕脱性骨折并骨碎片移位时，纤维性连接和异位骨形成将导致功能障碍，此时应进行手术治疗。

5. 检查注意事项

（1）腘绳肌肌腱部分撕裂一般不易诊断，难以与局部肌腱病相鉴别，但此时应注意病变的范围，部分撕裂病变可向下延伸，甚至可达肌-腱连接处。

（2）对于肌腱撕裂发生撕脱性骨折或形成血肿时，要观察骨片或血肿是否对坐骨神经造成压迫，如诊断明确后需要进行相应处理。

（二）坐骨结节滑囊炎

1. 病因 坐骨结节滑囊炎是一种较常见的疾病，好发于体瘦且久坐的中老年人，由于臀部脂肪组织较薄，坐骨结节滑囊长期受压和反复摩擦，导致囊壁逐渐增厚并炎性渗出而引起症状，也见于髋关节剧烈活动使附着在坐骨结节上的肌腱损伤，从而牵拉和刺激滑囊所致。

2. 临床表现 症状表现为臀部坐骨结节处疼痛，屈膝、屈髋动作或坐位时由于牵拉、挤压滑囊而引起疼痛，疼痛较为局限，无明显周围放射。疼痛部位可触及边缘较清晰的质韧包块，与坐骨结节关系密切，按压有疼痛感。

3. 超声表现 坐骨结节滑囊炎的超声表现为臀部皮下与坐骨结节之间见一囊性包块，轮廓清晰，囊壁较厚，内壁多不光滑，若囊壁滑膜增生，可显示向囊内突起的实性弱回声，包块后方回声增强；合并感染、出血时囊内有点絮状稍强回声或分隔。彩色多普勒超声显示滑囊周边增厚的囊壁和滑膜组织有血流信号。如果滑囊因挤压发生破裂，表现为形态不规则、边界不清，其周边软组织由于发生炎性改变而肿胀，回声增强，血流信号增多（图8-3-16）。

4. 超声诊断思路及鉴别诊断要点 坐

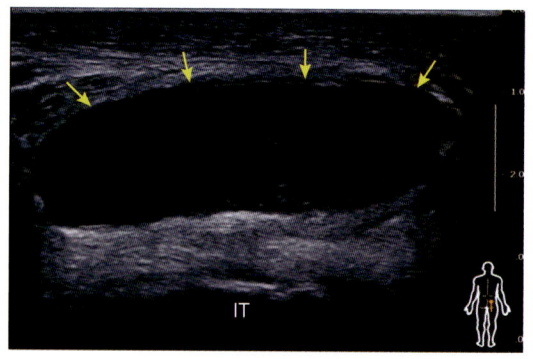

图 8-3-16 坐骨结节滑囊炎的声像图

在坐骨结节水平的皮下与坐骨结节（IT）之间探及一囊性无回声区（箭头），轮廓清晰，囊壁较厚，内面欠光滑，囊内可见点状、絮状弱回声渗出物

结节滑囊位于坐骨结节表面，滑囊炎时有局部疼痛症状，因与周围软组织粘连，故大部分病例滑囊边界较模糊。滑囊炎声像表现多样，这与病程的长短、急性发作期或慢性吸收期，以及囊壁滑膜组织增生的程度等因素有关。

鉴别诊断要点：坐骨结节滑囊体积常较大，但不会往深方肌肉组织延伸，检查时要识别滑囊的位置，排除臀部软组织其他病变，如脓肿、臀大肌黏液瘤、深部囊性病变向浅层延伸等，并结合相关临床表现、体征及实验室检查，有助于鉴别诊断。

5. 检查注意事项　坐骨结节滑囊炎可因挤压发生破裂，此时要注意其对周边软组织产生的影响，滑囊包块较大时同样会对坐骨神经产生压迫，超声检查时要明确神经是否卡压及受压程度，可在超声引导下进行囊液抽吸。

（三）梨状肌综合征

1. 病因　梨状肌综合征（piriformis syndrome）是引起坐骨神经急、慢性疼痛的常见疾病。坐骨神经自梨状肌下孔出骨盆，若梨状肌发生充血、水肿、肥厚、挛缩等刺激或压迫坐骨神经，会导致坐骨神经放射痛及其支配区域的运动和感觉障碍。此外，少数人因坐骨神经走行变异，其从梨状肌肌束间或肌腹内穿出，当髋外旋肌肉强力收缩时，可使坐骨神经受压，长时间会导致坐骨神经慢性损伤。

2. 临床表现　臀部疼痛为本病的主要表现，并向下肢后侧或后外侧放射，严重时行走后疼痛剧烈、不能行走。体格检查时于臀中部可触及较硬的条索状梨状肌，局部有压痛。直腿抬高试验、梨状肌紧张试验阳性（视频 8-3-3，视频 8-3-4，扫封底二维码获取视频）。

3. 超声表现　超声显示患侧梨状肌增大、增厚，形态饱满，内部回声减低，肌肉发生挛缩时回声呈弥漫性增强。受压迫的坐骨神经增粗、水肿，内部回声减低，神经束结构显示不清（图 8-3-17）。

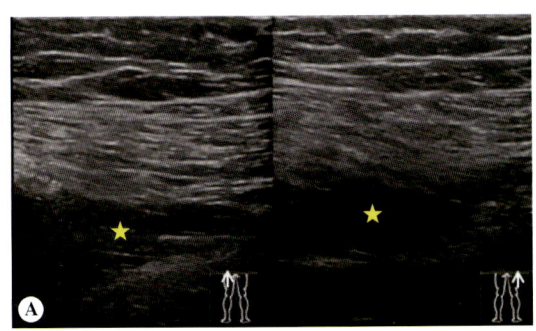
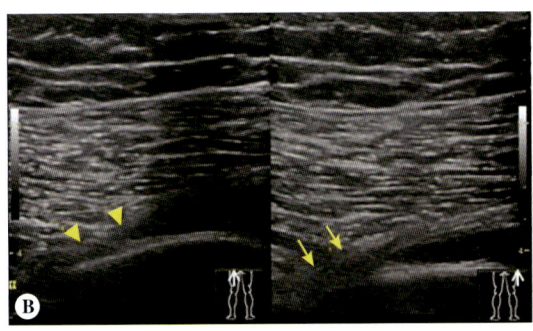

图 8-3-17　梨状肌综合征的声像图

A. 臀部矢状切面示双侧梨状肌（星号）对比超声检查声像图，右侧肌肉较左侧增厚，外形饱满，内部回声减低，肌肉纹理显示不清；B. 右侧坐骨神经（箭头）受压迫较左侧坐骨神经（三角箭头）稍增粗，内部回声减低，神经束结构显示较模糊

4. 超声诊断思路及鉴别诊断要点　检查时可通过臀部的主要解剖结构对坐骨神经进行定位，如臀大肌、坐骨结节、腘绳肌肌腱等，在横切面或纵切面上向上连续追踪坐骨神经至梨状肌深方，观察梨状肌及坐骨神经的形态和回声改变。笔者在实际工作中发现，梨状肌综合征的患者大多数在超声检查中并没有表现为明显的梨状肌增厚或坐骨神经卡压征象，此时应注意双侧对比以发现细微的异常变化。

鉴别诊断要点：①引起坐骨神经卡压症状最常见的原因是腰椎间盘突出、腰椎管狭窄，但两者的梨状肌超声检查均无异常，此时可借助其他影像学检查，如CT、MRI等进行鉴别。②梨状肌内部及周边占位性病变均可引起坐骨神经痛，而超声能清楚地显示占位及其与梨状肌、坐骨神经的关系，因此超声检查能鉴别坐骨神经痛的病因。

5. 检查注意事项

（1）由于梨状肌和坐骨神经位置较深，高频探头对深方区域结构显示不佳，尤其是肥胖患者，因此检查时应适当降低探头频率，提高声束的穿透能力，以达到最佳的显像效果。

（2）梨状肌综合征的患者坐骨神经受压部位可能不在梨状肌处，坐骨神经在臀部走行区域的任何异常均有可能产生相似的症状，因此检查时应结合病史，根据实际情况扩大扫查范围，注意观察坐骨神经行程中经过的周围软组织。

第四节　发育性髋关节发育不良的超声检查

发育性髋关节发育不良（developmental dysplasia of hip，DDH）是婴幼儿最常见的骨关节疾病之一，在国外DDH的发病率为5‰～28‰，而国内其发病率约为0.9‰，女性多于男性，为（4～6）:1，左侧髋关节的发病率是右侧的3倍，双侧DDH同时发生较少见。DDH若未及时诊断和治疗可能会导致远期并发症，最常见的是髋关节退行性变，在成年后可能逐渐演变成髋关节炎，更严重者会造成不同程度的畸形和残疾，引起髋关节功能障碍，极大地降低了患者的生活质量与运动能力。因此，对DDH要做到早期筛查、规范化诊断及合理治疗，避免延误最佳的诊疗时机，这样才能保全髋关节的形态和功能，实现DDH的理想疗效。

一、DDH的病因学

目前DDH的确切病因还不太明确，有内在和外在诱因。最初该病被称为先天性髋关节脱位（congenital dislocation of the hip，CDH），专家们认为该病由单纯的先天性因素所致，但随着不断的深入研究，于1992年北美小儿骨科学会把CDH改名为DDH，更准确地表明了该病的特点，即除了先天性因素以外，后天性因素也起着重要的作用。

DDH的发病率与遗传、性别、季节、地域环境等因素有一定关系。①遗传因素：多基因遗传一般与DDH的发病有关，约20%的患儿有家族史。有研究表明DDH患儿的血缘亲属中患该病者占20%～30%，直系亲属为3%～4%。②内分泌因素：雌激素可以松弛关节囊和韧带，并且具有较强的作用，在分娩过程中母体分泌大量雌激素，能够使母亲和胎儿的关节囊及韧带都处于松弛的状态，一方面有利于胎儿通过产道，另一方面由于髋关节囊和韧带的松弛，尤其在臀位产及外力的作用下，更容易发生股骨头脱位。大剂量雌激素可以使股骨头变小及髋关节不稳定，雌激素的持续高水平还会导致胶原合成障碍和软骨生长受限，从而引起DDH。③机械、环境因素：臀位产胎儿DDH的发病率是头位产胎儿的6倍，这可能是由于头位的胎儿大腿处于屈曲、轻度外展的体位，这样能够很好地稳定髋关节，但如果胎位不正，特别是臀位分娩时，完全伸直的大腿和膝关节受到牵拉，使髋关节脱位的发病率大大增加。DDH 在我国北方的发病率高于南方，这是由于北方天气比较寒冷，婴幼儿下肢常在襁褓中被迫伸直，而南方的小孩习惯被抱靠在腰部，这样髋关节处于屈曲、外展和外旋位，呈蛙式状态，有利于髋关节的稳定发育，所以 DDH 在南方的发病率较低。总之，DDH 的发病原因有很多，而这些因素之间的因果关系难以明确。

二、婴幼儿髋关节的正常解剖及 DDH 的病理改变

髋关节属球窝关节，由股骨头和髋臼构成，同时也是人体中负重最大的关节。髋臼由髂骨、坐骨、耻骨及其软骨组成，呈半球窝形，是髋关节的主要组成部分。髋臼周边有盂唇附着，盂唇为纤维软骨成分，其作用能够使髋臼加深加大，能更好地容纳股骨头并增强股骨头的稳定性；坚韧的髋关节囊和韧带连接着周围的肌肉，也更好地提高了关节的稳定性。

婴幼儿髋关节发育良好的前提条件是股骨头与髋臼的同心关系，股骨头的正常刺激是髋臼良好发育的基础。在胎儿时期，股骨头早于髋臼形态的出现，出生后，股骨头成为髋臼正常形态形成及加深的决定因素。但如果婴幼儿发生 DDH 时，髋关节将逐渐出现一系列继发性病理改变：①股骨头发生位置改变，头臼同心的正常关系将会消失，股骨头不能对髋臼正常刺激，使髋臼窝停止发育，逐渐变浅、退化。臼顶失去生理性弧度，形态由拱形变为坡形；臼口由于髋臼内异常隆起和臼缘缺损而逐渐变小，从正常的杯形变成三角形或碟形；股骨头脱出以后，髋臼软骨的形态随时间推移而发生改变，盂唇变得肥厚，甚至受脱出的股骨头压迫会出现内翻；髋臼除形态改变以外，其朝向也会因为生物力学异常的关系而出现变化。②头臼之间失去了正常的生物力学刺激以后，股骨头发育迟缓，逐渐变小、变形，其骨化中心发育不良。③髋关节内、外软组织同样出现病理变化，圆韧带与纤维脂肪组织的增生肥厚使臼窝逐渐变浅；关节囊因脱位的股骨头反复牵拉和刺激而变得肥厚、伸长，出现不同程度的炎症和水肿，甚至与周边组织发生粘连；关节周围肌肉逐渐挛缩及纤维化。上述髋关节继发性病理改变都会成为股骨头复位时主要的阻碍因素。

三、DDH 的体格检查

体格检查是初步诊断 DDH 的基础，出生后婴幼儿都应该通过体格检查来进行 DDH 的筛查。婴儿在出生后 6 周左右，临床可通过 Barlow 试验（图 8-4-1）和 Ortolani 试验（图 8-4-2）对髋关节进行稳定性检测及 DDH 筛查。Barlow 试验时使髋关节逐渐内收，检查者用拇指向外、后推压，若股骨头脱位时可感觉有撞击感，试验的目的是检测髋关节的稳定性，而 Ortolani 试验则与之相反，逐渐外展髋关节，同时将股骨大转子向前、内推压，若感觉有撞击感则提示股骨头复位到髋臼内，该试验是诊断 DDH 较为可靠的方法。然而对于难复性 DDH 及尚稳定的髋关节发育不良，Barlow 试验和 Ortolani 试验均不宜作为首选。3 个月以上的患儿，髋关节周围肌群逐渐加强，关节囊和韧带也会收缩，此时 Barlow 试验和 Ortolani 试验不再适用。

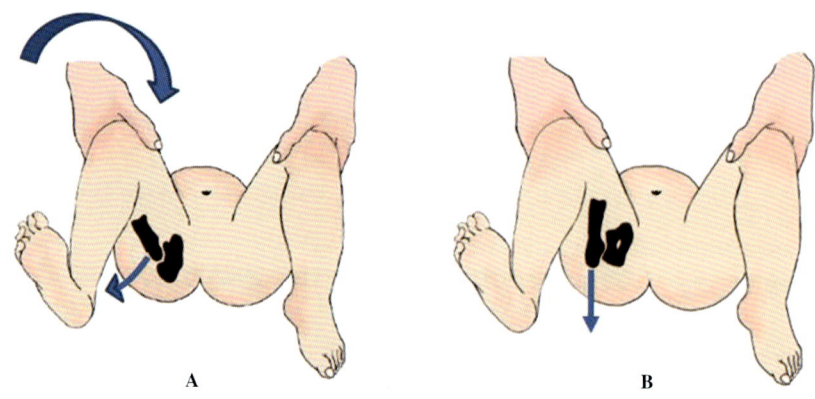

图 8-4-1　Barlow 试验示意图

A. 使婴儿髋关节逐渐内收过程中，检查者用拇指将股骨头向外、后推压；B. 若股骨头自髋臼内脱出，可感觉撞击感

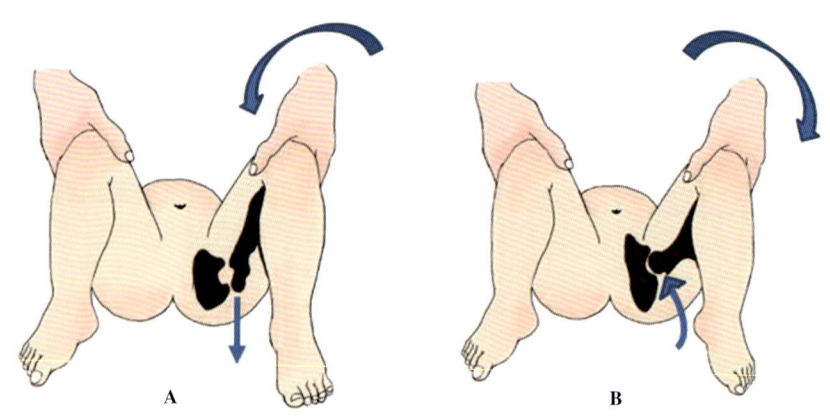

图 8-4-2　Ortolani 试验示意图

A. 检查者将髋关节逐渐内收，拇指向外推，股骨头脱位；B. 试图将脱出的股骨头复位，检查者使髋关节逐渐外展，同时将股骨大转子向前、内推压，当脱位股骨头复位回髋臼时可感觉弹响

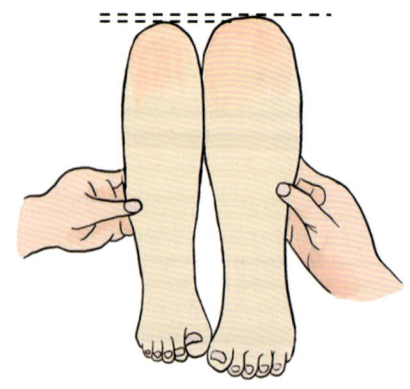

图 8-4-3　Galleazzi 征阳性示意图

因髋关节脱位使患侧大腿缩短，患侧膝关节低于健侧

对于 3 个月以上的婴幼儿，髋关节的屈曲、外展受限可作为 DDH 筛查最可靠的体征，因为多数正常婴幼儿在放松的状态下，髋关节屈曲 90° 时，外展大腿能够紧贴床面，而单侧 DDH 时两侧髋关节外展程度不对称，病变的髋关节外展角度会受到限制。另外还有其他的体格检查和体征可作为 DDH 的初步筛查，如双侧臀纹不对称、Galleazzi 征（图 8-4-3）、双侧下肢不等长等，但这些检查和体征可能会出现假阴性或假阳性的结果，因此特异性不高，在临床上的意义也不大。

儿童到了学步期以后，由于站立负重使 DDH 的临床表现变得更为明显，在诊断上也会比较容易。该时期 DDH 患儿几乎都会因为内收肌的挛缩而出现髋关节外展受限，单侧发病的患儿在体征上会出现无痛性步态跛行，患侧下肢在走路时会脚尖点地，而双侧 DDH 患儿呈"鸭形步态"等表现。

四、超声检查在 DDH 中的应用

超声检查具有安全便捷、无须麻醉镇静、可动态实时评估及重复操作等优点，对于 6 个月以内的婴儿，髋关节主要由软骨构成，股骨头多尚未骨化，超声能够清晰显示髋关节软骨及周围软组织结构，并且可以动态观察软骨性股骨头和髋臼的位置关系，以及盂唇的形态、结构改变，因此多个国家和地区已将超声检查列为髋关节首选的影像学检查方法，用于早期诊断和评估 DDH。

奥地利骨科医生 Graf 于 20 世纪 80 年代提出了婴幼儿髋关节的超声检查方法，令许多 DDH 患儿获得了及时的诊断和正确的治疗。Graf 方法的价值在于通过髋关节超声图像上相关角度的测量，并根据解剖病理来进行详细的分型，将超声表现与婴幼儿的年龄相结合，从而使治疗更具有针对性。应用 Graf 法需要有标准的图像，检查时婴幼儿取侧卧位，待检测髋关节处于微屈状态，探头置于髋关节外侧股骨大转子处，与身体长轴保持平行，声束垂直于骨盆矢状面，获得髋臼窝正中冠状切面。在标准冠状切面中可显示三个标志性结构，即平直的髂骨外侧缘、髂骨下缘的最低点及髋臼盂唇（图 8-4-4），并且在图像上分别作三条线：①基线，自透明软骨顶的最上端向尾侧画出与髂骨相切的一条直线；②骨顶线，从髂骨下缘最低点向外作髋臼骨顶的切线；③软骨顶线，为骨缘转折点（骨性髋臼顶凹面向凸面移行处）与盂唇中心的连线。基线与骨顶线相交成 α 角，用来评价骨性髋臼的发育情况，正常婴幼儿的 α 角应大于等于 60°，角度越小表明骨性髋臼越浅；基线与软骨顶线相交成 β 角，是代表软骨性髋臼的形态，该角越大则表明股骨头向侧方移位越明显（图 8-4-5～图 8-4-11）。根据 α 角和 β 角的大小将髋关节的发育情况分成四型（表 8-4-1）。α 角在 Graf 法的测量指标中具有临床诊断意义，是判断髋臼发育情况的主要指标。

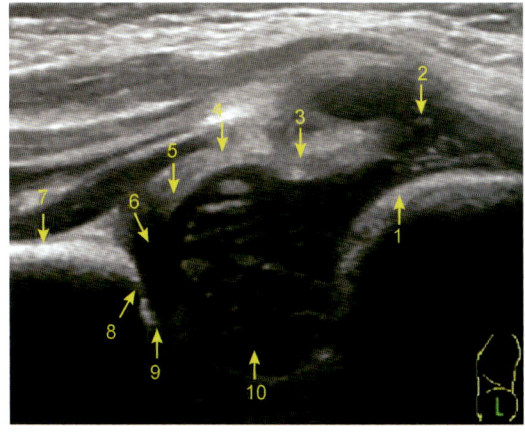

图 8-4-4 正常髋关节（Graf Ⅰ型）

1. 股骨颈骨-软骨结合部；2. 股骨大转子；3. 滑膜皱襞；4. 关节囊；5. 盂唇；6. 软骨性髋臼顶；7. 平直髂骨；8. 骨缘转折点；9. 髂骨下缘；10. 股骨头

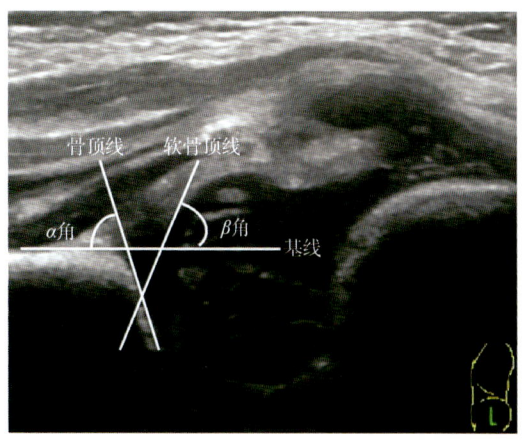

图 8-4-5 Graf 法测量的声像图

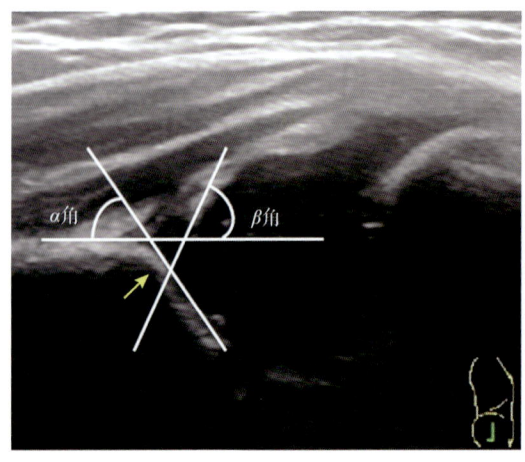

图 8-4-6　Graf Ⅱa 型髋关节

患儿年龄小于 12 周，α 角为 57°，β 角为 59°，骨缘稍钝（箭头）

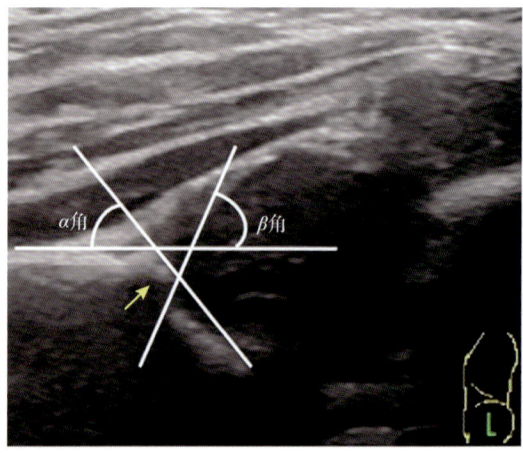

图 8-4-7　Graf Ⅱb 型髋关节

患儿年龄大于 12 周，α 角为 55°，β 角为 61°，骨缘圆钝（箭头）

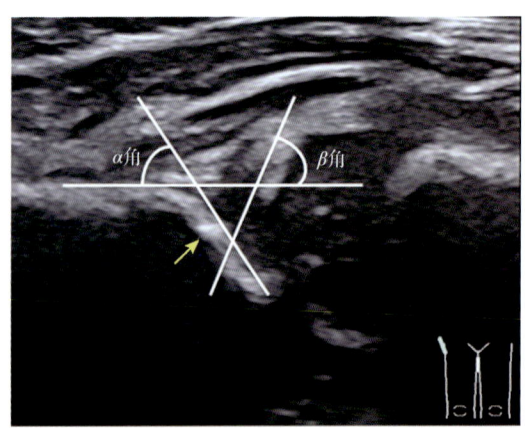

图 8-4-8　Graf Ⅱc 型髋关节

α 角为 47°，β 角为 71°，骨缘圆钝（箭头）

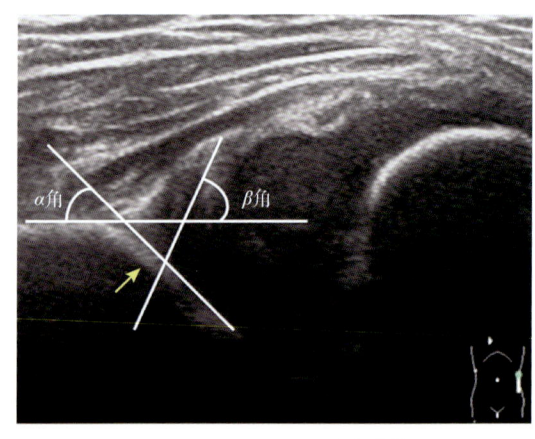

图 8-4-9　Graf D 型髋关节

α 角为 45°，β 角为 83°，骨缘较平坦（箭头）

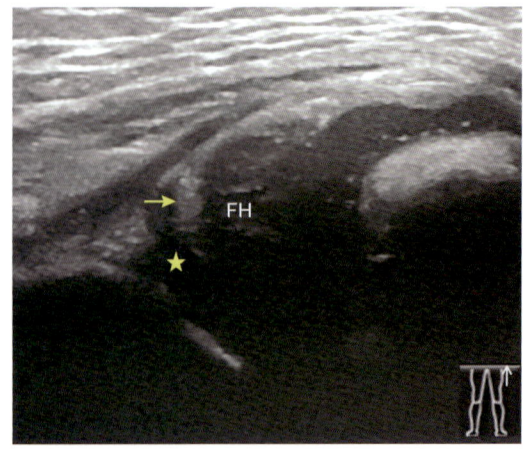

图 8-4-10　Graf Ⅲ型髋关节

骨缘较平坦，股骨头（FH）向髋臼外上方移位，软骨性髋臼顶（星号）和盂唇（箭头）被股骨头顶起，向头侧移位

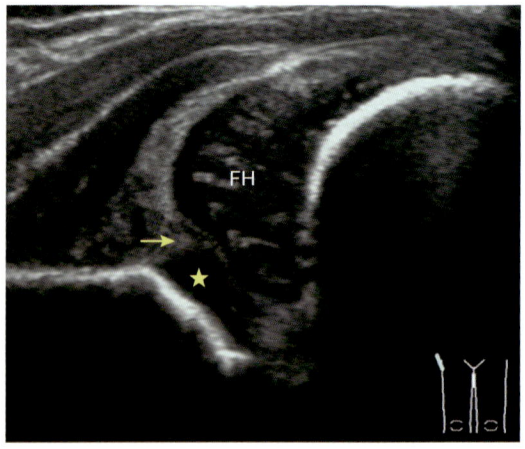

图 8-4-11　Graf Ⅳ型髋关节

骨缘较平坦，股骨头（FH）向髋臼外上方移位，软骨性髋臼顶（星号）和盂唇（箭头）被挤压在股骨头与骨性髋臼外缘之间，向足侧移位

表 8-4-1 髋关节 Graf 分型

Graf 分型	骨顶/骨顶角 α	软骨顶/软骨顶角 β	骨缘	婴儿年龄
Ⅰ 型 成熟髋关节	发育良好 α ≥ 60°	软骨顶覆盖股骨头 Ⅰa：β < 55° Ⅰb：β > 55°	成角或稍钝	任何年龄
Ⅱa 型 生理性不成熟	发育尚可 α 为 50°～59°	软骨顶覆盖股骨头	圆钝	0～12 周
Ⅱb 型 骨化延迟	发育不良 α 为 50°～59°	软骨顶覆盖股骨头	圆钝	> 12 周
Ⅱc 型 分为稳定型和不稳定型	严重发育不良 α 为 43°～49°	软骨顶仍覆盖股骨头 β < 77°	圆钝甚至平坦	任何年龄
D 型 髋关节脱位	严重发育不良 α 为 43°～49°	软骨顶被挤压移位 β > 77°	圆钝甚至平坦	任何年龄
Ⅲ 型 髋关节脱位	发育差 α < 43°	软骨顶被挤向上方	平坦	任何年龄
Ⅳ 型 髋关节脱位	发育差 α < 43°	软骨顶被挤向下方	平坦	任何年龄

除 Graf 法以外，还有其他超声检查方法能评估、分析髋臼的发育情况及股骨头与髋臼的相对位置关系，使临床对婴幼儿 DDH 的诊断更加客观和准确，其中包括：① Morin 法，在髋关节屈曲位冠状切面上测量股骨头覆盖率（femoral head coverage，FHC），沿股骨头内侧缘和外侧缘分别平行于基线作两条切线，两条切线之间的距离为 D，内侧缘切线与基线之间的距离为 d，d/D 即为 FHC。FHC 小于 33% 为异常绝对值，大于 58% 为正常。该方法具有判断股骨头脱位程度的参考作用（图 8-4-12）。② Suzuki 等利用特制的长形探头从髋前部同时观察双侧髋关节，并通过画辅助线来判断髋臼与股骨头的相对位置关系，能够很好地显示股骨头的脱位情况，同时可以了解 DDH 治疗后支具或石膏固定时股骨头的复位效果。③ 康斌等提出了在髋关节标准冠状切面上测量髋臼角，自髋臼窝内侧"Y"字形软骨处作一水平线与皮肤垂直，再沿骨性髋臼作一斜线，两线相交的夹角为髋臼角，正常范围为 18°～35°，若髋臼角增大提示髋关节脱位。

超声检查不仅广泛应用于 DDH 的诊断，还在疾病治疗后疗效的评估和随访观察中起着重要的作用。DDH 患儿在 Pavlik 吊带治疗期间，可利用 Graf 法实行对髋关节发育情况的监测和评价（图 8-4-13）。曾有国外报道，如果 6 个月以内的婴儿有髋关节不稳定或脱位，可以使用吊带来治疗，治疗期间每周随访一次，通过临床检

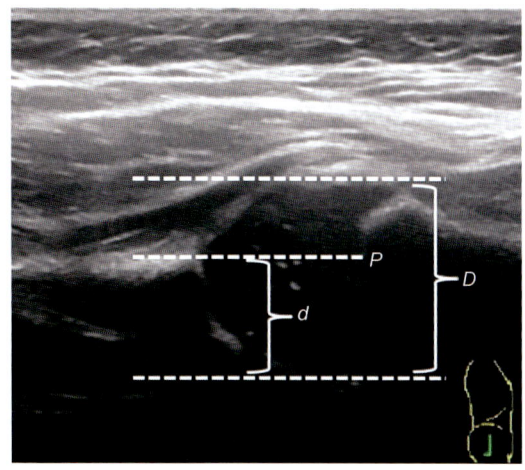

图 8-4-12 股骨头覆盖率测量法的声像图
P. 基线；D. 股骨头内外侧缘间距；d. 股骨头内侧缘切线与基线间距，FHC 即 d/D

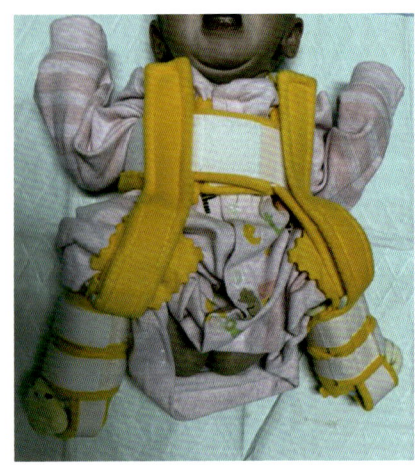

图 8-4-13　DDH 患儿 Pavlik 吊带治疗示意图

查和超声检查相结合进行评估，如果 3～4 周临床或超声检查提示髋关节没有复位，则暂停吊带治疗；若确定复位良好，便需要继续 6 周的吊带治疗。我国学者对 161 个 Graf Ⅱa 型髋关节进行连续的超声观察，结果发现 85% 的髋关节在小孩出生后约 14 周可转变为自发稳定，有 5 个髋关节不能恢复到正常的头臼关系，需要通过 Pavlik 吊带治疗使髋关节发育稳定，由此可见，超声在动态监测并指导 DDH 的治疗中有着重要的作用。

对于复位后石膏固定的患儿，则难以利用 Graf 法来获取标准的切面，此时可以通过髋关节的其他部位和切面来监测与评估治疗后的情况。滕剑波等对 73 例经闭合复位石膏固定术治疗后的单侧 DDH 患儿进行蛙式位髋内侧横切面的超声检查，观察股骨头与髋臼的相对位置关系，在图像上进行相关参数的测量，并通过双侧对比以了解股骨头的复位情况，认为髋内侧横切面的超声检查可以清晰显示复位后的头臼位置关系，还可以通过股骨头的轮廓及骨化中心来判断股骨头是否复位或评价其外移的程度。

参 考 文 献

程增辉，马瑞雪，2013. 幼儿发育性髋脱位例手法复位随访报告. 中国骨与关节杂志，2（8）：431-437.

何靖楠，吕学敏，陈涛，等，2019. 超声评估发育性髋关节发育不良及对 Pavlik 吊带的疗效分析. 中国超声医学杂志，35（1）：62-65.

贺亭，朱尚勇，刘若川，等，2016. 梨状肌综合征的超声诊断价值. 中华超声影像学杂志，25（1）：61-64.

吉士俊，潘少川，王继孟，2000. 小儿骨科学. 济南：山东科学技术出版社，144.

姜俊，麻宏伟，戴晓梅，2006. 先天性髋关节脱位的遗传流行病学研究. 中国医科大学学报，35（5）：514-517.

康斌，朱通伯，杜靖远，等，1994. 新生儿髋关节的超声测量. 中国超声医学杂志，10（3）：16-17.

吕学敏，郭源，边臻，等，2014. 婴儿发育性髋关节发育不良自然发育过程研究. 中华小儿外科杂志，35（11）：848-852.

潘少川，2005. 实用小儿骨科学. 第 2 版. 北京：人民卫生出版社，77.

邱逦，苏白海，罗燕，等，2007. 股骨头缺血性坏死的超声表现及其临床意义. 中国医学影像技术，23（11）：1679-1699.

史森，班永光，王延宙，等，2019. 超声评价软骨性髋臼、盂唇及髋臼内组织对发育性髋关节发育不良合复位的影响. 中华超声影像学杂志，28（4）：336-340.

滕剑波，于成文，王延宙，等，2011. 超声对发育性髋脱位闭合复位石膏固定术的评价. 中华超声影像学杂志，20（11）：980-982.

于士芳，王珍珍，李紫瑶，等，2016. 超声在诊断髋臼盂唇损伤中的应用价值. 中华超声影像学杂志，25（12）：1064-1068.

Cass SP，2015. Piriformis syndrome：a cause of nondiscogenic sciatica. Curr Sports Med Rep，14（1）：41-44.

Chang CY，Kreher J，Torriani M，2016. Dynamic sonography of snapping hip due to gluteus maximus subluxation over greater trochanter. Skeletal Radiol，45（3）：409-412.

Connell DA，Bass C，Sykes CA，et al，2003. Sonographic evaluation of gluteus medius and minimus tendinopathy. Eur Radiol，13（6）：1339-1347.

Graf R，2006. Hip sonography：diagnosis and management of infant hip dysplasia. 2nd ed. Berlin：Springer.

Guner SI，Guner S，Peker E，et al，2013. Are consanguineous marriage and swaddling the risk factors of developmental dysplasia of the hip?J Membrane Bio，246（2）：115-119.

Herring JA, 2013. Tachdjian's pediatric orthopaedics: from the texas scottish rite hospital for children. Elsevier Health Sciences.

Kamath SU, Bennet GC, 2004. Does developmental dysplasia of the hip cause a delay in walking? J Pediatr Orthop, 24 (3): 265.

Mahan ST, Katz JN, Kim YJ, 2009. To screen or not to screen? A decision analysis of the utility of screening for developmental dysplasia of the hip. J Bone Joint Surg Am, 91 (7): 1705-1719.

Mulpuri K, Song KM, Gross RH, et al, 2015. The American Academy of Orthopaedic Surgeons Evidence-Based Guideline on detection and nonoperative management of pediatric developmental dysplasia of the hip in infants up to six months of age. J Bon Joint Surg Am, 97 (20): 1717-1718.

Novais EN, Kestel LA, Carry PM, et al, 2016. Higher pavlik harness treatment failure is seen in Graf type IV ortolani-positive hips in males. Clin OrthopRelat Res, 474 (8): 1847-1854.

Robinson P, Barron DA, Parsons W, et al, 2004. Adductor-related groin pain in athletes: correlation of MR imaging with clinical findings. Skeletal Radiol, 33 (8): 451-457.

Sarkissian EJ, Senkar WN, Baldwin K, et al, 2014. Is there a predilection for breech infants to demonstrate spontaneous stabilization of DDH instability. J Pediatr Orthop, 34 (5): 509-513.

Scarr G, 2016. Fascial hierarchies and the relevance of crossed-helical arrangements of collagen to changes in the shape of muscles. J Bodyw Mov Ther, 20 (2): 377-387.

Shipman SA, Helfand M, Moyer VA, et al, 2006. Screeningfordevelopmental dysplasia of the hip: a systematic literature review for the U.S Preventive Services Task Force. Pediatries, 117 (3): 557-576.

Suzuki S, Kasahara Y, Futami T, et al, 1991. Ultrasonography in congenital dislocation of the hip. Simultaneous imaging of both hips from in front. J Bone Joint Surg (Br), 73 (6): 879-883.

van Mieghem IM, Boets A, Sciot R, et al, 2004. Ischiogluteal bursitis: an uncommon type of bursitis. Skeletal Radiol, 33 (7): 413-416.

第九章　膝关节解剖及常见疾病的超声检查

第一节　膝关节超声应用解剖

膝关节（knee joint）由股骨下端、胫骨上端、髌骨及其周围滑膜、关节囊、韧带、半月板和肌肉构成，是人体最大、最复杂的关节。髌骨与股骨的髌面相接，股骨的内、外侧髁分别与胫骨的内、外侧髁相对。膝关节可分为前面、内侧面、外侧面及后面4个部分。

一、膝关节的运动方向介绍

1. 屈伸　屈指膝关节沿冠状轴进行的，使得股骨与胫骨与腓骨之间角度变小的运动，活动范围：120°～150°。伸指膝关节沿冠状轴进行的，使得股骨与胫腓骨之间角度增大的运动，活动范围：过伸5°～10°（图9-1-1，视频9-1-1，扫封底二维码获取视频）。

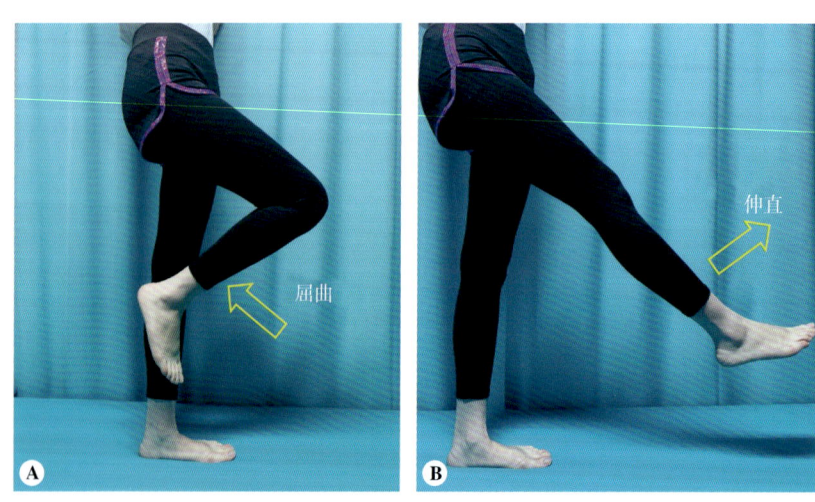

图 9-1-1　膝关节屈伸示意图
A. 膝关节屈曲；B. 膝关节伸直

2. 内收、外展　膝关节内收、外展活动度极小，在充分伸直膝关节时内收、外展活动范围仅约2°，屈曲膝关节时，内收和外展活动范围有所增加，可增加到8°（图9-1-2，视频9-1-2，扫封底二维码获取视频）。

3. 前后平移　屈膝时，股骨在胫骨上向后滑动，伸膝时，股骨在胫骨上向前滑动（图9-1-3）。

4. 旋转　膝关节沿垂直轴旋转的运动。屈曲时，膝关节可内旋10°，外旋20°（图9-1-4，视频9-1-3，扫封底二维码获取视频）。

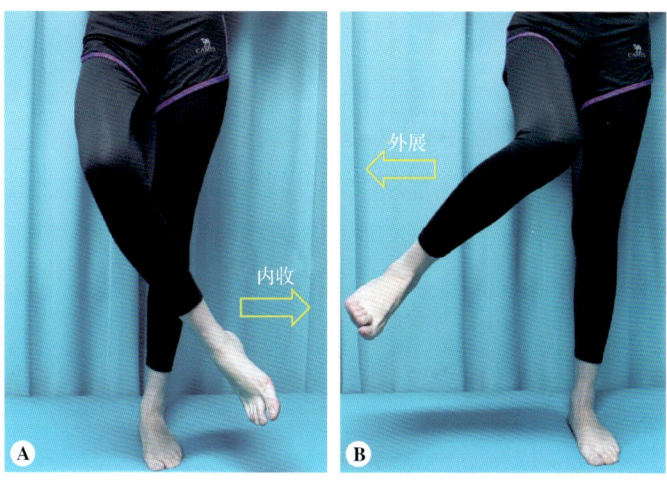

图 9-1-2 屈曲膝关节时，膝关节内收、外展示意图
A. 膝关节内收；B. 膝关节外展

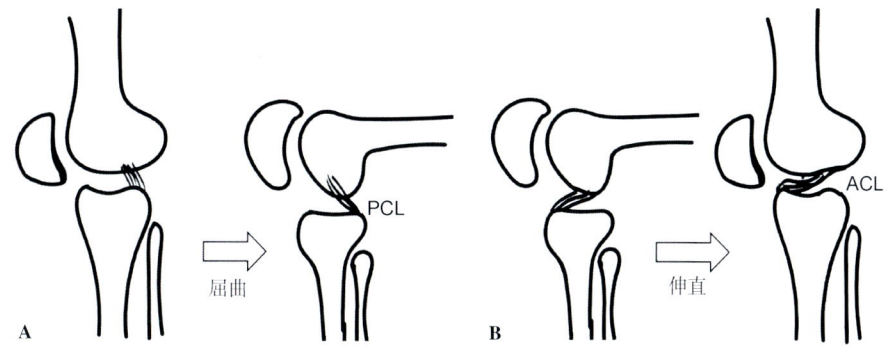

图 9-1-3 膝关节前后平移示意图
A. 屈膝时股骨在胫骨上向后滑动；B. 伸膝时股骨在胫骨上向前滑动。PCL. 后交叉韧带；ACL. 前交叉韧带

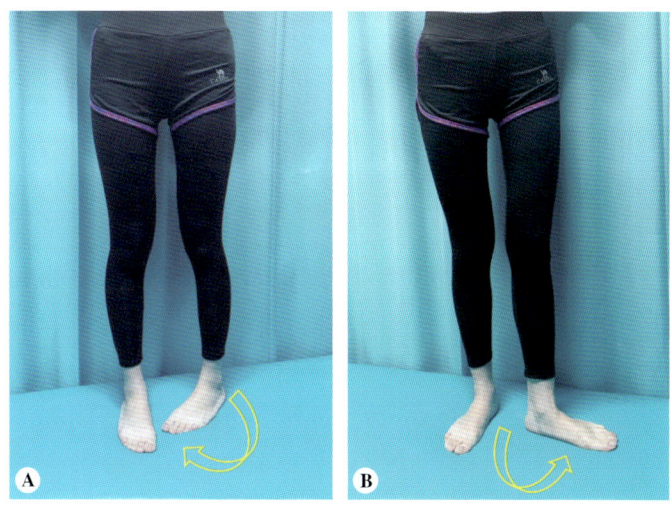

图 9-1-4 膝关节旋转示意图
A. 膝关节内旋；B. 膝关节外旋

二、膝关节重要解剖标志

1. 髌骨 是人体最大的籽骨，近端与股四头肌肌腱相连，远端与髌腱相连，两侧与关节囊移行部分称为内侧支持带、外侧支持带。髌骨由于没有骨膜，因此血运较差（图9-1-5）。

2. 股骨内侧髁（condylus medialis femoris）、**股骨外侧髁**（condylus lateralis femoris） 股骨下端向两侧和后方扩大形成股骨的内侧髁和外侧髁，中间以髁间窝相隔，两髁于前方联合形成髌骨滑槽。外侧髁长度及曲率半径比内侧髁大，致使膝关节屈伸过程中外侧髁有较大的滑动，产生股骨的旋转运动。内侧髁、外侧髁的侧面分别有两处高出部分，称为股骨内上髁、股骨外上髁（图9-1-5）。

3. 胫骨内侧髁（condylus medialis tibia）、**胫骨外侧髁**（condylus lateralis tibia） 胫骨平台对应股骨内侧髁、股骨外侧髁的部分称为胫骨内侧髁、胫骨外侧髁，与股骨髁相似的是，胫骨内侧髁、胫骨外侧髁的形态不同，大小也不相等。相对于胫骨干轴线，胫骨平台后倾约7°，有利于膝关节的屈曲。胫骨平台的中央部分是髁间隆起，其前后分别有前交叉韧带、后交叉韧带的止点，髁间隆起有利于膝关节的侧方稳定（图9-1-5）。

4. 胫骨粗隆（tibial tuberosity） 胫骨上端与体部移行处的前面有一粗糙隆起，称为胫骨粗隆（图9-1-5）。

5. 腓骨小头（capitula fibula） 腓骨上端称为腓骨小头，可以从皮肤外表面触及。腓骨小头与胫骨相连接，不参与膝关节的组成（图9-1-5）。

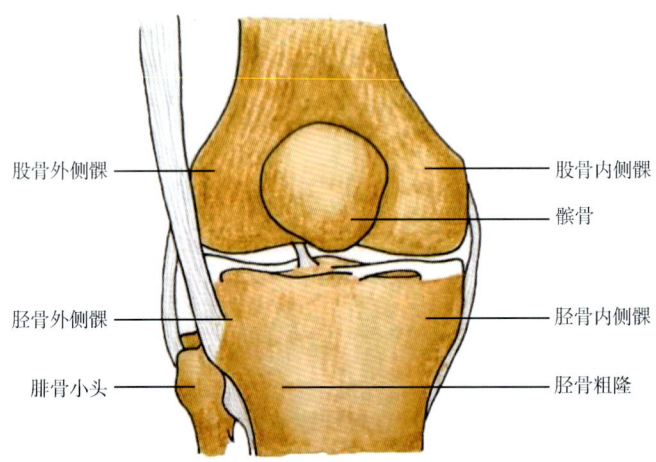

图 9-1-5 膝关节骨性解剖标志示意图

三、膝关节前侧面应用解剖

（一）肌腱

1. 股四头肌肌腱（quadriceps tendon） 由股直肌、股内侧肌、股外侧肌和股中间肌的肌腱汇合而成，止于髌骨上缘。股四头肌肌腱分三层，股直肌肌腱最浅，其纤维大部分覆盖髌骨前面的粗糙面，向下延伸为髌腱；股内侧肌肌腱、股外侧肌肌腱次之，股中间肌肌腱最深。股四头肌肌腱是支配伸膝的最主要肌群，其肌力比腘绳肌大 2～3 倍（图 9-1-6）。

2. 髌腱（patellar tendon） 是指连接髌骨与胫骨之间的肌腱。当它受损或出现炎症时，称为髌腱炎（图 9-1-6）。

（二）韧带

膝关节内侧支持带、外侧支持带：股四头肌肌腱在髌骨两侧有向下的纤维，与阔筋膜一起形成髌内侧支持带和髌外侧支持带，附着于髌骨、髌腱两侧及胫骨内侧髁、胫骨外侧髁（图 9-1-6）。

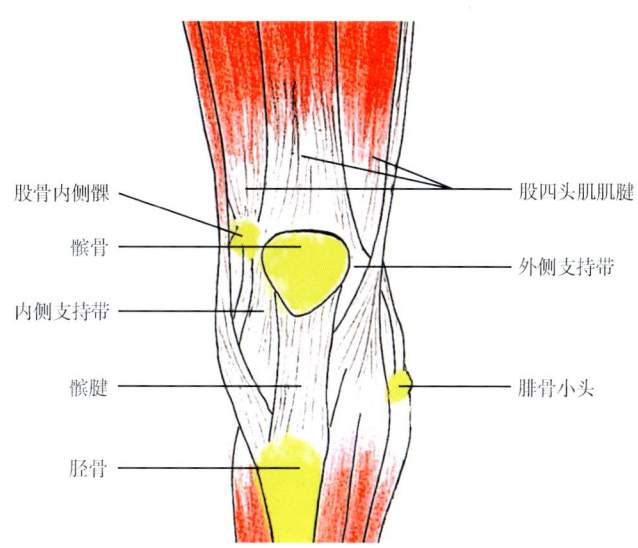

图 9-1-6 膝关节前面观解剖示意图

（三）滑囊

1. 髌上囊 膝关节前部有多个隐窝构成的滑囊，其中最大的为髌上囊。髌上囊位于髌骨上方、股四头肌肌腱深部，前方为髌上脂肪垫及股四头肌肌腱，后方为股骨前脂肪垫。膝关节腔前部积液除位于股四头肌肌腱后方的髌上囊以外，还可位于髌骨两侧隐窝。约 80% 正常人髌上囊与膝关节腔广泛交通，约 20% 的人此通道被一残留的胚胎隔完整分开（图 9-1-7）。

2. 髌前滑囊 膝前区皮肤薄而松弛，皮下脂肪少，移动性大。皮肤与髌骨及髌韧带之间为髌前滑囊，覆盖于髌骨下半部和髌韧带的上半部（图 9-1-7）。

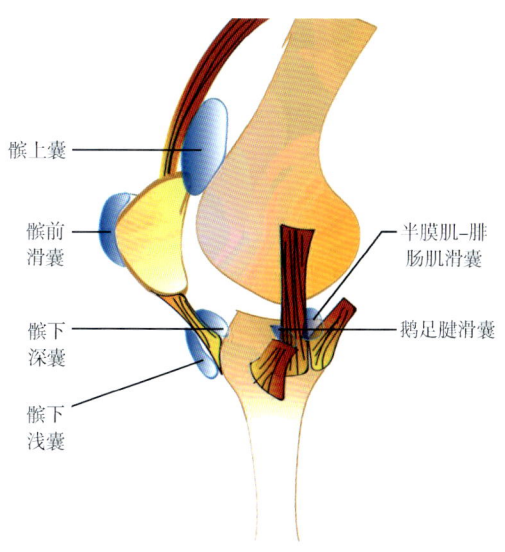

图 9-1-7 膝关节滑囊解剖示意图

3. 髌下浅囊 位于胫骨粗隆的浅方与皮肤之间，当摔跤或遭受其他外力冲击时，这些隆起处的骨骼容易受到损伤，滑囊在一定程度上缓解了外力伤害（图9-1-7）。

4. 髌下深囊 位于髌腱深面与胫骨之间，是恒定的滑囊，在胚胎时期即出现，不与关节腔相通（图9-1-7）。

四、膝关节内侧面应用解剖

（一）肌腱

鹅足腱（pes anserinus）是缝匠肌、半腱肌及股薄肌的肌腱共同组成的联合腱，由于三条肌腱有致密的纤维膜相连，形同鹅足而得名。鹅足腱附着处位于胫骨近段的前内侧面（图9-1-8）。

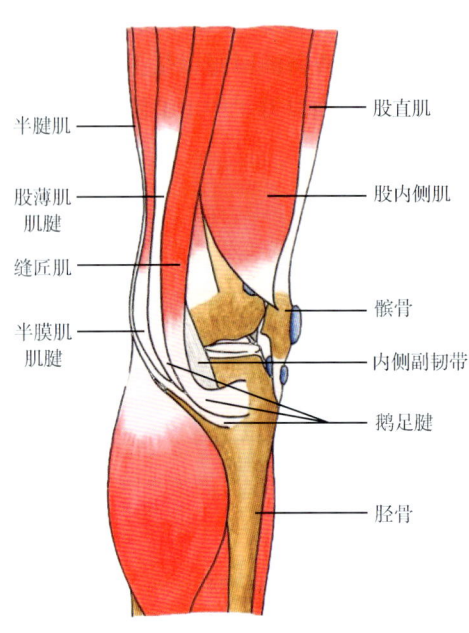

图9-1-8 膝关节内侧面观解剖示意图

（二）韧带

内侧副韧带（medial collateral ligament）又称为胫侧副韧带，是一强有力的扁平韧带。起自股骨内上髁，止于胫骨内侧髁和胫骨内侧面的上部。内侧副韧带中间的深部纤维牢固附着于内侧半月板（图9-1-8）。

（三）滑囊

鹅足腱滑囊：缝匠肌、股薄肌及半腱肌的联合腱在胫骨的止点处与胫骨之间有一滑囊，即为鹅足腱滑囊（图9-1-7）。由于反复应力的作用，如活动过多时，可造成此处产生无菌性炎症，称为鹅足腱炎或鹅足腱滑囊炎。

五、膝关节外侧面应用解剖

（一）肌腱

1. 髂胫束（iliotibial band） 起于髂前上棘，止于胫骨的Gerdy结节。其上部分为2层，紧密包绕阔筋膜张肌，下部的纵行纤维明显增厚呈扁带状，后缘与臀大肌肌腱相延续，其远段跨过股骨外侧髁，该处是髂胫束摩擦综合征的好发部位（图9-1-9）。

2. 腘肌肌腱（popliteus tendon） 腘肌起自股骨远端的后外侧，向内下走行，止于胫骨。腘肌肌腱在外侧副韧带的下方，包含于关节滑膜之中。此处有膝外侧关节隐窝，为膝关节腔与腘肌肌腱腱鞘交通处。膝关节腔积液时，积液可出现在腘肌肌腱腱鞘的后、内、下部，包绕腘肌肌腱。

3. 股二头肌肌腱（biceps femoris tendon）位于腘窝外侧缘，和外侧副韧带一起附着于腓骨小头，两者呈"V"形排列，外侧副韧带偏前，股二头肌肌腱偏后，腓骨小头为该两者结构定位的解剖学标志。腓总神经位于股二头肌肌腱的后内侧（图9-1-9）。

（二）韧带

外侧副韧带（lateral collateral ligament）又称为腓侧副韧带，呈圆索状，较强健。起自股骨外上髁，向下延伸至腓骨小头外侧面。腘肌肌腱从外侧副韧带深部穿过，将外侧副韧带与外侧半月板相分隔。该韧带也从股二头肌中间穿过（图9-1-9）。

（三）滑囊

髂胫束滑囊位于髂胫束与股骨外侧髁之间。跑步时随着膝关节的弯曲、伸展，髂胫束与股骨外侧髁可过度摩擦，导致髂胫束炎症或髂胫束滑囊炎症。

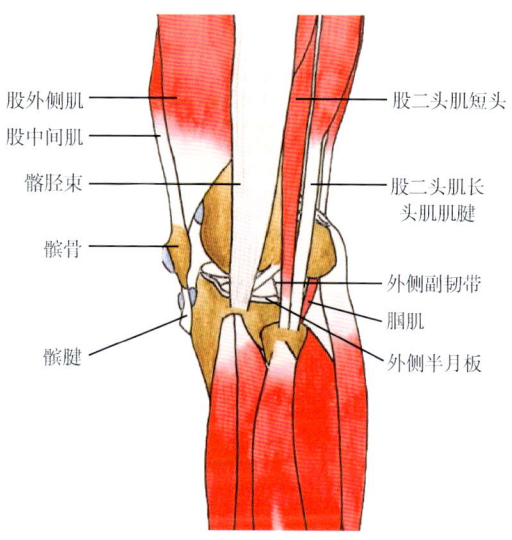

图 9-1-9　膝关节外侧面观解剖示意图

六、膝关节后侧面应用解剖

膝后区的主要结构为腘窝，外上界为股二头肌肌腱；内上界为半腱肌和半膜肌，股薄肌、缝匠肌也参与内上界的构成；内下界和外下界分别为腓肠肌内侧头和腓肠肌外侧头。腘窝顶（浅面）为腘筋膜。腘窝内含有重要的血管和神经，从后侧面观由浅至深依次为胫神经、腘静脉和腘动脉（图9-1-10）。

（一）肌腱

1. 半膜肌肌腱　半膜肌（semimembranosus）位于大腿后侧、半腱肌的深面，以扁薄的腱膜起自于坐骨结节，走行于膝关节内侧后1/3处的胫骨骨凹（半膜肌肌腱沟），止于胫骨内侧髁后面。

2. 半腱肌肌腱　半腱肌位于股后部的内侧，肌腱细长，几乎占肌的一半，起自坐骨结节，止于胫骨上端的内侧。

3. 股薄肌肌腱　股薄肌是扁薄的带状肌，

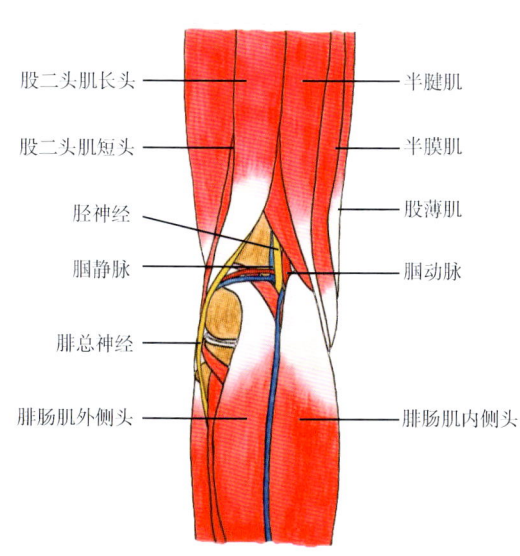

图 9-1-10　膝关节后侧面观解剖示意图

位于大腿浅层，以腱膜起自耻骨下支，向下于股骨内上髁平面移行为条索状肌腱，最后以扇形放散，止于胫骨粗隆内侧。

4. 缝匠肌肌腱 缝匠肌呈扁带状，是人体最长的肌肉，起自髂前上棘，斜向内下方，经膝关节内侧，止于胫骨上端内侧面。

5. 股二头肌肌腱 股二头肌（biceps femoris）位于大腿后侧，有长短二个头，长头起自坐骨结节，短头起自股骨嵴中部，两头会合，以腱止于腓骨小头。

6. 腓肠肌肌腱 腓肠肌（gastrocnemius）紧位于皮下，其深方为比目鱼肌（soleus muscle）。此肌内侧头和外侧头分别起自股骨内上髁、外上髁的后面，向下与比目鱼肌三头会合，在小腿上部形成膨隆的小腿肚，向下延续为跟腱，止于跟骨结节。此肌与比目鱼肌共计三个头，故又称为小腿三头肌。

（二）滑囊

半膜肌-腓肠肌滑囊（semimembranosus muscle - gastrocnemius bursa）位于腓肠肌内侧头、半膜肌肌腱之间，又称为 Baker 滑囊。半膜肌-腓肠肌滑囊是正常解剖组织，该滑囊通过一横孔与膝关节腔相通，横孔位于股骨内侧髁水平处的关节囊后部，且腓肠肌内侧头肌腱与膝关节囊在股骨内侧髁处相连。

（三）神经

1. 坐骨神经（sciatic nerve） 人体最粗的神经。起始于腰骶部的脊髓，途经骨盆，经坐骨大孔的梨状肌下孔穿出骨盆，抵达臀部，然后沿大腿后面下行到足，支配下肢的感觉和运动。

2. 胫神经（tibial nerve） 为坐骨神经的分支，居腘窝最浅面。沿中线下行至腘肌下缘，穿比目鱼肌肌腱弓深面进入小腿后区。支配小腿后侧屈肌群及足底的感觉和运动。胫神经损伤时常表现为钩状足畸形。

3. 腓总神经（common peroneal nerve） 为坐骨神经的另一终末分支，沿股二头肌肌腱内侧缘行向外下方，越过腓肠肌外侧头表面至腓骨小头下方，然后绕腓骨颈进入腓骨长肌的深面，在此分成腓浅神经和腓深神经两终末支。支配小腿前外侧、前侧肌群及足背的感觉和运动。腓总神经损伤时，表现为足部下垂，呈马蹄内翻足畸形。

4. 隐神经（saphenous nerve） 起自股神经，在股三角内位于股动脉外侧，下行入收肌管，在收肌管下端穿大收肌肌腱板，行于缝匠肌和股薄肌之间。在膝关节内侧穿深筋膜，伴大隐静脉下行，支配髌骨下方、小腿内侧和足内侧缘的感觉。

七、膝关节囊内结构应用解剖

膝关节囊薄而松弛，各部位厚薄不一，囊的前壁不完整，由附于股四头肌肌腱的髌骨填补。关节囊内有前交叉韧带、后交叉韧带及纤维软骨构成的半月板，交叉韧带表面由滑膜组织衬覆。

(一) 韧带 (图 9-1-11)

1. 前交叉韧带（anterior cruciate ligament, ACL） 起自胫骨髁间隆起的前方，斜向后上外方走行，止于股骨外侧髁的内侧面，前交叉韧带能防止胫骨向前移位。

2. 后交叉韧带（posterior cruciate ligament, PCL） 起自胫骨髁间隆起的后方，从上方、前方与前交叉韧带的内侧面相交叉，止于股骨内侧髁的外侧面前部。后交叉韧带在膝关节屈曲时紧张，可限制股骨相对于胫骨向前移位，或胫骨相对于股骨向后移位，并可防止膝关节的过屈。当膝关节在屈曲位上负重时，后交叉韧带是使股骨稳定的主要因素。

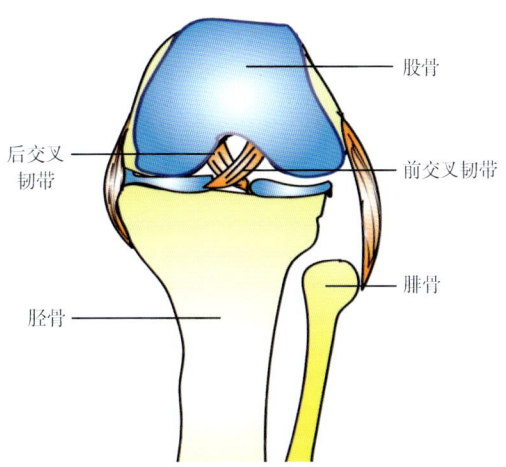

图 9-1-11 膝关节囊内韧带解剖示意图

(二) 半月板 (图 9-1-12)

1. 内侧半月板（medial meniscus） 呈"C"形，前窄后宽，其前端（前角）附着于胫骨髁间区前方，位于前交叉韧带附着处的前方，后端（后角）附着于胫骨髁间区后方，位于后交叉韧带附着处的前方。内侧半月板与内侧副韧带深面紧密相连。

2. 外侧半月板（lateral meniscus） 近似圆形，较内侧半月板小，但其运动更加灵活。腘肌肌腱将外侧半月板与外侧副韧带分隔开。板股后韧带为一强有力的腱划，将外侧半月板连接于后交叉韧带和股骨内侧髁。

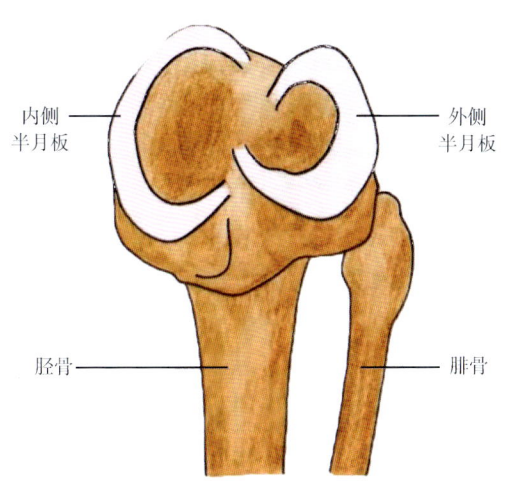

图 9-1-12 膝关节半月板解剖示意图

第二节 正常膝关节超声检查技术规范及声像图

膝关节超声检查时，可嘱患者仰卧位或坐位，屈膝 20°～30°，腘窝加垫枕头，该体位可完成膝关节前侧、内侧、外侧的大部分结构检查。对于股骨滑车软骨面及前交叉韧带，可采取最大程度屈曲膝关节的检查体位。对于髌骨内侧面软骨，可以伸直膝关节检查。对于腘窝的结构，采取俯卧位检查，足背加垫小枕头以利于腘静脉充盈。

因膝关节结构相对表浅，建议采用 10MHz 及以上频率的超声探头进行检查，对于各结构的检查采取长轴切面，结合短轴切面的连续检查方式。检查者需熟悉膝关节解剖结构以利于进行全面系统检查，并逐渐形成个人的检查顺序，以免遗漏，对于患者不适部位可进行重点检查。需要检查的主要结构如表 9-2-1 所示。

表 9-2-1 膝关节超声检查的主要结构

检查区域	主要结构
膝前区	肌腱：股四头肌肌腱、髌腱
	韧带：髌内侧支持带、髌外侧支持带、前交叉韧带
	滑囊：髌上囊、髌前滑囊、髌下浅囊、髌下深囊
	软骨：股骨滑车软骨、髌骨软骨
膝内侧区	肌腱：鹅足腱
	韧带：内侧副韧带
	滑囊：鹅足腱滑囊
	半月板：内侧半月板
膝外侧区	肌腱：髂胫束、股二头肌肌腱、腘肌肌腱
	韧带：外侧副韧带
	滑囊：髂胫束滑囊
	半月板：外侧半月板
膝后区（腘窝）	肌肉肌腱
	内上界：缝匠肌、股薄肌、半腱肌、半膜肌
	外上界：股二头肌肌腱
	外下界：腓肠肌外侧头
	内下界：腓肠肌内侧头
	韧带：后交叉韧带
	滑囊：半膜肌-腓肠肌滑囊
	神经：坐骨神经、胫神经、腓总神经、隐神经

一、膝关节前侧面的超声检查

（一）股四头肌肌腱

患者屈膝 20°～30°，腘窝下放一软枕（图 9-2-1）。该检查体位使得肌腱得到适度的伸展，可避免各向异性伪像。

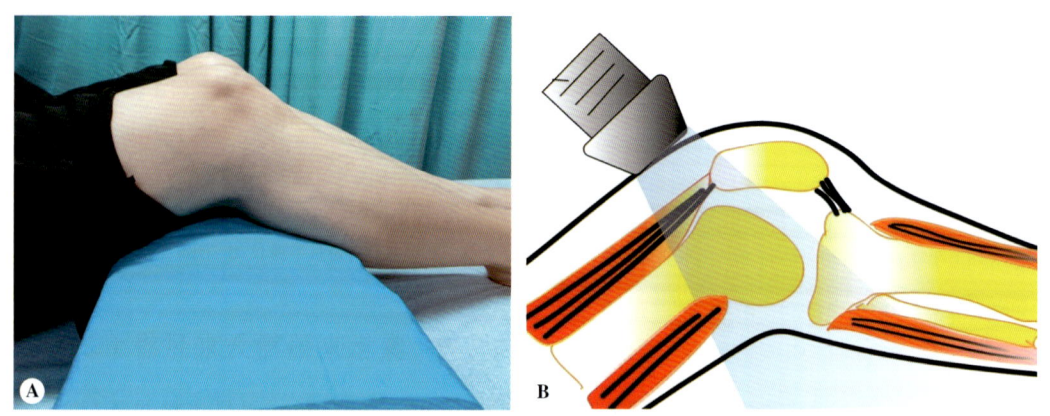

图 9-2-1　膝关节检查体位示意图

A.膝关节检查体位图；B.膝关节检查体位示意图。被检者取屈膝 20°～30°，腘窝下放一软枕

横切面探头置于大腿前侧中部,显示股四头肌横断面(图 9-2-2),然后探头向远心端连续滑动,移至大腿中下 1/3 处,可观察到股直肌已移行为肌腱,股内侧肌、股外侧肌、股中间肌仍是肌腹(图 9-2-3)。继续保持探头横切面向远心端移动,可显示股四头肌肌腱,止于髌骨上极(图 9-2-4)。旋转探头 90°,探头远端置于髌骨上,显示股四头肌肌腱长轴切面(图 9-2-5)。在长轴和短轴切面上,观察股四头肌肌腱的多层形态,其从股四头肌肌腹延伸开来形成三层肌腱彼此紧贴、远端联合(图 9-2-5)。浅层肌腱来自股直肌,中层肌腱来自股内侧肌及股外侧肌,深层肌腱来自股中间肌(图 9-2-5)。如何分辨各层独立的肌腱结构在临床上有实际的意义,其有助于鉴别全层(三层)和部分(一层或两层)肌腱撕裂损伤。

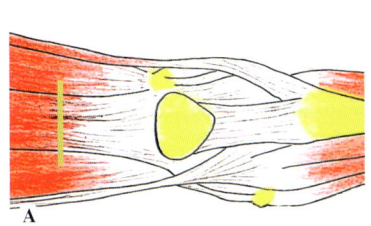 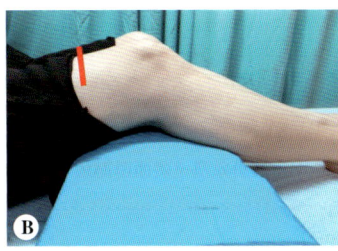 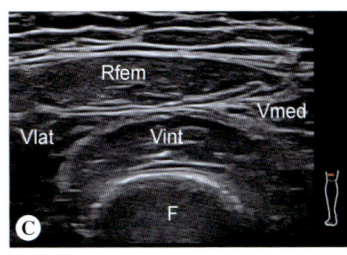

图 9-2-2 股四头肌短轴切面超声检查体位及声像图

A. 股四头肌解剖示意图;B. 股四头肌检查体位及短轴切面探头摆放位置;C. 股四头肌短轴切面声像图。Vmed. 股内侧肌;Vlat. 股外侧肌;Vint. 股中间肌;Rfem. 股直肌;F. 股骨

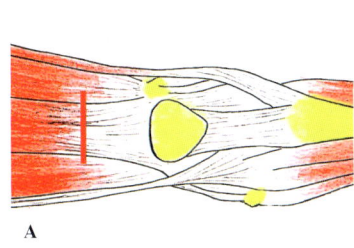 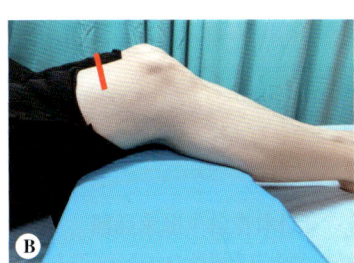 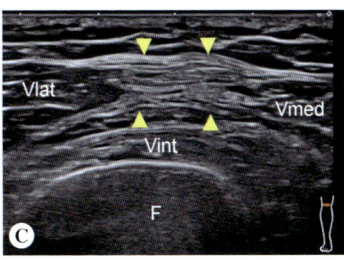

图 9-2-3 股直肌肌腱短轴切面超声检查体位及声像图

A. 股直肌肌腱解剖示意图;B. 股直肌肌腱检查体位及短轴切面探头摆放位置;C. 股直肌肌腱短轴切面声像图。Vmed. 股内侧肌;Vlat. 股外侧肌;Vint. 股中间肌;F. 股骨;三角箭头示股直肌肌腱

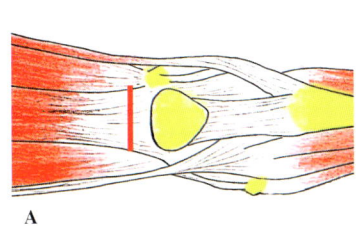 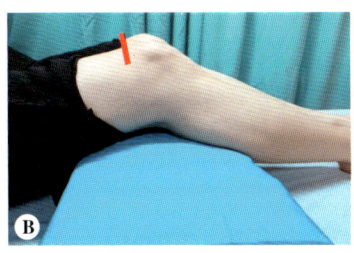 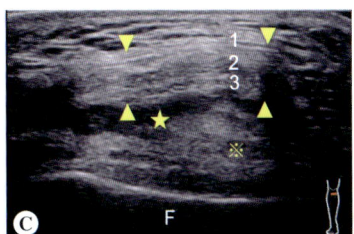

图 9-2-4 股四头肌肌腱短轴切面超声检查体位及声像图

A. 股四头肌肌腱解剖示意图;B. 股四头肌肌腱检查体位及短轴切面探头摆放位置;C 股四头肌肌腱短轴切面声像图。三角箭头示股四头肌肌腱;1. 浅层(来源于股直肌);2. 中间层(来源于股内侧肌和股外侧肌)3. 深层(来源于股中间肌);星号示髌上囊;雪花示脂肪垫;F. 股骨

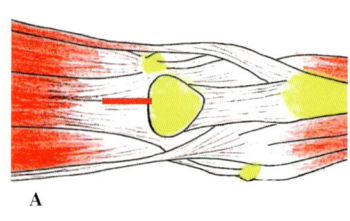 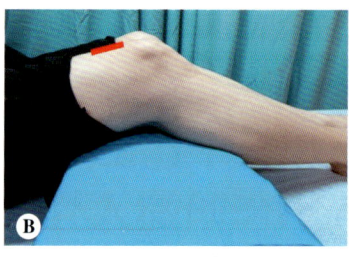 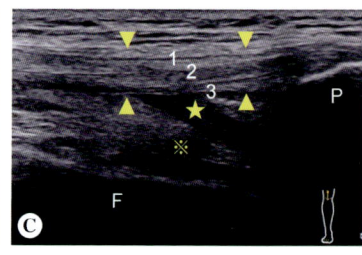

图 9-2-5　股四头肌肌腱长轴切面超声检查体位及声像图

A. 股四头肌肌腱解剖示意图；B. 股四头肌肌腱检查体位及长轴切面探头摆放位置；C. 股四头肌肌腱长轴切面声像图。三角箭头示股四头肌肌腱；1. 浅层（来源于股直肌）；2. 中间层（来源于股内侧肌和股外侧肌）；3. 深层（来源于股中间肌）；星号示髌上囊；雪花示脂肪垫；F. 股骨；P. 髌骨

（二）髌上囊及髌骨关节隐窝

髌上脂肪垫位于股四头肌肌腱远端 1/3 处的深部，即髌骨的头侧端，超声检查显示股骨前脂肪垫表现为一个大范围的高回声区，位于股四头肌肌腱及髌上脂肪垫与股骨前脂肪垫之间。在正常情况下，髌上囊表现为一个薄的"S"形低回声区（图 9-2-6）。动态观察时收缩股四头肌或检查者用手挤压髌上囊，有助于发现小范围的积液。必要时，探头加压有助于鉴别积液和增厚的滑膜。

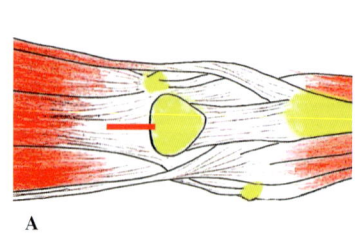 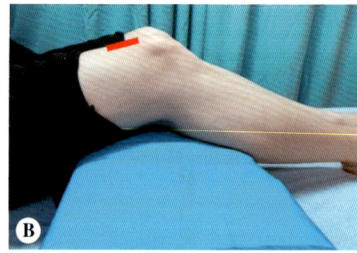 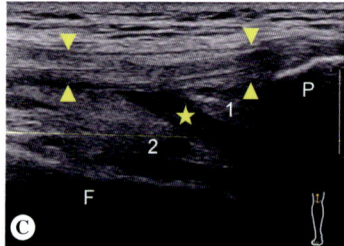

图 9-2-6　髌上囊超声检查体位及声像图

A. 膝关节前面观解剖示意图；B. 髌上囊检查体位及探头摆放位置；C. 髌上囊声像图。三角箭头示股四头肌肌腱；星号示髌上囊；1. 髌上脂肪垫；2. 股骨前脂肪垫；F. 股骨；P. 髌骨

在检查股四头肌肌腱的外侧和内侧时，应该拓展成像的宽度，因为少量的滑液往往积聚在髌内侧关节隐窝和髌外侧关节隐窝。

探头置于髌骨的各个面上，在长轴面上观察髌内侧支持带和髌外侧骨支持带：它们呈双层结构，不能与其下方的关节囊区分开来。探头横切置于髌骨内侧，显示膝关节髌内侧支持带及髌内侧隐窝（图9-2-7）。探头横切置于髌骨外侧，显示膝关节髌外侧支持带及髌外侧隐窝（图9-2-8）。

（三）髌前滑囊

探头轻放于髌骨前方，观察髌骨与皮肤间有无积液。正常情况下，该滑囊不能被超声观察到。超声探查髌前滑囊及髌下浅囊时应注意探头不要过度加压，以免液体被挤压而无法显示，多涂些耦合剂有助于减轻探头加压。

第九章 膝关节解剖及常见疾病的超声检查 221

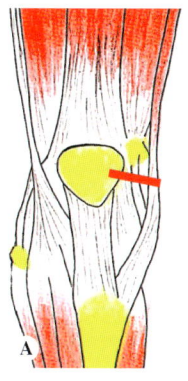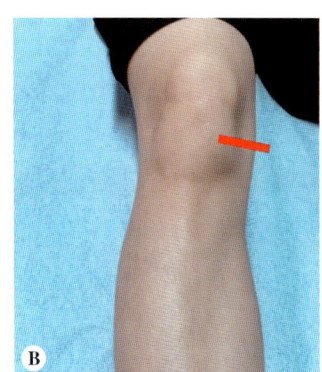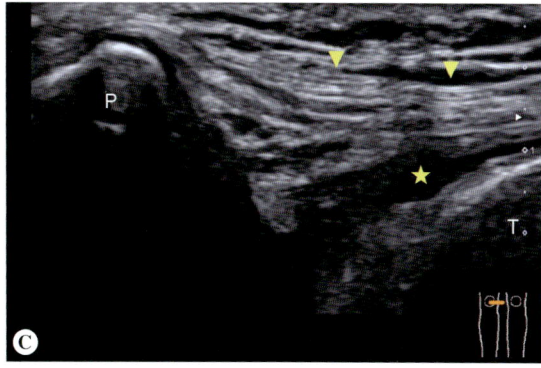

图 9-2-7 髌内侧隐窝超声检查体位及声像图

A. 膝关节前面观解剖示意图；B. 髌内侧隐窝检查体位及探头摆放位置；C. 髌内侧隐窝声像图。星号示髌内侧隐窝；三角箭头示髌内侧支持带；T. 胫骨；P. 髌骨

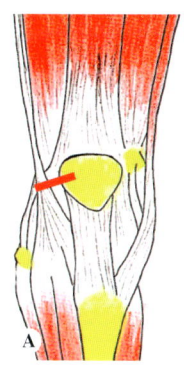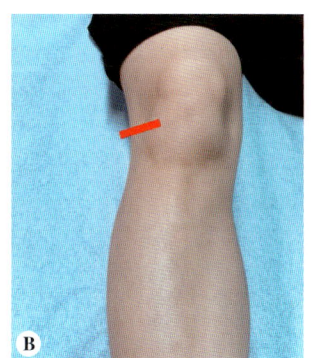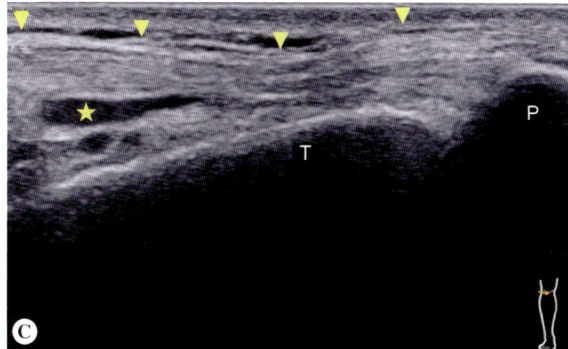

图 9-2-8 髌外侧隐窝超声检查体位及声像图

A. 膝关节前面观解剖示意图；B. 髌外侧隐窝检查体位及探头摆放位置；C. 髌外侧隐窝声像图。星号示髌外侧隐窝；三角箭头示髌外侧支持带；T. 胫骨；P. 髌骨

（四）髌腱

探头上缘纵切置于髌骨下极，显示髌腱矢状面及其深方的 Hoffa 脂肪垫。因为髌骨下极呈"V"形，我们应注意肌腱的附着处不仅在尖端，还会在髌骨的外下和内下边缘。纵切面检查髌腱时，需要向内侧及外侧移动以完整检查整个髌腱及其附着点（图 9-2-9）。

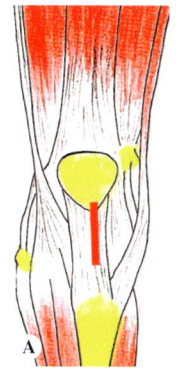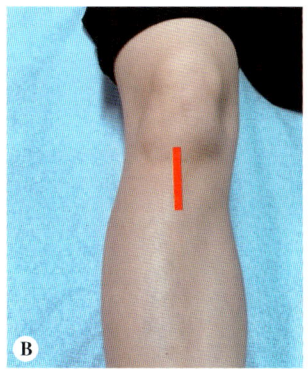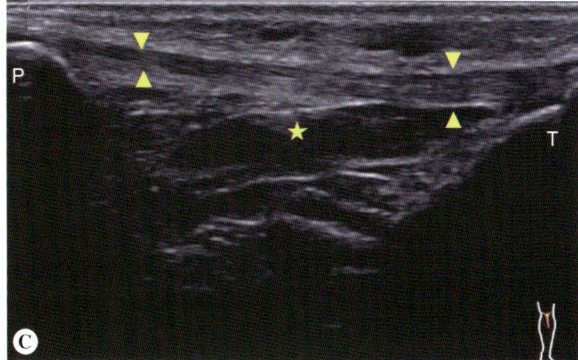

图 9-2-9 髌腱长轴切面超声检查体位及声像图

A. 膝关节前面观解剖示意图；B. 髌腱检查体位及长轴切面探头摆放位置；C. 髌腱长轴声像图。星号示 Hoff 脂肪垫；三角箭头示髌腱；T. 胫骨；P. 髌骨

接着旋转探头 90°，短轴切面完整检查整个髌腱及其附着端（图 9-2-10）。无论是长轴切面检查，还是短轴切面检查，我们都应注意从近端起点至远端止点处观察髌腱，因为肌腱病变有可能在正中矢状切面以外出现。

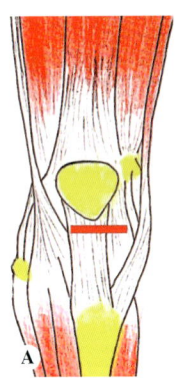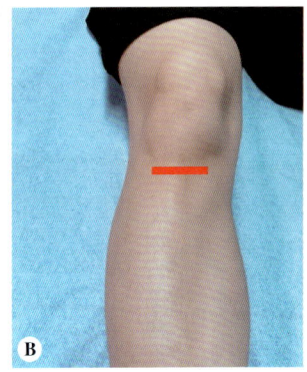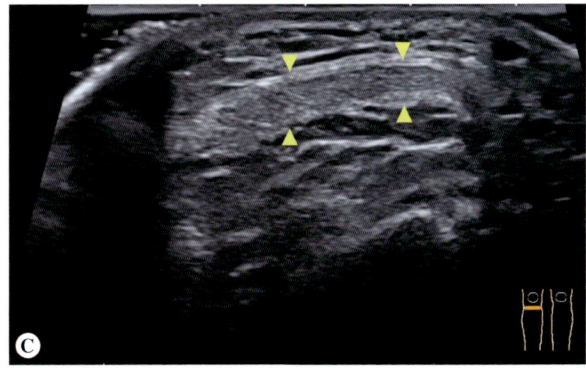

图 9-2-10 髌腱短轴切面超声检查体位及声像图

A.膝关节前面观解剖示意图；B.髌腱检查体位及短轴切面探头摆放位置；C.髌腱短轴声像图。三角箭头示髌腱

（五）髌下浅囊及髌下深囊

探头纵切置于髌腱胫骨附着端，显示髌下浅囊和髌下深囊。髌下浅囊位于胫骨粗隆与皮肤之间。正常情况下，髌下浅囊不显示。髌下深囊位于髌腱与胫骨之间。轻度的囊内扩张可视为正常，表现为小面积的三角形低回声。

（六）股骨滑车及前交叉韧带

被检者尽量屈曲膝关节，横切面探头置于股骨下端显示"V"形的股骨滑车及覆盖其表面的软骨（图 9-2-11）。在该体位下，股四头肌肌腱被股骨滑车推向前，呈一曲线覆盖在股骨滑车上。

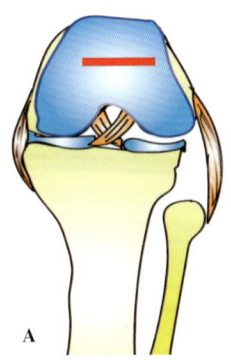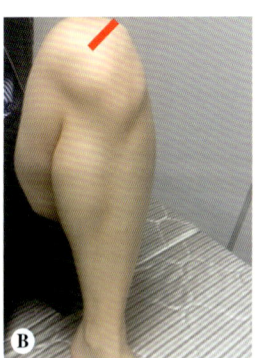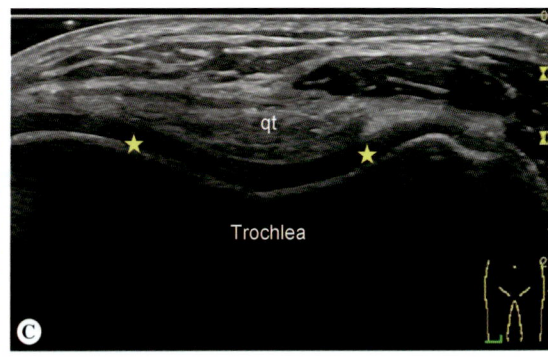

图 9-2-11 股骨滑车超声检查体位及声像图

A.膝关节股骨滑车解剖示意图；B.股骨滑车检查体位及探头摆放位置；C.膝关节股骨滑车声像图。星号示股骨滑车关节内软骨；qt.股四头肌肌腱；Trochlea.滑车

探头斜切置于股骨与胫骨之间，以 Hoffa 脂肪垫为声窗，显示前交叉韧带（图 9-2-12）。

但超声对于前交叉韧带的显示具有一定局限性,仅能显示前交叉韧带在胫骨髁间粗隆附着部分。如果前交叉韧带撕裂,可以在膝后区髁间窝的侧面查找有无血肿(间接征象)。

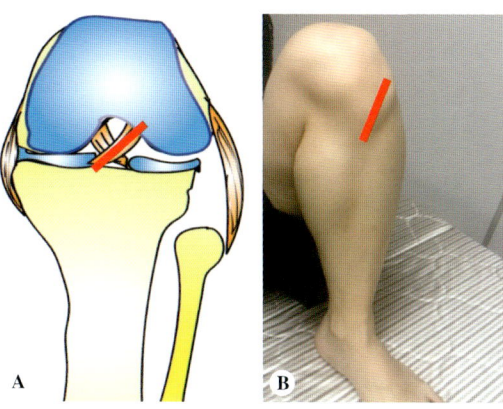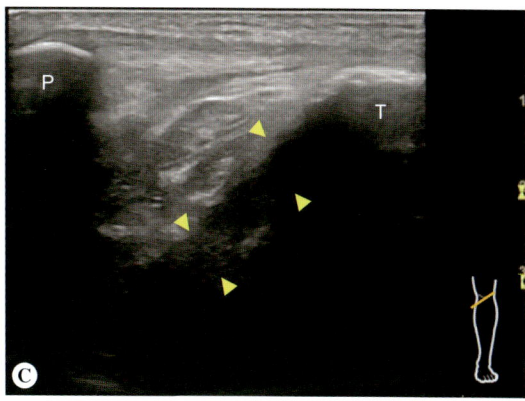

图 9-2-12 前交叉韧带超声检查体位及声像图

A. 前交叉韧带解剖示意图;B. 前交叉韧带检查体位及探头摆放位置;C. 前交叉韧带声像图。三角箭头示前交叉韧带;T. 胫骨;P. 髌骨

(七)髌骨内侧关节面

患者保持膝关节伸展,放松股四头肌肌腱及髌腱(图 9-2-13)。将髌骨往内推并使其倾斜,暴露更多的髌骨内侧面以利于超声观察(图 9-2-14)。关节的外侧面不能被超声所观察。

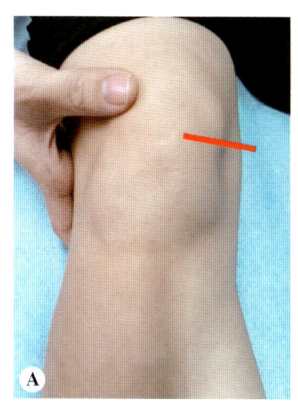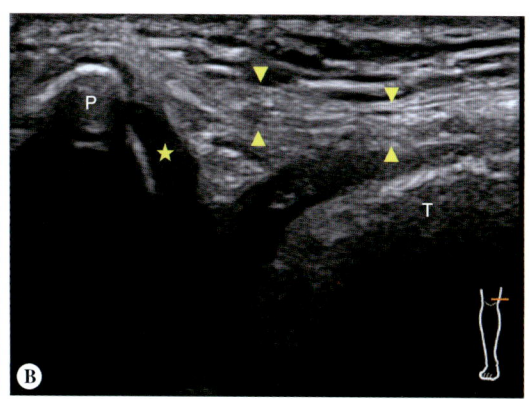

图 9-2-13 放松状态下,髌骨内侧面声像图

A. 膝关节髌骨内侧面检查体位及探头摆放位置;B. 放松状态下,正常髌骨内侧面声像图。星号示髌骨内侧面;三角箭头示髌内侧支持带;T. 胫骨;P. 髌骨

二、膝关节内侧面的超声检查

(一)内侧半月板

检查膝内侧区时,患者取屈膝 20°～30° 的检查体位,腘窝下加软枕垫,轻度外旋膝

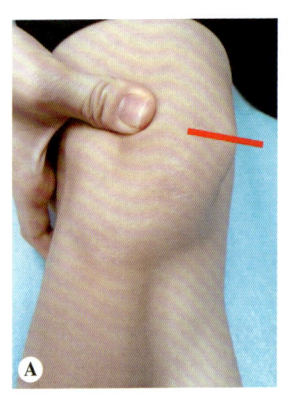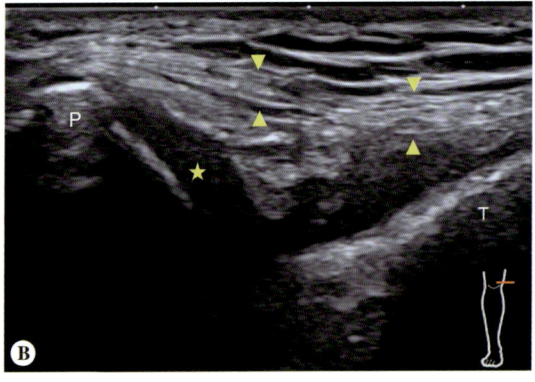

图 9-2-14　向内侧推移髌骨，髌骨内侧面的声像图

A.膝关节髌骨内侧面检查体位及探头摆放位置；B.向内侧推移髌骨，正常髌骨内侧面的声像图。星号示髌骨内侧面；三角箭头示髌内侧支持带；T.胫骨；P.髌骨

关节。探头纵切置于股骨内侧髁与胫骨内侧髁之间，显示内侧半月板冠状面（图9-2-15）。探头旋转90°，显示内侧半月板横断面（图9-2-16）。观察要从浅部的软组织至深部的内侧半月板，但超声对于内侧半月板的显示具有局限性，仅能显示部分内侧半月板，对于半月板前角、后角损伤显示不佳。因此，超声检查不能作为内侧半月板病变的可靠检查手段。

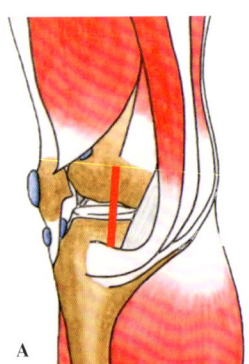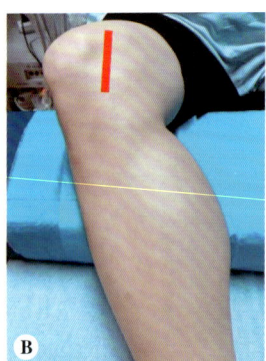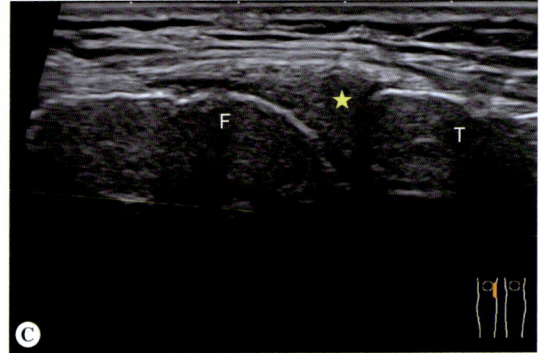

图 9-2-15　内侧半月板冠状面超声检查体位及声像图

A.内侧半月板解剖示意图；B.内侧半月板检查体位及探头摆放位置；C.内侧半月板冠状面声像图。星号示内侧半月板；F.股骨；T.胫骨

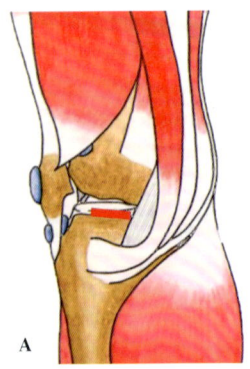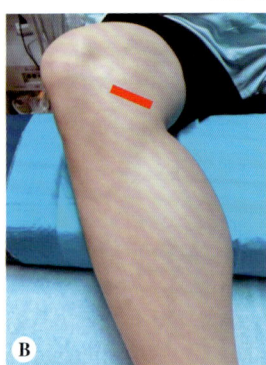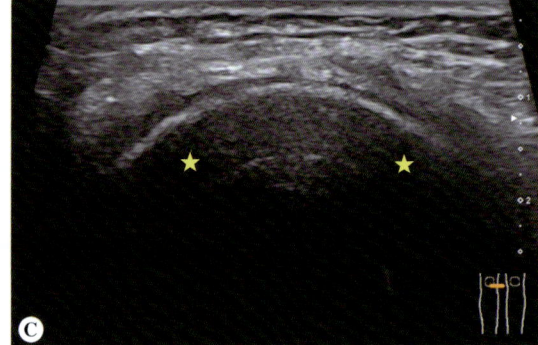

图 9-2-16　内侧半月板横切面超声检查体位及声像图

A.内侧半月板解剖示意图；B.内侧半月板检查体位及探头摆放位置；C.内侧半月板横切面声像图。星号示内侧半月板

（二）内侧副韧带和鹅足腱

在显示内侧半月板冠状面时，我们可以观察其浅层的内侧副韧带。内侧副韧带分为浅、深两层。浅层为纤维条索状结构，呈低回声（图 9-2-17）。深层与半月板融为一体，呈高回声，称为股板韧带和胫板韧带。检查时注意要观察该韧带的全长。在膝关节外展外旋过程中动态检查有利于显示该韧带的内部情况。

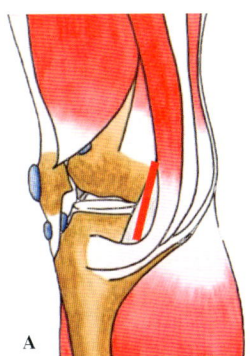
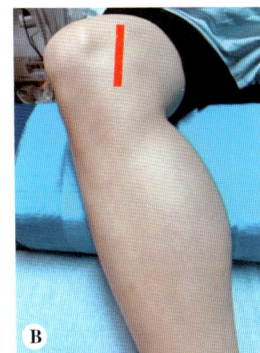
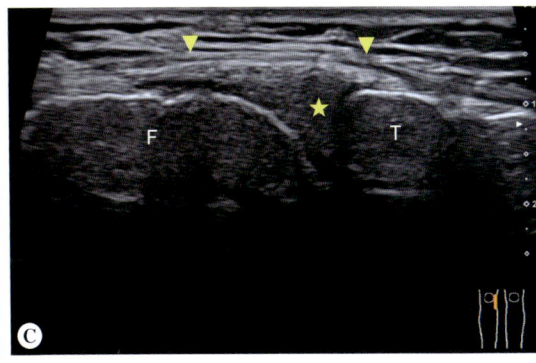

图 9-2-17 内侧副韧带超声检查体位及声像图

A. 内侧副韧带解剖示意图；B. 内侧副韧带检查体位及探头摆放位置；C. 内侧副韧带声像图。星号示内侧半月板；三角箭头示内侧副韧带；F. 股骨；T. 胫骨

探头纵切并向远心段移动，显示内侧副韧带的远端，部分人群可显示内侧副韧带深方的膝下内侧动脉。在该切面，超声可显示内侧副韧带浅层的鹅足腱的斜短轴切面（图 9-2-18）。调整探头方向，使探头头端向内后侧旋转，可显示鹅足腱复合体（缝匠肌肌腱、股薄肌肌腱、半腱肌肌腱）长轴切面（图 9-2-19）。这些肌腱紧密相连，在与胫骨附着处水平不能被区别开来。

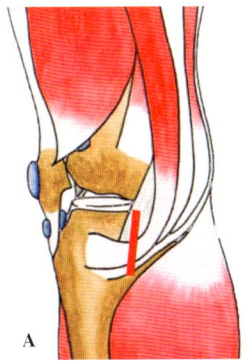
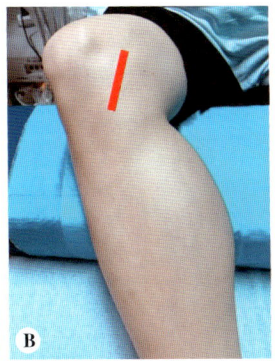
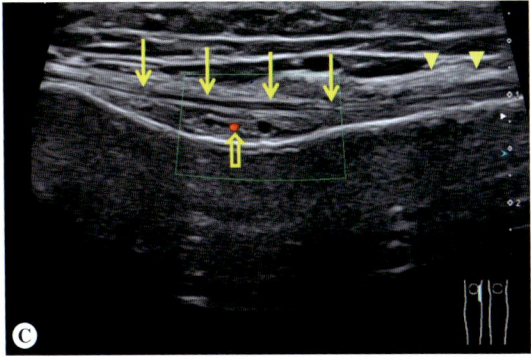

图 9-2-18 同时显示内侧副韧带远端及鹅足腱超声检查体位及声像图

A. 膝关节内侧面解剖示意图；B. 同时显示内侧副韧带远端及鹅足腱的检查体位及探头摆放位置；C. 同时显示内侧副韧带远端及鹅足腱声像图。空心箭头示膝下内侧动脉；实心箭头示内侧副韧带；三角箭头示鹅足腱复合体

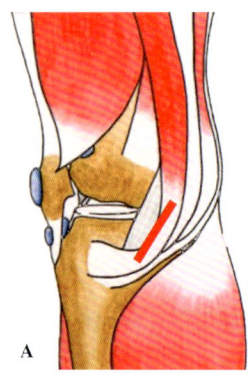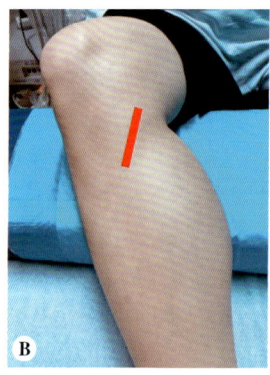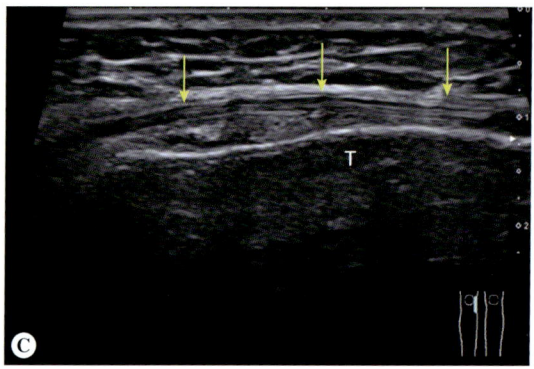

图 9-2-19 鹅足腱长轴切面超声检查体位及声像图

A.膝关节内侧面解剖示意图；B.鹅足腱检查体位及长轴切面探头摆放位置；C.鹅足腱声像图。箭头示鹅足腱；T.胫骨

三、膝关节外侧面的超声检查

（一）外侧半月板

检查膝外侧区时，患者屈膝 20°～30°，腘窝下加小软枕垫，内旋膝关节。探头纵切置于股骨外侧髁与胫骨外侧髁之间，显示外侧半月板冠状面（图 9-2-20）。探头旋转 90°，显示外侧半月板横切面（图 9-2-21）。观察要从浅部的软组织至深部的外侧半月板；当怀疑有半月板囊肿时，用力屈曲患者膝部，使囊肿凸出关节外，从而提高检出率。但超声对于外侧半月板的显示具有局限性，仅能显示部分外侧半月板。因此，超声不能作为外侧半月板病变的可靠检查手段。

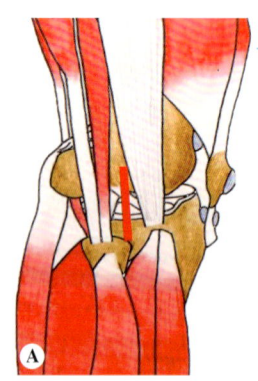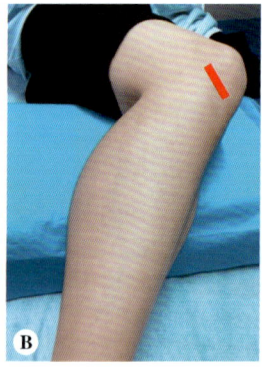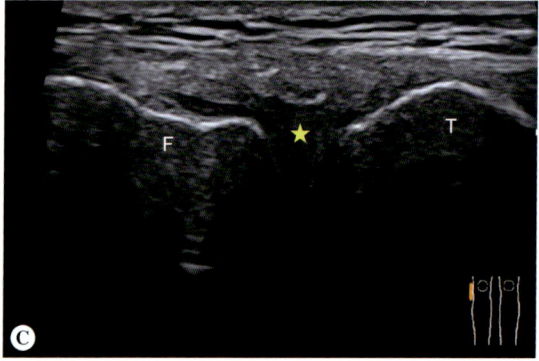

图 9-2-20 外侧半月板冠状面超声检查体位及声像图

A.外侧半月板解剖示意图；B.外侧半月板检查体位及冠状面探头摆放位置；C.外侧半月板冠状面声像图。星号示外侧半月板；F.股骨；T.胫骨

（二）髂胫束及髂胫束滑囊

在显示外侧半月板冠状面时，我们可以观察到浅层的髂胫束。髂胫束止于胫骨的 Gerdy 结节。观察髂胫束结构时，我们应观察髂胫束全长，从阔筋膜张肌变腱处至髂胫束的止点

（图9-2-22）。由于髂胫束走行过程中经过股骨外上髁的骨性隆起，如反复摩擦，容易引起髂胫束综合征（图9-2-23）。髂胫束滑囊位于髂胫束与胫骨之间，正常不显示或可探及少量积液。

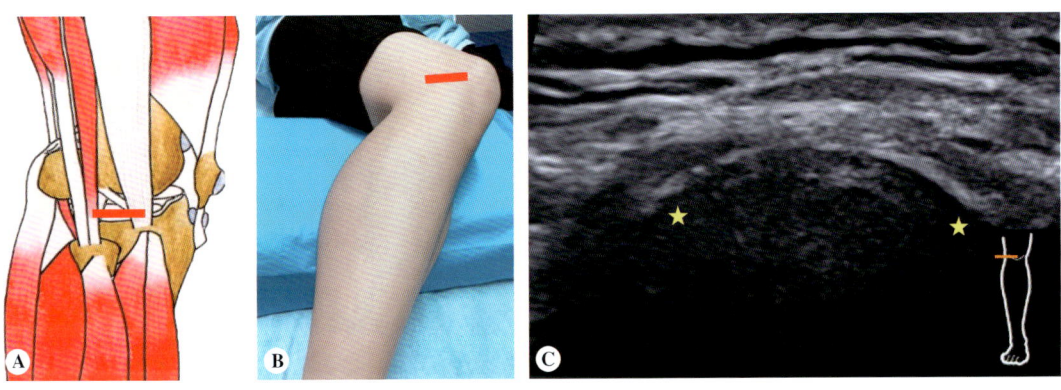

图 9-2-21　外侧半月板横切面超声检查体位及声像图

A. 外侧半月板解剖示意图；B. 外侧半月板检查体位及横切面探头摆放位置；C. 外侧半月板横切面声像图。星号示外侧半月板

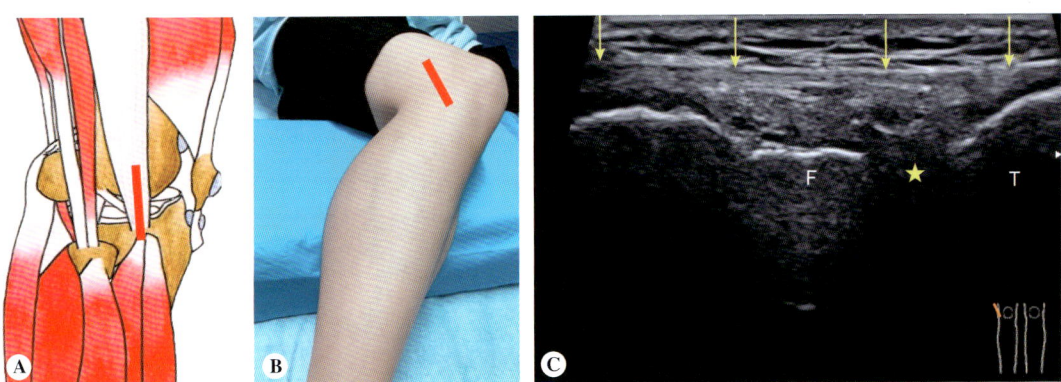

图 9-2-22　髂胫束超声检查体位及声像图

A. 髂胫束解剖示意图；B. 髂胫束检查体位及探头摆放位置；C. 髂胫束声像图。箭头示髂胫束；星号示外侧半月板；F. 股骨；T. 胫骨

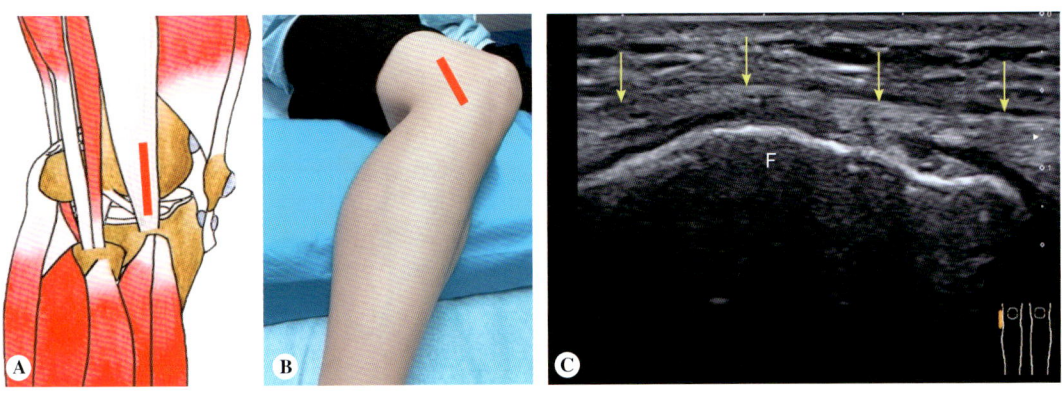

图 9-2-23　髂胫束走行途经股骨外上髁的声像图

A. 膝关节髂胫束解剖示意图；B. 髂胫束检查体位及探头摆放位置；C. 髂胫束走行途经股骨外上髁的声像图。箭头示髂胫束；F. 股骨

（三）外侧副韧带及腘肌肌腱

检查外侧副韧带时可嘱被检者伸直并内旋膝关节，使得外侧副韧带紧张（图9-2-24）。在上述显示髂胫束的长轴切面上，探头头端不动，尾端向后移至腓骨小头，即可显示外侧副韧带长轴切面。在外侧副韧带近端的深部可以看到腘肌肌腱在骨槽内。

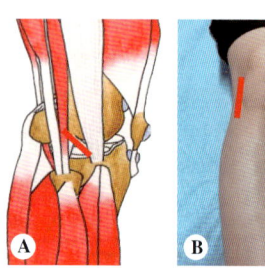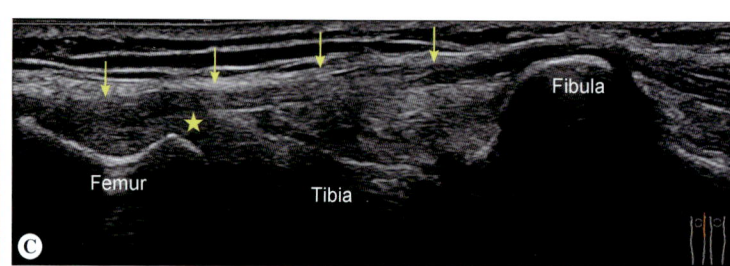

图 9-2-24 外侧副韧带超声检查体位及声像图

A. 膝关节外侧副韧带解剖示意图；B. 伸直膝关节，膝关节外侧副韧带检查体位及探头摆放位置；C. 伸直膝关节，超声显示膝关节外侧副韧带伸直、紧张。箭头示外侧副韧带；星号示腘肌肌腱；Femur. 股骨；Tibia. 胫骨；Fibula. 腓骨

（四）股二头肌肌腱

在显示外侧副韧带长轴切面上，探头尾端不动，头端向后移（旋转10°~20°）可显示股二头肌肌腱长轴切面（图9-2-25）。外侧副韧带与股二头肌肌腱的腓骨小头附着端纤维走行交叉，产生各向异性伪像，检查时容易误认为肌腱病。超声横切面下可以有助于辨别外侧副韧带与股二头肌肌腱的关系。

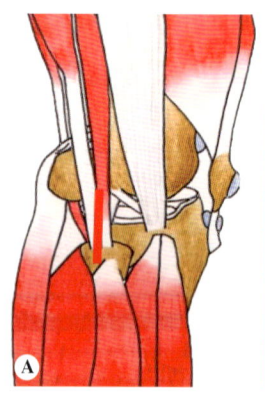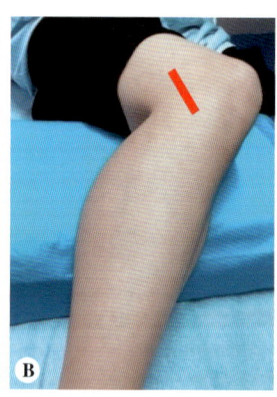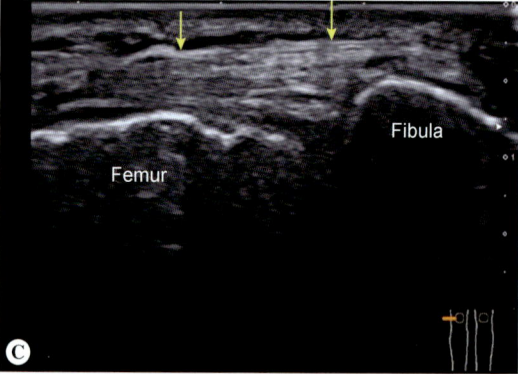

图 9-2-25 股二头肌肌腱超声检查体位及声像图

A. 股二头肌肌腱解剖示意图；B. 股二头肌肌腱检查体位及探头摆放位置；C. 股二头肌肌腱声像图。箭头示股二头肌肌腱；Femur. 股骨；Fibula. 腓骨

（五）胫腓关节

在腓骨小头前侧面，通过轴面和冠状面检查胫腓关节的关节腔积液（图9-2-26）。

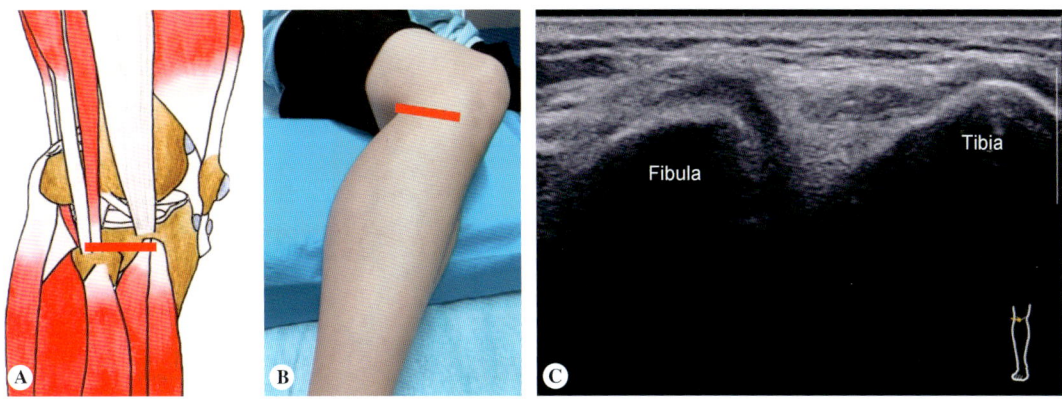

图 9-2-26 胫腓关节超声检查体位及声像图

A. 胫腓关节解剖示意图；B. 胫腓关节检查体位及探头摆放位置；C. 胫腓关节声像图。Tibia. 胫骨；Fibula. 腓骨

四、膝关节后侧面的超声检查

（一）腘窝内上界及内下界

检查膝后区时患者取俯卧位，屈膝 20°～30°，足背加小软枕垫以使腘静脉充盈。探头横切置于腘窝内上侧，可显示内上界短轴切面，由内向外依次可显示缝匠肌、股薄肌、半膜肌及半腱肌，还可显示半腱肌浅层的隐神经（图 9-2-27，图 9-2-28）。探头继续向下移至腘窝内下侧，可显示内下界短轴切面，由内向外依次可显示半膜肌肌腱、半腱肌肌腱及腓肠肌内侧头（图 9-2-29）。

（二）腘窝的外上界及外下界

探头横切置于腘窝外上侧，可显示外上界短轴切面，浅层为股二头肌长头，深层为股二头肌短头（图 9-2-30）。利用长轴、短轴切面检查股二头肌及肌腱。在近段处的检查必须仔细观察股二头肌长头及短头的腱-肌连接处，因为运动相关的撕裂常发生于此处。探

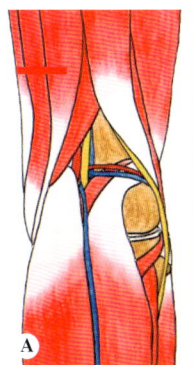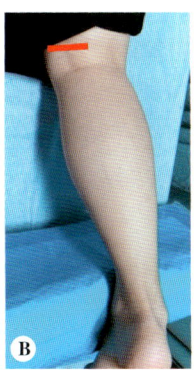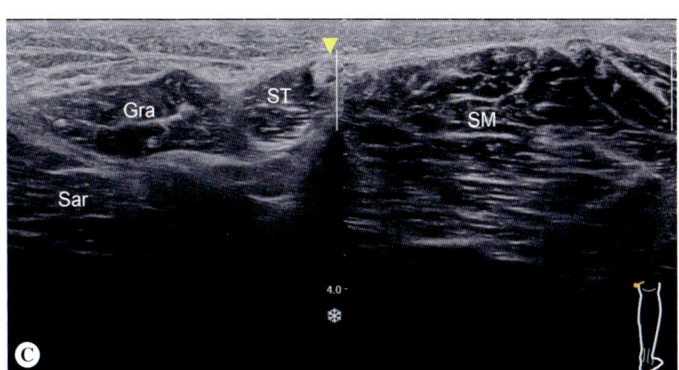

图 9-2-27 腘窝内上界结构超声检查体位及声像图

A. 膝关节后面观解剖示意图；B. 腘窝检查体位及探头摆放位置；C. 腘窝内上界结构声像图。三角箭头示隐神经；Sar. 缝匠肌；Gra. 股薄肌；ST. 半腱肌；SM. 半膜肌

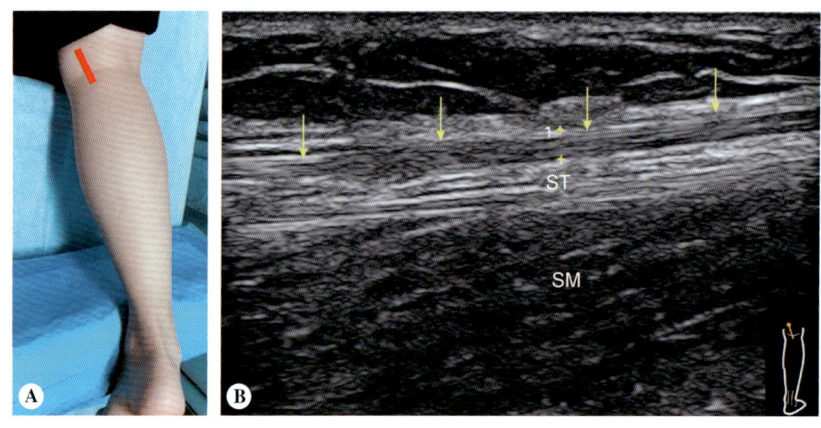

图 9-2-28 隐神经长轴切面超声检查体位及声像图

A.隐神经检查体位及长轴切面探头摆放位置；B.隐神经长轴切面声像图。箭头示隐神经；ST.半腱肌；SM.半膜肌

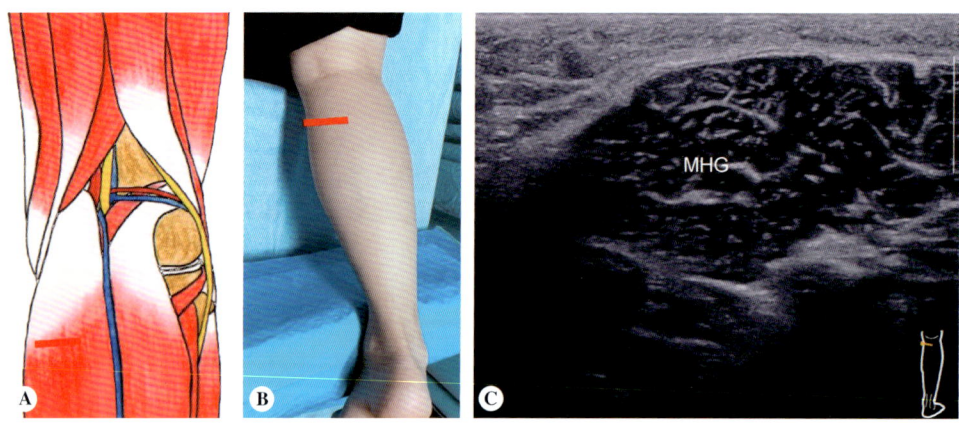

图 9-2-29 腘窝内下界结构超声检查体位及声像图

A.膝关节后面观解剖示意图；B.腘窝检查体位及探头摆放位置；C.腘窝内下界声像图。MHG.腓肠肌内侧头

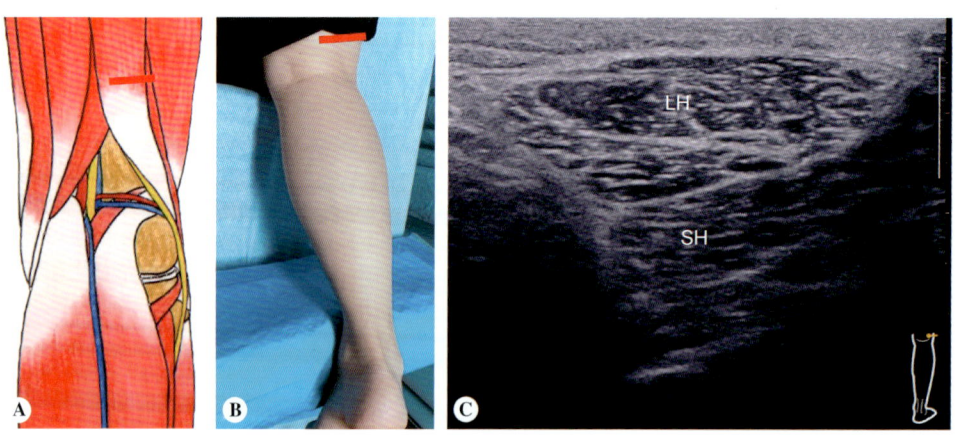

图 9-2-30 腘窝外上界结构超声检查体位及声像图

A.膝关节后面观解剖示意图；B.腘窝检查体位及探头摆放位置；C.腘窝外上界声像图。LH.股二头肌长头；SH.股二头肌短头

头继续向下移至腘窝外下侧，可显示外下界短轴切面，为腓肠肌外侧头（图9-2-31）。在腓肠肌外侧头肌腱内有时看到一个小的变异籽骨——腓肠豆（图9-2-32）。在矢状面上观

察股骨外侧髁后侧面的软骨。在腓肠肌外侧头与比目鱼肌之间偶尔可见跖肌，起始于股骨外上髁腓肠肌外侧头上方，游走于腓肠肌与比目鱼肌之间，止于跟骨内侧缘或附着于跟腱，其肌腹窄短呈梭形，在比目鱼肌上缘形成一细长肌腱（图9-2-33）。

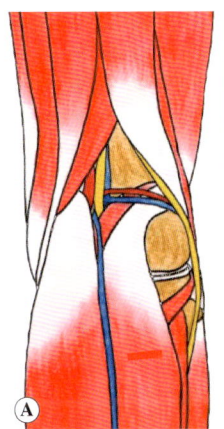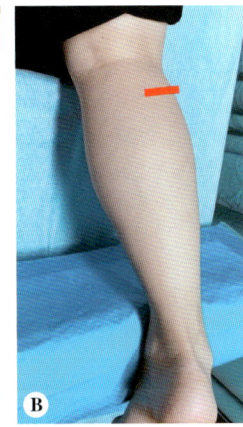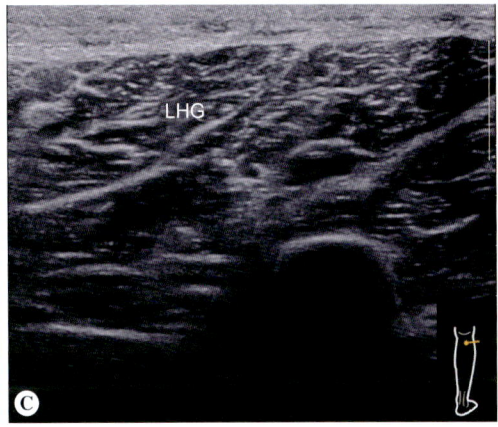

图 9-2-31　腘窝外下界结构超声检查体位及声像图

A. 膝关节后面观解剖示意图；B. 腘窝检查体位及探头摆放位置；C. 腘窝外下界声像图。LHG. 腓肠肌外侧头

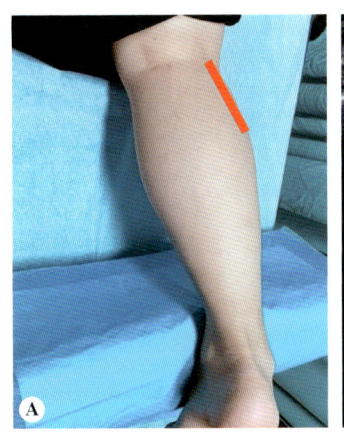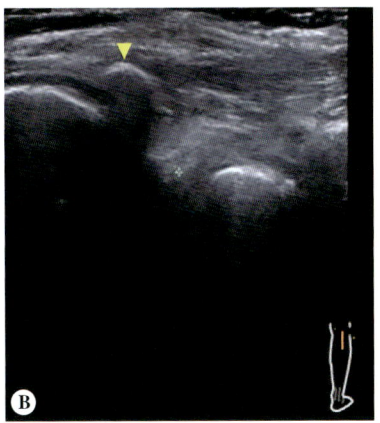

图 9-2-32　腓肠豆超声检查体位及声像图

A. 腓肠豆检查体位及探头摆放位置；B. 腓肠豆声像图。三角箭头示腓肠豆

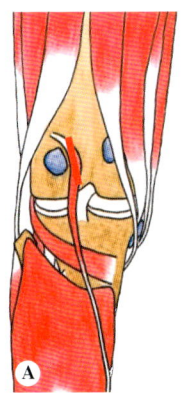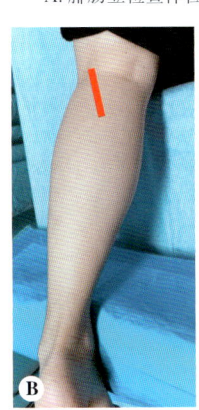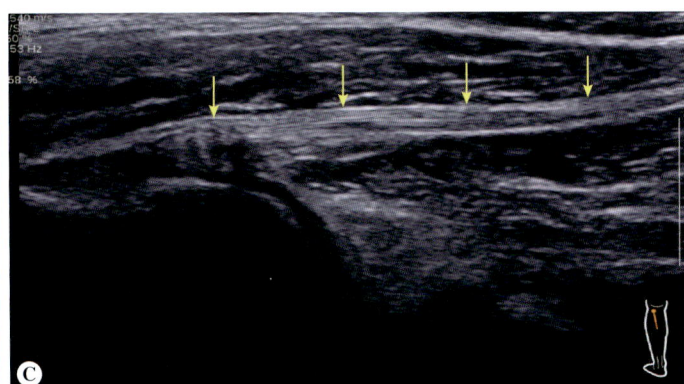

图 9-2-33　跖肌肌腱超声检查体位及声像图

A. 跖肌肌腱解剖示意图；B. 跖肌肌腱检查体位及探头摆放位置；C. 跖肌肌腱声像图。箭头示跖肌肌腱

(三)半膜肌-腓肠肌滑囊

探头横切置于腘窝内下侧,观察半膜肌-腓肠肌滑囊,该滑囊位于半膜肌肌腱的内侧和腓肠肌内侧头的外侧之间(图 9-2-34)。在矢状面上观察股骨内侧髁后侧面的软骨。

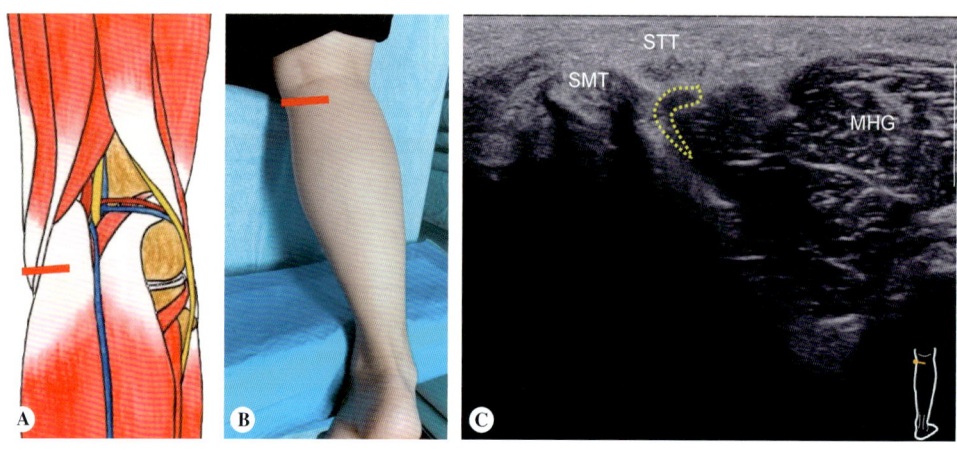

图 9-2-34　半膜肌-腓肠肌滑囊超声检查体位及声像图

A. 半膜肌-腓肠肌滑囊解剖示意图;B. 半膜肌-腓肠肌滑囊检查体位及探头摆放位置;C. 半膜肌-腓肠肌滑囊声像图。MHG. 腓肠肌内侧头;STT. 半腱肌肌腱;SMT. 半膜肌肌腱;虚线示半膜肌-腓肠肌滑囊

(四)腘窝血管神经束

探头在腘窝处上下移动,在斜短轴切面上可以显示血管神经束,见胫神经(浅部)、腘静脉(中间)、腘动脉(深部)和三者前后排列顺序(图 9-2-35)。

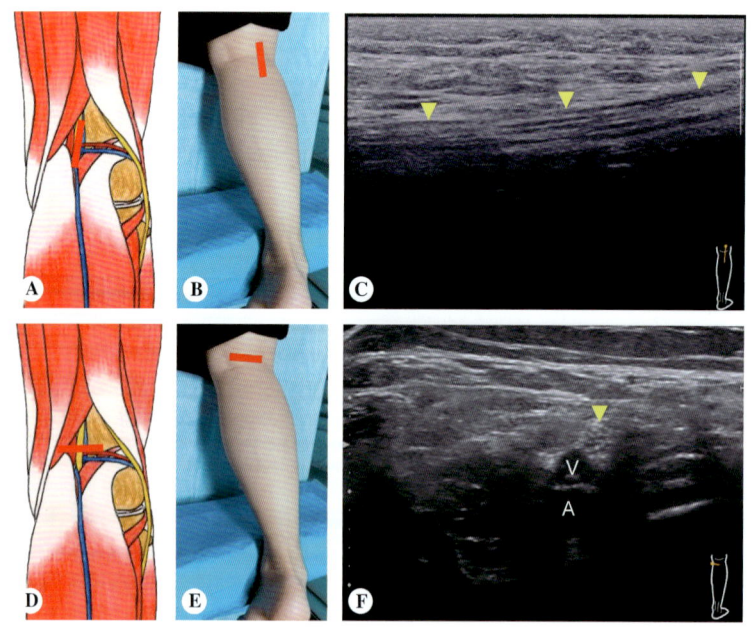

图 9-2-35　胫神经超声检查体位及声像图

A、D. 胫神经解剖示意图;B、E. 胫神经检查体位及探头摆放位置;C. 胫神经长轴切面声像图;F. 胫神经短轴切面声像图。三角箭头示胫神经;V. 腘静脉;A. 腘动脉

（五）腓总神经

探头横切置于腘窝上缘坐骨神经处（图9-2-36），向下移动探头，观察腓总神经起始部从坐骨神经处分出，沿腘窝上外缘经股二头肌内缘下行，可以看到腓总神经在股二头肌与腓肠肌外侧头肌间隙内，跟踪至腓骨小头后方并绕过腓骨颈（图9-2-37），向前穿腓骨长肌起始部，分为腓浅神经及腓深神经两终支。短轴切面显示腓总神经后，可以采取长轴切面观察腓总神经（图9-2-38）。

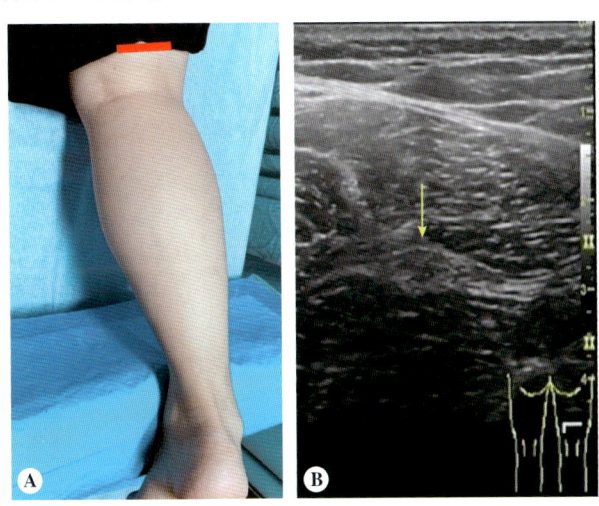

图 9-2-36　坐骨神经短轴切面超声检查体位及声像图
A. 坐骨神经检查体位及短轴切面探头摆放位置；B. 坐骨神经短轴切面声像图。箭头示坐骨神经

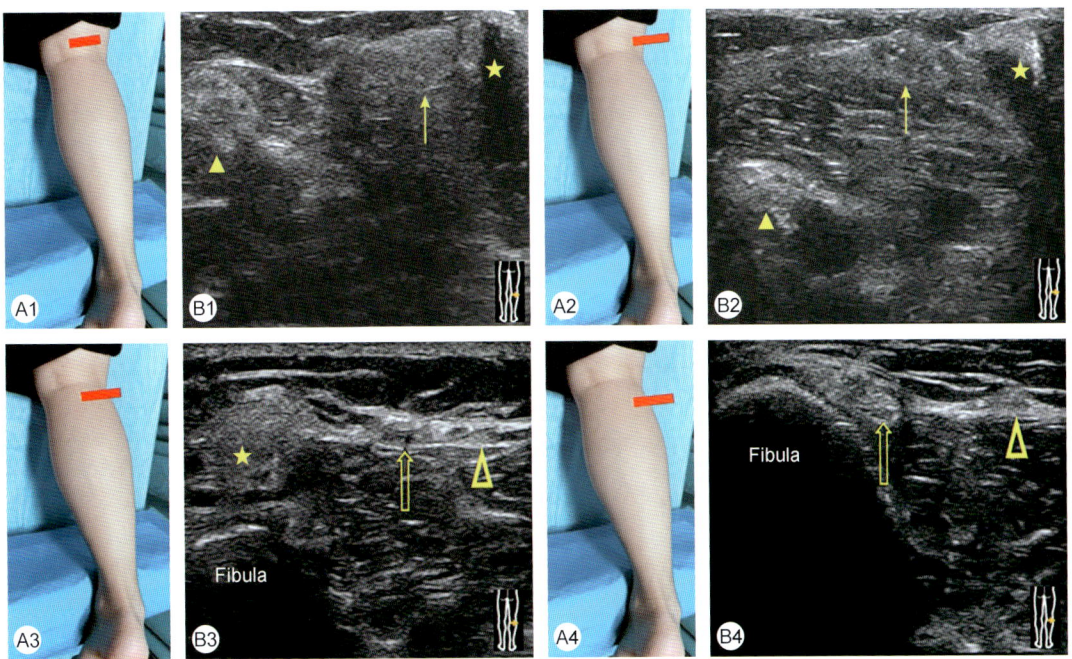

图 9-2-37　腓总神经短轴切面超声检查体位及声像图
A1～A4. 腓总神经检查体位及短轴切面探头摆放位置；B1～B4. 自坐骨神经分出后追踪腓总神经短轴切面声像图。箭头示腓总神经；三角箭头示胫神经；空心箭头示腓总神经深支；空心三角箭头示腓总神经浅支；星号示股二头肌或股二头肌肌腱；Fibula. 腓骨

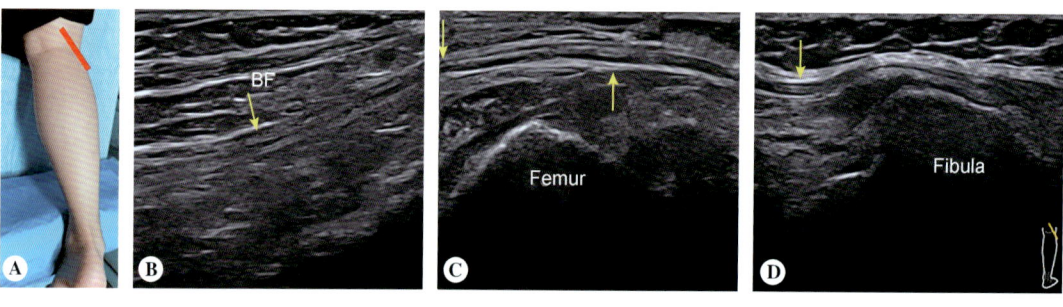

图 9-2-38 腓总神经长轴切面超声检查体位及声像图

A.腓总神经检查体位及长轴切面探头摆放位置；B～D.腓总神经长轴声像图。箭头示腓总神经；Fibula.腓骨；Femur.股骨；BF.股二头肌

（六）后交叉韧带

探头斜切置于股骨与胫骨之间，以脂肪垫为声窗，显示后交叉韧带（图 9-2-39）。但超声对于后交叉韧带的显示具有局限性，仅能显示后交叉韧带在胫骨髁间粗隆处的附着部分。

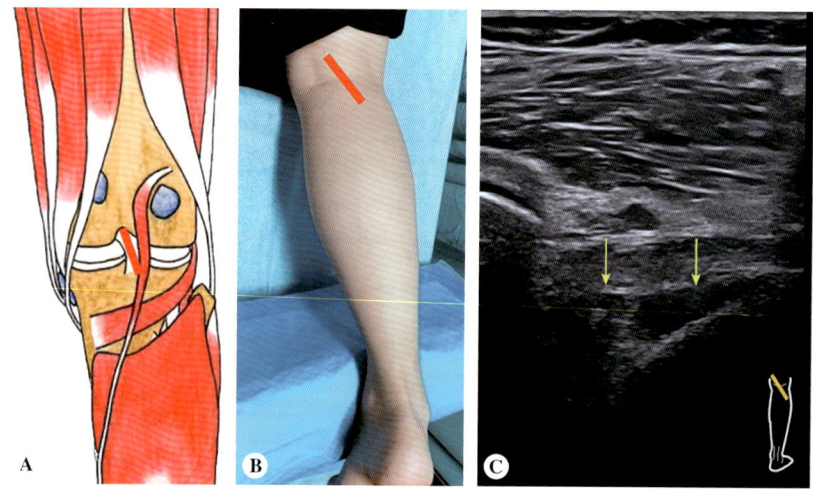

图 9-2-39 后交叉韧带超声检查体位及声像图

A.后交叉韧带解剖示意图；B.后交叉韧带检查体位及探头摆放位置；C.后交叉韧带长轴切面声像图。箭头示后交叉韧带

五、超声检查技巧及注意事项

1.膝关节是人体关节中最复杂的关节，因而超声检查时探头检查范围要全面，避免遗漏切面而导致漏诊。初学者应将膝关节按照前、内、外、后侧面分别进行规范、系统检查。前侧面结构可从上至下依次检查各结构，内、外侧面结构则从前到后、由深至浅检查各结构，而后侧面的结构应先检查腘窝的四个界，然后再检查腘窝内结构。

2.进行膝关节超声检查时，应注意各结构之间的毗邻关系，如髌上囊位于股四头肌肌腱深方，髌前滑囊位于髌骨浅方等。此外，肌腱附着点的毗邻关系也有助于识别各结构，如股二头肌肌腱和外侧副韧带均附着于腓骨小头，两者呈"V"形排列；鹅足腱和内侧副韧带均附着在胫骨近段的内侧面，而鹅足腱的附着处位于内侧副韧带在胫骨附着处的下方。

3. 由于自然体位时，膝关节股骨滑车、髌骨内侧面软骨、前交叉韧带、后交叉韧带得不到充分显示，需要被检者配合一定的体位才可达到检查要求。

第三节　常见膝关节疾病的超声检查

一、膝关节前侧面常见疾病的超声检查

（一）膝关节滑膜炎

1. 病因　继发于各种疾病，如类风湿关节炎、痛风性关节炎、创伤性关节炎；也可因单纯膝关节滑膜损伤或长期慢性膝关节劳损所致，可使膝关节逐渐出现肿胀和功能障碍，进而形成慢性膝关节滑膜炎。

2. 临床表现　膝关节发软及活动受限，肿胀持续不退，不敢下蹲。活动增多时加重，休息后减轻。

3. 超声表现　正常情况下，滑膜很薄，超声无法显示。局灶性病变或系统性病变导致滑膜增生，达到超声可显示的厚度。增厚滑膜多呈低回声（图 9-3-1），可向关节腔内突出，痛风性关节炎或创伤性关节炎的滑膜内可探及点状或团状强回声。彩色多普勒超声显示滑膜内血流信号增多，可反映疾病活动情况。

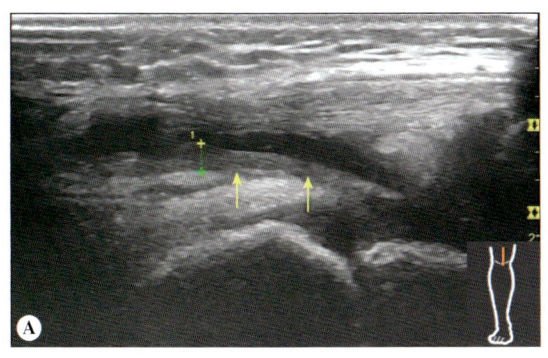 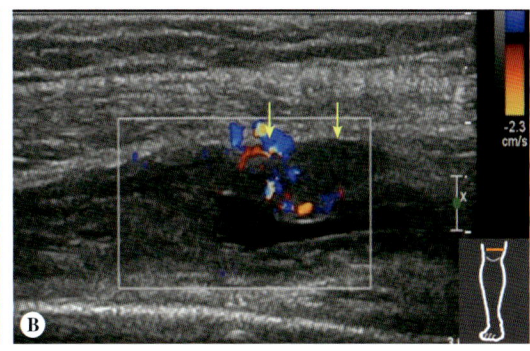

图 9-3-1　髌上囊滑膜炎的声像图

A. 右膝关节髌上囊滑膜增厚（箭头），呈低回声；B. 彩色多普勒超声显示滑膜（箭头）内部探及点状、条状血流信号

4. 超声诊断思路及鉴别诊断要点　患者常有原发病，结合患者病史及超声发现膝关节滑膜增厚即可诊断。

鉴别诊断要点：①注意与积液相鉴别，尤其是透声欠佳的积液，可以通过探头加压，积液因挤压流向他处而消失；彩色多普勒超声显示滑膜内血流信号可有助于鉴别诊断。必要时通过静脉造影予以鉴别，观察其内有无对比剂进入而增强显影。②软骨，软骨厚薄均匀，内回声均匀，呈均匀一致低回声，其周围出现积液时，可伴软骨表面回声增高的"软骨界面征"，且探头加压不会出现形变。③关节内游离体，鉴别诊断要点见本节"一、（八）胫骨结节骨骺炎"。

5. 检查注意事项　彩色多普勒超声检查膝关节滑膜时，应注意避免探头加压影响滑膜

血流信号的显示。

(二)色素绒毛结节性滑膜炎

1. 病因 本病的病因尚不明,一般认为与肿瘤、外伤、感染有关。病理上以关节滑膜形成大量黄棕色的绒毛和结节及含铁血黄素沉着为特征,多见于大关节,最常累及膝关节,其次为髋关节、踝关节、腕关节、肩关节,手足小关节也可受累。

2. 临床表现 主要表现为受累关节进行性肿胀,血性关节积液较常见。根据病变的范围,本病可分成两种类型,即弥漫型和局限型。弥漫型病变的绒毛和结节累及整个滑膜,复发率高,文献报道称平均为31.3%;而局限型大多为单发结节,直径达数毫米至数厘米,单纯病灶切除即可获得满意治疗效果。

3. 超声表现 弥漫型色素绒毛结节性滑膜炎(pigmented villonodular synovitis,PVNS)的超声表现为滑膜呈弥漫性不规则增厚,回声特点依赖于脂质、含铁血黄素、纤维组织、血管翳、液体及细胞成分的比例,高回声、中回声、低回声均可出现。关节腔内充满无回声区,其内透声可因病情反复而较差。彩色多普勒超声显示滑膜内部及边缘有血流信号。关节内及周围其他结构可出现异常,如半月板回声不均、关节软骨面受损呈虫蚀状、大量的滑液向关节后疝出形成腘窝囊肿。局限型色素绒毛结节性滑膜炎的超声表现为关节可有少量积液,其内可探及团状增生的低回声滑膜,彩色多普勒超声显示团块内可出现血流信号(图9-3-2);关节内及周围其他结构一般未见明显异常。

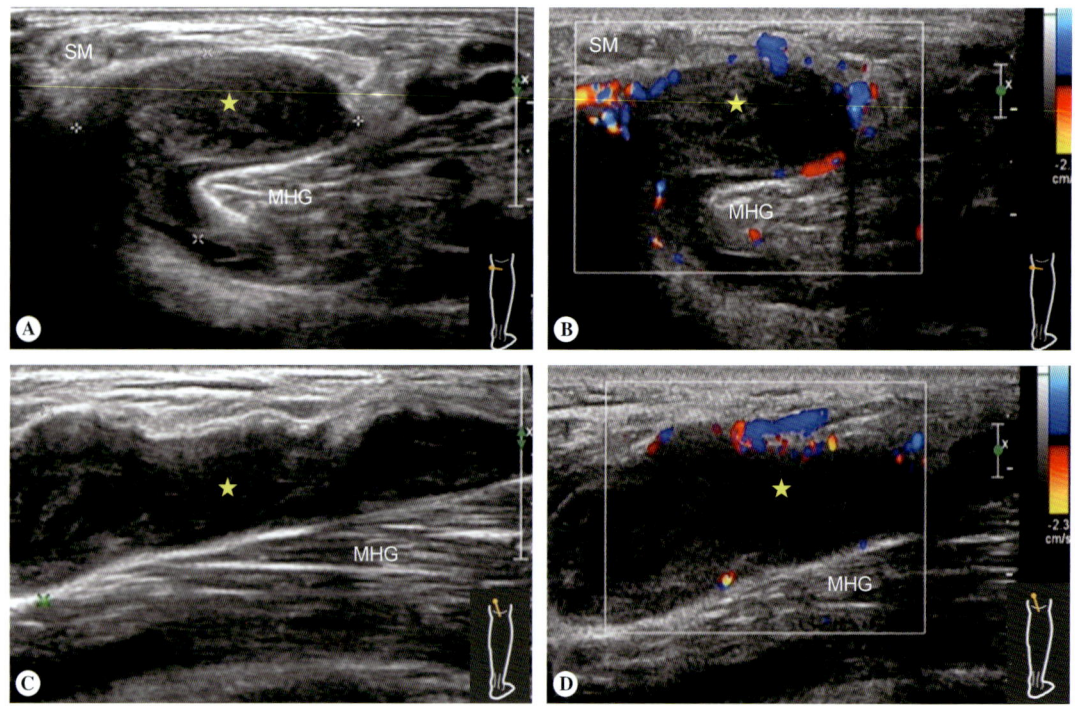

图 9-3-2 半膜肌-腓肠肌滑囊色素绒毛结节性滑膜炎的声像图

横切面(A)及纵切面(C)显示半膜肌-腓肠肌滑囊滑膜不均匀增厚(星号),呈结节状;B、D. 彩色多普勒超声显示滑膜(星号)边缘探及点状、条状血流信号。SM. 半膜肌;MHG. 腓肠肌内侧头

4. 超声诊断思路及鉴别诊断要点　患者膝关节进行性肿胀，超声检查显示滑膜明显增厚并关节腔内积液，穿刺抽出血性积液，需考虑色素绒毛结节性滑膜炎的可能。

鉴别诊断要点：①滑膜骨软骨瘤病，关节滑膜可见多个大小不等的强回声结节，常可脱落形成关节腔内的游离体，表现为强回声团块后方伴声影。②创伤性滑膜炎，有明确的外伤史，滑膜增厚较均匀，而且程度较轻，无周围侵蚀声像图改变。③类风湿关节炎，具有明确的病史和生化检查的异常，好发部位为手足小关节，且常为对称性、多关节受累，滑膜增厚明显。④滑膜肉瘤，软组织肿块的回声与色素沉着绒毛结节性滑膜炎难以鉴别，但前者肿块内部可见散在的钙化灶强回声，常伴有明确的骨破坏表现，彩色多普勒超声显示肿块血流非常丰富。⑤其他，如腱鞘囊肿、腱鞘巨细胞瘤、神经鞘瘤等。

5. 检查注意事项　用彩色多普勒超声检查膝关节滑膜时应注意避免探头加压影响滑膜血流信号的显示。

（三）滑囊炎（髌上囊、髌前滑囊、髌下深囊、髌下浅囊）

1. 病因　急性滑囊炎可由创伤、代谢性疾病或感染所致。慢性滑囊炎本质上主要是创伤后滑囊炎，后期局部反复微创伤，如患者工作需屈膝跪地，铺地毯或铺地板工作。其中急性髌前滑囊炎可由直接击打髌骨或摔倒屈膝着地引起。

2. 临床表现　膝前区疼痛，髌前滑囊炎可表现为髌骨前肿物。

3. 超声表现　创伤后滑囊炎或感染性滑囊炎囊内积液透声差，呈密集点状弱回声，囊壁厚，囊内可见分隔，彩色多普勒超声示囊壁内血流信号增多。代谢性疾病引起的滑囊炎滑囊内透声较好（图9-3-3）。慢性者，囊内可见分隔，囊壁可见强回声钙化，囊壁探及丰富血流信号。周围组织可弥漫性增厚、回声减低、血流增多。

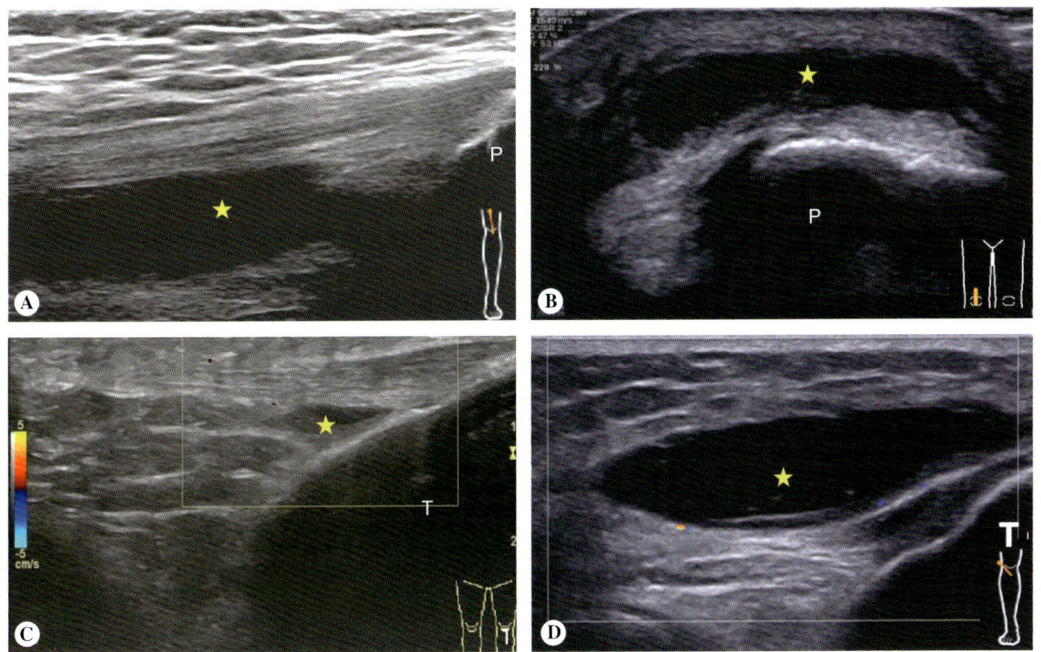

图 9-3-3　膝关节滑囊积液的声像图

髌上囊（A）、髌前滑囊（B）、髌下深囊（C）、髌下浅囊（D）可见积液（星号）。P.髌骨；T.胫骨

4. 超声诊断思路及鉴别诊断要点 超声检查如发现滑囊壁增厚或滑囊积液，可诊断为滑囊炎。

鉴别诊断要点：注意与囊性淋巴管瘤相鉴别，囊性淋巴管瘤超声表现为边界清楚的囊性团块，内多有强回声分隔，有包膜，囊壁薄，瘤体常较大，与周围组织分界清楚，一般不浸润肌层，部分伴出血者可见囊内点状回声漂浮，彩色多普勒超声示囊内无明显血流，囊壁及分隔上可见点状、条状血流信号。

5. 检查注意事项 检查髌前滑囊及髌下浅囊时，尤其是积液量少时，注意多涂耦合剂，探头轻放，避免探头加压引起假阴性。

（四）股四头肌肌腱撕裂

1. 病因 股四头肌是人体最强有力的肌肉之一，股四头肌肌腱发生断裂比较罕见，创伤是其致伤的主要原因，有学者认为股四头肌肌腱断裂主要与置换假体的大小、患肢的力线和术中过多的暴露等因素有关。自发性股四头肌肌腱断裂更为罕见，多为中老年患者，绝大多数并发于系统性或代谢性疾病，导致肌肉质量下降，肌腱薄弱，韧性减低，如类风湿关节炎、系统性红斑狼疮、甲状旁腺功能亢进、糖尿病、慢性肾衰竭、痛风等。发病机制为股四头肌突然用力收缩，与此同时肌腱伸拉，如滑倒或跌倒时。也可见于运动员或青壮年，多为直接暴力或间接暴力引起急性损伤，导致部分撕裂甚至完全撕裂。

2. 临床表现 股四头肌肌腱断裂的主要表现是膝关节肿胀、疼痛和行走障碍，不能主动伸膝和直腿抬高患肢。若髌旁支持带没有断裂，疼痛可以较轻。股四头肌肌腱不连续而出现髌骨上缘凹陷或触感空虚。个别股四头肌肌腱不完全断裂的患者膝关节可以保留一定的伸膝功能并能够自主行走。

3. 超声表现 部分撕裂最常累及浅层（股直肌），其次为中间层（股内侧肌、外侧肌），肌腱深层（股中间肌）最不易断裂。部分性撕裂的超声表现为距离肌腱髌骨附着1～2cm处的一层或两层结构的局限性、连续性中断。近端肌腱回缩、水肿、回声减低，失去正常的纤维形态（图9-3-4）。检查报告应提示撕裂的层次，肌腱完整的部分占整个肌腱厚度和宽度的百分率。完全性撕裂的超声表现为肌腱各层连续性均中断，撕裂的位置和部分撕裂基本一致。髌骨上极骨质可发生部分撕脱。

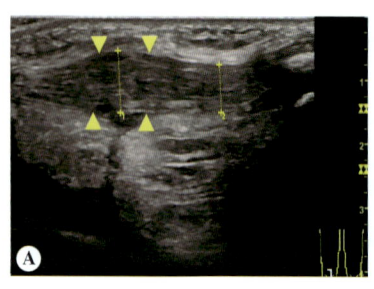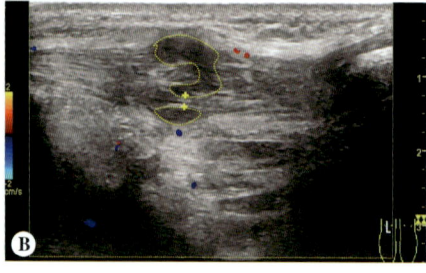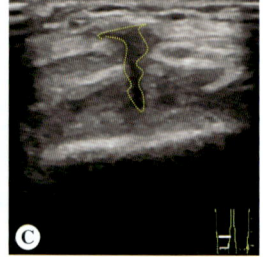

图9-3-4 股四头肌肌腱部分性撕裂的声像图

A. 右侧股四头肌肌腱远端增厚（三角箭头），局部纤维纹理显示欠清晰；B. 长轴切面显示右侧股四头肌肌腱大部分连续性中断，其内可见低回声填充（虚线区域），股中间肌肌腱部分连续性尚好（+字游标），彩色多普勒超声显示其内未见明显血流信号；C. 横切面显示右侧股四头肌肌腱内低回声裂隙（虚线区域），且其内未见纤维样结构

4. 超声诊断思路及鉴别诊断要点 结合患者外伤史，局部肿胀、疼痛，伸膝障碍，超声检查股四头肌肌腱部分或完全连续性中断为肌腱撕裂的直接征象，基本可诊断。

鉴别诊断要点：注意与股四头肌肌腱炎相鉴别，肌腱炎的超声表现为肌腱增厚或不厚，局灶性或弥漫性回声减低，肌腱内可见点状、团状强回声，肌腱的纤维纹理显示欠清晰，连续性尚好。

5. 检查注意事项 肌腱部分性撕裂时，行超声检查时应仔细检查肌腱的整体完整性。必要时嘱患者屈膝更有利于观察肌腱断端。对于膝关节疼痛而拒绝屈膝的患者，完全性撕裂难以与部分性撕裂相鉴别，可通过远端轻柔地牵拉髌骨以增大肌腱断端间距离或观察髌腱形态是否呈皱缩状等间接征象来辅助诊断。

（五）股四头肌肌腱病

1. 病因 由于职业、运动、生活习惯等使股四头肌肌腱在髌骨上缘止点处遭受长期慢性劳损而致病。常见于中老年人及跳远、跳高、三级跳远等运动项目的运动员。肌腱病是由于肌肉纤维过度使用，反复强烈牵拉而引起肌腱胶原纤维退行性病变，常合并肌腱胶原纤维变性。

2. 临床表现 肌腱远部局部疼痛，抗外力伸膝或用力按压时加重。

3. 超声表现 轻微病变时，病变通常累及肌腱的单层，股四头肌肌腱中间或者两边呈卵圆形、边界不清的低回声区，彩色多普勒超声显示该处血流增多。严重者累及远端肌腱全层，肌腱弥漫性肿胀，回声不均，各层之间分界不清。钙化性肌腱病超声显示肌腱末端多发性、不规则的强回声，后方可伴有声影，通常位于浅层或中间层肌腱的远段（图9-3-5）。

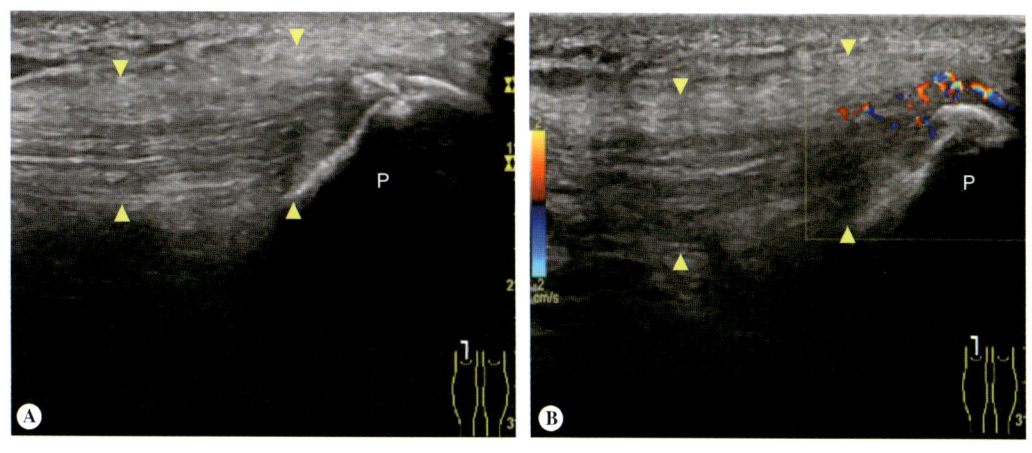

图 9-3-5 股四头肌肌腱病的声像图

A. 股四头肌肌腱（三角箭头）弥漫性肿胀，回声不均，各层之间分界不清，肌腱末端见点状及团状强回声；B. 彩色多普勒超声显示肌腱（三角箭头）内部探及点状及短杆状血流信号。P. 髌骨

4. 超声诊断思路及鉴别诊断要点 患者多为中老年人或运动员，股四头肌肌腱远段疼痛，局部压痛，超声表现为股四头肌肌腱肿胀、回声不均或伴有钙化，基本可诊断为股四头肌肌腱病。

鉴别诊断要点：注意与股四头肌肌腱撕裂相鉴别，通过超声观察股四头肌肌腱连续性，并结合患者有无外伤史即可鉴别。

5. 检查注意事项　超声检查时，应注意从股四头肌中上段开始检查，完整检查至股四头肌肌腱附着于髌骨水平，注意长轴切面及短轴切面相结合。

（六）髌腱病

1. 病因　本病为反复微创伤和使用过度所致，见于活跃的年轻人，从事需要股四头肌用力收缩的体育运动或娱乐活动，如踢、跑或跳，足球或篮球运动员尤其容易患病。髌腱髌骨附着处的下表面和突出的髌尖之间的微创伤被认为是髌腱慢性撞击和继发退行性改变的原因。胶原蛋白撕裂，继而黏液变性，以及不断的修复是髌腱病的主要病理组织学改变。如为弥漫性病变，则见于代谢性疾病、膝关节假体或下肢其他关节疾病的患者。

2. 临床表现　髌骨下极远端局限性锐痛，活动后加剧。严重者体育运动中出现急性和持续性疼痛。

3. 超声表现　髌腱内髌骨附着端见梭形低回声区，位于肌腱深部中心部位，可能合并局灶性点状高回声，后方回声衰减。横切面显示呈圆形结节，该处肌腱局部向后膨出。彩色多普勒超声显示肌腱内血流信号增多（图 9-3-6）。如为弥漫性病变，超声显示髌腱弥漫性增厚，回声减低。

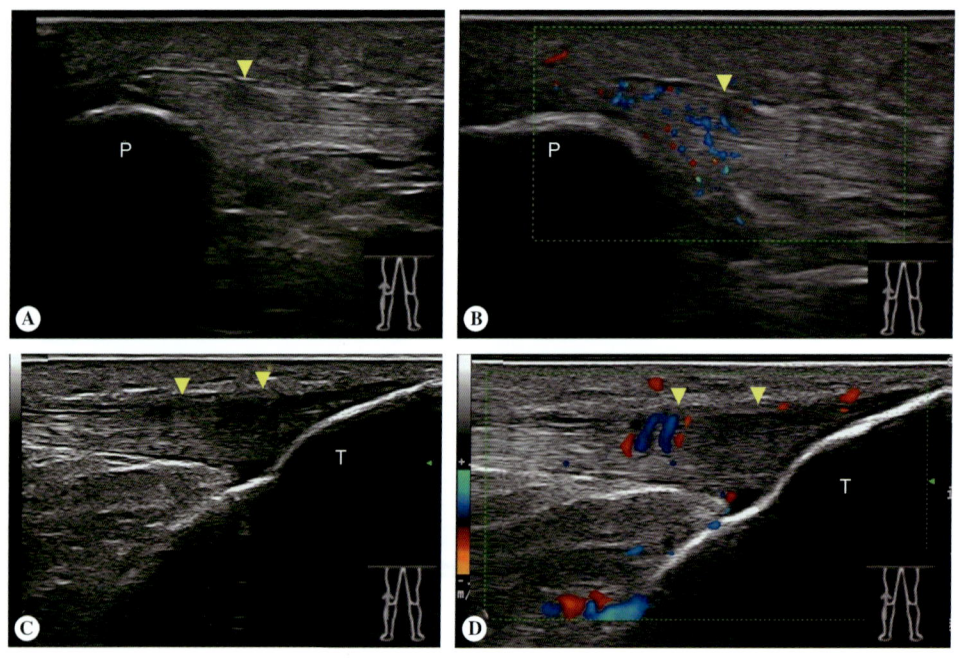

图 9-3-6　髌腱病的声像图
A、B. 髌腱髌骨附着端回声不均，可见片状低回声（三角箭头），彩色多普勒超声示其内可探及稍丰富的点状血流信号；
C、D. 髌腱胫骨附着端回声不均，可见片状低回声（三角箭头），彩色多普勒超声示其内可探及稍丰富的点状、条状血流信号。
P. 髌骨；T. 胫骨

4. 超声诊断思路及鉴别诊断要点　患者多为年轻人，喜好踢、跑、跳等相关运动或患者有代谢性疾病史，结合超声表现为髌腱内出现梭形低回声，基本可诊断为髌腱病。

鉴别诊断要点：髌腱断裂常见于髌骨附着端。创伤后患者出现典型的伸膝障碍，断裂处压痛、积血、髌腱出现不连续的空虚，髌骨上移。

5. 检查注意事项　超声检查显示髌腱内异常低回声病灶，应注意排除各向异性伪像，探头纵切面、横切面连续检查，必要时改变探头声束方向。同时，如彩色多普勒超声显示病灶内出现血流信号，也更支持髌腱病的诊断。

（七）髌骨病变

1. 髌骨骨折（patella fracture）

（1）病因：髌骨是人体内最大的籽骨，由于位置较表浅，因此易受到创伤。髌骨骨折多由直接或间接暴力引起，常发生于伸膝状态突然用力拉紧或者摔倒时屈膝着地。

（2）临床表现：髌骨骨折后关节内大量积血，髌前皮下淤血、肿胀，严重者皮肤可发生水疱。活动时膝关节剧痛，有时可感觉到骨擦感。有移位的骨折可触及骨折线间隙。

（3）超声表现：髌骨强回声，骨皮质不光滑、连续性中断，其周边可见强回声骨碎片，其浅层低回声为增厚的骨膜（图9-3-7）。

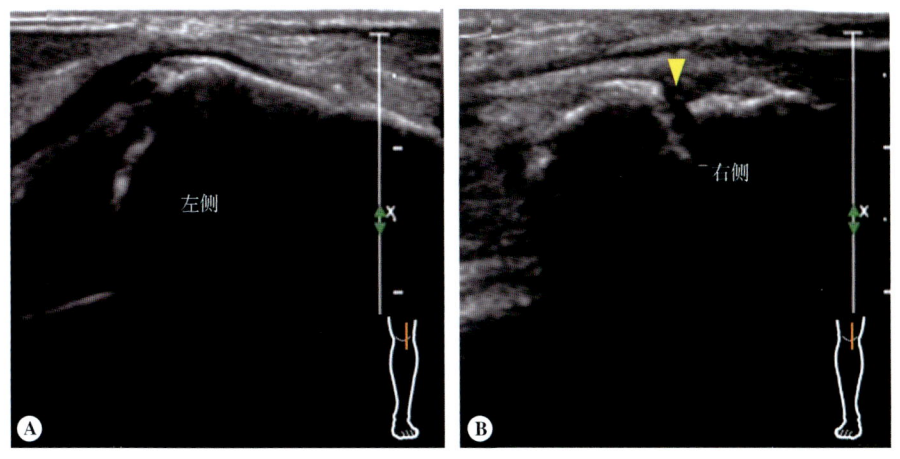

图 9-3-7　髌骨骨折的声像图

A. 左侧正常髌骨声像图，骨皮质连续性好；B. 右侧髌骨骨折声像图，示髌骨连续性中断（三角箭头）

（4）超声诊断思路及鉴别诊断要点：结合患者外伤史、超声检查髌骨骨皮质连续性中断，探头加压断端分离，伴有压痛症状，可考虑诊断为髌骨骨折。

鉴别诊断要点：①髌腱病，有些患者缺乏临床体征，临床上可能会误诊为髌腱病，而髌腱病的超声表现为髌骨的连续性好，髌腱增厚，回声减低；②二分髌骨，是常见的解剖变异，又称为髌骨双分裂，是青少年阶段髌骨发育异常，出现1个或多个副骨化中心，最常见于髌骨外侧髌上1/4、外1/4，且常呈双侧对称发生，而发生在中部的、分左右或上下贯通的少见，个别在骨发育成熟后仍不与主骨融合，鉴别诊断要点为二分髌骨一般无外伤史，且二分髌骨骨边缘规整，探头局部加压无压痛。

（5）检查注意事项：超声检查时应注意完整检查整个髌骨及其周围组织，避免漏诊。超声检查可对可疑骨折部位进行轻度探头加压，如骨折断端分离并伴有局部压痛则能明确诊断。

2. 髌骨软化症（chondromalacia patellae）

（1）病因：以慢性劳损、创伤等引起髌骨软骨面软化、碎裂、脱落、变性等退行性变化为病理特征的一种骨关节病。

（2）临床表现：本病起病缓慢，多见于膝关节有创伤史和慢性劳损的中老年患者，早期症状仅为膝关节酸软，上下楼梯膝关节乏力、疼痛，休息后缓解，运动后加重，活动后疼痛缓解或不痛；随着病情进展出现滑膜炎，半蹲发力疼痛，上下楼梯时明显疼痛，急停、起跳皆痛或不能起跳，膝关节屈伸受限，严重者可出现膝关节类似绞锁症状。

（3）超声表现：髌骨软骨厚度可正常，厚1.1～2mm。髌骨软骨与关节腔或髌骨软骨与软骨下骨之间界线模糊不清，其表面不光滑，会出现凹凸不平的波浪样改变或针刺样改变（图9-3-8）。

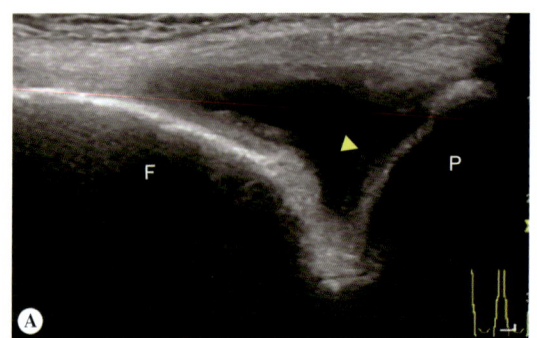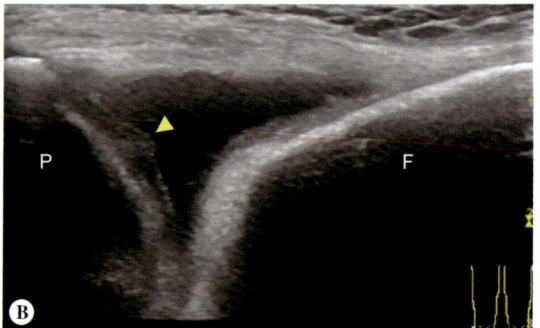

图 9-3-8 髌骨软化症的声像图

髌骨软骨上侧面（A）及内侧面（B）厚薄不均，其表面不光滑，呈波浪样改变（三角箭头）。F. 股骨；P. 髌骨

（4）超声诊断思路及鉴别诊断要点：结合患者外伤史或老年患者有膝关节疼痛症状，超声检查发现髌骨软骨表面及软骨下骨不光滑，可诊断为髌骨软化症。

鉴别诊断要点：注意与髌骨软骨骨折相鉴别，髌骨软骨骨折超声表现为局部软骨缺失，软骨下骨平面的高回声线不规则。

（5）检查注意事项：用超声检查髌骨软骨内侧面时可嘱患者伸直膝关节，向内侧推移髌骨，以利于内侧面软骨的显示。

（八）胫骨结节骨骺炎

1. 病因 胫骨结节骨骺炎（tibial apophysitis）又称为胫骨结节骨软骨病、胫骨结节骨软骨炎、胫骨结节骨骺无菌性坏死。国外文献多称为Osgood Schlatter病。一般认为是胫骨结节骨骺在髌腱的牵拉下发生急性或反复慢性损伤的结果。胫骨结节隆起部分可出现撕脱，严重者甚至可能导致完全撕脱性骨折。

2. 临床表现 该病是骨骼不成熟的青少年运动员膝关节疼痛的最常见原因之一。发病年龄恰好为青少年生长发育期，男性为10～15岁，女性为8～13岁，相比之下男性更为常见，并且在参与跑步和跳跃运动的运动员中更常发生。临床表现为胫骨结节处疼痛，活动后加重。胫骨结节局部可有肿胀、压痛甚至红热。患者主动伸膝、被动屈膝或蹲起时髌腱牵拉骨骺导致症状加重。

3. 超声表现 为胫骨结节骨骺骨皮质不光滑、边缘毛糙、不规则凸起，回声不连续、中断，可见多个强回声骨碎片（图9-3-9），可伴有周围软组织水肿。髌腱胫骨附着端增厚，回声减低，可见团状强回声（图9-3-9）。髌下浅囊、髌下深囊内可见积液。

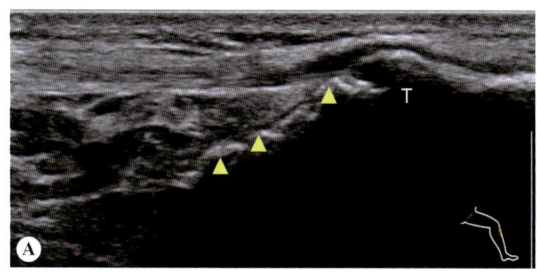 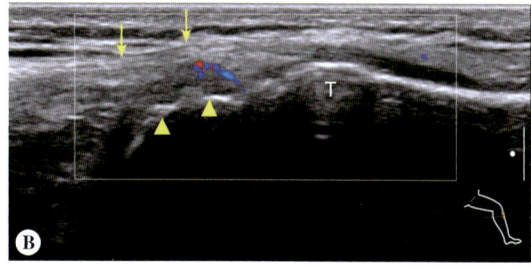

图 9-3-9 胫骨结节骨骺炎的声像图

A.左膝关节胫骨结节骨骺骨皮质不光滑、边缘毛糙、不规则凸起（三角箭头）；B.左膝关节髌腱胫骨附着端增厚、回声减低，彩色多普勒超声示其内探及点状、条状血流信号（箭头）。T.胫骨

4. 超声诊断思路及鉴别诊断要点 结合患者为青少年，运动后出现胫骨结节处疼痛，超声检查时胫骨结节处出现骨质破坏声像，应怀疑胫骨结节骨骺炎可能。

鉴别诊断要点：①骨瘤，超声表现为骨皮质隆起，骨皮质光滑；②骨软骨瘤，干骺端骨皮质局部隆起，边缘清晰，基底部较宽或为细长蒂，与周围正常骨皮质相延续，其表面可见低回声软骨覆盖，低回声软骨表面光滑；③退行性膝关节炎，超声表现为骨皮质不光滑，骨赘形成，软骨变薄，见于老年人，临床表现为膝关节痛，而非胫骨结节处疼痛。

5. 检查注意事项 超声检查时，不应局限于胫骨结节的观察，应注意其周围组织、髌腱有无异常声像改变。此外，还应观察髌下浅囊、髌下深囊内有无积液，检查时注意探头勿加压。

（九）软骨病变

1. 病因 软骨变薄见于退行性改变和炎症，类风湿关节炎软骨厚度减少的程度相对较轻。

2. 临床表现 膝关节疼痛，活动过多加重。

3. 超声表现 软骨与关节腔、软骨与软骨下骨之间边界模糊不清，股骨滑车软骨面软骨变薄，边界不清，软骨下骨化，软骨可见点状强回声沉积（软骨钙质沉积病、假性痛风），常位于软骨厚度的中1/3处（图9-3-10）。

4. 超声诊断思路及鉴别诊断要点 患者多为老年人或有类风湿关节炎病史，超声检查出现股骨滑车软骨破坏及软骨表面钙质沉着声像，可做出诊断。

鉴别诊断要点：①痛风性关节炎，患者表现为非对称性关节痛，超声检查痛风性关节炎早期软骨表面出现与骨皮质平行的线样强回声，也称为双轨征，结合患者血清学检查中尿酸有无异常即可鉴别；②类风湿关节炎，患者表现为多发性、对称性小关节痛，软骨变薄程度轻，结合患者血清学检查自身抗体阳性可以鉴别。

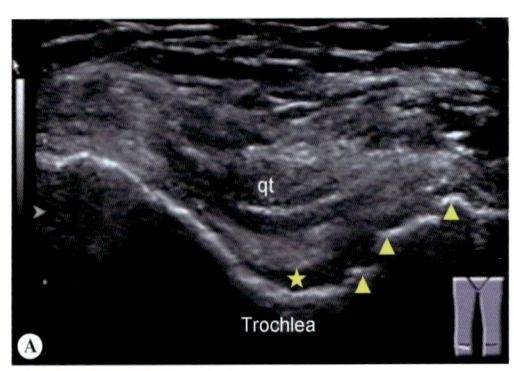
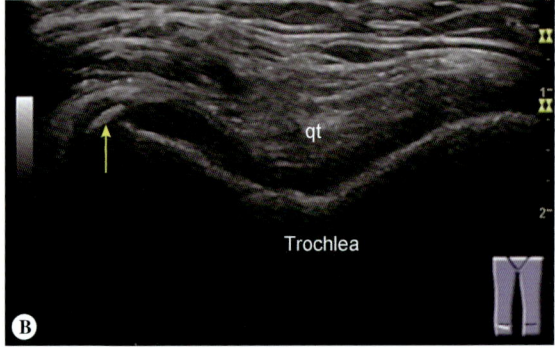

图 9-3-10 股骨滑车软骨病变的声像图

A. 右侧膝关节股骨滑车软骨（星号）变薄，软骨下骨皮质不光滑，凹凸不平，可见多个骨赘形成（三角箭头）；B. 左侧膝关节股骨滑车软骨下骨化（箭头）。qt. 股四头肌肌腱；Trochlea. 股骨滑车

5. 检查注意事项 观察股骨滑车软骨时，应嘱患者尽量最大程度屈曲膝关节。检查时，应注意完整检查整个股骨滑车，尤其是股骨滑车内、外侧髁位置，软骨变薄会更为明显。

（十）关节内游离体

1. 病因 关节内游离体来源于剥脱性骨软骨炎、滑膜骨软骨瘤病、骨赘、关节面骨折、损伤的半月板。游离体可为纤维蛋白性、纤维性或骨软骨性。

2. 临床表现 主要临床症状为关节疼痛、突发绞锁，有时可触及游离体肿物。经适当活动可解除关节绞锁，症状暂时消失，肿物也随之隐匿不显。

3. 超声表现 膝关节腔内见积液，其内可见团状强回声，后伴声影（骨或软骨钙化碎片），或见团状低回声，边界清，后方回声无衰减（单纯软骨），或见团状高回声，周边有低回声包绕（软骨碎片），彩色多普勒超声显示团块内无明显血流信号（图 9-3-11）。膝关节的屈、伸活动及改变患者的体位（站立位、仰卧位）可使碎片移动，超声检查有助于诊断游离体。

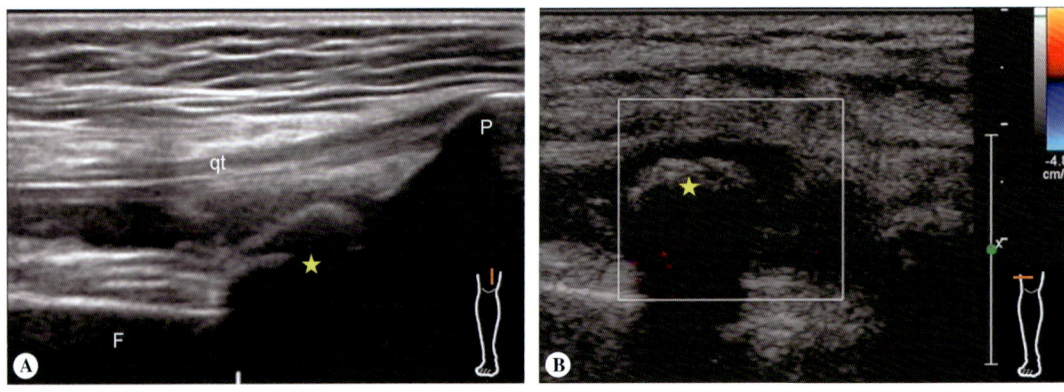

图 9-3-11 髌上囊内游离体形成的声像图

A. 髌上囊内见团状强回声（星号），后伴声影；B. 彩色多普勒超声显示团块（星号）内部未见明显血流信号。qt. 股四头肌肌腱；F. 股骨；P. 髌骨

4. 超声诊断思路及鉴别诊断要点 膝关节腔内见可移动性团状强回声或低回声即可诊断。

鉴别诊断要点：①滑膜或关节囊钙化，动态超声观察游离体可活动或移位，可与滑膜或关节囊钙化相鉴别；②股骨滑车骨赘，由于股骨滑车骨赘由高回声的骨皮质覆以薄层软骨形成，可类似于位于髌骨下面的游离体，可通过完全屈曲膝关节观察股骨滑车以明确诊断。

5. 检查注意事项 检查时，游离体如有液体包绕则大大有助于明确诊断。因此，检查髌上囊游离体时，伸展膝关节有助于避免液体被挤压出髌上隐窝。

二、膝关节内侧面常见疾病的超声检查

（一）内侧副韧带损伤

1. 病因 常见于运动创伤，尤其见于足球运动员和滑雪者膝关节屈曲、外翻和外旋用力过度。

2. 临床表现 膝关节内侧区放射性疼痛，急性期伴有局部软组织水肿。按严重程度分为3级：1级为内侧副韧带扭伤，单纯韧带牵拉、未松弛；2级合并部分韧带连续性中断，中等程度关节不稳；3级包括完全性韧带撕裂，合并显著关节不稳。

3. 超声表现 挫伤时，内侧副韧带增厚，连续性尚好，回声不均，纤维纹理显示欠清（图9-3-12）。部分撕裂者常累及股板韧带，该层韧带回声不规则减低，而其浅层未受累韧带可稍隆起（图9-3-13）。在损伤韧带周围有时可见低回声，系韧带撕裂后水肿或少量出血形成。超声若显示膝关节腔内有积液，透声差，可见点状回声漂浮，此为膝关节腔积血，此有助于诊断内侧副韧带损伤的严重程度。如全层撕裂，则出现断端回缩，断端可见液性无回声或低回声填充，嘱患者缓慢屈膝，探头加压，两断端间距离增大。

4. 超声诊断思路及鉴别诊断要点 结合患者膝关节外翻暴力损伤机制及双侧对比检查显示，患侧膝关节内侧副韧带出现回声减低、纤维纹理显示不清等异常声像改变时需考虑内侧副韧带损伤可能。超声检查时，应注意内侧副韧带挫伤、部分性撕裂、完全性撕裂的鉴别诊断，主要通过观察韧带连续性来鉴别。

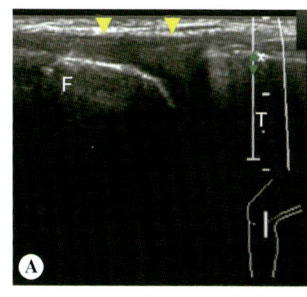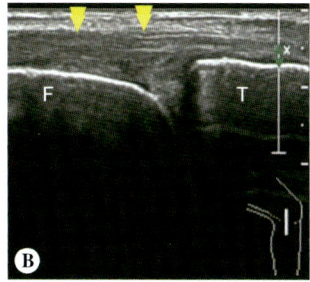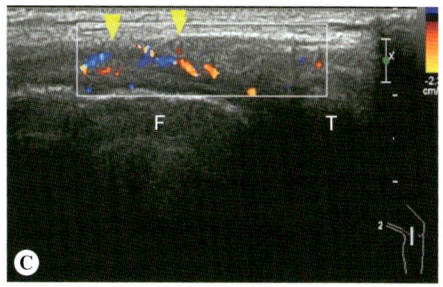

图 9-3-12 内侧副韧带损伤的声像图

A. 右膝内侧副韧带（三角箭头）正常声像图；B. 左膝内侧副韧带（三角箭头）全层增厚，连续性尚好，纤维纹理显示欠清晰；C. 彩色多普勒超声显示左膝内侧副韧带（三角箭头）内部探及丰富点状、条状血流信号。F. 股骨；T. 胫骨

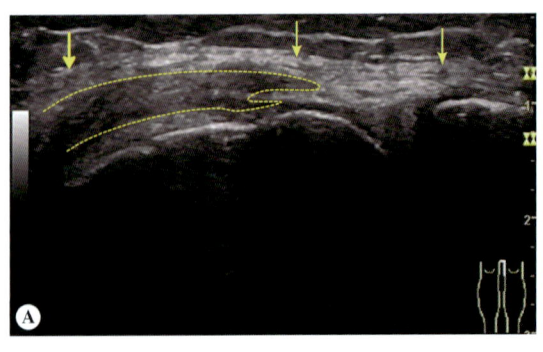
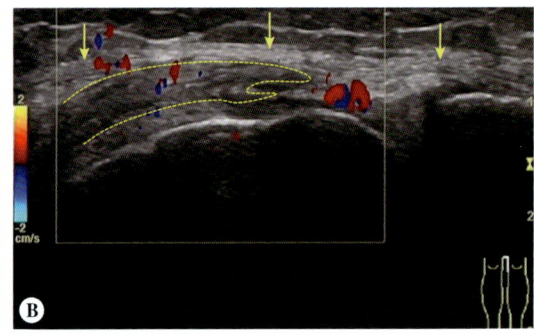

图 9-3-13　内侧副韧带深层撕裂的声像图

A. 左膝关节内侧副韧带浅层（箭头）连续性好，纤维纹理尚清晰，其股骨附着端隆起，内侧副韧带深层股板韧带（虚线）明显增厚，回声减低，纤维纹理显示不清；B. 左膝关节内侧副韧带浅层（箭头）及深层（虚线）内部探及丰富的点状血流信号

5. 检查注意事项　对撕裂的内侧副韧带进行检查时，探头置于患者痛点处，常可以快速发现内侧副韧带的撕裂部位。必要时可进行动态检查，特别是应力位检查，通过观察关节间隙的动态变化，进一步判断韧带的损伤程度。内侧副韧带的挫伤与部分撕裂不容易鉴别，应注意采用双侧对比及探头加压等方式进行检查。

（二）鹅足腱滑囊炎

1. 病因　常见于类风湿关节炎和 2 型糖尿病患者。反复应力的作用、活动过多等可造成此处产生无菌性炎症。

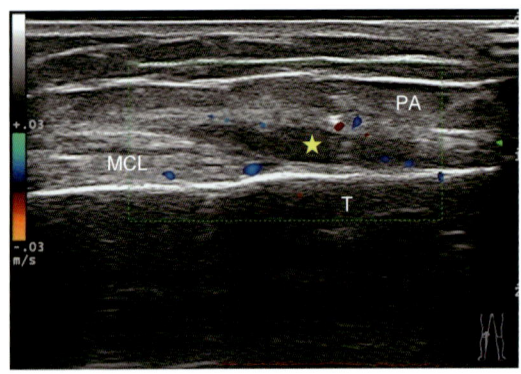

图 9-3-14　鹅足腱滑囊炎的声像图

右膝关节鹅足腱滑囊内探及液性无回声区（星号），滑膜未见明显增厚，彩色多普勒超声示鹅足腱滑囊壁可探及点状血流信号。MCL. 内侧副韧带；PA. 鹅足腱；T. 胫骨

2. 临床表现　膝关节内侧疼痛，晨轻夜重，膝关节活动受限，活动多时疼痛加重，休息后减轻，可有不同程度跛行，下上楼梯时尤为明显。当膝关节被动外翻、外旋时疼痛加剧，而休息和热敷可以缓解疼痛，患者通常不能跪或下台阶。

3. 超声表现　鹅足腱与内侧副韧带之间可见局限性积液，探头加压时积液变形，急性期囊壁可探及血流信号（图 9-3-14）。

4. 超声诊断思路及鉴别诊断要点　结合患者膝关节活动过多的病史，超声检查显示鹅足腱与内侧副韧带之间有局限性低回声或无回声，需考虑为鹅足腱滑囊炎可能。

鉴别诊断要点：注意与腱鞘囊肿相鉴别，腱鞘囊肿更接近圆形，形态饱满，内部可见分隔，探头加压时无明显形变。

5. 检查注意事项　探头应轻放，避免加压引起假阴性。

三、膝关节外侧面常见疾病的超声检查

（一）髂胫束摩擦综合征

1. 病因 体育运动员，尤其是进行大强度训练或者负重体育锻炼以后，如长跑、骑自行车、足球运动或举重。髂胫束和股骨外侧髁之间发生局部反复的慢性摩擦，导致局部炎症和疼痛，使膝关节功能及运动能力下降，称为"跑步膝"。

2. 临床表现 膝关节股骨外侧髁部位疼痛，以刺痛为主。上下楼梯或做膝关节弯曲的动作时疼痛加重。累及髂胫束的滑囊造成滑囊炎症严重时甚至发生弹响或疼痛放射至大腿及小腿外侧。

3. 超声表现 与股骨外侧髁相邻的髂胫束增厚、回声减低，彩色多普勒超声显示其内可探及血流信号；也可表现为髂胫束无明显增厚及回声改变，与股骨外侧髁相邻的髂胫束滑囊内可见积液（图9-3-15）。急性期囊壁可探及血流信号。

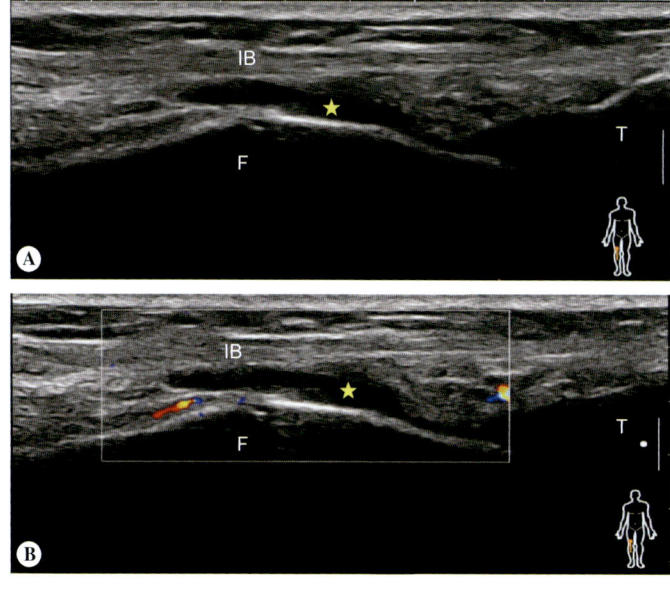

图 9-3-15　髂胫束摩擦综合征的声像图

A. 右侧髂胫束股骨外侧髁水平稍增厚，纤维纹理尚清晰，其深方滑囊壁稍增厚，内探及液性无回声（星号）；B. 彩色多普勒超声显示滑囊壁及囊内未探及明显血流信号。IB. 髂胫束；T. 胫骨；F. 股骨

4. 超声诊断思路及鉴别诊断要点 结合患者大强度的体育锻炼情况，超声检查显示与股骨外侧髁相邻的髂胫束厚度及回声发生改变或有髂胫束滑囊炎时可考虑为髂胫束摩擦综合征可能。

需注意与其他急性和慢性运动损伤相鉴别，如外侧副韧带损伤、外侧半月板损伤、腘肌肌腱撕裂或退行性变、膝外侧脂肪垫损伤等。

5. 检查注意事项 超声检查髂胫束滑囊时应注意避免探头加压导致的假阴性。

(二)髂胫束远端病变

1. 病因 常见于膝关节置换术后或骨性关节炎患者。对于膝关节置换者,髂胫束深面会和胫骨假体部分尖锐的金属缘摩擦。对于骨性关节炎患者,其病理改变可能继发于走路时髂胫束应力增加,这是由膝关节外翻-内翻畸形导致的负重改变。

2. 临床表现 主要表现为髌腱远端的外侧面疼痛,部分患者出现大腿外侧面放射痛。

3. 超声表现 髂胫束胫骨附着端增厚、回声减低,部分纤维纹理显示不清,彩色多普勒超声显示其内可探及血流信号。部分患者仅出现回声减低(图9-3-16),因此必要时进行双侧对比。

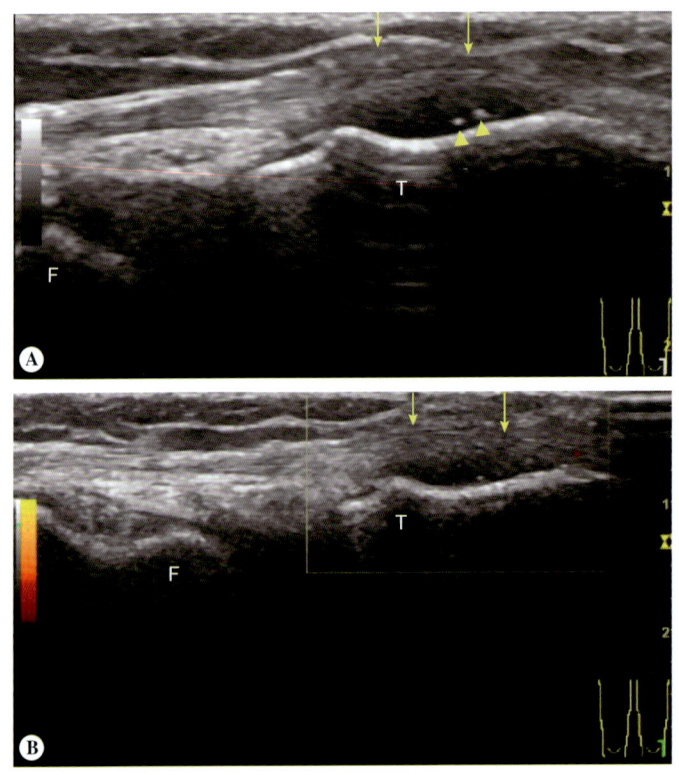

图 9-3-16 髂胫束远端肌腱病的声像图

A. 髂胫束胫骨附着端(箭头)稍增厚,局部回声减低,纤维纹理欠清晰,其内可探及点状强回声(三角箭头);B. 能量多普勒超声显示髂胫束胫骨附着端(箭头)内部未探及明显血流信号。F. 股骨;T. 胫骨

4. 超声诊断思路及鉴别诊断要点 结合患者膝外侧区疼痛病史,超声检查显示髂胫束胫骨附着端异常回声改变,此均有助于诊断。

鉴别诊断要点:注意与髌腱病相鉴别,髌腱病超声表现为髌腱的异常声像改变,而非髂胫束。

5. 检查注意事项 超声检查时应注意双侧对比,并结合患者病史及临床症状进行综合评估。

(三)外侧副韧带损伤

1. 病因 膝关节外侧副韧带较内侧副韧带坚韧,损伤比较少见。多因暴力作用于小腿内侧使之内收造成，导致韧带扭伤和撕裂，通常合并前交叉韧带断裂和其他关节内结构损伤。膝外侧副韧带断裂多发生在止点处，多数伴有腓骨小头撕脱骨折。

2. 临床表现　膝关节外侧局限性疼痛，腓骨小头附近肿胀，皮下淤血，局部压痛，膝关节活动障碍，有时合并腓总神经损伤。

3. 超声表现　外侧副韧带挫伤或部分撕裂时，韧带增厚，回声减低，其内纤维纹理显示不清（图9-3-17）。完全性撕裂时，外侧副韧带连续性中断，断端回缩，呈低回声，中断处由不规则较低回声填充，断端可见强回声骨碎片，腓骨小头骨皮质不光滑。

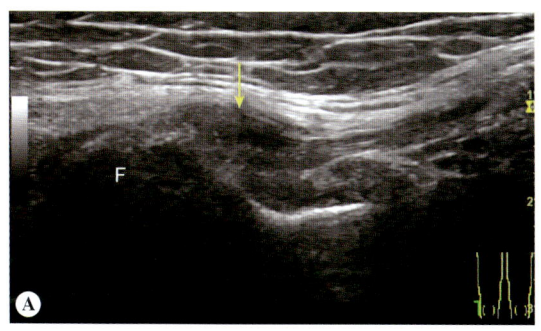 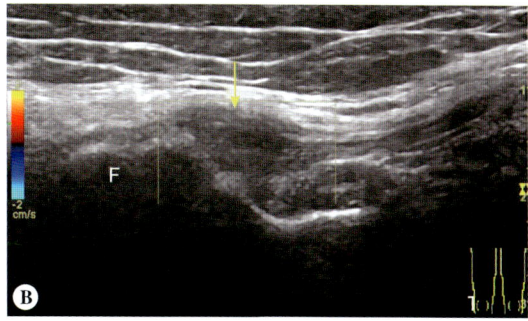

图 9-3-17　外侧副韧带损伤的声像图
A. 右侧膝关节外侧副韧带股骨外上髁附着部肿胀，局部回声减低（箭头），纤维纹理缺失；B. 彩色多普勒超声显示外侧副韧带肿胀处周边及内部未见明显血流信号。F. 股骨

4. 超声诊断思路及鉴别诊断要点　结合患者由于暴力作用于膝关节内侧使其过度内收的损伤机制，以及超声检查显示外侧副韧带异常声像有助于诊断。

鉴别诊断要点：注意与外侧副韧带炎症性改变相鉴别，结合患者临床病史即可鉴别，外侧副韧带炎症性病变多合并痛风、类风湿关节炎等病史，而非外伤史。

5. 检查注意事项　外侧副韧带与股二头肌肌腱均附着在腓骨小头，两者走行交错。超声检查如发现外侧副韧带腓骨小头出现片状低回声，应注意排除交错走行的股二头肌肌腱引起的各向异性伪像。

四、膝关节后侧面常见疾病的超声检查

（一）腘窝囊肿

1. 病因　本病是原发或继发于膝关节的疾病。原发性常见于小儿患者，继发性常见于成人。

2. 临床表现　患者腘窝部不适或行走后腘窝肿胀感。部分患者腘窝部触及肿物，质地柔软，如发生破裂，则出现小腿弥漫肿胀、疼痛和压痛。

3. 超声表现　声像图表现为囊性肿块，纵切呈椭圆形，横切呈弯豆形，位于半膜肌与腓肠肌内侧头之间，包绕腓肠肌内侧头，深部向关节间隙延伸，肿块包膜完整，壁薄或厚，囊内透声好或内见点状弱回声，后方回声增强（图9-3-18）。合并破裂时，囊壁不完整，肿块向腓肠肌内侧头与比目鱼肌之间延伸。

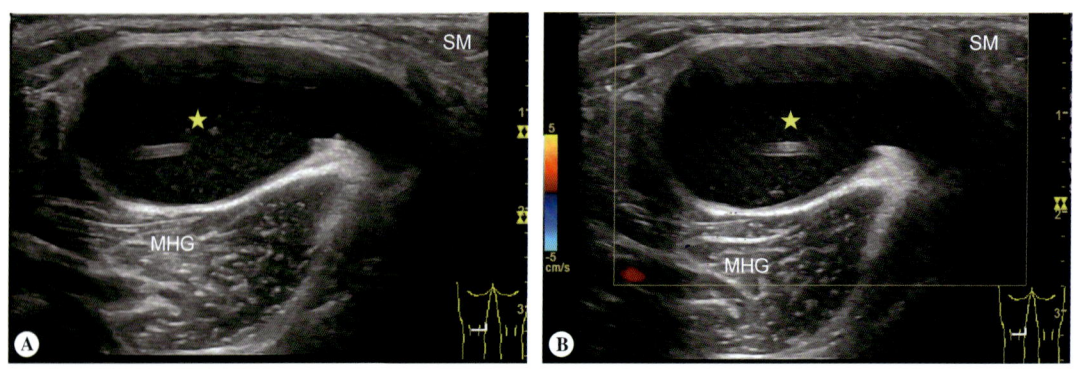

图 9-3-18　腘窝囊肿的声像图

A. 左膝关节半膜肌-腓肠肌滑囊肿大，内探及液性无回声区（星号），滑膜未见明显增厚；B. 彩色多普勒超声显示滑囊内未探及明显血流信号。MHG. 腓肠肌内侧头；SM. 半膜肌

4. 超声诊断思路及鉴别诊断要点　超声检查显示腘窝处腓肠肌内侧头与半膜肌之间的囊性结构，彩色多普勒超声显示其内无血流信号，多可诊断为腘窝囊肿。

鉴别诊断要点：①腘动脉瘤，是最主要的鉴别疾病，是腘窝部最常见肿块。超声所探及的典型腘动脉瘤是位于动脉近段及中段，紧靠收肌腱裂孔远侧，而腘动脉分叉附近的远段受累较少。超声表现为位于腘窝中央的充满液体的无回声肿块，且有搏动，调高增益后其内部可见点状弱回声流动，远端及近端与正常腘动脉相延续，彩色多普勒超声显示肿块内可探及五彩镶嵌的血流信号，其内录得动脉血流频谱信号。②脂肪瘤，临床触诊腘窝部有包块而常误以为腘窝囊肿。其主要发生于皮下脂肪组织，质软，超声表现为椭圆形实性肿块，内部多呈等回声，并有纤维样强回声为其特征性声像图表现，彩色多普勒超声显示肿块内部血流信号一般不丰富。③下肢静脉曲张，有时在腘窝部可探及长条形囊性无回声区而误以为腘窝囊肿，此时探头加压囊性无回声区可被压瘪，脉冲多普勒超声在其内可探及波浪状起伏的静脉血流而易于鉴别。④部分患者偶尔在腘窝部出现过多脂肪组织，因此临床上误以为腘窝囊肿。

5. 检查注意事项　腘窝囊肿常与膝关节相通，超声检查时应注意探头勿过度加压，必要时屈伸膝关节以仔细观察。

（二）神经鞘瘤

1. 病因　神经鞘瘤（Schwannoma/neurilemmoma）又称为施万细胞瘤，由施万细胞和周围胶原基质组成。本病可无明显诱因，也可能由外伤或其他刺激引发。神经鞘瘤是周围神经系统最常见的神经源性肿瘤，可广泛分布于全身各处，但最常见于四肢的屈侧、头颈部、腹膜后及脊神经后根等处。

2. 临床表现　患者通常以触及肿块就诊，肿块质软、边界清、活动性好、生长缓慢。患者常无自觉症状，也可伴有疼痛及压痛。如累及神经组织时患者可发生感觉障碍或麻木。

3. 超声表现　肿块位于皮下或肌间，超声表现为梭形实性低回声，包膜清晰，边缘规整，肿块内回声欠均匀，肿块上下端可见高回声脂肪帽，其旁可见鼠尾状神经束。该处神经束变扁平，近端肿胀，神经与瘤体延续，可在瘤体一侧绕行（图9-3-19）。较大的神经鞘瘤可出现囊性变。彩色多普勒超声示肿块周边可见环状血流信号，内部见点状及短杆状血流信号。

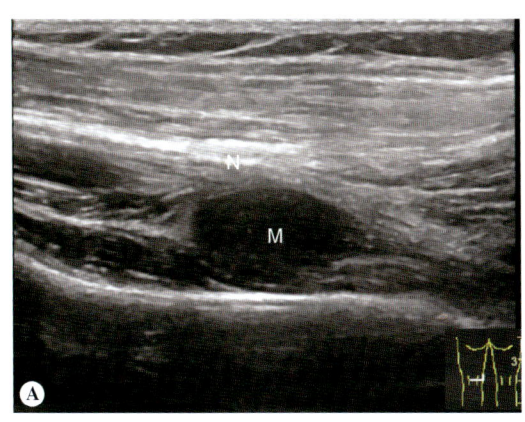 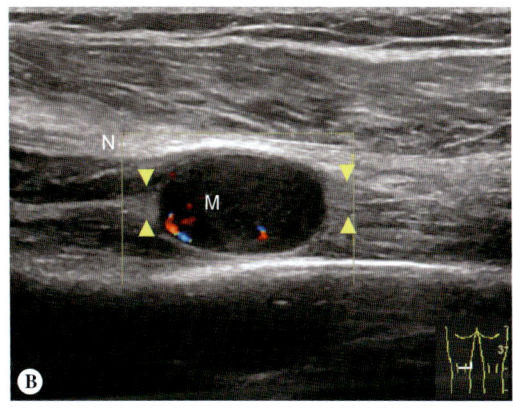

图 9-3-19 胫神经神经鞘瘤的声像图

A. 左小腿上段肌间见一低回声实性肿块（M），包膜清晰，边缘规整，肿块内回声欠均匀，肿块一侧可见胫神经（N）经过；B. 低回声实性肿块（M）上下两端可见高回声脂肪帽（三角箭头），彩色多普勒超声显示肿块（M）周边及内部见点状及短杆状血流信号

4. 超声诊断思路及鉴别诊断要点　超声检查显示皮下或肌间有实性低回声肿块，并在其旁可见受压的神经或其与神经相延续，此时常可诊断为神经来源肿瘤。

鉴别诊断要点：①神经纤维瘤，其无真性包膜，较少发生囊性变；而神经鞘瘤有真性包膜，体积较大时囊性变多见，肿瘤若位于神经干一侧时可呈偏心性生长，理论上这些特征对鉴别有一定帮助，但有学者认为多数鉴别困难。②脂肪瘤，主要发生于皮下脂肪组织，质软，超声表现为椭圆形实性肿块，内部回声多呈等回声，并有纤维样条状强回声为其特征性声像图表现，彩色多普勒超声显示肿块内部无明显血流信号。③皮下囊性病变，如皮脂腺囊肿、表皮样囊肿、毛囊炎等为低回声结节，内部回声不均，可见斑片状高回声，探头加压时结节有轻度形变。彩色多普勒超声显示包块周边有点状血流信号，内部未探及血流信号。鉴别诊断要点为注意包块与神经的关系，神经鞘瘤与神经关系密切。

5. 检查注意事项　探头加压病灶时，患者可出现肢体感觉麻木症状。

（三）神经纤维瘤

1. 病因　神经纤维瘤（neurofibroma）是缓慢生长的软组织良性肿瘤，并有皮肤色素改变，呈灰褐色。本病可表现为孤立性神经纤维瘤，也可表现为神经纤维瘤病，后者为常染色体显性遗传病，又称为Von Recklinghuausen病，可有20%～50%的家属成员患有相同疾病，也可来源于基因突变。神经纤维瘤病分为Ⅰ型及Ⅱ型，前者主要累及周围神经，被称为外周型神经纤维瘤病；后者则称为中央型，即双侧前庭神经纤维瘤病。

2. 临床表现　患者常因发现局部包块就诊，部分患者表现出包块处疼痛、酸胀、远端麻木或无力，加压后远端放射痛等不同程度的神经受损症状；也可无明显临床症状及感觉异常；可伴有皮肤的咖啡牛奶斑或腋窝雀斑。Ⅱ型神经纤维瘤病表现为双侧进行性听力下降。

3. 超声表现 神经纤维瘤位于皮下或肌间,呈梭形实性低回声肿块,包膜清,边缘规整,上下端见神经纤维相延续,肿块内回声欠均匀。彩色多普勒超声显示肿块周边有环状血流信号,内部有少许短杆状血流信号。Ⅰ型神经纤维瘤病可分为3种类型:局灶型神经纤维瘤病、弥漫型神经纤维瘤病和丛状型神经纤维瘤病。局灶型神经纤维瘤病常侵及真皮及皮下软组织,超声显示为低回声肿块,中心伴细小的高回声区,由周围黏液瘤组织包绕中心纤维组织灶形成不同的界面产生(图9-3-20)。弥漫型神经纤维瘤病主要侵及皮肤和皮下软组织,表现为皮肤及皮下脂肪组织增厚,高低回声之间间杂着有序的"羽毛状"排列或欠规整的"鱼鳞状"排列,彩色多普勒超声显示该处探及丰富血流信号。丛状型神经纤维瘤病累及长节段神经束及其分支,表现为神经束弥漫性迂曲增粗(图9-3-21),彩色多普勒超声显示其内可探及血流信号。

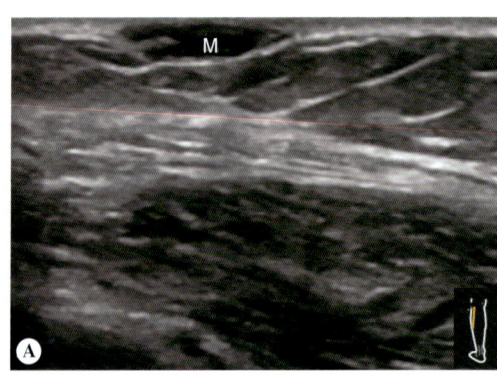 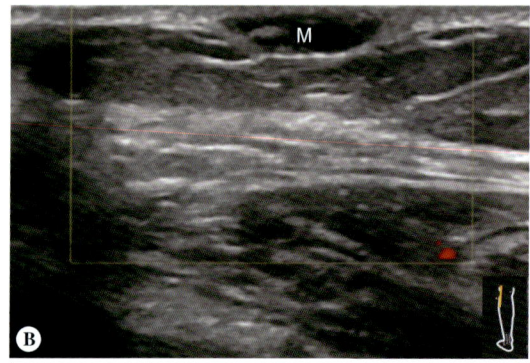

图 9-3-20 局灶型神经纤维瘤病的声像图

A. 左侧小腿上段皮下可见一低回声实性肿块(M),边界尚清,肿块内回声不均匀,其内可见高回声区,后方回声未见明显改变;
B. 彩色多普勒超声显示肿块(M)周边及内部未见明显血流信号

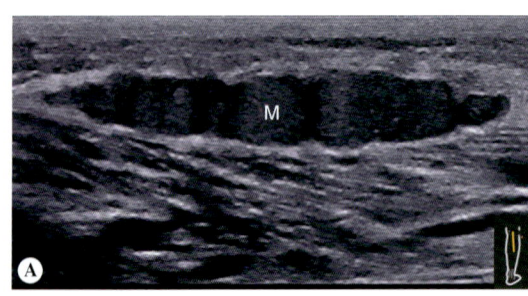 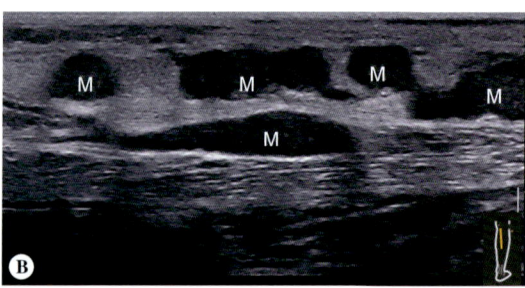

图 9-3-21 丛状型神经纤维瘤病的声像图

A. 左侧小腿上段皮下脂肪层见一低回声实性肿块(M),边界清晰,呈腊肠状,肿块内回声欠均匀,后方回声无明显改变;
B. 右侧小腿上段皮下脂肪层及肌层内可见类圆形、梭形及不规则形低回声实性肿块(M),边界清晰,部分呈串珠样,肿块内回声欠均匀,后方回声无明显改变

4. 超声诊断思路及鉴别诊断要点 本病的鉴别诊断要点同本节"四、(二)神经鞘瘤"。

5. 检查注意事项 探头加压病灶时,患者可出现肢体感觉麻木症状。

(四)神经损伤

1. 病因 本病常由外周神经受挤压、切割、撕裂或缺血引起。神经损伤后过度增生修复可导致创伤性神经瘤。神经纤维断裂，近端的神经纤维可再生，且向各方面发展，甚至反折而形成神经瘤。

2. 临床表现 本病表现为皮肤感觉消退或者麻木，也可出现肌力下降、肌肉瘫痪，导致肢体活动异常、运动不协调。不同部位的神经损伤可引起不一样的症状。

3. 超声表现 对于创伤性周围神经损伤，超声能无创地沿神经解剖走行区动态检查，协助定位受损神经部位，描述神经结构改变，如神经束肿胀，神经束膜、神经外膜及神经主干的连续性，神经内瘢痕形成和创伤性神经瘤形成等。神经损伤程度及其累及范围不同，声像上也会有差异性表现。

病变轻微时，仅表现为神经外膜回声增高或神经束膜模糊。大部分表现为神经束呈不规则低回声，可见部分正常神经束（图9-3-22）。严重时，神经束膜回声消失，代之以杂乱的低回声瘢痕组织，几乎看不到正常的神经束。瘢痕粘连引起轻微损伤时，可仅出现瘢痕旁神经外膜连续性中断（图9-3-23）。神经断裂时，多伴有创伤性神经瘤，表现为边界清楚的团状低回声，残端神经可分离（图9-3-24），也可通过创伤性神经瘤相连。

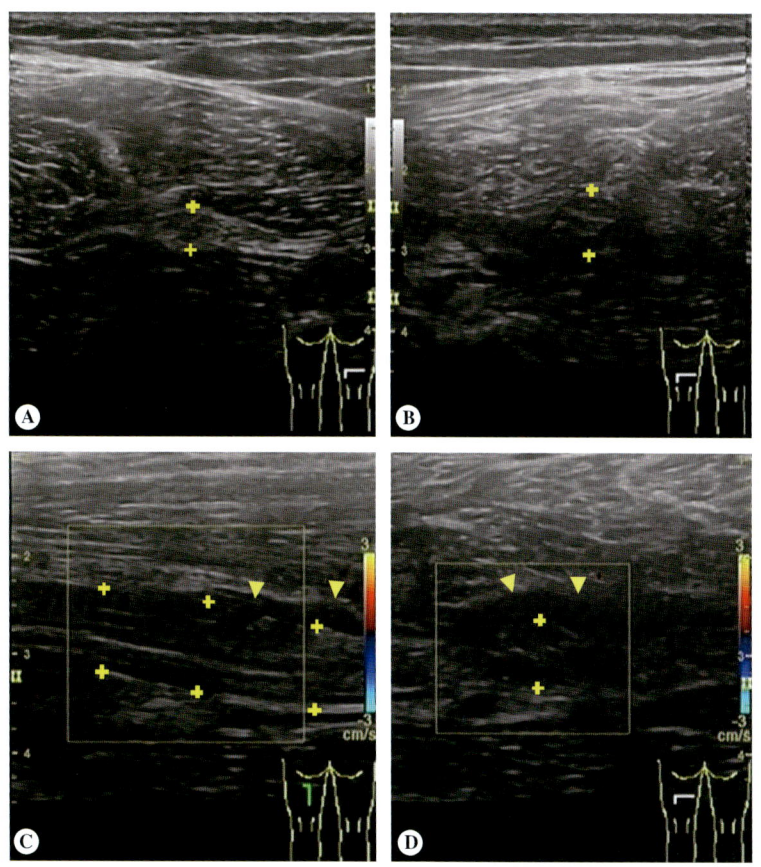

图9-3-22 坐骨神经损伤并瘢痕形成的声像图

A、B.双侧坐骨神经对比（短轴切面）；A.正常的右侧坐骨神经（＋字游标）；B.损伤的左侧坐骨神经（＋字游标），神经明显增粗；C.长轴切面显示左侧坐骨神经（＋字游标）连续性可，外膜模糊不清，与周边软组织分界欠清，内部神经束回声减低，部分纤维显示欠清，其周边可见不规则低回声瘢痕（三角箭头），彩色多普勒超声显示神经周边及内部未见明显血流信号；D.短轴切面显示左侧坐骨神经外膜模糊不清，其周边可见不规则低回声瘢痕（三角箭头），彩色多普勒超声显示神经周边及内部未见明显血流信号

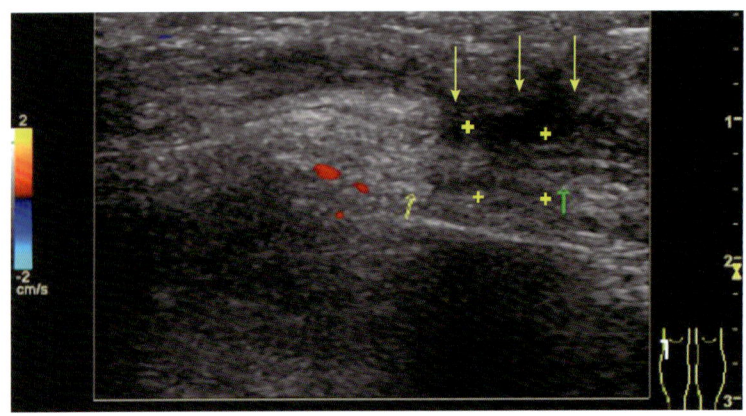

图 9-3-23 腓总神经损伤的声像图

右侧小腿瘢痕处皮下组织结构紊乱，局部回声减低（箭头），与腓总神经（+字游标）分界不清，该处神经外膜显示不清，与周围组织分界不清，其内纤维纹理显示欠清晰，纤维连续性可。彩色多普勒超声显示腓总神经未见明显血流信号

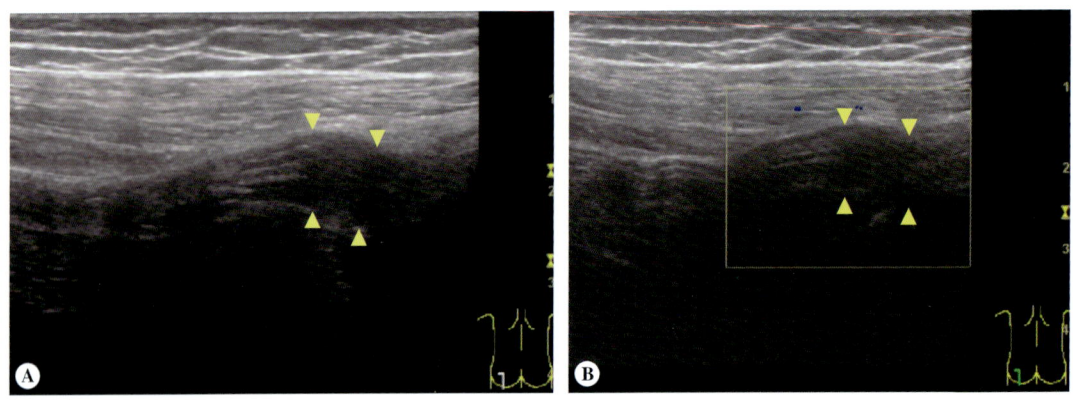

图 9-3-24 坐骨神经创伤性神经瘤的声像图

A.患者左下肢骨肉瘤行截肢手术。左侧坐骨神经（三角箭头）连续性中断，回声减低，呈瘤样增粗，神经束纤维纹理显示不清，神经外膜显示欠清；B.彩色多普勒超声显示该处坐骨神经（三角箭头）内部未见明显血流信号

4. 超声诊断思路及鉴别诊断要点　结合患者外伤史及超声检查，若出现神经外膜、神经束膜结构模糊，神经束增粗或神经连续性中断，创伤性神经瘤的出现等均有助于诊断本病。

鉴别诊断要点：注意与神经纤维瘤、神经鞘瘤相鉴别，参见本节"四、（二）神经鞘瘤""四、（三）神经纤维瘤"；另外，注意结合患者病史，尤其询问有无外伤史。

5. 检查注意事项　超声检查时应注意完整检查可疑病变神经全程，从近端至远端检查。必要时采取双侧对比的方法。对于外伤或术区结构紊乱者，尤其注意从上至下追踪观察，亦可通过伴行血管神经束来识别。

（五）周围神经卡压

1. 病因　周围神经卡压综合征是指神经走行过程中，任何一处的位置受到外界的机械性压迫而产生的综合征。神经旁占位性病变、神经周围韧带组织增厚、神经周围组织瘢痕粘连等原因均可造成神经卡压。在一些特殊的解剖位置，如骨-纤维性管道中，周围神经更容易受到卡压。

2. 临床表现　临床表现为皮肤感觉消退或麻木，也可出现肌力下降、肌肉瘫痪，导致肢体活动异常、运动不协调。不同部位的神经卡压可引起不一样的症状。

3. 超声表现　早期神经干可基本正常或仅显示为神经外膜回声增高。随着神经反复挤压、摩擦加重神经水肿，神经干于卡压水平处变扁平，神经外膜完整，近端肿胀，神经束膜回声减低、模糊，远端变细。晚期神经外膜及神经束膜均模糊不清，神经干呈低回声，与周围组织分界不清，内部纤维纹理显示不清（图 9-3-25，图 9-3-26）。

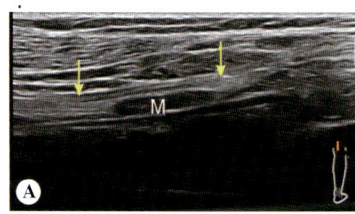 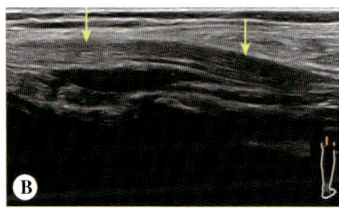 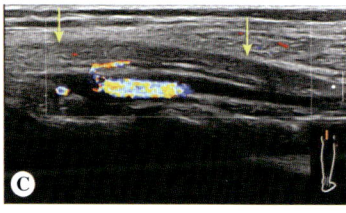

图 9-3-25　胫神经卡压的声像图（神经鞘瘤导致神经卡压）

A. 右侧腘窝胫神经（箭头）旁见类椭圆形低回声结节（M），边界清，形态规则，内部回声均匀，与神经外膜关系较密切，神经未见明显增粗或变细，内部神经束显示尚清；B. 右侧胫神经（箭头）胫骨上段水平增粗，内部回声减低，神经束显示不清；C. 彩色多普勒超声显示增粗神经内有点状血流信号

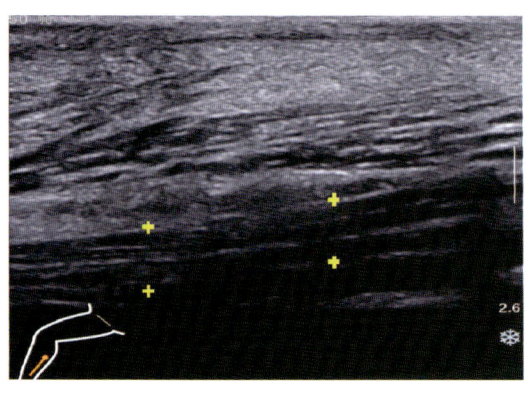 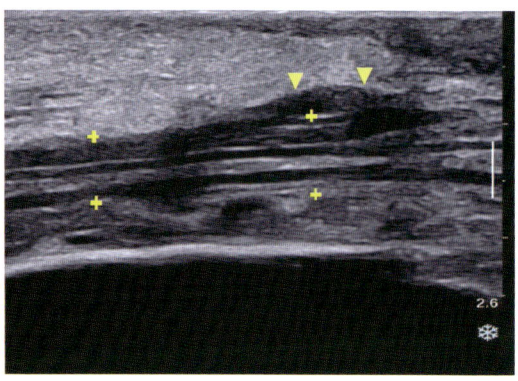

图 9-3-26　胫神经卡压的声像图（由瘢痕粘连引起）

小腿内下段皮下组织回声稍紊乱，可见片状不规则低回声瘢痕，局部与胫神经分界不清（三角箭头），该处胫神经（+字游标）明显增粗，回声减低，部分纤维纹理显示不清

4. 超声诊断思路及鉴别诊断要点　结合患者出现神经支配区域感觉或功能障碍及相应神经局部变细，近端肿胀，应怀疑神经卡压可能。

鉴别诊断要点：注意与外伤引起的神经损伤相鉴别，需结合患者有无外伤史进行鉴别。

5. 检查注意事项　引起神经卡压的病因多样，有时即使症状典型，形态学上神经也不一定有明显的改变，有时形态学上已经存在明显的卡压，但患者没有明显的症状。超声检查应注意寻找神经卡压原因，如有无占位性病变、瘢痕组织、神经周围组织病变等，以指导临床制订下一步治疗方案。

五、膝关节内结构常见疾病的超声检查

(一) 交叉韧带损伤

1. 病因 暴力使膝关节过伸或过度外展可引起膝关节前交叉韧带损伤。屈膝时，外力从前向后撞击胫骨上端，使胫骨过度向后移位，可引起后交叉韧带损伤，甚至发生膝关节后脱位。

2. 临床表现 膝关节剧烈疼痛，明显肿胀，关节内积血，屈伸活动障碍。受伤初期关节尚稳定，晚期常出现关节不稳定的情况。

3. 超声表现 交叉韧带增厚、松弛，回声减低，内部纤维纹理显示不清（图 9-3-27）。如发生撕裂可见韧带的结构模糊不清，其周边可出现血肿。

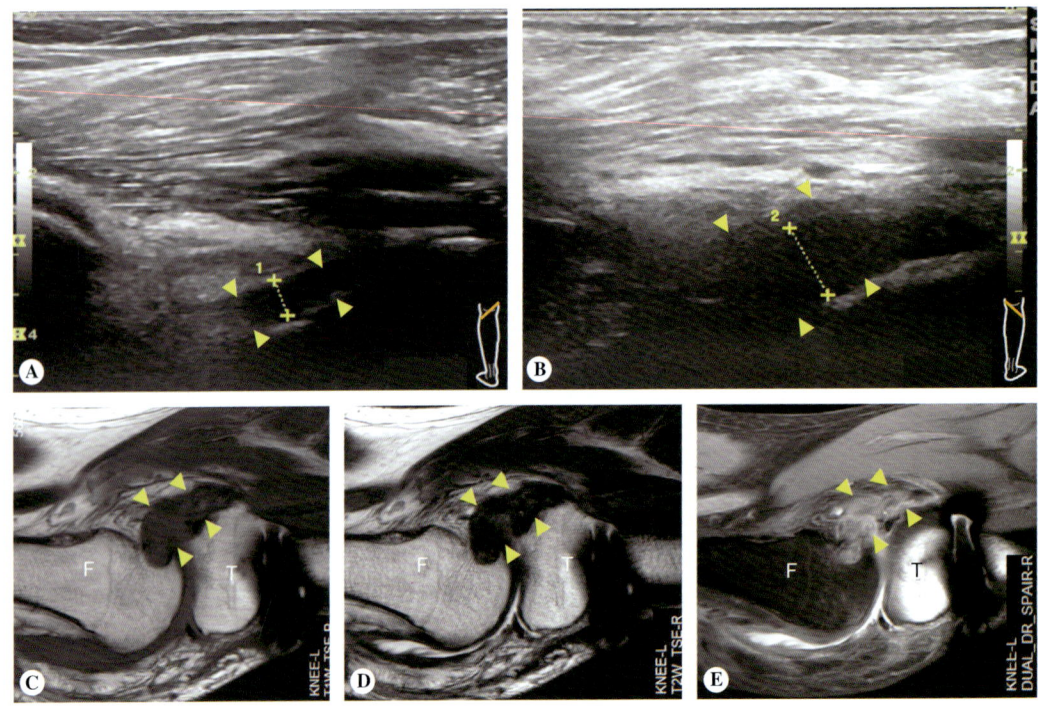

图 9-3-27 后交叉韧带损伤的声像图

A、B. 双侧对比，左侧（A）膝关节后交叉韧带（三角箭头）正常，右侧（B）膝关节后交叉韧带（三角箭头）增厚，松弛，回声减低；C～E. MRI 矢状面示右膝关节后交叉韧带（三角箭头）见片状 T_1 低信号、T_2 高信号，质子相 +SPAIR 序列上显示高信号。F. 股骨；T. 胫骨

4. 检查注意事项 超声对于交叉韧带的显示具有一定局限性，仅能显示交叉韧带在胫骨髁间粗隆附着部分。如果前交叉韧带撕裂，可以在膝后区髁间窝的侧面查找有无血肿（间接征象）。

(二) 内侧半月板病变

1. 半月板囊肿

（1）病因：本病继发于退行性半月板撕裂。

(2)临床表现：局部疼痛，可触及软组织肿物，可出现关节交锁症状。

(3)超声表现：紧邻半月板表面的囊性占位，边界清，内透声好或欠佳，彩色多普勒超声显示囊内无血流信号（图9-3-28）。

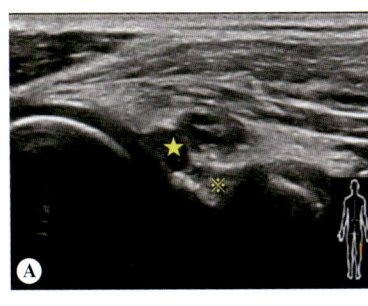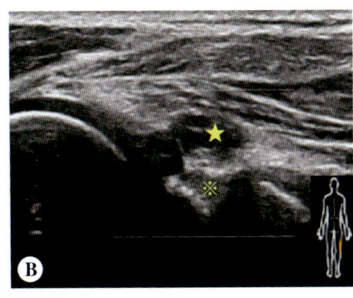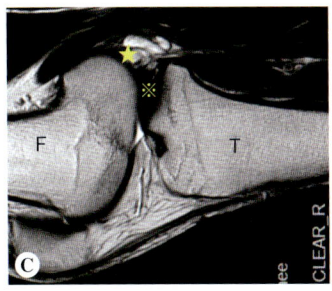

图 9-3-28 外侧半月板旁囊肿的声像图

A. 右膝关节外侧半月板后角（雪花）旁探及1个不规则囊性结节（星号），边界欠清，与半月板分界不清，内透声欠佳，可见强回声分隔；B. 彩色多普勒超声显示无回声囊（星号）内部未见明显血流信号；C. MRI T_2WI 矢状面示右膝关节外侧半月板后角内内后方见多发 T_2 高信号影（星号），其内见线状分隔，病灶与外侧半月板（雪花）分界欠清。F. 股骨；T. 胫骨

(4)超声诊断思路及鉴别诊断要点：注意与关节腔积液相鉴别，关节腔积液通过改变膝关节屈曲程度，积液量会发生变化，而半月板囊肿则无明显改变。

2. 半月板损伤

(1)病因：半月板损伤包括半月板变性、退行性变和撕裂。半月板变性是半月板磨损的一种类型，多由外伤、扭伤、长期过度负重导致。半月板变性可发生于任何年龄段，青壮年时期多由外伤导致，中老年人多由骨关节退行性变导致。半月板撕裂主要由膝半屈或全屈位下的扭转力所致。

(2)临床表现：患者出现膝关节疼痛症状，疼痛部位在两侧关节间隙，上下楼梯时加重。疼痛常发生在运动中的某种体位，体位改变后疼痛可能消失。

(3)超声表现：半月板损伤分为4个等级，0级为正常半月板，Ⅰ级和Ⅱ级损伤为半月板变性与退行性变，Ⅲ级为半月板撕裂。半月板变性或退行性变时，边缘不光整，内部回声不均匀，可见点状强回声，部分高回声半月板内见低回声带（图9-3-29，图9-3-30），半月板可凸出到关节腔外。半月板的撕裂按照撕裂部位分为前角撕裂、后角撕裂、体部撕裂。按照撕裂方式可分为纵行撕裂、横行撕裂、水平劈裂及边缘撕裂等。半月板内不完全分离的小撕裂伤多显示为线状强回声。半月板完全断裂时间隙较宽，可见两个强回声界面，其间为一低回声带，近似"="状。超声容易显示纵行撕裂，但对半月板内缘的纵行撕裂因骨骼声影遮挡较难显示。超声也较难显示半月板的水平小撕裂，如裂口较大时，可表现为半月板内部出现水平位的低回声区。半月板撕裂，特别是边缘撕裂时可发生囊性变，形成半月板囊肿，声像图表现为在半月板区或基底部出现液性无回声，并向外突出。

(4)检查注意事项：虽然超声能显示一部分半月板的形态及内部结构，并能实时动态、对比观察，但是半月板的观察仍受声窗的限制。此外，半月板的超声检查对超声医师的经验依赖性较强。因此，半月板损伤的诊断敏感度、准确度欠理想。MRI对半月板损伤的定性、定位诊断价值都明显高于超声，能显示一些超声不能显示的并发症及囊内损伤，是目前较好的无创性影像检查方法。

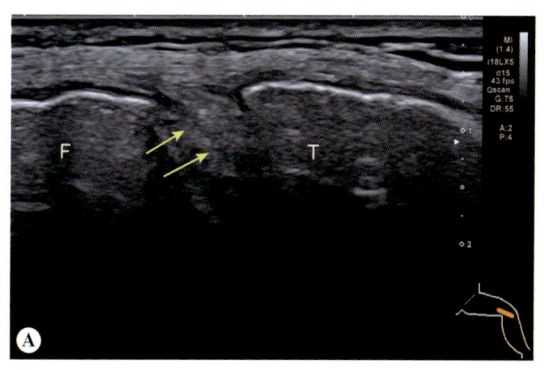
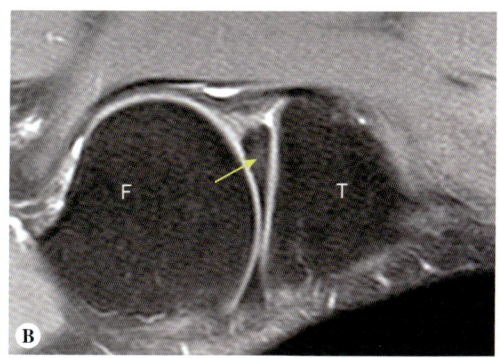

图 9-3-29 内侧半月板退变的声像图

A. 左膝关节内侧半月板回声不均，高回声半月板内见低回声带（箭头）；B. MRI 矢状面示左膝关节内侧半月板后角质子相 +SPAIR 序列上显示线状高信号影穿过（箭头），未达关节面。F. 股骨；T. 胫骨

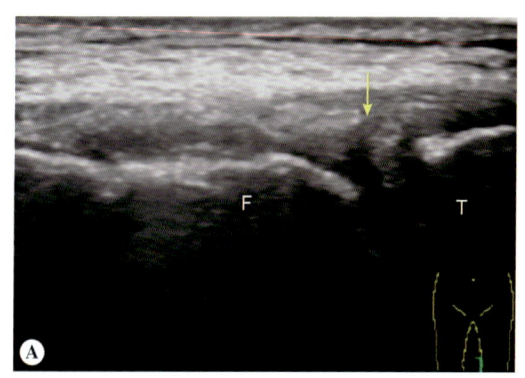
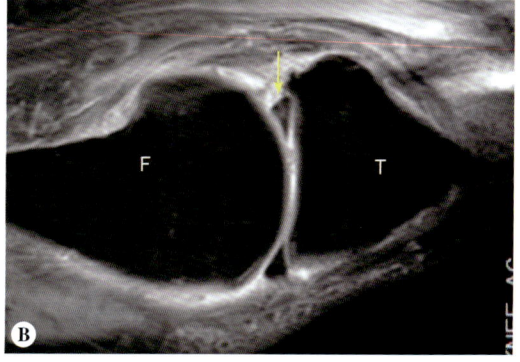

图 9-3-30 内侧半月板水平撕裂的声像图

A. 左膝关节内侧半月板回声不均，高回声半月板内见低回声带（箭头）；B. MRI 矢状面示左膝关节内侧半月板后角质子相 +SPAIR 序列上显示片状高信号影（箭头），并累及关节面。F. 股骨；T. 胫骨

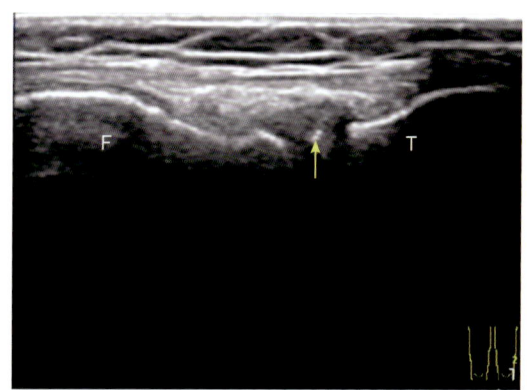

图 9-3-31 外侧半月板钙化的声像图

左膝关节外侧半月板回声不均，其内探及点状强回声（箭头）。F. 股骨；T. 胫骨

3. 半月板钙化

（1）病因：本病可继发于各种系统性疾病，如甲状旁腺功能亢进、血色素沉着病、甲状腺功能低下，也可为原发性疾病。

（2）临床表现：钙化的半月板失去弹性，膝关节不稳，关节呈半屈曲或强直状，关节功能受限或完全丧失。

（3）超声表现：半月板回声不均，内可见大小不等点状高回声（图 9-3-31）。

（4）超声诊断思路及鉴别诊断要点：超声检查显示半月板内高回声有助于诊断。

六、其他

骨软骨瘤病

1. 病因 骨软骨瘤病（osteochondromatosis）不属于严格意义上的肿瘤，是生长方面的异常，或称为错构瘤，成因可能是从靠近骨膜的小软骨岛长出或来自骺板软骨，故又称为外生骨疣。

2. 临床表现 该肿瘤不产生疼痛，常因偶然摸到肿块或X线检查发现肿瘤。局部常无压痛，有些因压迫血管神经及某些器官产生相应的症状。股骨下端或胫骨上端的内侧骨疣可有肌腱滑动感。肿物遭到直接冲击或蒂部发生骨折以后会有疼痛感觉。

3. 超声表现 干骺端骨皮质局部隆起，边缘清晰，基底部较宽或为细长蒂，与周围正常骨皮质相延续，其表面可见低回声软骨覆盖，低回声软骨表面光滑。骨软骨瘤是良性肿瘤，其内血流通常稀少，当肿瘤发生恶变时，肿瘤内部及周边可探及较丰富的血流信号（图9-3-32）。

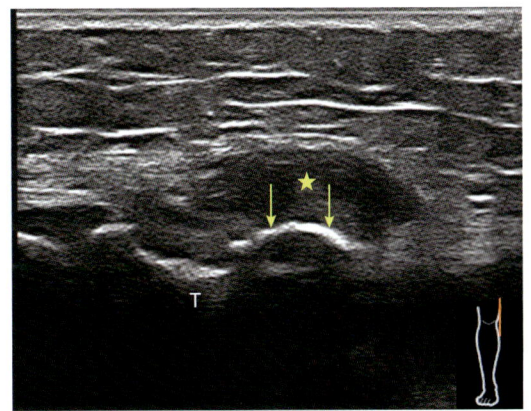

图 9-3-32　胫骨干骺端骨软骨瘤的声像图

右膝关节胫骨干骺端骨皮质局部隆起（箭头），边缘清晰，基底部较宽，与周围正常骨皮质相延续，其表面可见低回声软骨（星号）覆盖，低回声软骨表面光滑。T.胫骨

4. 超声诊断思路及鉴别诊断要点 超声检查显示干骺端骨皮质局部隆起伴有表面低回声软骨覆盖，常可诊断为骨软骨瘤病。

鉴别诊断要点：注意与软骨肉瘤相鉴别，软骨肉瘤好发于骨盆，生长快，骨质有破坏征象，常伴有钙化。

5. 检查注意事项 注意鉴别有无恶变，如近期突然增大，软骨帽明显增厚，软组织内出现钙化，骨皮质发生破坏或骨膜反应，应注意出现恶变可能。

参考文献

白红军，周定军，王广平，等，2018.膝关节交叉韧带囊肿的MRI表现.中国临床医学影像杂志，29（6）：449-451.

古旸，何芳，金兰，等，2018.高频超声在外伤致周围神经损伤诊断中的应用.临床超声医学杂志，20（05）：359-360.

李镇超，区耀庭，黄洁玲，等，2009.高频彩色多普勒超声对腘窝囊肿的诊断价值.中国超声医学杂志，25（2）：171-172.

潘旭红，王宁，刘旭林，等，2016.超声和X线平片联合诊断膝关节滑膜骨软骨瘤病的临床价值研究.临床超声医学杂志，18（06）：393-396.

王豪，邓雅琴，滕鑫，2017.超声在单发性骨软骨瘤检查中的应用价值.临床超声医学杂志，19（7）：501-502.

叶秀钦，董发进，吴淮宇，等，2018.左膝髌骨骨折伴表面纤维带损伤超声表现1例.临床超声医学杂志，20（07）：460.

张红，李海燕，冯海洋，等，2019.超声在诊断膝关节外侧副韧带损伤中的应用价值.临床超声医学杂志，21（04）：303-305.

张凌燕，包晓丹，唐远姣，等，2015.临床及超声检查对色素沉着绒毛结节性滑膜炎及活跃期类风湿性关节炎的诊断价值.中华医学超声杂志（电子版），12（01）：35-39.

张敏，吴苏静，裴少华，等，2017.高频超声对不同年龄段正常膝关节软骨厚度的测量研究.现代医用影像学，26（06）：1761-1763.

周诗力，方向军，2018.超声在周围神经病变中的应用进展.临床超声医学杂志，20（06）：412-413.

朱家安，2017. 周围神经超声显像. 北京：人民卫生出版社.

Bianchi S，Martinoli S，2014. 肌肉骨骼系统超声医学. 房勤茂，译. 北京：人民军医出版社.

Blankstein A，Cohen I，Heim M，et al，2001. Ultrasonography as a diagnostic modality in Osgood-Schlatter disease. A clinical study and review of the literature. Arch Orthop Trauma Surg，121（9）：536-539.

George AW，Naredo E，Damjanov N，et al，2016. An OMERACT reliability exercise of inflammatory and structural abnormalities in patients with knee osteoarthritis using ultrasound assessment. Ann Rheum Dis，75（5）：842-846.

Ohtaka M，Hiramoto I，Minagawa H，et al，2019. Screening of the maturity status of the tibial tuberosity by ultrasonography in higher elementary school grade schoolchildren. Int J Environ Res Public Health，16（12）：2138.

第十章 踝关节解剖及常见疾病的超声检查

第一节 踝关节超声应用解剖

踝关节（ankle joint）由胫骨、腓骨下端关节面与距骨滑车组成，又称为距小腿关节。胫骨下端关节面及内踝、外踝关节面共同组成了"冂"形的关节窝，该关节窝内为距骨滑车，上述结构组成踝关节。另外，足背部有 7 块跗骨，与胫骨、腓骨相邻，组成多个关节，关节间由相邻两骨之间的韧带连接加固。

一、踝关节运动方向介绍

1. 背屈 踝关节主要围绕冠状轴运动，足尖向上，足背向小腿前侧靠近，足与小腿间的角度小于 90° 称为背屈（图 10-1-1）。

2. 跖屈 足尖向下，足与小腿间的角度大于 90° 称为跖屈（图 10-1-2）。

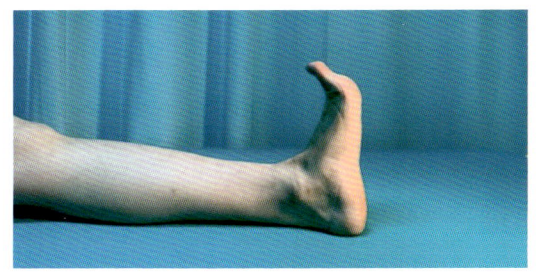

图 10-1-1 踝关节背屈示意图

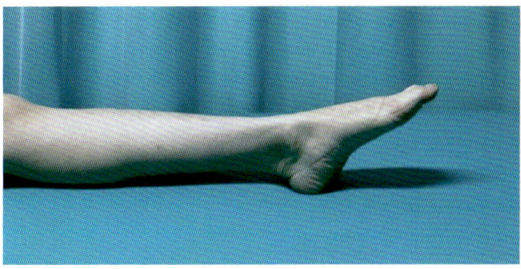

图 10-1-2 踝关节跖屈示意图

3. 足内翻与足外翻 当跟骨、舟骨与其他足骨相对距骨做转动时，足内侧缘向上提起，足底向内侧翻转，称为足内翻（strephenopodia）；此时足跟轴向内偏斜，小腿中点、跟腱中心、跟骨中心三点连线呈内八字形。反之，足外侧缘向上提起，足底向外侧翻转，称为足外翻（strephexopodia），此时足跟轴向外偏斜，小腿中点、跟腱中心、跟骨中心三点连线呈外"八"字形（图 10-1-3）。一般情况下，足部跖屈运动时常伴足内翻，足部背屈运动时则常伴足外翻。

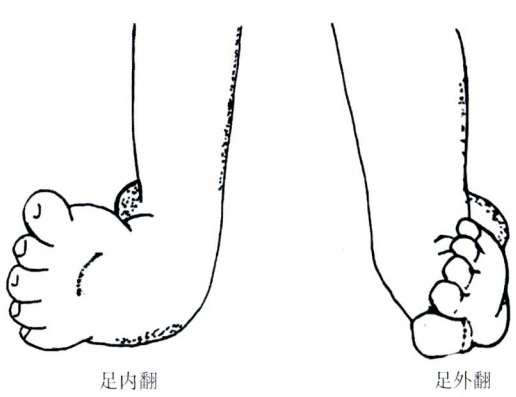

图 10-1-3 足内翻、足外翻示意图

二、踝关节重要解剖标志

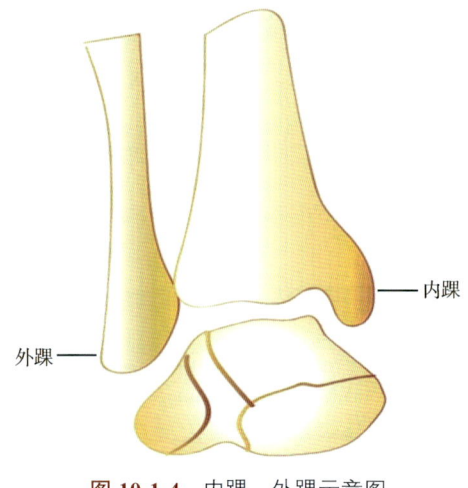

图 10-1-4　内踝、外踝示意图

1. 内踝、外踝　分别为踝关节内侧、外侧突出的骨性标志。内踝（medial malleolus）为胫骨下缘骨性突起，踝关节内侧三角韧带各条韧带均起自于内踝，胫骨后肌肌腱走行于内踝后方。外踝（lateral malleolus）为腓骨下端，又称腓骨头，距腓前韧带、跟腓韧带、距腓后韧带均起自于外踝，腓骨长肌肌腱、腓骨短肌肌腱走行于外踝后方（图10-1-4）。

2. 跟骨结节（calcaneal tuberosity）　位于足后部，皮下能触及，直立时足跟向后最突出的部分，跟腱止于跟骨结节，是测量跟腱长和足长的体表标志。

3. 舟骨粗隆　足舟骨位于足内侧纵弓的中央部分，其内缘有一下垂的舟骨粗隆，为足内侧最突出的骨性标志，胫骨后肌肌腱止于舟骨粗隆（图10-1-5）。

4. 第5跖骨粗隆　足外侧最明显的解剖标志，腓骨短肌肌腱止于第5跖骨底（图10-1-5）。

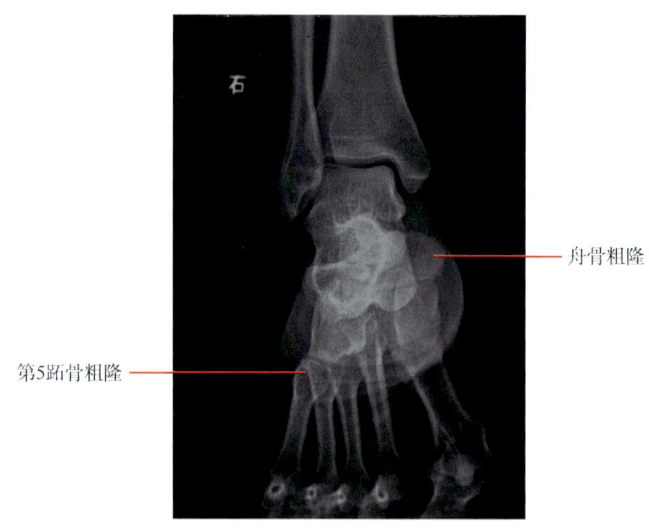

图 10-1-5　舟骨粗隆、第 5 跖骨粗隆示意图

三、踝关节前侧面应用解剖

（一）骨骼及滑囊

1. 骨骼　踝关节由胫、腓骨下端的关节面与距骨滑车构成。除距骨外足踝部还有其他6块跗骨（图10-1-6，图10-1-7），分别为位于距骨下方的跟骨，距骨远端的足舟骨，足舟骨远端由内至外分别为内侧、中间及外侧楔状骨，上述3块楔状骨分别与第1、2、3跖骨相邻组成楔跖关节，跟骨远端外侧为骰骨，骰骨远端与第4、5跖骨相邻，相邻两骨构成的关节及韧带均以两骨命名。

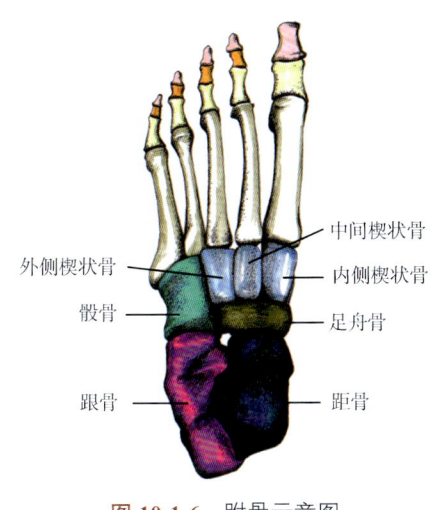

图 10-1-6　跗骨示意图

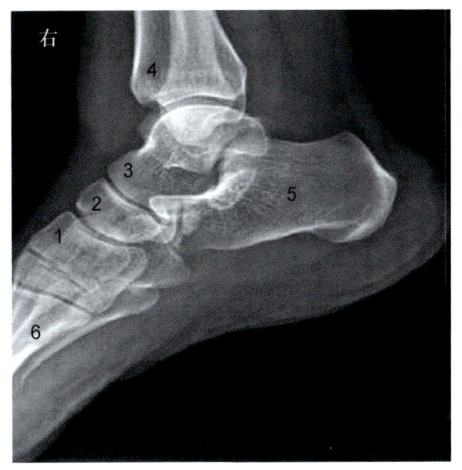

图 10-1-7　跗骨 X 线图
1. 内侧楔状骨；2. 足舟骨；3. 距骨；4. 胫骨；5. 跟骨；6. 跖骨

2. 踝关节前隐窝　是由胫骨下端及距骨前缘围成的关节凹陷，踝关节腔积液时首先出现在该区域。踝关节前隐窝前方有胫舟韧带及踝关节前侧肌腱走行，跖屈时前隐窝变浅，距骨滑车软骨面显示清晰；背屈时前隐窝较深，距骨滑车软骨面显示不清晰。

3. 踝关节前侧滑囊　踝关节囊前、后较薄，两侧较厚，并有韧带加强。前侧滑囊位于前隐窝内，因其位置较低，张力相对较小，踝关节腔积液时首先出现在前侧滑囊。

（二）韧带

1. 下胫腓联合韧带　由四部分组成，包括下胫腓前韧带、下胫腓后韧带、骨间韧带、下横韧带。下胫腓前韧带起于胫骨结节的前外侧，止于腓骨脊的前侧。下胫腓后韧带起于胫骨脊后侧，止于外踝后缘。骨间韧带为小腿骨间膜远端增厚、移行形成。下横韧带位于下胫腓后韧带下方，实际为下胫腓后韧带的一部分。下胫腓联合韧带对于踝关节稳定性起最大作用的是下胫腓前韧带、下胫腓后韧带深层，其次是小腿骨间膜和下胫腓后韧带浅层（图10-1-8）。

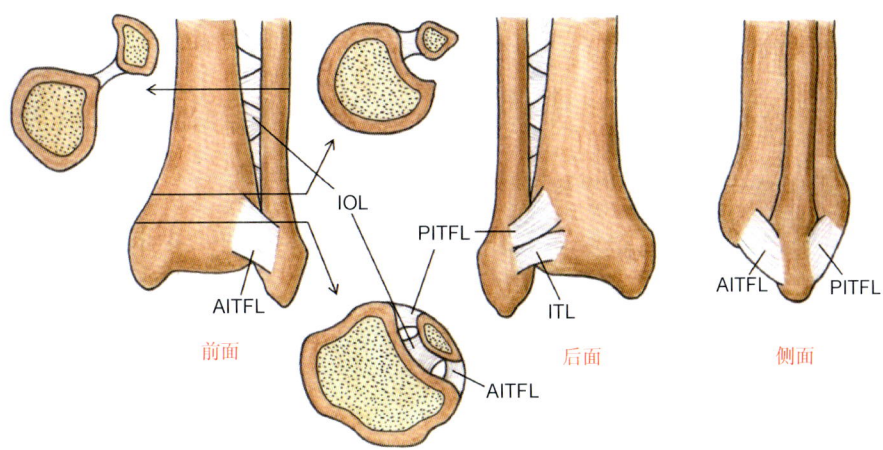

图 10-1-8　下胫腓联合韧带示意图
AITFL. 下胫腓前韧带；PITFL. 下胫腓后韧带；ITL. 下横韧带；IOL. 骨间韧带

2. 跗骨间背侧韧带 足背 7 块跗骨间由韧带连接，增强其稳定性，连接两骨的韧带以骨命名，如距骨与足舟骨足背侧的韧带称为距舟背侧韧带（图 10-1-9）。

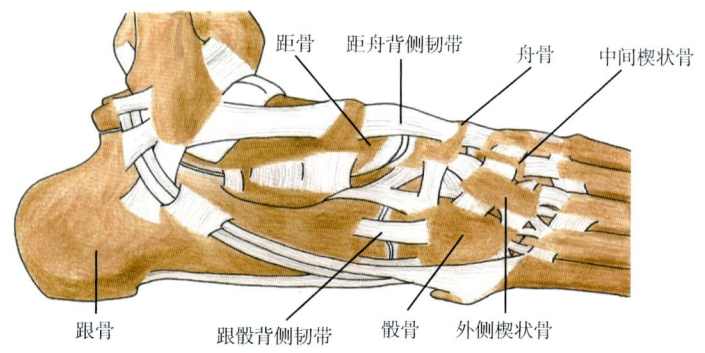

图 10-1-9 跗骨间背侧韧带解剖示意图

（三）肌腱

1. 胫骨前肌肌腱（anterior tibial tendon） 胫骨前肌（tibialis anterior）是小腿前群肌之一，与趾长伸肌、拇长伸肌共同起自胫骨、腓骨上端与骨间膜，下行经小腿横韧带和十字韧带的深方，内侧缘紧贴胫骨外缘，止于内侧楔状骨和第 1 跖骨底。胫骨前肌肌腱收缩，可使足背屈，在走路及跑步时可使足背屈、内翻及内收。另外，胫骨前肌肌腱还有维持内侧足弓的作用，由腓深神经支配，损伤多见于竞走运动等经常用足尖跑、跳和踏跳的人群，完全性断裂多见（图 10-1-10）。

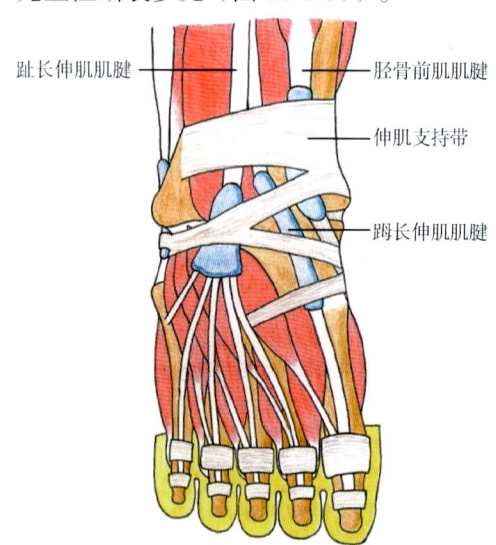

图 10-1-10 踝关节前侧肌腱解剖示意图

2. 拇长伸肌肌腱（extensor hallucis longus tendon） 位于胫骨前肌肌腱和趾长伸肌肌腱之间，起自腓骨内侧面下 2/3 和骨间膜，止于拇趾远节趾骨底。作用为伸踝关节、伸拇趾（图 10-1-10）。

3. 趾长伸肌肌腱（extensor digitorum longus tendon） 位于小腿前外侧，胫骨前肌肌腱、拇长伸肌肌腱外侧，起于腓骨前缘和邻近骨间膜、胫骨上端，肌束向下移行为一条总腱，经踝关节伸肌上支持带和下支持带深面至足背，总腱分成 5 条肌腱，内侧 4 条肌腱分别止于第 2~5 趾的远节趾骨及中节趾骨底的背面，最外侧的一条肌腱止于第 5 跖骨底的背面，称为第三腓骨肌肌腱，可使足外翻，并有维持外侧足弓稳定性的作用。趾长伸肌有伸足、伸趾的功能，由腓深神经支配。

（四）神经

腓深神经是腓总神经的分支，伴随胫前动脉在胫骨前肌和拇长伸肌之间下行，支配小腿前面胫骨前肌、跗长伸肌、趾长伸肌、足背肌和第1趾间隙背面的皮肤。腓深神经受损伤，其支配区相应肌肉发生运动障碍，并出现相应感觉异常。

四、踝关节内侧面应用解剖

（一）韧带

三角韧带（deltoid ligament）（图 10-1-11）又称为胫侧副韧带，属于复合韧带，呈扇形结构，均起自于内踝，呈扇形分布，止于内侧跗骨，包括胫距前韧带、胫距后韧带、胫跟韧带、胫舟韧带。三角韧带是维持踝关节内侧稳定性的主要韧带结构，对维持距骨的正常解剖位置有一定作用，能防止距骨外翻、脱位。三角韧带的完整性在足踝部负重、运动正常功能的发挥中均有非常重要的作用。在临床工作中，外伤所致的单纯三角韧带损伤非常少见，其损伤多伴有下胫腓联合韧带损伤、距骨软骨损伤、踝关节骨折等。

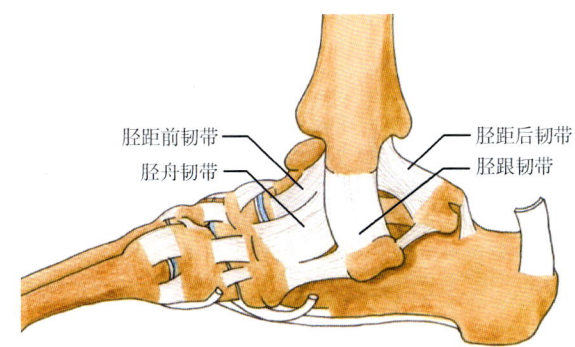

图 10-1-11　三角韧带解剖示意图

（二）肌腱

1. 跗长屈肌肌腱（flexor hallucis longus tendon）　起自腓骨内侧面下 2/3 和骨间膜，止于跗趾远节趾骨底，位于趾长屈肌肌腱后侧。该肌腱的作用为屈踝关节、屈跗趾。踝部活动过多或运动不当可引起肌腱与腱鞘不断摩擦，造成肌腱、腱鞘慢性炎症性病变（图 10-1-12）。

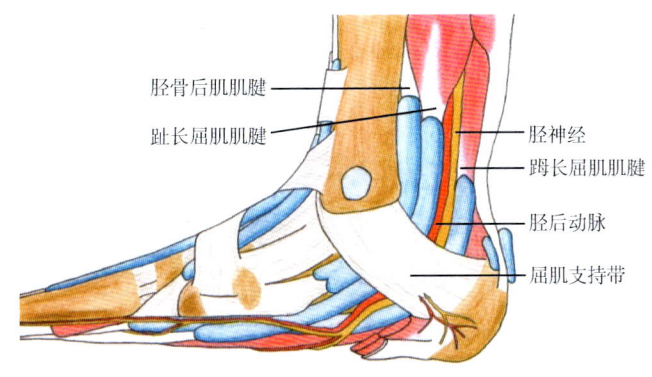

图 10-1-12　踝关节内侧肌腱及胫神经解剖示意图

2. 趾长屈肌肌腱（flexor digitorum longus tendon） 起自胫骨上部后面，比目鱼肌线下方，至小腿下部踝关节上后方形成一条长腱，长腱紧贴胫骨后肌肌腱，走行于胫骨后肌肌腱内侧，在踝关节后方转至胫骨后肌肌腱后侧并与其共同包裹于一个纤维鞘内，向足底走行，于楔骨远端水平发出 4 条肌腱，向第 2～5 趾走行，止于第 2～5 趾远节趾骨底。该肌腱的作用为屈踝关节（跖屈），屈第 2～5 趾，受胫神经支配，由胫后动脉、胫后静脉供血（图 10-1-12）。

3. 胫骨后肌肌腱 起自小腿骨间膜上 2/3 及邻近的胫骨、腓骨后面，向下移行成一条长的肌腱，该肌腱在内踝后方，经过屈肌支持带深面至足内侧缘，止于舟骨粗隆及楔状骨的基底面。胫骨后肌为小腿后群肌中最强大的足内翻肌，可使足跖屈、足内翻，维持足纵弓稳定。胫骨后肌由胫神经支配，通过动脉灌注的方式进行供血，主要来自肌支、腱旁组织和滑膜鞘脏层的血管，肌腱骨止点处由骨和骨膜的血管供血。胫骨后肌肌腱止点和腱-肌结合处的血供较丰富，在内踝后、远侧为无血供段或乏血供段，因此该肌腱在内踝后、远侧易出现慢性损伤及炎性病变。

（三）神经

胫神经（tibial nerve）是坐骨神经的延续，由第 4、5 腰椎和第 1～3 骶椎的脊神经纤维组成。在腘窝水平，胫神经与腘动脉、腘静脉伴行，在小腿段，与胫后动脉、胫后静脉伴行，绕过内踝后方，进入跗管后走行于𢪛长屈肌肌腱后方，进入足底后在内踝下约 1.0cm 屈肌支持带深面分为两终末支，即足底内侧神经和足底外侧神经。两条神经分别与同名动脉伴行，走行于足展肌下方的足底内侧管内和足底外侧管内。足底内侧神经走行于足展肌与足趾短屈肌之间，足底外侧神经近端走行于趾短屈肌与跖方肌之间，远端走行于趾短屈肌与小趾展肌之间。胫神经肌支支配小腿肌后群和足底诸肌，皮支分布于小腿后面下部、足底、小趾外侧缘皮肤。股骨髁上骨折及膝关节脱位易损伤胫神经，引起小腿后侧屈肌群及足底内在肌麻木，踝关节不能跖屈，内翻受限，足呈背屈及外翻位，出现"钩状足"畸形，不能以足尖站立。同时，出现小腿后面及足底面感觉障碍。

五、踝关节外侧面应用解剖

（一）韧带

1. 距腓前韧带（anterior talofibular ligament） 呈两端较宽、中间稍窄的扁平四边体状，厚度一般为 2～2.5mm，很少超过 4mm。其四边体状结构与功能相适应，在距骨及外踝附着处相对较宽，韧带纤维呈扇形覆盖于骨面，因其骨骼附着区面积较大，故附着点区域韧带更加牢固。处于中立位时，距腓前韧带的走行方向与腓骨的纵轴线相垂直，该结构可有效限制距骨前移。临床证明韧带的腓骨附着区比距骨附着区更容易撕裂（图 10-1-13）。

2. 跟腓韧带（calcaneofibular ligament） 起自外踝尖，向后下方斜行，止于跟骨外侧面，位于腓骨长肌肌腱、腓骨短肌肌腱深方。该韧带的作用是限制跟足内翻（图 10-1-13）。

3. 距腓后韧带（posterior talofibular ligament） 起自外踝后部的外踝窝，向后水平走行，止于距骨后外侧突，是踝关节外侧韧带三束中最强壮的一束。该韧带的作用是限制距骨向后移位。

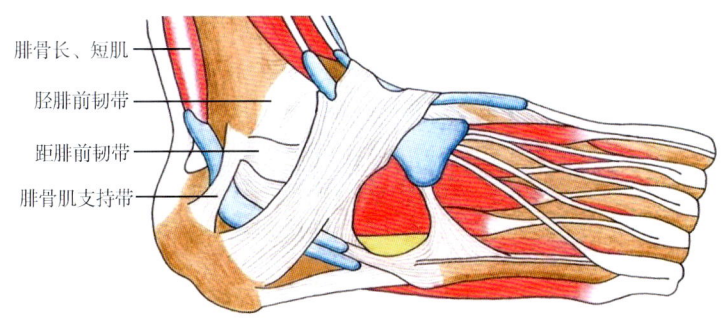

图 10-1-13 踝关节外侧解剖示意图

（二）肌腱

1. 腓骨长肌肌腱（peroneus longus tendon） 起自腓骨头、腓骨上 2/3 外侧面及小腿深筋膜，向下移行为肌腱，走行于外踝后方，经跟骨外侧面、腓骨肌下支持带向足底走行，斜行于足内侧缘，止于第 1 楔骨和第 1 跖骨底。腓骨长肌肌腱可使足跖屈和外翻，与胫骨前肌肌腱共同形成一个肌袢，维持足的内侧足弓、外侧足弓及横弓，受腓浅神经支配。

2. 腓骨短肌肌腱（peroneus brevis tendon） 起自腓骨外侧面下方，止于第 5 跖骨底。该肌腱的作用为使足在踝关节背屈和足外翻时维持外侧足弓，受腓浅神经支配。

六、踝关节后侧面应用解剖

（一）骨骼及滑囊

1. 跟骨（calcaneus） 足部跗骨之一，类似"L"形，横臂位于足底，托举距骨，又称载距突。按照位置，跟骨分为前部、体部、粗隆部、载距突部、丘部。跟骨前部与跟骨体部以跟骨沟最低处的向下垂线为分界，该下垂线也是跟骨内侧与载距突腓侧缘的分界。跟骨前部呈方形，上面为前距关节面和上结节，前面为鞍形的跟骰关节面。跟骨体部内侧的皮质较外侧厚，其表面凹陷处有足底部主要的血管、神经和肌腱通过。跟骨粗隆部较为粗大，位于后侧，突出的跟骨粗隆骨皮质聚集增厚，可抵抗跟骨遭受冲击所产生的压缩力，为跟腱附着点。跟骨后面的形状为一个基底在下的三角形，其中下 1/3 骨质粗糙，是跟腱的附着点，其上 1/3 骨质光滑，与跟腱之间由跟骨后滑囊分隔，因此跟骨上 1/3 处舌型骨折时，骨折块因不受跟腱牵拉，很少发生移位；而跟骨中下 1/3 处的舌型骨折块因承受小腿三头肌的牵拉力，容易向上移位。跟骨载距突部向外侧倾斜与跟骨沟的最低部形成约 27°的上翻角，载距突周围有坚韧的三角韧带、距跟骨间韧带和距下关节的前后关节囊。从跟骨沟最低处向后至跟骨体后上最低处划一连线，连线上面的部分为跟骨丘部，其下面与跟骨体部相连。跟骨丘部的内部结构主要为后关节面下面的密集压力小梁。

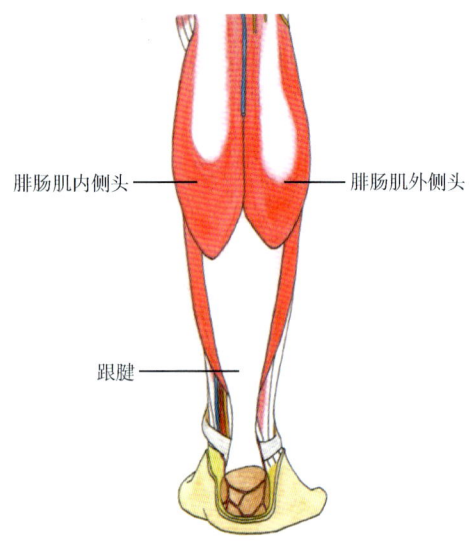

图 10-1-14 踝关节后侧解剖示意图

2. 跟骨后滑囊 位于跟骨粗隆上端与跟腱之间,属于浅层滑囊,与踝关节腔不通,该关节囊积液量较大时滑囊可向深方延伸,需要与踝关节腔积液相鉴别。

(二)肌腱

1. 跟腱(achilles tendon) 人体最粗大的肌腱,是小腿三头肌(比目鱼肌、腓肠肌内侧头、腓肠肌外侧头)的肌腱,在体表形成明显的条状突起,可触及(图 10-1-14)。跟腱长约 15cm,上下较宽,中间较细,跟腱上段血供来源于小腿三头肌的血管,下段来源于跟骨处自下而上的血管,中段血供相对匮乏,因此跟腱中段较易损伤。跟腱的主要功能是屈小腿和足跖屈,可使人体能够完成跳跃及蹬地跑等动作。此外,跟腱参与维持人的直立体位。

2. 跖肌肌腱 跖肌大小不一,部分人群缺失,位于腓肠肌与比目鱼肌之间,起自股骨外侧髁及膝关节囊,肌腹窄短呈梭形,在比目鱼肌上缘水平形成一细长肌腱,经腓肠肌与比目鱼肌之间的内侧下降,止于跟骨结节。跖肌的作用不大,在膝关节屈曲时,可向后牵引膝关节囊,对于小腿三头肌的运动有一定协助作用。该肌受胫神经肌支支配,由腘动脉分支供血。

七、足底部应用解剖

(一)肌肉、肌腱

足底肌又称为跖肌(plantaris),分为内侧肌群、中间肌群和外侧肌群。内侧肌群有𝟁展肌、𝟁短屈肌、𝟁收肌;中间肌群有趾短屈肌、跖方肌、蚓状肌、骨间背侧肌和骨间足底肌等;外侧肌群有小趾展肌、小趾短屈肌。足底的肌肉按其相应功能命名。足底肌受足底外侧神经或足底内侧神经支配。

(二)足底跖腱膜

跖腱膜为足底深筋膜,起自于跟骨结节,向远端移行逐渐变薄,范围扩大,走行至各足趾的近节趾骨,纤维纵行排列,可保护足底的血管、神经、肌肉、肌腱和关节,同时也为足底某些内在肌的附着点,能帮助维持足纵弓(图 10-1-15)。

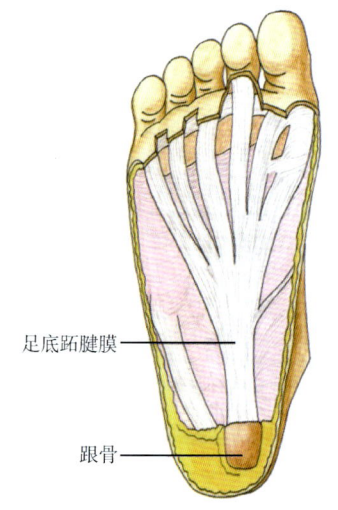

图 10-1-15 足底跖腱膜解剖示意图

第二节 正常踝关节超声检查技术规范及声像图

踝关节超声检查时嘱被检者仰卧位，将足放置在检查床上，该体位可完成踝关节前侧面、内侧面、外侧面的结构检查，后侧及足底部结构的检查可嘱被检者俯卧位。因足踝部结构相对表浅，建议采用频率为10MHz及以上的超声探头进行扫查。对于各结构的检查采取长轴加短轴切面连续扫查的方式进行，熟悉解剖结构，进行全面系统检查，并形成固定的检查次序，以免遗漏，结合临床及体格检查对被检者不适及疼痛部位进行重点扫查。需要检查的结构见表10-2-1。

表10-2-1 踝关节超声检查项目列表

部位	所需检查的结构
前侧面	踝关节前隐窝
	胫骨前肌肌腱、踇长伸肌肌腱、趾长伸肌肌腱
	足背动脉、腓深神经
	胫腓前韧带
	跗骨间背侧关节
内侧面	胫骨后肌肌腱、踇长屈肌肌腱、趾长屈肌肌腱
	三角韧带、踝管
外侧面	腓骨长、短肌肌腱
	距腓前韧带、跟腓韧带
后侧面	跟腱
	跟骨后滑囊
	足底跖腱膜
小腿	腓肠肌内侧头、腓肠肌外侧头、比目鱼肌、跟腱、跖肌
足远端	跖趾关节、趾间关节

一、踝关节前侧面的超声检查

1. 踝关节前隐窝 被检者坐位或仰卧于检查床上，膝关节屈曲，脚掌平放于检查床上，探头置于足背长轴中间部位，检查踝关节前隐窝。踝关节过度跖屈可导致胫距关节囊内积液受挤压，从而不能客观评估积液量或出现假阴性，因此需要嘱被检者放松，膝关节屈曲，脚掌平放于检查床，全脚掌接触检查床。探头沿长轴切面连续扫查时，可显示距骨颈及大部分的距骨圆顶。

2. 胫腓前韧带（anterior tibiofibular ligament） 体位同上，探头置于胫骨、腓骨下缘前侧即可显示胫腓前韧带。

3. 伸肌肌腱（图10-2-1） 体位同上，在检查过程中可根据需要进行调整。在短轴面上检查胫骨前肌、踇长伸肌和趾长伸肌，探头上下移动做连续扫查，从肌肉、腱-肌连接处、肌腱直至肌腱附着处，并结合长轴切面进行全面检查、综合评估。在扫查肌腱的同时可对胫前动脉、胫前静脉、足背动脉及伴行的腓深神经进行检查。

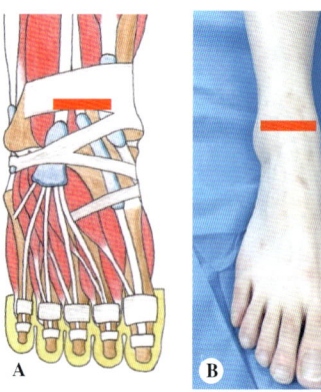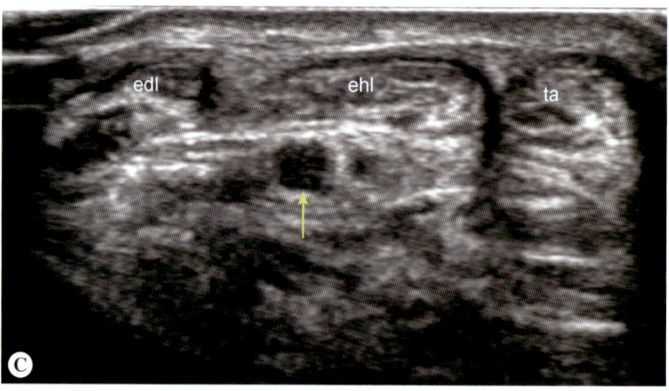

图 10-2-1 踝关节前侧解剖示意图及声像图

A. 踝关节前侧肌腱解剖示意图；B. 踝关节前侧肌腱检查体位及短轴切面探头摆放位置；C. 踝关节前侧肌腱正常短轴声像图。箭头示足背动脉；ta. 胫骨前肌肌腱；ehl. 𝈨长伸肌肌腱；edl. 趾长伸肌肌腱

4. 伸肌支持带（extensor retinaculum） 体位及探头位置同上，伸肌支持带位于胫骨前肌肌腱、𝈨长伸肌肌腱和趾长伸肌肌腱表面，超声表现为肌腱浅层纤细低回声或等回声，需要与腱鞘炎相鉴别，该结构位于肌腱浅层，不出现在肌腱深层。

5. 胫前动脉、胫前静脉及腓深神经 胫前动脉一般位于𝈨长伸肌肌腱深方，于伸肌上支持带远端水平移行为足背动脉，胫前静脉与其伴行。腓深神经在小腿中下段及踝关节水平与胫前动脉伴行，检查腓深神经时，以胫前动脉为解剖标志，探头横切自上而下扫查可见腓深神经走行于胫前动脉外侧。

6. 跗骨间背侧韧带 首先需要熟悉跗骨解剖，掌握各跗骨所在位置，跗骨足背面连接两骨的韧带以两骨命名，如距舟背侧韧带（图10-2-2）。

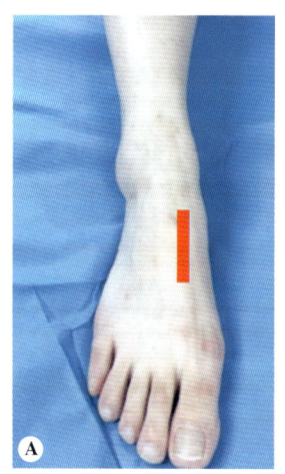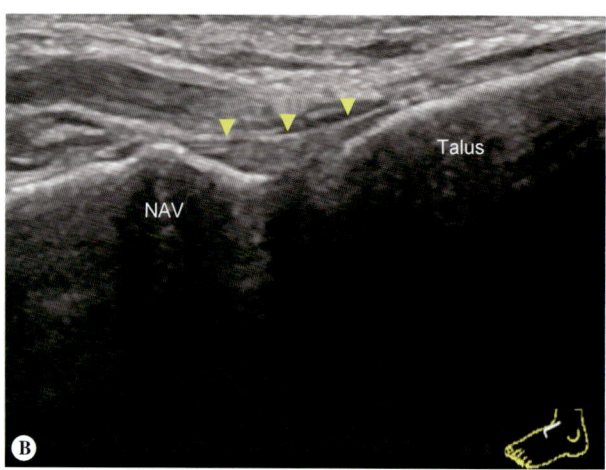

图 10-2-2 跗骨间背侧韧带（距舟背侧韧带）检查体位示意图及声像图

A. 跗骨间背侧韧带（距舟韧带）的检查体位及探头摆放位置；B. 跗骨间背侧韧带（距舟韧带）的正常声像图。Talus. 距骨；NAV. 足舟骨；三角箭头示距舟背侧韧带

二、踝关节内侧面的超声检查

1. 胫骨后肌肌腱和趾长屈肌肌腱　被检者取坐位或仰卧位，足跖部外旋、内翻或"蛙腿"样姿势。在外踝下垫一个软垫，使被检者保持舒适体位，以便更好配合检查。胫骨后肌肌腱紧贴内踝后缘，趾长屈肌肌腱紧贴胫骨后肌肌腱后缘，在短轴切面上，从肌腹、腱-肌连接处向下连续扫查至肌腱附着处，在长轴切面上观察肌腱内部纤维结构及其附着处。部分人群肌腱附着处的肌腱内可见副舟骨结构，应与肌腱钙化性末端病相鉴别。

2. 姆长屈肌肌腱　体位同上，姆长屈肌肌腱位于上述肌腱后方，于距骨内、外侧结节之间。被动屈伸被检者姆趾，可观察姆长屈肌肌腱运动。在短轴切面上跟踪该肌腱，直至其通过载距突下方，并跨越趾长屈肌肌腱（图10-2-3）。

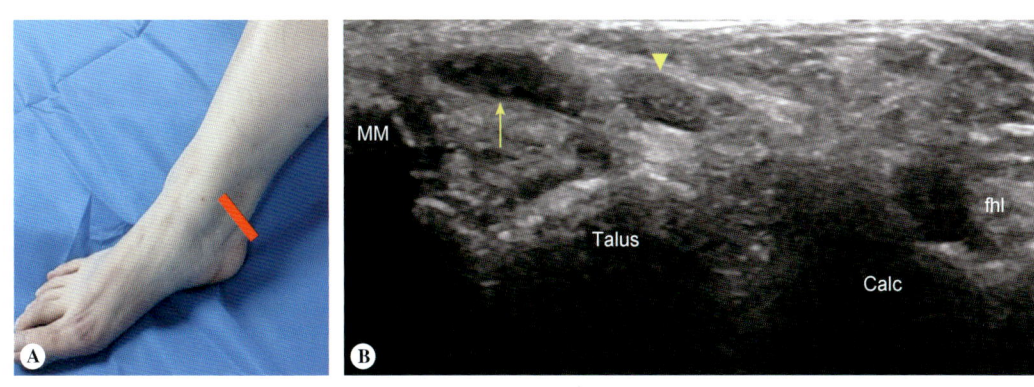

图 10-2-3　踝内侧肌腱检查体位示意图及声像图

A. 踝内侧肌腱的检查体位及探头摆放位置；B. 踝内侧肌腱的正常短轴切面声像图。MM. 内踝；Talus. 距骨；Calc. 跟骨；fhl. 姆长屈肌肌腱；箭头示胫骨后肌肌腱；三角箭头示趾长屈肌肌腱

3. 跗管（tarsal tunnel）和胫神经　向下扫查趾长屈肌肌腱直至载距突，检查屈肌支持带、胫后血管、胫后神经及其分支（足底外侧神经和足底内侧神经）。探头加压可以评价静脉是否开放（图10-2-4）。

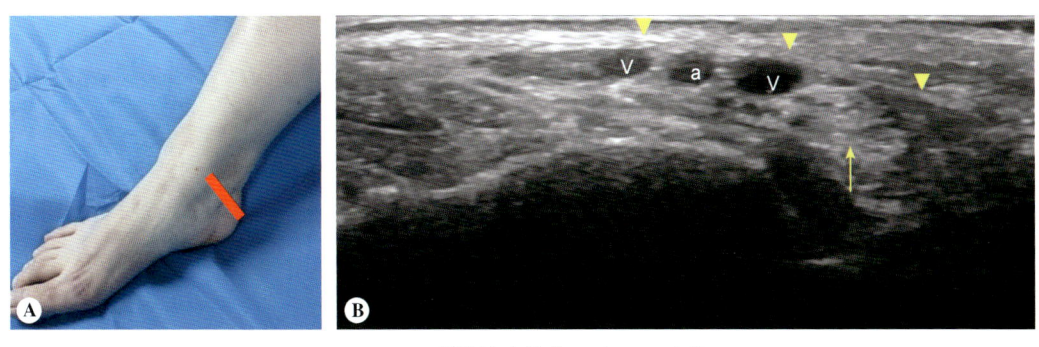

图 10-2-4　跗管检查体位示意图及声像图

A. 跗管的检查体位及探头摆放位置；B. 跗管正常短轴切面声像图。V. 胫后静脉；a. 胫后动脉；箭头示胫神经；三角箭头示屈肌支持带

4. 三角韧带 体位同上，在冠状切面上检查内侧三角韧带。探头上缘置于内踝处，下缘稍向内踝的后侧面，找到距骨胫距后韧带止点，可显示胫距后韧带长轴切面（图10-2-5），探头平行面或稍向前侧面旋转，与人体冠状轴一致时显示胫跟韧带（图10-2-6），胫跟韧带止于跟骨载距突。在足背中央位置能扫查到韧带的前侧部分胫舟韧带（图10-2-7），胫舟韧带跨距骨止于足舟骨背侧。

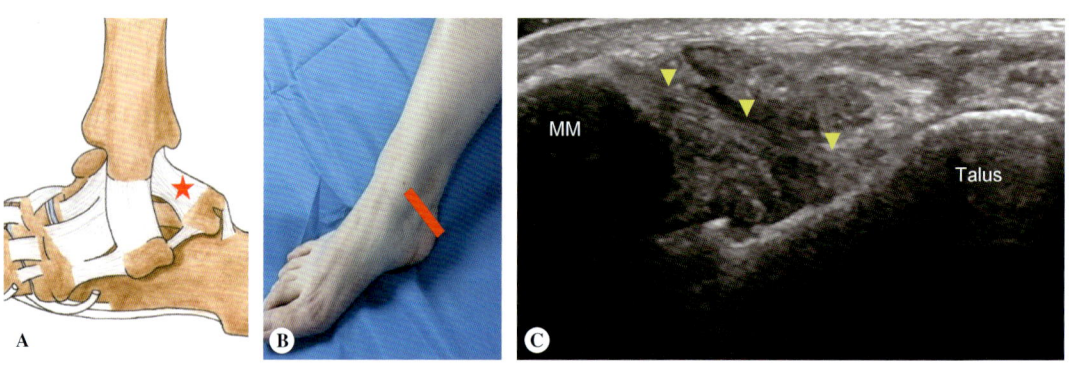

图10-2-5 胫距后韧带解剖示意图及声像图

A. 踝关节内侧胫距后韧带解剖示意图；B. 踝关节内侧胫距后韧带检查体位及长轴切面探头摆放位置；C. 踝关节内侧胫距后韧带的正常长轴切面声像图。MM. 内踝；Talus. 距骨；三角箭头示胫距后韧带

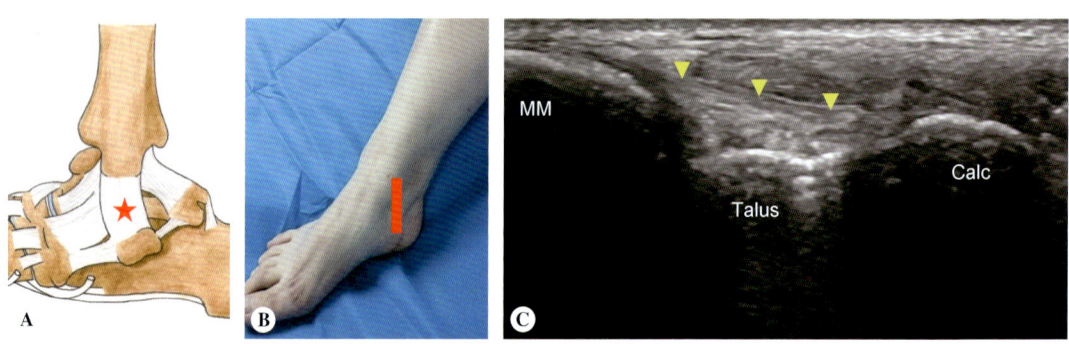

图10-2-6 胫跟韧带解剖示意图及声像图

A. 踝关节内侧胫跟韧带解剖示意图；B. 踝关节内侧胫跟韧带检查体位及长轴切面探头摆放位置；C. 踝关节内侧胫跟韧带的正常长轴切面声像图。MM. 内踝；Talus. 距骨；Calc. 跟骨（载距突）；三角箭头示胫跟韧带

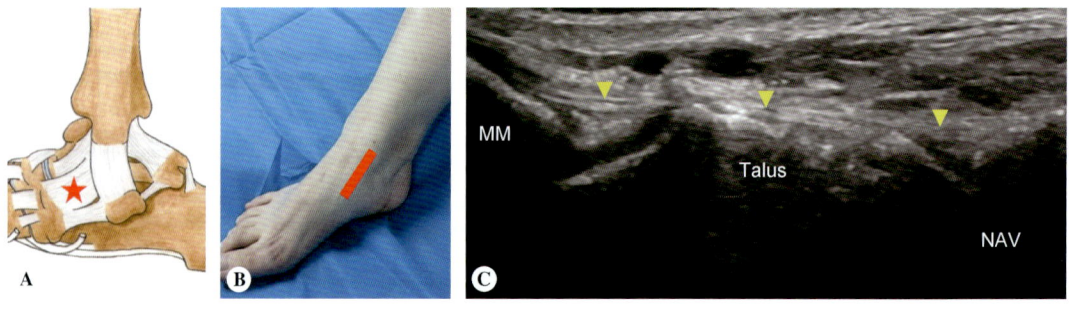

图10-2-7 胫舟韧带解剖示意图及声像图

A. 踝关节内侧胫舟韧带解剖示意图；B. 踝关节内侧胫舟韧带检查体位及长轴切面探头摆放位置；C. 踝关节内侧胫舟韧带的正常长轴切面声像图。MM. 内踝；Talus. 距骨；NAV. 足舟骨；三角箭头示胫舟韧带

三、踝关节外侧面的超声检查

1. 距腓前韧带 检查距腓前韧带时,如果被检者体位允许,可将患肢稍内旋放于检查床上,充分暴露外踝,同时在内踝下垫一小软枕,有助于患者体位舒适地、更好地配合检查。探头一端置于外踝,另一端向上向前移动至距骨即可显示距腓前韧带。超声因其高分辨率可清晰显示韧带周围及内部结构。距腓前韧带因斜向走行而常出现各向异性伪像,在超声上显示为分布均匀的纤维样低回声结构;轻抬探头一端,另一端轻度加压,使声束尽量垂直于韧带纤维可消除各向异性伪像,从而显示为连续、致密纤维状高回声结构(图10-2-8)。各向异性伪像对于韧带结构的识别有一定鉴别意义,相对于周围回声较高的脂肪组织,韧带因各向异性呈现低回声,更容易被识别。因该韧带自外踝呈扇形分布,故扫查过程中探头需要沿着腓骨头做旋转、多角度、多切面进行扫查,以全面显示距腓前韧带。注意,因该韧带大部分走行时与足底平行,故应使探头与足底平行进行扫查。当难以区分部分性撕裂与完全性撕裂时,需要进行超声检查的前抽屉试验(视频10-2-1,扫封底二维码获取视频)。前抽屉试验:被检者足部悬于检查床外,使被检者足远端被动跖屈及内转,探头置于距腓前韧带部位,当韧带完全性撕裂时,距骨相对于腓骨前移,韧带间将出现裂隙。

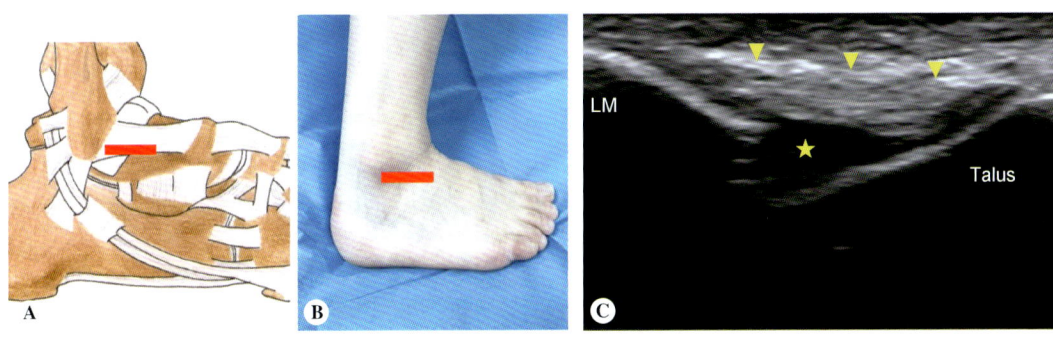

图 10-2-8 距腓前韧带解剖示意图及声像图
A. 距腓前韧带解剖示意图;B. 距腓前韧带检查体位及长轴切面探头摆放位置;C. 距腓前韧带的正常长轴切面声像图。LM. 外踝;Talus. 距骨;三角箭头示距腓前韧带,当有少量积液(星号)时,韧带显示更清晰

2. 跟腓韧带 被检者踝关节背屈,足尖内旋使跟腓韧带被动拉伸,探头采用外踝斜冠状切面,即探头一端位于外踝后缘,另一端指向跟骨结节,动态观察韧带全程,用长轴及短轴切面全面、准确地评估跟腓韧带的损伤情况。跟腓韧带在长轴切面上表现为一条索状的丝状结构,覆盖跟骨的外侧面(图10-2-9),在短轴切面上显示为扁椭圆形,此时需要与关节内和腓骨肌肌腱游离体相鉴别,动态多切面扫查可资鉴别。跟腓韧带头侧部分走行于腓骨肌肌腱的深面,因各向异性伪像呈低回声,检查时需做扇形扫查,以充分显示韧带各个层面,转动探头方位及适当加压减免各向异性伪像的影响。跟腓韧带因其走行呈凹状,这使超声检查外踝附着点时较为困难,故应在探头与外踝后方的凹陷处放置足量的耦合剂或应用耦合垫,以达到良好的透声作用,以便于结构显示。检查该条韧带时嘱被检者踝关节背屈,足尖内旋使跟腓韧带被动拉伸,动态观察韧带全程,用长轴及短轴切面全面、准确地评估跟腓韧带的损伤情况。当韧带损伤严重时,因局部组织水

肿及出血明显，超声视野结构模糊，此时应嘱被检者背屈、跖屈，动态扫查以做出全面评估。跟腓韧带急性损伤常伴随腓骨长、短肌肌腱及腓骨肌支持带损伤，故应同时观察这些结构，避免漏诊。

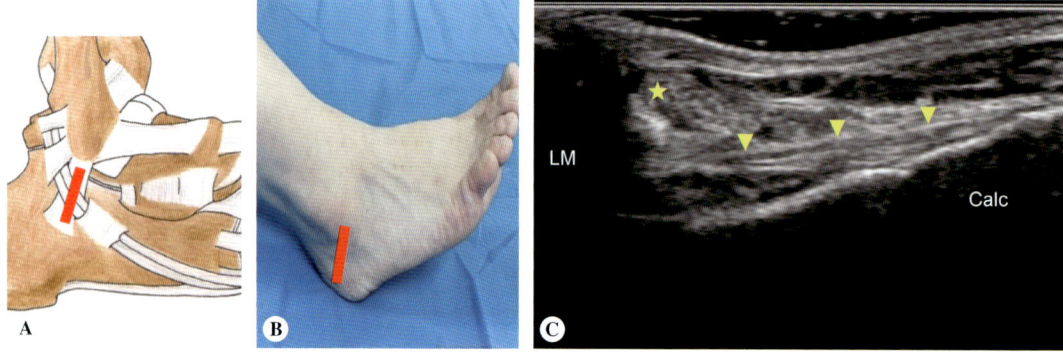

图 10-2-9 跟腓韧带解剖示意图及声像图

A. 跟腓韧带解剖示意图；B. 跟腓韧带检查体位及长轴切面探头摆放位置；C. 跟腓韧带的正常长轴切面声像图。LM. 外踝；Calc. 跟骨；三角箭头示跟腓韧带；星号示腓骨长、短肌肌腱

3. 腓骨长肌肌腱、腓骨短肌肌腱 在跟骨腓骨结节水平检查腓骨长肌肌腱、腓骨短肌肌腱，将探头置于腓骨上，首先在短轴切面上检查腓骨长肌肌腱、腓骨短肌肌腱（图 10-2-10），向近心段扫查至腱-肌连接处，向远心段扫查至两肌腱止点，同时可扫查腓骨肌上、下支持带。上述肌腱在外踝后方绕行，应逐步倾斜探头以减免各向异性伪像。当怀疑腓骨肌肌腱半脱位时，应在足静息、背屈及被动外翻下进行动态超声检查。检查方法为探头置于外踝水平面上，在横切面上进行检查，检查者内旋被检者前足，使足部被动外翻，这样可以观察肌腱有无隐匿性半脱位或腓骨肌支持带损伤。

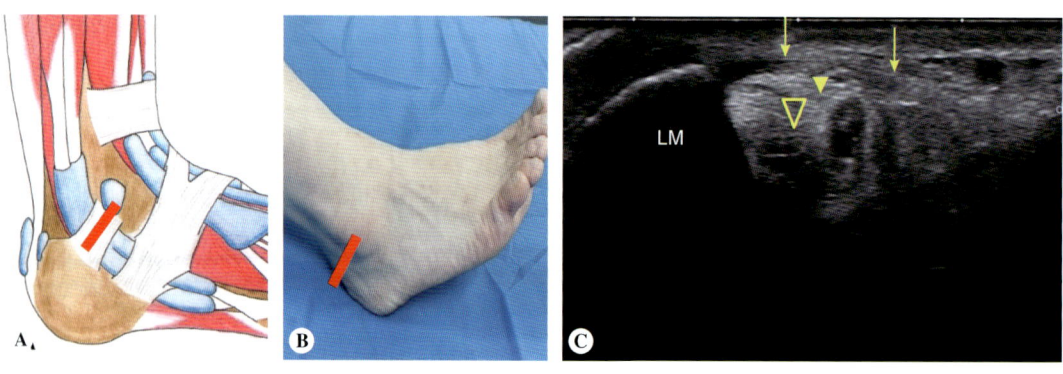

图 10-2-10 腓骨长、短肌肌腱解剖示意图及声像图

A. 腓骨长、短肌肌腱解剖示意图；B. 腓骨长、短肌肌腱检查体位及短轴切面探头摆放位置；C. 腓骨长、短肌肌腱正常短轴切面声像图。LM. 外踝；空心三角箭头示腓骨短肌肌腱；三角箭头示腓骨长肌肌腱；箭头示腓骨肌支持带

四、踝关节后侧面的超声检查

1. 跚长屈肌肌腱和后关节囊 被检者俯卧位，脚趾抵于检查床上，使足部与小腿垂直

或足部置于检查床外。探头置于跟腱内侧，在倾斜的矢状面检查踇长屈肌近端长轴、胫距及距下后关节凹。在此体位上，受重力作用影响，后关节凹的积液有可能向前移动，呈假阴性。

2. 跟腱 体位同上，从肌-腱连接处至跟骨的附着处，在长轴和短轴切面上连续、全面地检查跟腱（图 10-2-11）。在短轴切面上检查跟腱时，适当倾斜探头，同时观察腱周软组织，在短轴切面上测量跟腱的厚度和面积。检查跟腱必须向下直到其在跟骨的附着处。同时扫查跖肌肌腱，部分病例跟腱断裂，跖肌肌腱连续，并代偿跟腱的纤维，应做连续扫查至腘窝水平以资鉴别。动态观察被动的背屈和跖屈或捏小腿三头肌试验（视频 10-2-2，扫封底二维码获取视频）可以帮助鉴别跟腱的部分性撕裂与完全性撕裂。在临床上，两侧对比对于跟腱的病变诊断亦有重要价值。

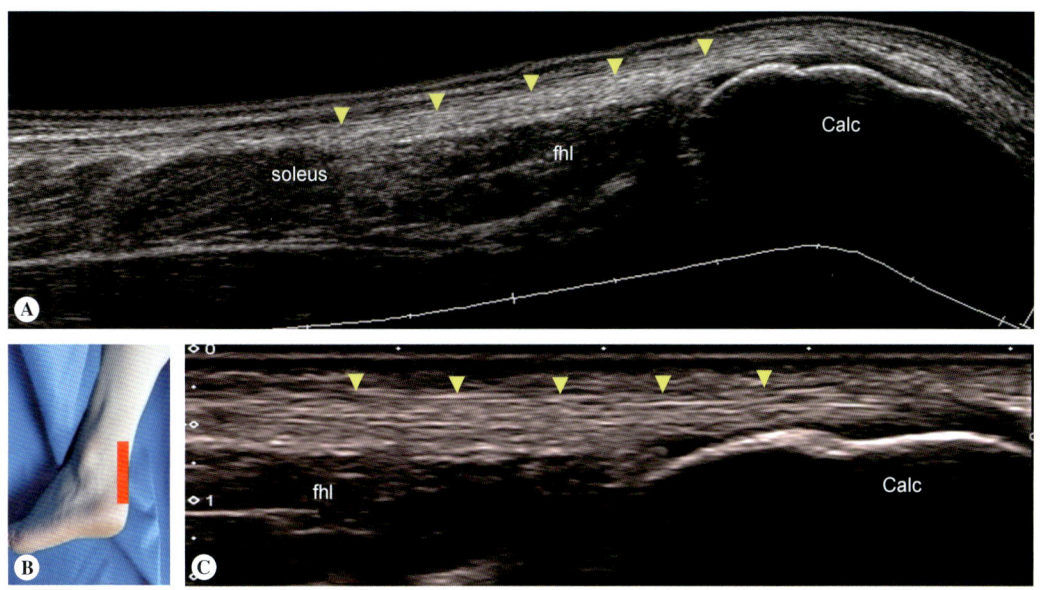

图 10-2-11 跟腱检查体位示意图及声像图

A. 跟腱宽景成像；B. 跟腱的检查体位及探头摆放位置；C. 跟腱正常长轴切面。Calc. 跟骨；fhl. 踇长屈肌；soleus. 比目鱼肌；三角箭头示跟腱

五、足底部的超声检查

1. 足底跖腱膜 被检者体位与跟腱检查相同，探头置于后足底，检查足底跖腱膜在跟骨的附着处，在足底中线内侧显示长轴切面（图 10-2-12），应避开在跟骨附着点测量足底跖腱膜厚度。适当增大增益，避免因足底较厚而导致的声衰减。

2. 足底肌群 在横切面上，足底肌群共分为四层结构，由浅至深：第 1 层由内至外包括踇展肌、趾短屈肌和小趾展肌；第 2 层由内至外包括跖方肌、蚓状肌、踇长屈肌肌腱、趾长屈肌肌腱；第 3 层由内至外包括踇短屈肌、踇收肌、小趾短屈肌；第 4 层包括足底和足背的骨间肌。

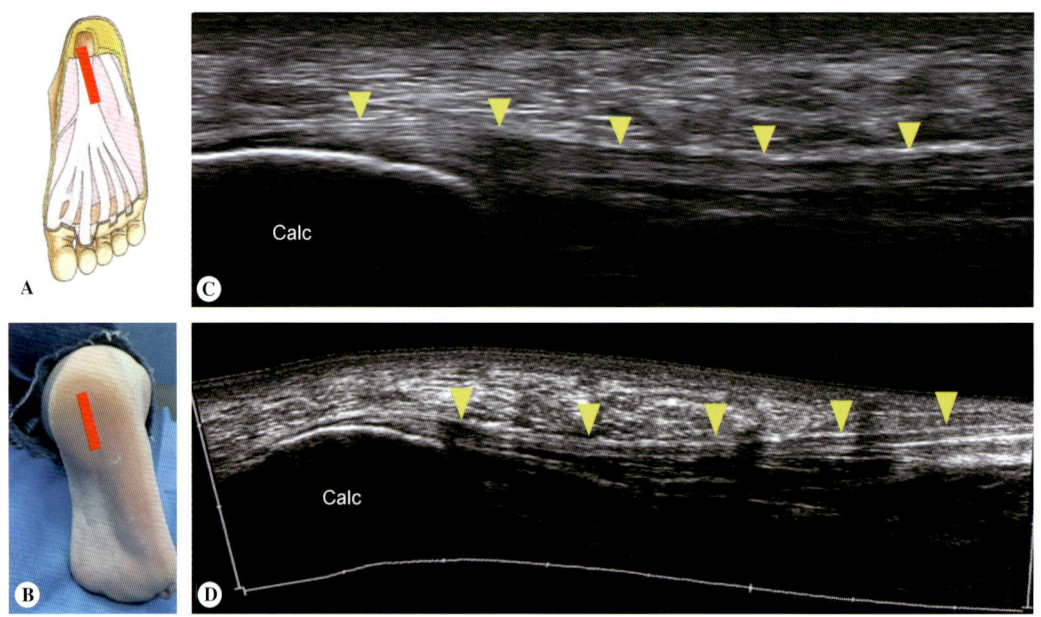

图 10-2-12　足底跖腱膜解剖示意图及声像图

A. 足底跖腱膜解剖示意图；B. 足底跖腱膜检查体位及长轴切面探头摆放位置；C. 足底跖腱膜正常长轴切面声像图；D. 足底跖腱膜宽景成像。Calc. 跟骨；三角箭头示足底跖腱膜

六、跖趾关节及趾间关节的超声检查

1. 跖趾关节（metatarsophalangeal joint）　由跖骨和相应趾骨构成，被检者膝关节屈曲45°，脚掌平放于检查床上，嘱被检者放松，寻找跖骨远端与近节趾骨构成的关节（图10-2-13），并适当调整体位从足底检查关节屈面。因第3、4趾间为莫顿神经瘤好发位置，应在检查跖趾关节时重点扫查。因跖骨间隙较小，在检查足背面时应在足底相应位置加压，增大跖骨间隙，扩大扫查范围，反之亦然。

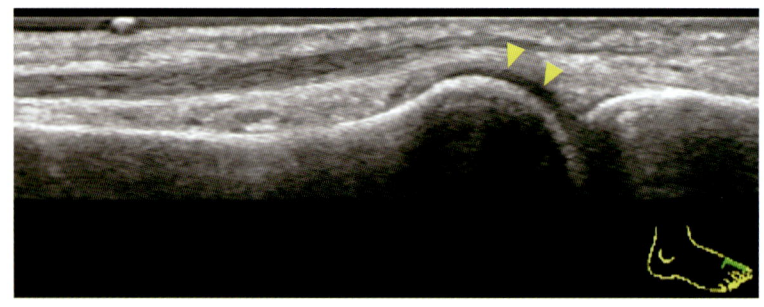

图 10-2-13　正常跖趾关节的声像图

跖骨远端与近节趾骨构成跖趾关节，三角箭头示跖骨表面关节软骨

2. 趾间关节　由同一趾相邻趾骨构成，检查体位同上，寻找相邻两趾骨构成的关节，并应调整体位从足底检查关节屈面。

七、超声检查技巧及注意事项

1. 足踝部因骨性突起明显，皮下软组织较薄，在检查过程中探头不易被固定，因此在踝关节超声检查中应做到"一涂二固定"。一涂：耦合剂要涂满检查部位凹陷的地方，尽量避免探头扫查区域视野显示缺失。二固定：一固定是指探头握持位置尽量低，尽量靠近探头远端，尽量用整个手掌及手指包住探头，以保持探头稳定；另一固定是指检查者用小指、小鱼际接触被检者皮肤，以达到稳定探头的目的。

2. 因运动系统损伤大部分为单侧损伤，故在检查时应注重双侧对比，使诊断结果更加客观。

3. 配合被检者体位及功能位，实时动态进行全面评估，但在检查损伤需要患者功能位配合时，应充分了解病情，注重力度，避免加重患者痛苦和再损伤。

第三节　常见踝关节疾病的超声检查

一、踝关节前侧面常见疾病的超声检查

（一）踝关节腔积液

1. 病因　引起关节腔积液的常见原因包括外伤出血、骨性关节炎、痛风性关节炎、类风湿关节炎等，局部炎性渗出液在关节内沉积。长时间站立及行走导致血液回流不通畅也会出现踝关节腔积液，尤其是静脉曲张者更易发生。全身性疾病如严重贫血、低蛋白血症、慢性肾炎可导致肾病性关节积液、血友病性关节炎。

2. 临床表现　主要表现为关节充血肿痛，活动受限，少量积液时可无明显症状。

3. 超声表现　踝关节腔内可见积液，因踝关节前后侧压力相对较小，故在踝关节前隐窝、距腓前间隙及踝关节后隐窝位置容易显示积液（图10-3-1）。对于外伤出血患者，积液内透声欠佳，可见点状及絮状高回声，关节腔面骨折时，呈积脂血症，积液呈现脂液分层征象。骨性关节炎及痛风性关节炎患者随着病情的进展，积液内可伴随游离体形成。

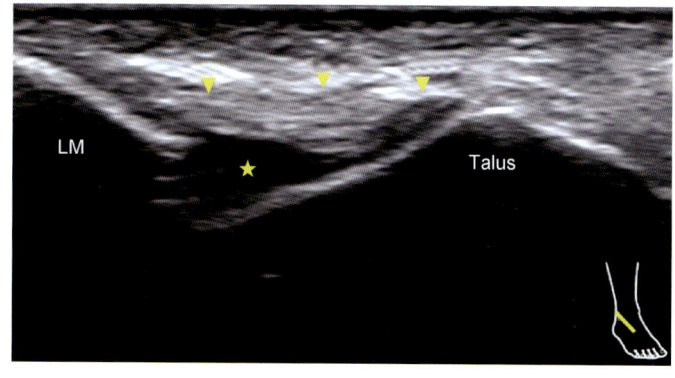

图10-3-1　踝关节腔积液
Talus. 距骨；LM. 外踝；星号示积液；三角箭头示距腓前韧带

4. 超声诊断思路及鉴别诊断要点 超声诊断关节腔积液不难，结合患者病史及声像图表现，多切面进行综合评估，并可依据积液内透声情况对部分患者做出定性诊断。因踝关节腔前、后侧压力较小，所以应注意对前侧及后侧关节囊的观察，尤其是对后侧关节囊的检查时应调节检查深度及探头角度，掌握检查力度，避免过度加压而低估积液量。

鉴别诊断要点：

（1）踝关节后隐窝积液应与跟骨后滑囊积液相鉴别，前者一般伴随踝关节前隐窝积液，且踝关节后隐窝积液时突出的关节囊向其深方的踝关节间隙延伸，而跟骨后滑囊局限于跟骨后缘与跟腱之间，与踝关节腔不相通，应从短轴及长轴切面全面进行检查鉴别。

（2）关节腔积液还需要与关节滑膜病变相鉴别，当关节滑膜表现为极低回声时与关节腔积液回声类似，此时应加压探头，积液可被推挤流走，而滑膜基本不被压缩；另外，滑膜病变在活动期时血供一般较丰富，因此彩色多普勒超声也有一定鉴别意义。

5. 检查注意事项

（1）应在自然位进行检查，检查踝关节前隐窝积液时需足底平放于床面。

（2）积液测量时应轻放探头，不要加压，以免积液受压形变，影响测量客观性。

（二）胫骨前肌肌腱断裂

1. 病因 胫骨前肌肌腱断裂多由外伤导致，部分病例可继发于慢性劳损、钙化性肌腱炎等导致肌腱自发性断裂。

2. 临床表现 一般症状为局部疼痛、肿胀、压痛，偶有皮下溢血。胫骨前肌肌腱断裂后足背屈及内翻受影响。

3. 超声表现 超声检查是实时动态、分辨率高的诊断肌腱断裂的重要方法。肌腱断裂时超声扫查可发现肌腱部分或完全连续性中断（图10-3-2），损伤处肌腱回声失落，肌腱完全断裂时断裂肌腱呈马尾状回缩，断端间隙可见积液，病变急性期因局部出血，积液以高回声为主，高回声血块与肌腱断端相连续，容易误诊为部分性撕裂，此时可嘱患者屈伸踝关节，完全断裂时肌腱两断端出现背向运动，部分性断裂肌腱整体呈同向运动。病程较长时断裂区域积液以无回声为主，间有一些高回声的带状纤维样组织。在超声下定位肌腱断端位置，有助于临床医师制订治疗方案。而且，超声检查可对肌腱术后恢复状态及粘连状况进行连续动态观察，对临床开展康复训练有一定的指导意义。

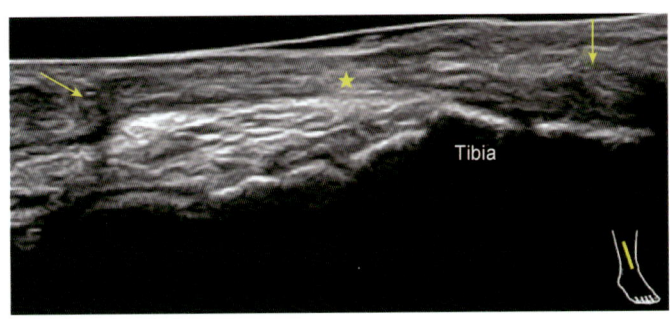

图 10-3-2 胫骨前肌肌腱断裂的声像图

胫骨前肌肌腱完全断裂，断端回缩（箭头），中断区域由软组织及血肿充填（星号）。Tibia. 胫骨

4. 超声诊断思路及鉴别诊断要点　超声检查是诊断肌腱断裂最有效、最便捷的影像学检查方法。检查中需患者体位配合以进行全面扫查，并结合动态观察而进行综合评估。扫查中需要从解剖定位清晰的位置扫查至肌肉肌腱全程，观察肌腱连续性有无中断，当肌腱出现连续性中断、断端回缩并伴随回缩断端肌腱后方声衰减明显时可确诊为完全断裂。

鉴别诊断要点：胫骨前肌肌腱断裂需要与先天性肌腱发育异常或肌腱部分性撕裂相鉴别。

（1）需要对可疑病变区域进行全面、连续扫查，先天性肌腱发育异常时表现为肌肉、肌腱形态位置异常，肌腱连续性极少出现中断。

（2）结合动态检查法有助于鉴别肌腱部分性撕裂和完全断裂，嘱患者屈伸踝关节运动，观察肌腱运动方向有无异常，从而做出综合判断。

5. 检查注意事项

（1）超声具有高分辨率优点，可明确判断肌腱是否断裂，同时结合动态扫查观察断端运动方向，增强诊断客观性。

（2）超声可帮助判断肌腱断裂的位置，因此超声发现肌腱断裂时应在体表做出定位，有助于临床确定手术方式及切开部位。

（三）踝关节痛风性关节炎

1. 病因　痛风性关节炎（gouty arthritis，GA）是由于嘌呤代谢障碍、血尿酸增高，当血中尿酸浓度达到饱和溶解度时，尿酸形成结晶体，沉积于软组织中，如滑囊、关节囊、软骨、骨质和其他组织中而引起一系列炎性反应。饮食、天气变化、外伤等因素可诱发痛风。该病有一定家族遗传倾向，但遗传模式尚不清楚。

2. 临床表现　痛风性关节炎好发于 40 岁以上男性，近年来青年人群发病率呈上升趋势，痛风性关节炎最多见于足第 1 跖趾关节，也可发生于其他较大关节，如踝关节。痛风性关节炎分为 3 期。

（1）急性关节炎期：该期多为夜间发病，起病急，受累关节剧痛，首发关节常为第 1 跖趾关节，其次为踝关节、膝关节等。临床表现为关节红、肿、热和痛，部分患者伴全身无力、发热、头痛等。饮食不当、饮酒、过度劳累、上呼吸道感染、手术、精神紧张均可能成为其发作诱因。

（2）间歇期：该期持续数月或数年，期间病情反复发作，并出现发作间期变短、持续时间延长、受累关节增多等情况，并逐渐转成慢性关节炎。

（3）慢性关节炎期：由初期急性发病期转为慢性关节炎，受累关节出现僵硬、畸形、运动受限。约 30% 的患者出现痛风石，并可发生肾脏合并症，如肾脏结石、输尿管结石、痛风肾、慢性肾脏功能不全等。晚期可并发高血压、肾和脑动脉硬化、心肌梗死、肾衰竭等。根据患者临床表现、检验、超声检查、X 线检查有助于该病诊断，但应注意部分类风湿关节炎和银屑病关节炎患者也会伴随尿酸升高，故痛风性关节炎确诊需要在关节液或滑膜查到尿酸盐结晶。

临床上痛风性关节炎通用的诊断标准如下：

（1）急性关节炎发作 1 次以上，且在 1 天内达到发作高峰。

(2)急性关节炎局限于个别关节,关节周围皮肤呈现暗红色。

(3)有痛风石。

(4)单侧跗骨关节炎急性发作。

(5)血尿酸浓度升高。

(6)非对称性的关节肿痛。

(7)病情发作可自行停止。

凡具备上述条件3条以上并排除继发性痛风者可确诊该病。

3. 超声表现

(1)非特异性表现

1)关节腔积液:关节腔内探及液性无回声区,加压或改变体位可见液体移动或被挤压,内部未见血流信号。

2)滑膜增生:表现为关节滑膜增厚,呈中等或低回声,内见点状强回声,为尿酸盐结晶沉积(图10-3-3,图10-3-4),可根据滑膜厚度进行评分。

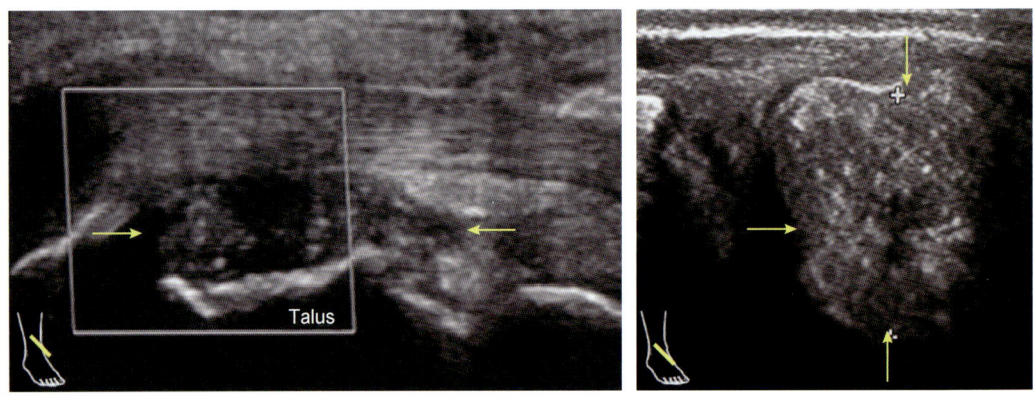

图 10-3-3 踝关节痛风性关节炎的声像图(一)

增厚滑膜以低回声为主,内可见散在的点状强回声(尿酸盐结晶)。箭头示增厚滑膜;Talus.距骨

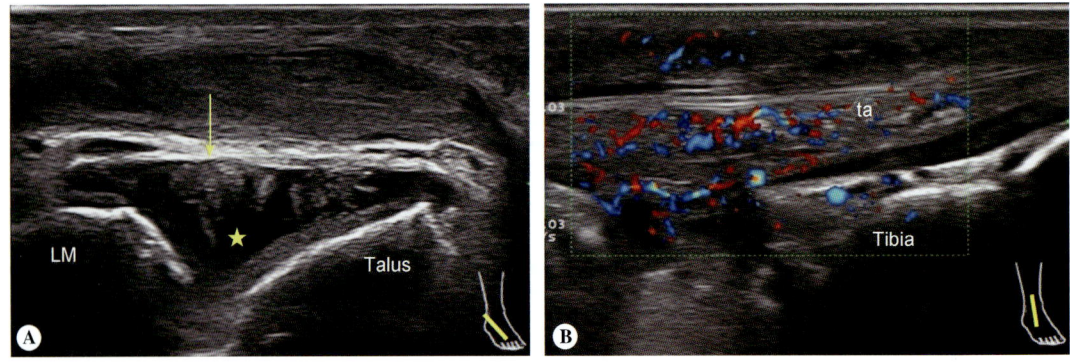

图 10-3-4 踝关节痛风性关节炎的声像图(二)

A.距腓前间隙滑膜增厚(箭头),合并关节腔积液(星号);B.胫骨前肌肌腱增厚,回声减低,部分肌腱内纤维样结构消失,彩色多普勒超声示肌腱内血流信号丰富。LM.外踝;Talus.距骨;Tibia.胫骨;ta.胫骨前肌肌腱

0分：滑膜厚度无异常。
1分：滑膜轻度增厚，滑膜厚度2～5mm。
2分：滑膜中度增厚，大关节滑膜厚度5～9mm。
3分：滑膜重度增厚，大关节滑膜厚度大于9mm。

对于滑膜的血供进行半定量评分，评分与病变炎症活动性及临床表现呈正相关。

0分：滑膜内无血流信号。
1分：滑膜内探及少数点状血流信号。
2分：滑膜内探及较多点状或点条状血流信号，血流信号覆盖面积小于增厚滑膜面积的1/2。
3分：滑膜内探及丰富的树枝状或网状血流信号，血流信号覆盖面积大于增厚滑膜面积的1/2。

3）腱鞘炎：肌腱周围出现积液，部分患者伴有肌腱增厚，纹理不清，部分患者肌腱内可见团块状痛风石形成。

4）骨侵蚀：骨皮质表面不规整，晚期骨皮质表面不规则缺损，软骨及骨侵蚀（图10-3-5）。

0分：软骨面光滑、连续，骨皮质光滑。
1分：骨皮质不光滑，但未出现骨质缺损。
2分：骨皮质粗糙，出现轻微骨质缺损。
3分：骨质缺损，形成广泛骨破坏声像。

需注意的是，骨质破坏需要在长轴切面与短轴切面均显示方可诊断。

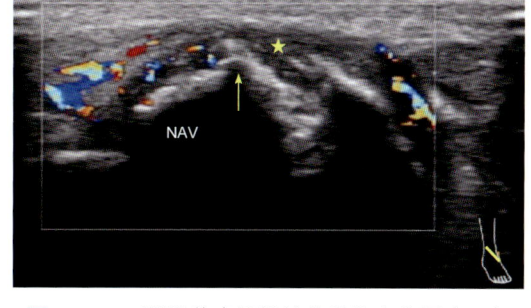

图10-3-5 踝关节痛风性关节炎的声像图（三）
舟骨粗隆骨质粗糙，骨皮质连续性中断，骨质破坏（箭头），其周围组织增厚，回声减低（星号）。NAV. 足舟骨

（2）特异性表现

1）"双轨征"：由于尿酸盐结晶沉积于透明软骨，形成软骨边缘回声增强，与骨皮质强回声形成平行线，超声表现为关节软骨表面的线状及点状强回声，回声强度接近骨皮质或与骨皮质一致。

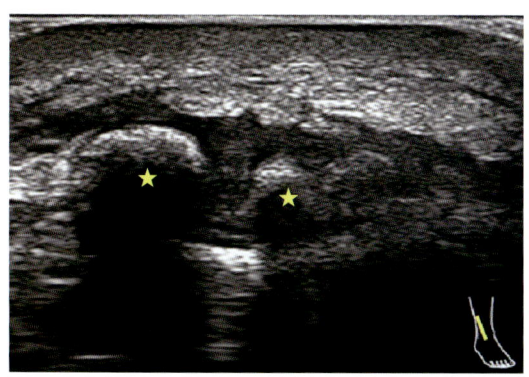

图10-3-6 滑膜痛风石的声像图
踝关节前隐窝增厚滑膜内可见团块状强回声痛风石（星号），后方伴声影

2）痛风石形成：滑膜、肌腱增厚或软组织内有高回声及强回声影，周围可有低回声晕环，后方多伴声衰减，内无明显血流信号（图10-3-6，图10-3-7）。

3）关节腔点状强回声：关节腔积液或滑膜内点状强回声呈现特征性"暴风雪"征。

4. 超声诊断思路及鉴别诊断要点 对于痛风性关节炎的诊断应结合临床，如仔细询问患者病史、症状和实验室检查情况，超声检查发现患者滑膜增厚，且增厚滑膜内可见点状强回声，关节软骨面"双轨征"阳性时要高度怀疑痛风性关节炎的可能，如发现滑囊、肌腱及软组织内痛风石形成时可基本确诊。

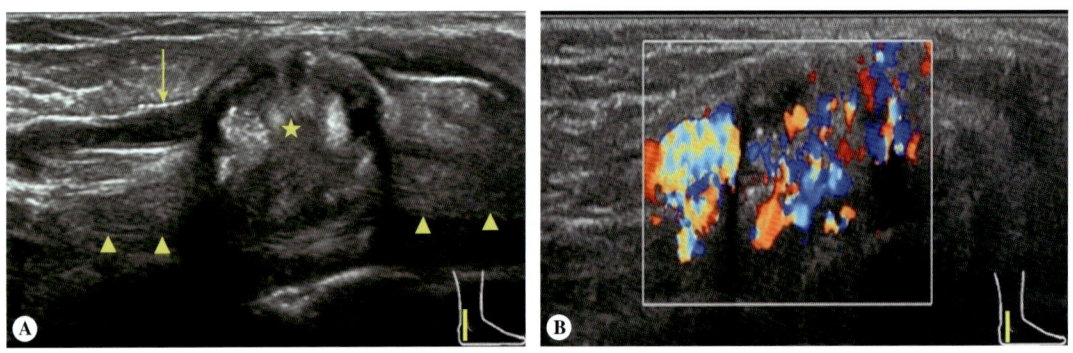

图 10-3-7　踝关节痛风性关节炎的声像图（四）

A. 胫骨后肌肌腱（三角箭头）内可见一团块状高回声（星号），其前方胫后动脉（箭头）受压；B. 团块状高回声内血流信号丰富

鉴别诊断要点：

（1）痛风性关节炎需要和假性痛风相鉴别：假性痛风为焦磷酸钙沉积所致，通常沉积在透明软骨内部，超声表现为透明软骨内部出现点状及团状强回声，而痛风性关节炎患者的尿酸盐主要沉积在软骨表面，出现双轨征（图 10-3-8）。

（2）痛风石与关节游离体相鉴别：关节游离体随体位改变可发生移动，部分造成关节活动嵌顿，而痛风石位置相对固定，但值得注意的是，关节腔内的痛风石脱落也可形成游离体。

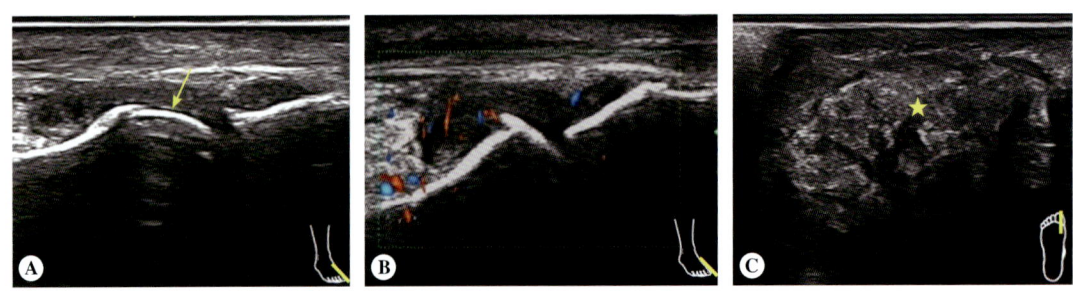

图 10-3-8　第 1 跖趾关节痛风性关节炎的声像图

A. 第 1 跖趾关节跖骨关节端软骨面回声增强，与骨皮质呈"双轨征"（箭头）；B. 第 1 跖趾关节处软骨面显示不清，关节处滑膜增厚，回声减低，内见点状强回声；C. 第 1 跖趾关节屈面痛风石形成（星号），痛风石呈团块状

5. 检查注意事项

（1）应结合患者的病史、临床症状、实验室检查进行全面评估。

（2）诊断痛风性关节炎骨质破坏时，需要在长轴切面及短轴切面上均出现相应声像改变方可诊断。

（3）注意与类风湿关节炎相鉴别（表 10-3-1）。

表 10-3-1　痛风性关节炎与类风湿关节炎鉴别表

鉴别要点	类风湿关节炎	痛风性关节炎
发病人群	中老年女性多见	男性多见
病因	多种原因引起关节滑膜慢性炎症	尿酸盐沉积在关节囊、滑囊、软骨、骨质和其他组织而引起病损及炎性反应
症状	多侵犯小关节，手腕关节常见，造成关节的畸形，部分可见类风湿结节	多见于第1跖趾关节，也可发生于其他较大关节，尤其是踝部与足部关节
实验室检查	类风湿因子高，CCP、AKA 会出现阳性	滑膜或关节液查到尿酸盐结晶
超声表现	增厚滑膜以低回声为主，肌腱改变以腱鞘积液、腱鞘炎多见，肌腱改变可作为首发征象	双轨征阳性，增厚滑膜以中等或高回声为主，内部可见点状强回声，随病情进展常伴痛风石形成

（四）下胫腓联合韧带损伤

1. 病因　下胫腓韧带损伤主要由足过度外翻及外旋造成，下胫腓前韧带损伤较为常见，临床上该类损伤并不少见，但容易漏诊。下胫腓韧带损伤容易合并三角韧带断裂，损伤机制为三角韧带断裂后导致下胫腓韧带的张力急剧增加，达到阈值后引起断裂。

2. 临床表现　胫骨和腓骨远端局部疼痛，压痛或关节不稳定，牵拉时疼痛加剧。

3. 超声表现　按照声像图表现，分级如下：

（1）挫伤：韧带增厚，回声减低，韧带连续性尚可（图 10-3-9）。

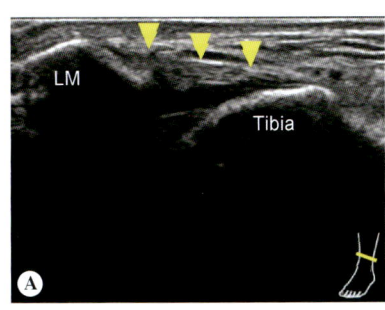 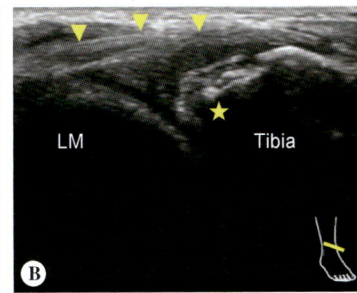 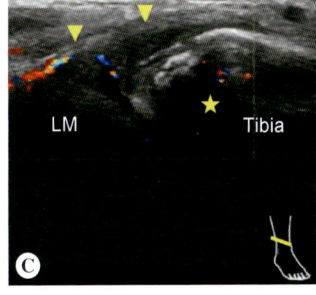

图 10-3-9　胫腓前韧带挫伤的声像图

A. 正常胫腓前韧带，韧带连续，纤维样结构显示清晰；B. 距腓前韧带挫伤，韧带肿胀，纤维样结构显示不清晰，伴随胫骨骨质损伤（星号），骨透声增加，骨皮质不连续；C. 与 B. 为同一病例，损伤韧带内探及丰富的血流信号。LM. 外踝；Tibia. 胫骨；三角箭头示胫腓前韧带；星号示胫骨损伤位置

（2）部分性撕裂：韧带连续性部分中断或韧带厚度局部变薄，周围关节腔或韧带周围可出现积液（图 10-3-10）。

（3）完全性断裂：韧带连续性完全中断，断端回缩，周围关节腔或韧带周围可出现积液。

4. 超声诊断思路及鉴别诊断要点　下胫腓联合韧带损伤应进行全面扫查，当可疑韧带损伤时，应从小腿骨间膜开始扫查，结合病史，连续、动态扫查。下横韧带位于下胫

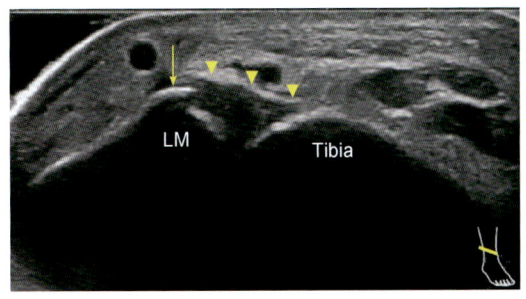

图 10-3-10　胫腓前韧带损伤并韧带附着端撕脱性骨折的声像图

LM. 外踝；Tibia. 胫骨；箭头示腓骨远端撕脱骨折；三角箭头示胫腓前韧带肿胀

腓后韧带下方，实际为下胫腓后韧带的一部分，在超声检查时因骨骼阻挡超声显示困难，对于该韧带超声不能进行全面评估。距腓前韧带撕裂时常伴发下胫腓韧带损伤，应重点扫查。

鉴别诊断要点：

（1）下胫腓韧带处常可见深部小动脉自韧带位置浅出，部分切面表现为韧带回声中断，应用彩色多普勒超声可进行鉴别。

（2）与胫骨、腓骨下端周围软组织损伤相鉴别，软组织损伤后区域内组织回声紊乱，紊乱组织与胫骨、腓骨无明显相连，而胫腓韧带可观察到韧带纤维样结构，两端附着于胫骨及腓骨下端。

5. 检查注意事项

（1）超声检查下胫腓韧带损伤时应注意动态观察，必要时内旋或外旋小腿，增大两骨间隙，观察韧带情况，以免漏诊微小撕裂，但亦应注意旋转力度，避免加重损伤。

（2）自小腿骨间膜上段开始连续扫查，整体评估损伤情况。

二、踝关节内侧面常见疾病的超声检查

（一）胫神经卡压

1. 病因 股骨外上髁骨折及膝关节脱位易损伤胫神经。多数由交通事故导致，受伤机制复杂，通常伴随骨折、韧带及软组织挫伤等。胫神经卡压多见于跗管内容物增多或体积增大，导致跗管容积相对不足，从而导致胫神经卡压，如踝部外伤、跗管处腱鞘囊肿、滑膜炎、瘢痕、神经鞘瘤等。

2. 临床表现 胫神经损伤时患者可出现运动功能障碍，足内翻受限，不能跖屈，不能足尖站立，伴发"钩状足"畸形，严重者影响患者行走，胫神经卡压时可导致局部疼痛，足底感觉异常。

3. 超声表现 超声检查可显示神经卡压部位，一般来说卡压段神经变细，纤维样纹理显示不清晰，卡压近端神经束增粗，回声减低，彩色多普勒超声显示近端增粗神经内血流信号丰富。超声检查可对卡压原因进行评价，多见于神经鞘瘤（图10-3-11）及周围肌腱腱鞘囊肿（图10-3-12）。

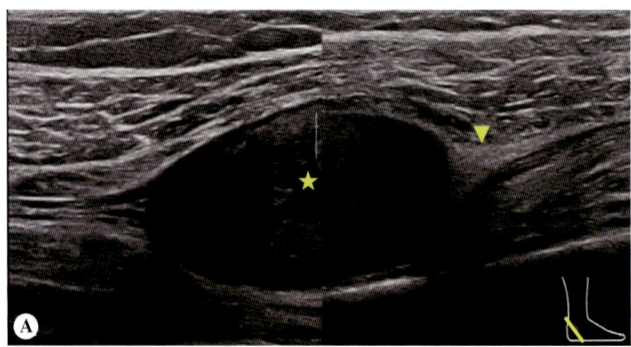 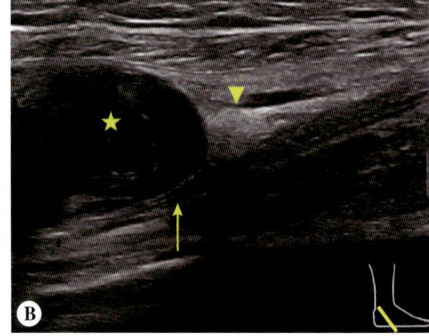

图10-3-11 胫神经鞘瘤并胫神经卡压的声像图

A. 内踝上方胫神经旁低回声团块（星号），呈椭圆形，边界清晰，团块下方可见三角形"脂肪帽"（三角箭头）；B. 团块后方可见胫神经受压变细（箭头）

4. 超声诊断思路及鉴别诊断要点 胫神经卡压处常可出现局部变细，近段、远段神经出现增粗、肿胀等征象。注意将卡压处神经与其近段和远段处进行形态学及粗细的对比，必要时可与健侧胫神经相对比。应注意超声间接征象的鉴别，检查过程中应注意询问患者病史及病情，以便进行综合评估。

鉴别诊断要点：内踝区域的疼痛除胫神经卡压外还有踝关节内侧肌腱炎、副舟骨综合征等，需要超声检查进行鉴别。

（1）肌腱炎、腱鞘炎可见肌腱腱鞘增厚、回声减低，增厚肌腱腱鞘内血流信号增多，

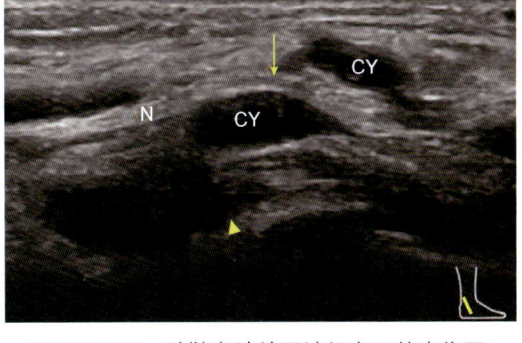

图 10-3-12　腱鞘囊肿并胫神经卡压的声像图

踝关节内侧胫神经（N）与深方胫骨后肌肌腱（三角箭头）之间可见一囊性包块（CY），包块呈分叶状，部分位于胫神经浅方，局部胫神经受压变细（箭头）

部分患者会出现胫神经炎性浸润或卡压导致的相应神经症状，这些也需要在超声报告中描述。

（2）副舟骨综合征疼痛位置相对较低，位于舟骨粗隆周围，但因副舟骨有其特异性声像图改变，舟骨粗隆旁孤立副骨块或舟骨粗隆形态异常，故也不难鉴别。

5. 检查注意事项

（1）一般认为外伤、运动损伤、占位性病变、糖尿病等代谢性病变、风湿性病变引起的局部腱鞘滑膜炎、痛风石、腱鞘囊肿均可引起胫神经受压，超声检查过程中应仔细分辨，寻求神经卡压原因，鉴别出为何种因素引起的神经卡压。

（2）任何引起跗管压力增高的因素都可能卡压胫神经，因此当患者症状明显而胫神经声像图上无形态学异常时，应注意有无跗管内其他因素的异常。

（3）检查时结合长轴切面、短轴切面行连续、动态扫查，从而进行综合评估。

（二）内踝、外踝骨折

1. 病因 内踝、外踝骨折是外伤或病理等原因导致的骨质部分或完全断裂的一种疾病。踝骨是小腿的胫骨、腓骨最下端与脚部结合的骨骼点，在日常生活中，扭脚比较常见，轻则疼痛，重则拉伤韧带乃至骨膜受损。踝骨一般不会出现骨折情况，多半是在扭脚后出现骨裂。

2. 临床表现 主要表现为脚踝局部肿胀、疼痛、青紫、功能障碍、畸形及骨擦音等。

3. 超声表现 骨皮质连续性中断，中断位置由低回声或高回声出血填充，局部骨膜出现水肿声像（图 10-3-13）。内踝撕脱性骨折多伴随三角韧带撕裂，内踝周围可见不规则点状、团状强回声，且相应位置内踝骨质缺失、组织水肿时应高度怀疑撕脱性骨折。

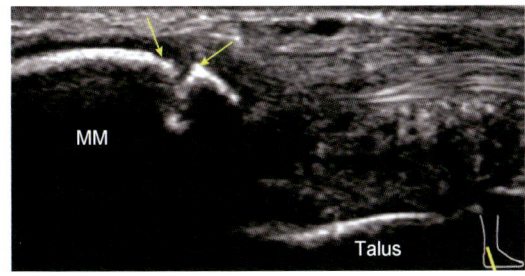

图 10-3-13　内踝骨折的声像图

内踝（MM）骨皮质连续性中断，中断区域由低回声组织充填，周围骨膜增厚，回声减低。MM. 内踝；Talus. 距骨；箭头示内踝骨折处

4. 超声诊断思路及鉴别诊断要点　超声诊断该病时，根据患者外伤史和临床表现，结合内踝或外踝骨质改变，应不难做出诊断。并且X线对于细微线性骨折及小于1cm的撕脱性骨折显示率低，而这两类骨折经超声检查具有优势，应注意仔细扫查。

鉴别诊断要点：

（1）儿童、青少年靠近骨骺线的骨折需要与骨骺线相鉴别，应结合病史进行全面检查，骨折时一般会伴随骨折区域的软组织增厚、水肿声像，而骨骺线表面相对光滑。

（2）内外踝周围的副骨需要与撕脱性骨折相鉴别，以上两种情况需要结合病史及临床体征进行综合考虑。

5. 检查注意事项　超声可对显示部位的软骨骨折及骨质撕脱性骨折进行评估，但是超声不能全面评估骨折情况。因为超声对骨皮质后方结构显示不清，仅可显示骨皮质回声中断，所以不能全面评估骨骼内部结构及骨折线情况，需要结合其他影像学检查进行综合评价。

（三）胫骨后肌肌腱功能不全

1. 病因　胫骨后肌肌腱功能不全（posterior tibial tendon dysfunction，PTTD）是一个渐进的过程，一般起病缓慢，首先起病为胫骨后肌肌腱炎，逐渐发展为肌腱的部分性撕裂直至完全性撕裂或断裂。多见于中年女性和喜欢运动的青壮年。早期可有内踝后方、下方或前下方的疼痛不适，后逐渐出现疼痛加重，由早期的活动时疼痛转变为静息时亦可感觉到疼痛，并可出现局部肿胀；随着病情的进展，内侧纵弓开始塌陷，前足外展，出现多趾症，距下关节、中跗关节活动受限，跟骨外翻，提踵试验阳性；患者还常可出现跟腱挛缩和腓肠肌痉挛。

2. 临床表现　可概括为以下几个特点：内侧纵弓塌陷，内踝水肿，前足内翻无力，内踝负重痛，即使没有出现疼痛也难以提踵站立，多趾症阳性，外踝下方出现疼痛。

临床分型多种，普遍接受的仍是Johnson和Strom分型。

Ⅰ型：出现肌腱炎和（或）腱鞘炎，肌腱长度无增加，肌腱无撕裂；表现为内侧纵弓处疼痛明显，足内翻无力，后足活动正常，足部柔软可屈。

Ⅱ型：肌腱长度增加，并可能出现部分性或完全性撕裂；表现为足弓疼痛，内踝下方肿胀明显，足弓降低，后足出现外翻畸形，不能提踵站立，多趾症阳性。

Ⅲ型：肌腱出现更为严重的退变，表现为提踵试验阳性及僵硬性平足畸形；肌腱可见断裂征象，前足外展，距舟关节脱位塌陷，足部疼痛症状加重，难以完成一天的正常负重行走。

3. 超声表现　该病超声表现多样化，常表现为以下几种。

（1）腱鞘炎：最常见为腱鞘内出现积液，常伴肌腱腱鞘增厚、血供增多（图10-3-14）。

（2）肌腱撕裂：部分性撕裂多见，在纵切面上肌腱内可见低回声及无回声裂隙，在横切面上可见部分肌腱正常高回声缺失。

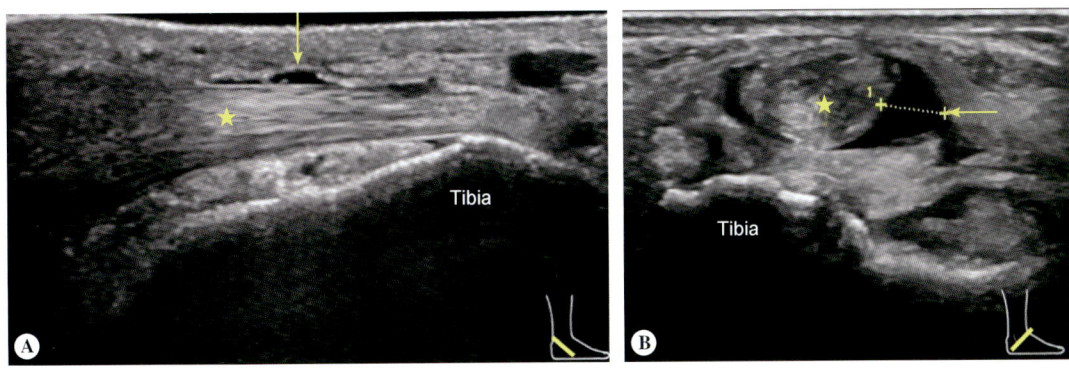

图 10-3-14 胫骨后肌肌腱腱鞘积液的声像图

A. 长轴切面示胫骨后肌肌腱（星号）周围腱鞘内可见积液（箭头）；B. 短轴切面示胫骨后肌肌腱（星号）腱鞘内可见积液（箭头）。Tibia. 胫骨

（3）肌腱内出现钙化：多见于肌腱舟骨附着位置，钙化多显示为沿肌腱长轴走行的不规则强回声，常为多发，其周围肌腱多有水肿声像（图10-3-15），应与副舟骨（图10-3-16）相鉴别。副舟骨分为三型：Ⅰ型表现为在胫骨后肌肌腱内单发椭圆形强回声团块，其周边肌腱走行正常，未见明显增厚，其周围肌腱纤维样纹理显示清晰；Ⅱ型表现为舟骨表面凹陷，呈"凹"字形或"H"形；Ⅲ型表现为舟骨粗隆一端外凸，舟骨皮质连续，Ⅲ型副舟骨查体患者舟骨粗隆突出、边缘尖锐，因超声仅能显示骨皮质，故Ⅲ型超声声像无特异性。

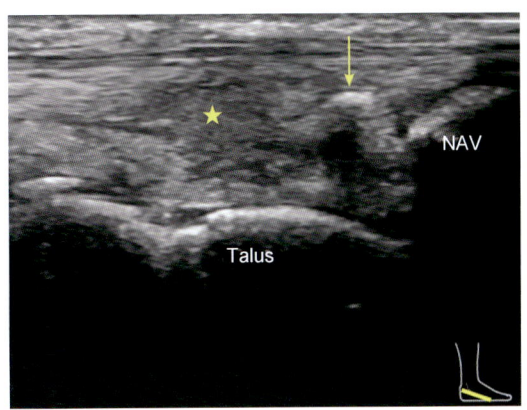

图 10-3-15 胫骨后肌肌腱末端钙化灶的声像图

胫骨后肌肌腱末端（星号）增厚，局部回声减低，纤维样纹理显示不清，肌腱末端内可见不规则团状强回声（箭头）。Talus. 距骨；NAV. 足舟骨

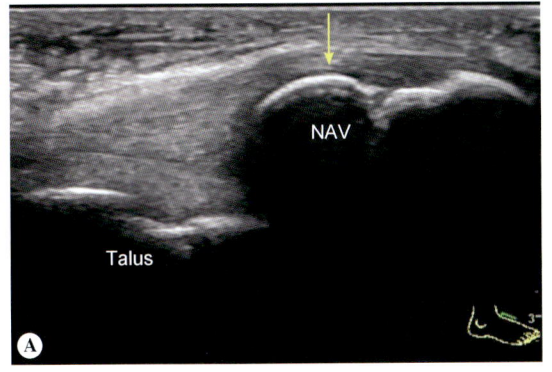
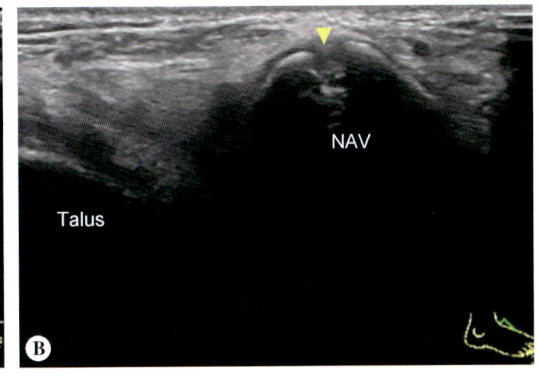

图 10-3-16 副舟骨的声像图

A. Ⅰ型副舟骨，位于胫骨后肌肌腱末端，边缘光滑，表面可见软骨面（箭头）；B. Ⅱ型副舟骨，舟骨粗隆表面可见凹陷（三角箭头），凹陷区域骨质粗糙，骨透声增加。Talus. 距骨；NAV. 足舟骨

（4）距舟关节脱位塌陷：距舟关节间隙增大，两骨关节端错位，部分伴随距舟韧带损伤。

4. 超声诊断思路及鉴别诊断要点 该病常为慢性发病，且患者临床表现具备一定特征性，当患者出现内踝位置慢性、反复性疼痛时应考虑到该病的可能，超声应仔细进行该区域的扫查，如胫骨后肌肌腱有无积液、肌腱炎、肌腱撕裂、腱鞘炎及肌腱、腱鞘钙化，并观察周围软组织有无水肿，滑膜有无增厚，区域内血流信号有无增加，上述征象结合内踝疼痛病史均应考虑该病的可能。

鉴别诊断要点：

（1）踝关节腔积液时常伴随胫骨后肌肌腱积液，但该情况积液量一般较少，小于3mm，且大多不伴随腱鞘增厚和踝关节内侧疼痛，应结合患者踝关节腔情况及病史进行综合考虑。

（2）胫骨后肌肌腱钙化性肌腱炎应注意与Ⅰ型副舟骨相鉴别，两者均位于肌腱末端，但副舟骨一般形态较规则，表面光滑，且副舟骨周围肌腱回声常无特殊，而钙化性末端病钙化灶周围肌腱出现不同程度增厚、水肿声像；病变活动期彩色多普勒超声提示肌腱内血流信号增多有一定鉴别意义。

5. 检查注意事项

（1）该病的检查中一定要注意结合患者病史及临床症状进行综合评估，当发现腱鞘积液时应同时检查踝关节腔有无积液，并确定患者疼痛位置，从而给出客观评判。

（2）怀疑胫骨后肌肌腱功能不全时应同时对舟骨进行全面扫查，与副舟骨综合征相鉴别。

三、踝关节外侧面常见疾病的超声检查

（一）距腓前韧带损伤

1. 病因 正常承重情况下，足中立位时距腓前韧带与距骨长轴走行方向一致；当踝关节跖屈时，距腓前韧带与胫骨长轴走行方向一致，韧带呈拉伸状态，如此时受到踝关节内翻应力，距腓前韧带易发生部分性或完全性撕裂。

2. 临床表现 外踝肿胀和疼痛，尤其是外踝下方韧带区域有明显压痛，常伴皮下出现瘀斑、关节活动受限及跛行等，应与外踝骨折相鉴别。

3. 超声表现 按照距腓前韧带损伤程度分为挫伤、部分性撕裂、完全性撕裂，部分患者合并关节囊撕裂或韧带撕裂后关节囊嵌顿。

（1）挫伤：韧带增厚，回声减低或不均匀，韧带连续性尚可。

（2）部分性撕裂：韧带增厚，回声减低，可见部分纤维连续性中断，但仍可见部分纤维样结构连续（图10-3-17）。

（3）完全性撕裂：韧带连续性完全中断，断端出现回缩，中断部位被低回声或高回声结构填充（图10-3-18），填充物主要是血肿及凝血块。探头加压或行前抽屉试验时，当观察到韧带断端间距增大，距骨相对于腓骨向前移位时，有助于明确诊断。

（4）部分患者可见关节囊自撕裂部位外凸（图10-3-19），因该情况会影响韧带正常对位愈合，需要在超声报告中提示，方便临床医师做出相应处理。

第十章 踝关节解剖及常见疾病的超声检查 | 289

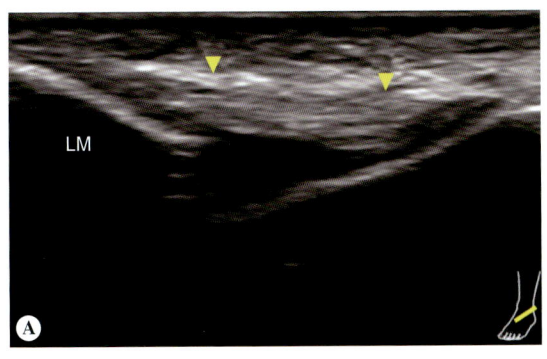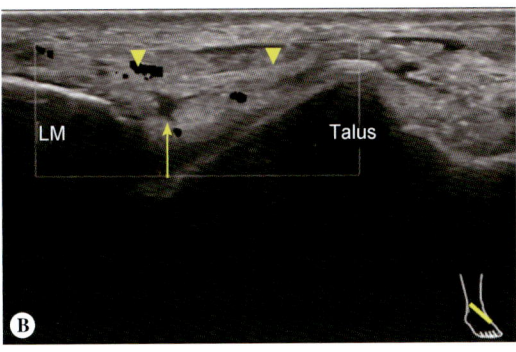

图 10-3-17 距腓前韧带部分性撕裂的声像图

A. 正常距腓前韧带（三角箭头）；B. 距腓前韧带（三角箭头）部分性撕裂部位可见回声失落区（箭头）。LM. 外踝；Talus. 距骨；箭头示韧带部分性撕裂回声失落

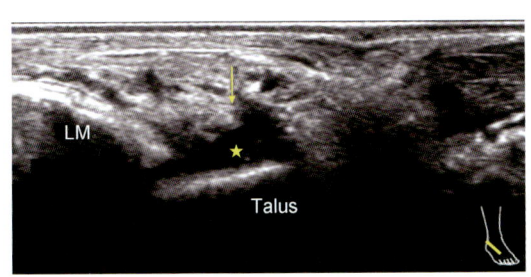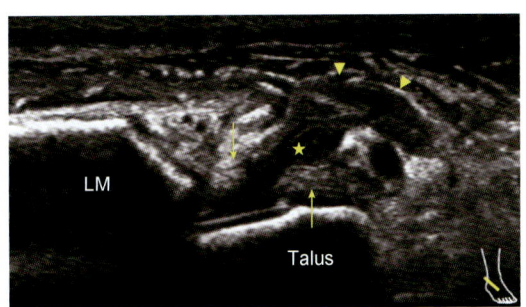

图 10-3-18 距腓前韧带完全性撕裂的声像图

距腓前韧带距骨附着处完全性撕裂，断端回缩（箭头），在积液（星号）的衬托下韧带断端显示更加清晰。LM. 外踝；Talus. 距骨；箭头示韧带完全性撕裂的回缩断端

图 10-3-19 距腓前韧带完全性撕裂伴关节囊外凸的声像图

距腓前韧带中段完全性撕裂，断端回缩（箭头），关节囊（星号）自韧带中断区域外凸至皮下软组织内（三角箭头）。LM. 外踝；Talus. 距骨

4. 超声诊断思路及鉴别诊断要点 距腓前韧带撕裂在踝关节损伤中较常见，多见于踝关节扭伤患者，尤其是内翻状态扭伤时须重点扫查该韧带，应长轴切面、短轴切面连续扫查，综合评估韧带损伤情况。当超声显示韧带内出现不规则低回声或不连续征象时，可结合前抽屉试验或探头加压法的动态检查手法，以增强诊断客观性。

鉴别诊断要点：

（1）因急性损伤时出血声像的干扰，部分性撕裂与完全性撕裂难以鉴别，此时应做前抽屉试验进行动态扫查以帮助鉴别。当观察到韧带断端间距增大，距骨相对于腓骨有向前移位时则考虑韧带完全断裂。

（2）距腓前韧带损伤还需要与外踝周围软组织损伤相鉴别，软组织损伤时区域内软组织结构紊乱，可影响到距腓前韧带的显示，此时应让患者在踝关节内翻状态下进行检查，尽量拉伸距腓前韧带，使韧带纤维样结构显示得更加清晰，以资鉴别。

5. 检查注意事项 超声检查的长轴切面可观察韧带损伤程度，短轴切面有助于评估损伤部位，故需联合运用。另外，在行前抽屉试验以帮助鉴别诊断时，检查中应把握力度，避免加重损伤。

（二）跟腓韧带损伤

1. 病因 跟腓韧带为踝外侧韧带中的一条，较为坚韧，当踝关节处于功能位时，韧带可限制足内翻，因此跟腓韧带一旦断裂则踝关节外侧间隙增宽。当踝关节处于中立位时，踝关节极度内翻，首先可出现跟腓韧带的损伤。当踝关节处于跖屈位时，如进一步增加内翻的应力，距腓前韧带的损伤概率增大，同时伴随跟腓韧带损伤。

2. 临床表现 本病与距腓前韧带损伤相似。

3. 超声表现 跟腓韧带在跟骨附着处范围较广，撕裂多见于该处，常伴随距腓前韧带撕裂，超声检查表现为韧带内或与跟骨之间出现不规则低回声或无回声间隙（图10-3-20），探头加压，韧带松弛，韧带在长轴方向的撕裂很罕见。

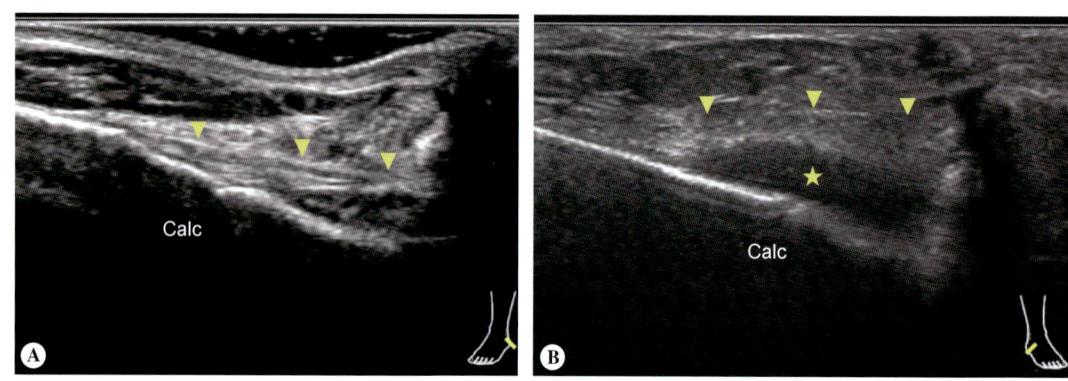

图 10-3-20 跟腓韧带损伤的声像图

A. 正常跟腓韧带（三角箭头），韧带远段紧贴跟骨；B. 跟腓韧带（三角箭头）与跟骨间隙增大，内见低回声充填（星号）。
Calc. 跟骨；三角箭头示跟腓韧带

4. 超声诊断思路及鉴别诊断要点 跟腓韧带损伤常伴发距腓前韧带损伤，故踝关节扭伤，尤其是内翻状态扭伤时应仔细对病变区域进行全面细致的检查，嘱被检者踝关节背屈，足尖内旋使跟腓韧带被动拉伸，长轴及短轴切面连续扫查，全面、综合、准确地评估跟腓韧带，观察韧带内或与跟骨之间是否出现不规则低回声或无回声间隙。

鉴别诊断要点：

（1）因急性损伤的出血声像干扰，部分性撕裂与完全性撕裂难以鉴别，此时应嘱被检者背屈、跖屈，动态扫查以做出全面评估。

（2）需要与韧带区域内其他病变相鉴别：如肌腱腱鞘囊肿、巨细胞瘤，跟腓韧带撕裂发生部位在韧带与跟骨之间，而腱鞘囊肿、巨细胞瘤病变位于韧带浅层，与腓骨肌肌腱关系密切，且腱鞘囊肿、巨细胞瘤病变边界更为清晰、局限，病变张力较大。

5. 检查注意事项

（1）跟腓韧带因其走行呈凹状，这使超声检查其外踝附着点时较为困难，因此应在探头与外踝后方的凹陷处涂抹足量的耦合剂或应用耦合垫，以达到良好的透声作用，便于结构显示。

（2）检查该条韧带时可嘱被检者踝关节背屈，足尖内旋使跟腓韧带被动拉伸，动态观察韧带全程，用长轴及短轴切面连续扫查；当韧带损伤严重时，因局部组织水肿及出血明显，局部结构声像图模糊，此时应嘱被检者背屈、跖屈，动态扫查以进行全面评估；检查中应把握力度，避免加重损伤。

（三）腓骨肌肌腱支持带损伤

1. 病因 腓骨长肌肌腱、腓骨短肌肌腱在踝关节水平由腓骨肌肌腱支持带固定，位于外踝后方。腓骨肌肌腱支持带损伤的原因如下：

（1）足外翻、背伸时，腓骨肌肌腱收缩，从而导致腓骨上支持带断裂、松弛，腓骨肌肌腱突破腓骨上支持带，在外踝表面形成假囊性结构。

（2）腓骨肌上支持带、腓骨肌下支持带的薄弱或缺失。

（3）外踝骨折后形成畸形愈合，足背伸外翻畸形等。

2. 临床表现 腓骨肌肌腱支持带损伤早期，外踝后软组织局限性肿胀，伴随疼痛，足部主动外翻或抗阻力外翻时疼痛加重。慢性期表现为腓骨肌肌腱脱位，触摸肌腱有滑动感，伴随反复发作的肌腱脱位，使腓骨肌肌腱失去支撑点，出现踝部不稳等症状。体格检查时，外踝前侧可触及条索状肌腱，可滑动；踝关节背屈、外翻出现腓骨肌肌腱滑脱，可伴有弹响声（激发试验阳性），跖屈踝关节时腓骨肌肌腱可自行复位。

3. 超声表现 正常情况下，在外踝横切面水平，腓骨长、短肌肌腱均位于外踝的后方，短肌肌腱在前，紧贴外踝，长肌肌腱在后，表面有一纤细中等回声覆盖，当其损伤时出现支持带增厚，回声减低，同时伴随腓骨长、短肌肌腱增厚（图10-3-21），部分病例伴随外踝骨折（图10-3-22）。出现腓骨肌肌腱滑脱时，在外踝横切面水平处滑脱的肌腱会滑脱至外踝的前方，在跖屈踝关节时可自行复位到外踝后方。

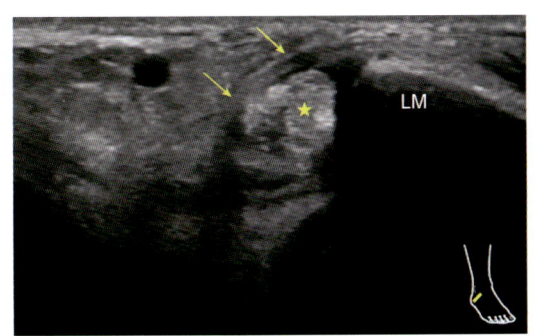

图 10-3-21 腓骨肌肌腱支持带损伤的声像图

外踝水平扫查，腓骨长肌肌腱、腓骨短肌肌腱（星号）未见明显肿胀，腓骨肌肌腱支持带（箭头）增厚，回声减低，动态扫查示腓骨长肌肌腱、腓骨短肌肌腱未见明显脱位征象。LM. 外踝

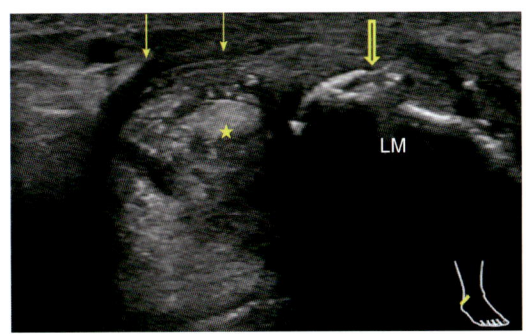

图 10-3-22 腓骨肌肌腱支持带损伤合并外踝骨折的声像图

外踝水平扫查，腓骨长肌肌腱、腓骨短肌肌腱（星号）肿胀，分界不清晰，腓骨肌肌腱支持带（箭头）明显增厚，回声减低，外踝处骨质粗糙，局部连续性中断（空心箭头）。LM. 外踝

4. 超声诊断思路及鉴别诊断要点 结合患者的临床病史、体征，以及超声检查发现的腓骨肌肌腱支持带增厚，回声减低、紊乱等声像，超声诊断腓骨肌肌腱支持带损伤并不难；需要注意的是，应结合前抽屉试验确定是否伴随腓骨肌肌腱滑脱。如前抽屉试验时肌腱跨越外踝向外踝前移动，自然复位，则应考虑合并腓骨肌肌腱滑脱。

鉴别诊断要点：

（1）腓骨肌肌腱支持带损伤应与腓骨肌肌腱在该水平的腱鞘囊肿及腱鞘巨细胞瘤相鉴别，后者常无外伤史，当病变在腓骨肌肌腱支持带水平的部分切面中出现支持带回声失落及隆起征象时，此时需要多切面、动态扫查判断支持带连续性及病变内部回声，从而做出客观判断。

（2）与腓骨肌肌腱腱鞘炎相鉴别，腱鞘炎时腱鞘增厚，分布范围相对较广，支持带位置因压力较大，腱鞘增厚在该处常不明显，在腓骨肌肌腱支持带上方更明显。

5. 检查注意事项

（1）因损伤后腓骨肌肌腱支持带水肿，检查过程中，尤其是做前抽屉试验时应避免暴力操作，以防加重损伤。

（2）注意结合患者病史，连续、动态扫查以做出客观判断。

（四）应力性骨折

1. 病因 应力性骨折（stress fracture）又称为疲劳性骨折或行军骨折，是一种因过度使用造成的骨骼损伤，常见于篮球、足球、网球、田径、体操运动员，军人，护士，芭蕾舞演员及徒步爱好者。损伤机制为当肌肉过度使用后，不能及时吸收反复碰撞所产生的震动，反而将应力传导至骨骼，长此以往，轻微的直接或间接损伤可引起特定部位的小骨裂或骨折。

2. 临床表现 应力性骨折多发生于身体承重部位，如小腿的胫骨、腓骨和足部的跟骨、足舟骨、跖骨，足部以第2跖骨多见。患足单足站立、跳立时出现局部疼痛，用手指按压局部时痛感明显，疼痛点在休息一段时间后自然消失。

3. 超声表现 病变初期或较轻者可见局部骨皮质强回声带增厚，表面不光滑，边缘模糊，回声不均质减低，局部骨膜增厚（图10-3-23），弧形抬高，骨透声增加，随着病情进展，骨膜与骨皮质之间可见低回声区，病变周围软组织增厚，回声增强；彩色多普勒超声显示增厚骨膜及软组织内血流信号丰富（图10-3-24）。病情严重者，病变位置骨皮质隆起，呈菜花状或蘑菇头状，局部骨皮质回声进一步减低，与周围骨膜分界不清晰。

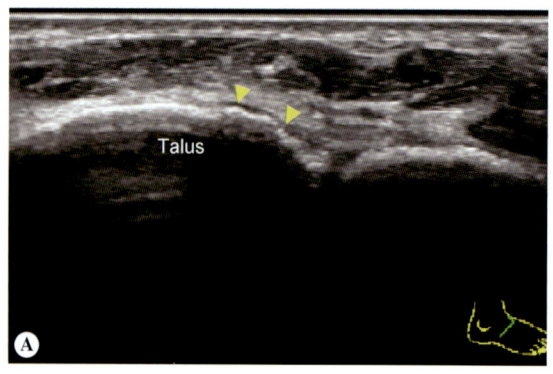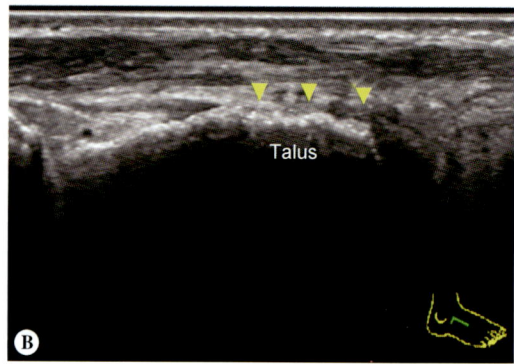

图10-3-23 应力性骨折的声像图

长期从事导购工作患者，短轴切面（A）及长轴切面（B）示距骨局部骨膜增厚，表面粗糙（三角箭头）。Talus. 距骨

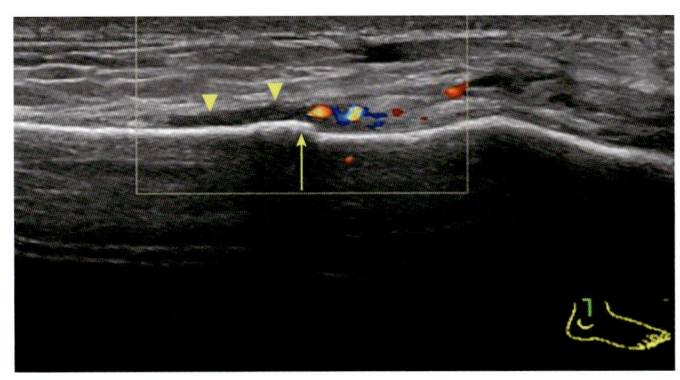

图 10-3-24　应力性骨折的声像图

马拉松运动员，腓骨下段局部骨皮质增厚，表面隆起（箭头），其周围骨膜增厚，回声减低（三角箭头），增厚骨膜内血流信号丰富

4. 超声诊断思路及鉴别诊断要点　超声检查发现局部骨皮质表面不光滑，骨膜增厚、抬高等声像改变，结合患者的职业及临床表现，不难做出诊断。

鉴别诊断要点：

（1）应力性骨折需要与骨性关节炎骨质增生相鉴别，骨性关节炎骨质增生常见于中老年人，以关节周围骨质改变为主，关节端骨质不光滑，骨赘形成，常伴随关节间隙变小。

（2）应力性骨折还需与痛风性关节炎、类风湿关节炎等导致的骨质侵蚀相鉴别，痛风性关节炎、类风湿关节炎的骨质侵蚀常伴随关节滑膜增生，滑膜血流增多，且常为多关节发病，结合实验室检查可帮助鉴别。

5. 检查注意事项

（1）检查前应仔细询问患者职业、病史及临床表现。

（2）检查中应注重特征性声像图表现，也应注意间接声像图的表现，如骨膜反应。

（3）注意随访观察。

四、踝关节后侧面常见疾病的超声检查

（一）跟腱断裂

1. 病因　跟腱断裂（achilles tendon rupture）多见于直接暴力，间接暴力相对少见。间接暴力导致跟腱断裂的机制是踝关节处在过伸位时，小腿三头肌突然发力收缩，引起肌腱断裂。当踝关节在背伸 20°～30° 时，跟腱处于极度紧张状态，此时突然用力弹跳，紧张的跟腱需要承担超过人体自身重力数倍的力量冲击，从而引起跟腱断裂。其他引起跟腱断裂的因素包括激素或喹诺酮类抗生素的使用及患有系统性炎性疾病、痛风、甲状腺功能亢进、感染、既往跟腱损伤等。

2. 临床表现　直接外伤引起的开放性跟腱断裂的伤处皮肤裂开出血，伤口内可见跟腱组织，提踵无力，易诊断。间接外力导致的跟腱断裂多发生在踝关节处于背伸位进行蹬踏或弹跳动作时，患者常有足跟后方棒击感，部分患者可听到枪击音，随后出现提踵无力，

行走困难并伴有跛行，无法完成蹬地、跳跃等动作，其相应体征为跟腱处出现凹陷，触诊有虚空感，并伴随软组织逐步肿胀，踝关节后方出现延伸至足跟的瘀斑。最易明确诊断的体格检查方法是通过挤压小腿后方三头肌肌腹（Thompson 征）来判断腓肠肌-比目鱼肌复合体的连续性，具体操作为被检者俯卧，双足置于床沿外，手捏小腿三头肌肌腹，正常时踝关节立即跖屈，若跟腱完全断裂时，捏小腿后方肌肉时踝关节不动。

3. 超声表现 超声检查是诊断跟腱断裂的重要方法。正常跟腱为连续性完整的高回声纤维样结构（图 10-3-25），跟腱断裂时超声扫查可发现跟腱部分或完全连续性中断。跟腱完全断裂时两断端回缩，断端间隙可见积液（图 10-3-26），病变急性期因局部出血，积液回声以高回声为主，高回声血块与跟腱断端相连续，容易误诊为部分性撕裂，此时探头可于损伤位置轻加压或手捏小腿三头肌，完全断裂时跟腱两断端出现背向运动，部分性断裂肌腱整体尚呈同向运动。病程较长时中断区域积液以无回声为主，间有一些高回声的带状纤维组织。跟腱不完全断裂时，损伤处结构模糊，呈不均质低回声或无回声区。超声扫查还可见腱纤维靠近起点段回缩及跟骨后滑囊积液，肌腱组织和跟腱周围软组织肿胀。

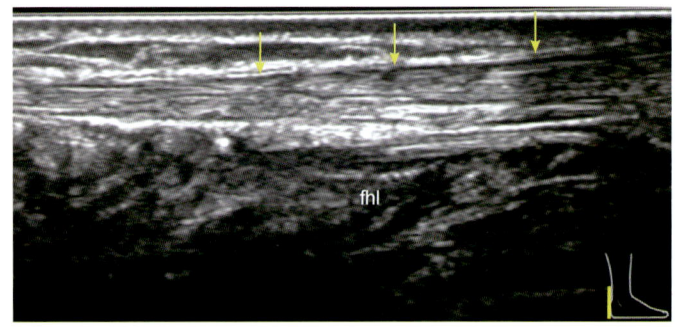

图 10-3-25　正常跟腱的声像图
箭头示跟腱；fhl. 跨长屈肌肌腱

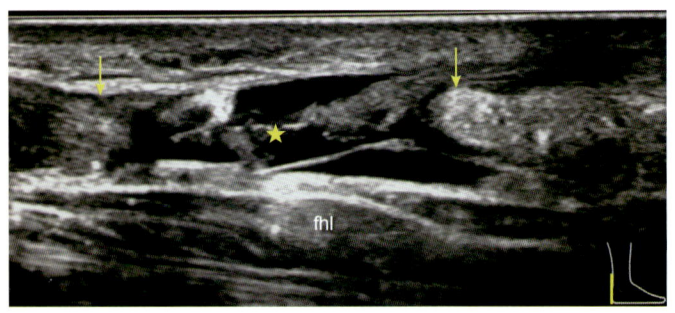

图 10-3-26　跟腱完全性断裂的声像图
跟腱连续性完全性中断，两断端呈马尾状回缩（箭头），中断区域可见积液及少许条索样组织（星号）。fhl. 跨长屈肌肌腱

4. 超声诊断思路及鉴别诊断要点 超声是跟腱断裂最有效便捷的影像学检查方法，因其高分辨率、实时动态等优点，可明确判断跟腱是否断裂，断裂的位置，并可在超声下定位，有助于临床确定手术方式及切开部位。而且，超声检查可对跟腱术后恢复状态及粘连状况进行连续动态观察，对临床开展康复训练有一定的指导意义。

当跟腱完全性断裂时肌腱回声中断，断端回缩，回缩肌腱后方出现声衰减，这是肌腱完全断裂的特征性表现，但值得注意的是，如肌腱后方未出现声衰减也不能排除完全性断裂，还应动态扫查以行全面评估。另外，肌腱内钙化及痛风石形成时也会出现声衰减，需要进行连续扫查以整体评估肌腱情况。

鉴别诊断要点：

（1）跟腱完全性断裂与部分性断裂的超声检查鉴别要点如表10-3-2所示。

表10-3-2 跟腱完全性断裂与部分性断裂的超声鉴别要点

鉴别项目	完全性断裂	部分性断裂
病变区域触诊空虚感	明显	不明显
肌腱纤维连续性	完全性中断	部分性中断
踝关节屈伸运动时两断端	背向运动	同向运动
声衰减征	阳性	阴性

（2）跟腱断裂需要与跟腱占位性病变相鉴别，二者均在声像图上表现为肌腱纤维样纹理回声中断，但断裂时中断区域被积血或血肿充填，屈伸踝关节时两断端背向运动；跟腱占位时肌腱回声变化区域由占位占据，占位边界一般较清晰，屈伸踝关节时，占位近端和远端肌腱呈同向运动。

5. 检查注意事项

（1）检查跟腱时被检者理想体位为俯卧位，被检者足部置于检查床沿外。

（2）诊断完全性断裂时，做踝关节屈伸时应注意力度，避免加重跟腱部分性撕裂程度。

（3）超声检查应联合横切面和纵切面连续扫查，不要忽略跖肌肌腱的检查。

（二）跟骨后滑囊炎

1. 病因 跟骨后滑囊位于跟骨粗隆上1/3与跟腱之间，正常情况下与踝关节腔不相通。跟骨后滑囊炎（retrocalcaneal bursitis）常见于青年女性，其发生是由于足跟位置与功能异常的结果，具体为足跟在行走中容易以内翻的位置进行活动，过度压迫跟骨后外侧面与鞋帮之间的皮肤及软组织，长期反复的挤压、摩擦造成滑囊炎。同时足跟部组织增厚、角化，局部隆起，常被误认为外生骨疣。

2. 临床表现 早期在足跟的后上方只见到一个小的轻度变硬、有压痛的红斑，患者常在此处贴上胶布以减轻鞋的压迫。当滑囊增大时，跟腱区出现一个疼痛的红色肿块。根据患者所穿鞋型，肿胀可扩展到跟腱的两侧。慢性病例因长期持续压迫、摩擦，导致跟腱及滑囊充血水肿、渗出，从而出现纤维性增生、粘连、滑囊囊壁增厚、跟腱周围组织粘连等症状。

3. 超声表现 跟骨粗隆上缘与跟腱之间出现囊性病灶，边界清晰，合并出血及浆液渗出时，回声增高（图10-3-27），炎症活动期囊壁可见较丰富的血流信号，周围组织呈水肿声像，血流信号增多。慢性病例表现为实质性低回声病变，囊壁及增生组织内可见丰富的血流信号；纤维化明显时其内一般无血流信号，且与跟腱及周围组织之间分界不清，呈粘连声像。

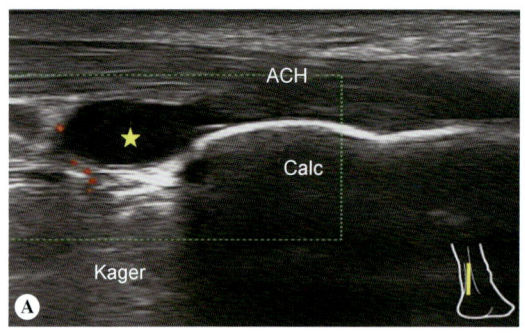 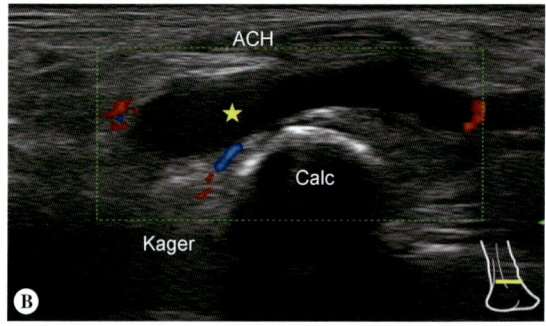

图 10-3-27　跟骨后滑囊积液的声像图

长轴切面（A）及短轴切面（B）示跟腱与跟骨之间的跟骨后滑囊增大，内见积液无回声区（星号）。Calc. 跟骨；ACH. 跟腱；Kager. Kager 脂肪垫

4. 超声诊断思路及鉴别诊断要点　跟骨后滑囊位于跟骨与跟腱之间，少量积液时扩张滑囊向跟腱前侧脂肪垫延伸，积液量大时，因跟腱压迫，扩张的滑囊向跟腱前方两侧延伸，呈哑铃形，Kager 脂肪垫将其与踝关节腔隔开。

鉴别诊断要点：跟骨后滑囊积液应与踝关节后隐窝积液相鉴别，后者一般伴随踝关节前隐窝积液，且后隐窝积液时突出的关节囊向深方踝关节间隙延伸，而跟骨后滑囊局限于跟骨后缘与跟腱之间，与踝关节腔不相通，应多切面进行检查。

5. 检查注意事项

（1）俯卧位较适宜检查跟骨后滑囊，能判断跟骨后滑囊与跟腱、踝关节腔的位置关系；同时长轴切面、短轴切面联合应用，全面评估该结构。

（2）积液测量时应轻放探头，不要加压，以免积液受压形变，影响测量值的准确性。

五、足底部常见疾病的超声检查

（一）足底跖腱膜炎

1. 病因　对足底跖腱膜炎（plantar fasciitis）的确切成因目前尚无统一意见，但活动受限及足部外形改变是确切的致病因素。足底跖腱膜炎常见于运动量较大者或者身体负荷过重者，此类人群在步态推进期其跖腱膜承受的牵张应力增大，易发生劳损。另外，高弓足和扁平足者患跖腱膜炎的概率较高。许多跖腱膜炎患者足部背伸受限，由跖腱膜和跟腱挛缩造成。由跟腱紧张而导致足部背伸减少、旋前增加，继而增加跖腱膜的负荷，致使在正常运动水平也出现过度使用的症状。

2. 临床表现　足底跖腱膜炎多为单侧发病，15%～25% 的患者为双侧发病。足跟疼痛为主要症状，疼痛多发生于足跟的足底内侧面，一般为逐渐起病的疼痛，而无急性创伤史。晨起时疼痛尤其剧烈，开始行走牵伸足底结构后，疼痛减轻。典型病例疼痛随日间活动的增多而加重。也有患者主诉在久坐后站起时突然出现疼痛，初期行走后缓解，长时间行走后加剧。足跟疼痛不伴有远端放射痛及麻木等感觉异常，否则提示有神经卡压或腰椎管狭窄可能。

3. 超声表现 足底跖腱膜炎多见于跟骨附着处，超声表现为跟骨附着处跖腱膜增厚，回声减低（图10-3-28），边界欠清晰，部分病例跖腱膜周边可见积液及软组织水肿，跟骨跖腱膜附着点处骨质粗糙，彩色多普勒超声显示增厚跖腱膜内血流信号丰富，血流信号丰富程度与临床症状呈正相关。

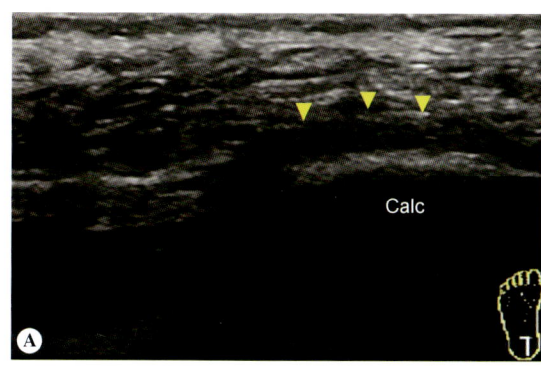 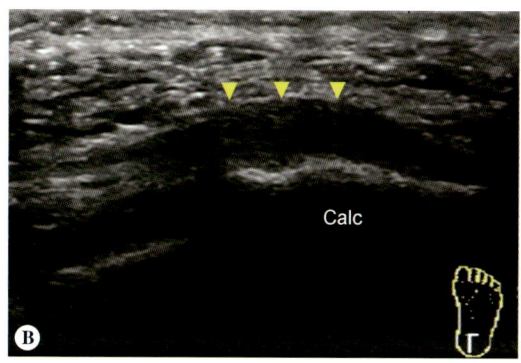

图 10-3-28 足底跖腱膜炎的声像图

A. 正常足底跖腱膜于跟骨附着处未见明显增厚；B. 足底跖腱膜炎患者的跟骨附着处足底跖腱膜增厚，呈弓背样抬高。Calc. 跟骨；三角箭头示足底跖腱膜跟骨附着处

4. 超声诊断思路及鉴别诊断要点 患者出现足跟底部疼痛，尤其是出现清晨"落地"痛，行走后缓解时应重点扫查足底跖腱膜，观察疼痛区域跖腱膜有无增厚，并与其他部位及对侧进行对比。

鉴别诊断要点：跟骨附着点位置的足底跖腱膜炎需要与跟骨足底位置的其他病变相鉴别。

（1）足底软组织肿物，该区域肿物受压明显，也会出现疼痛、落地痛等症状，两者的鉴别需要进行连续性扫查，足底跖腱膜为一连续、整体结构，而足底肿物多局限，超声很容易将二者区别。

（2）足底软组织感染性病变也会出现类似症状，观察病变与足底跖腱膜的解剖关系以资鉴别。

5. 检查注意事项

（1）检查足底跖腱膜时的理想体位为俯卧位，被检者足尖抵在床面，尽量拉伸足底跖腱膜，必要时在踝关节前侧垫一小软枕。

（2）足底皮肤透声差，跖腱膜显示不理想的被检者可嘱其用湿毛巾敷足底，使皮肤软化后进行检查。

（3）注意双侧对比，增强检查结果的客观性。

（4）部分病例可自愈，可嘱患者随访观察。

（二）足底跖腱膜纤维瘤样病变

1. 病因 足底跖腱膜纤维瘤样病变是以纤维结缔组织增生为特点的慢性、无菌性炎症性病变。真正病因尚不清楚，一般认为可能与遗传及外伤有关。

2. 临床表现 本病起病隐匿，呈慢性发展，多见于中年以上的患者。以跖腱膜处形成结节为主要的临床表现，无痛、无纤维挛缩表现，日久逐渐出现疼痛。肿物常发生在足底纵弓顶点部的跖腱膜处。初起时为足底中央处的硬结节，其上有轻压痛。数月或数年以后，肿物渐大，在站立和行走时出现疼痛。肿物与皮肤粘连而使局部形成皱褶或凹陷，推之不动，触诊常有难以判断肿块层次的感觉。此外，有时可伴随其他纤维结缔组织增生性的病变。根据临床表现及检查结果即可诊断。

3. 超声表现 超声检查可见足底跖腱膜的局限性结节状低回声团块（图 10-3-29），一个或多个，团块两端可见与跖腱膜相连，彩色多普勒超声显示血流信号较丰富，可测及动脉、静脉血流频谱。

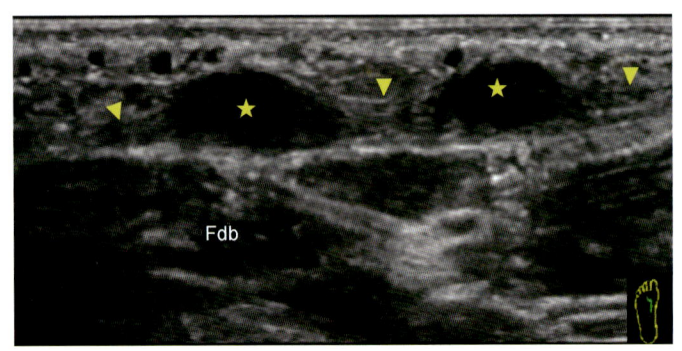

图 10-3-29 足底跖腱膜纤维瘤样病变的声像图

足底跖腱膜（三角箭头）可见两处局限性增厚，回声减低，其内部的纤维样结构消失（星号）。Fdb. 趾短屈肌

4. 超声诊断思路及鉴别诊断要点 该病表现为足底跖腱膜非跟骨附着处的局限性增厚，呈低回声结节状，病变区域一般伴随疼痛或压痛，多切面、连续扫查可见病变与足底跖腱膜相延续。

鉴别诊断要点：足底跖腱膜纤维瘤样病变声像图与神经纤维瘤类似，后者一般不与足底跖腱膜相延续，位于深层肌肉内较多见，足底皮下软组织内亦可出现。而足底跖腱膜各切面均显示瘤样病变与跖腱膜相延续。

5. 检查注意事项 同"足底跖腱膜炎"。

（三）足底疣

1. 病因 发生在足底的寻常疣，由乳头状瘤病毒感染而得，具有传染性。

2. 临床表现 足底疣（verruca plantaris）患者往往疼痛明显，疼痛位置局限，由于经常受到压迫和摩擦，所以病变陷入皮内，走路时疼痛加剧。局部可见轻度隆起，表面发红。病灶中央皮肤呈透明状，部分病例皮肤可见破溃。

3. 超声表现 足底皮肤层及皮下软组织内见低回声或极低回声病灶，病变呈边界清晰的梭形改变，皮肤外凸，常伴随周围组织水肿，病灶内部血流信号异常丰富（图 10-3-30）。

4. 超声诊断思路及鉴别诊断要点 该病变疼痛明显，病灶表面红肿，病灶中央皮肤呈透明状，部分病例的皮肤可见破溃，结合患者临床表现及边界清晰、血流丰富的梭形低回声或极低回声病灶等特征性声像图，不难做出诊断。

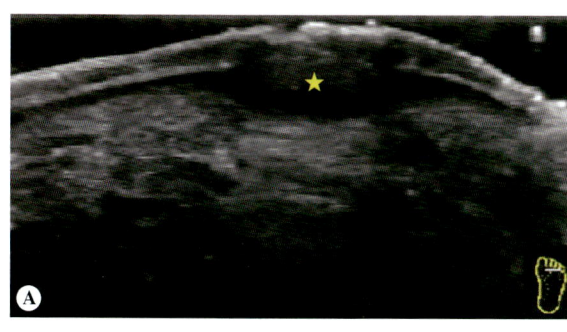
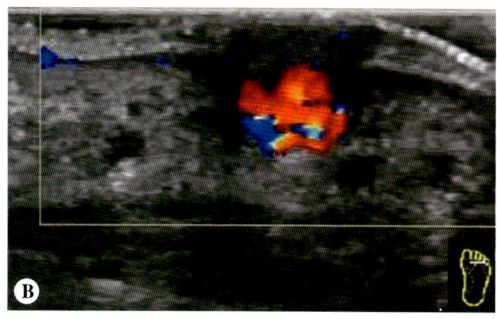

图 10-3-30 足底疣的声像图

A. 足底远端局部皮肤增厚，真皮层及皮下可见一梭形极低回声病变（星号），其内可见少许絮状高回声，病变位置皮肤表面不光滑；B. 病灶内血流信号丰富

鉴别诊断要点：

（1）该病需要与皮肤及皮下毛细血管瘤相鉴别，两者声像图均表现为富血供的病灶，以动脉频谱为主，但毛细血管瘤一般不伴随疼痛，皮肤表面可见红斑，结合临床情况，二者不难鉴别。因足底疣为病毒感染所致，部分为自限性疾病，可嘱患者治疗后随访观察。

（2）应与血管球瘤相鉴别，二者均表现为极其丰富的血流信号及疼痛感明显，血管球瘤一般位于皮下，类圆形多见，而足底疣侵及皮肤累及真皮，形态多呈梭形。

5. 检查注意事项 该病变具有一定的传染性，在检查时应做好探头防护。另外，因病变表浅，建议使用频率较高的探头，并在探头与皮肤之间涂抹足量耦合剂，显示病灶全貌。

六、小腿部常见疾病的超声检查

（一）网球腿

1. 病因 网球腿（tennis leg）因常见于网球运动员而得名。最早仅将跖肌肌腱损伤称为网球腿，现将小腿三头肌及跖肌肌腱损伤所导致的一系列临床表现统称为网球腿。

2. 临床表现 临床工作中网球腿常见于运动量多但身体状态较差的中青年人，该类人群日常运动较少，在进行激烈运动时易出现此类损伤，其症状非常典型，主要表现为运动中突然出现小腿后侧剧烈疼痛，有棒击感，在伸膝、跖屈时疼痛加剧。

3. 超声表现 超声检查是网球腿患者的首选影像学检查方法。根据损伤程度，临床上将肌肉损伤分为三级：Ⅰ级，肌肉挫伤，超声主要表现为肌肉的形态正常，回声增强，局部存在少量积液或小血肿。Ⅱ级，肌肉部分性撕裂，局部肌纤维连续性中断，变细甚至缺如，局部存在一定范围的积液、出血；腓肠肌内侧头下段腱肌结合部位损伤表现为肌肉下缘正常锐角三角形消失，肌肉轻度回缩。Ⅲ级，肌肉完全性撕裂，表现为肌肉组织连续性的中断，更大范围的积液和出血；腓肠肌内侧头腱-肌结合处损伤表现为肌肉下缘圆钝、增厚、腱-肌结合处撕裂，肌腹、肌腱回缩，可与对侧进行对比，正常情况下腓肠肌内侧头肌腹下缘呈锐角三角形，深方紧贴比目鱼肌（图10-3-31）。严重病例腓肠肌内侧头与比目鱼肌之间出血，部分向上延伸至腘窝（图10-3-32）。超声对网球腿的诊断主要是根据肌纹理形态、走行和回声改变进行判断，超声可清晰显示中断不连续的肌纹理，断端间有无回声或低回声裂隙影，但当肌肉轻微拉伤时超声表现并不明显。

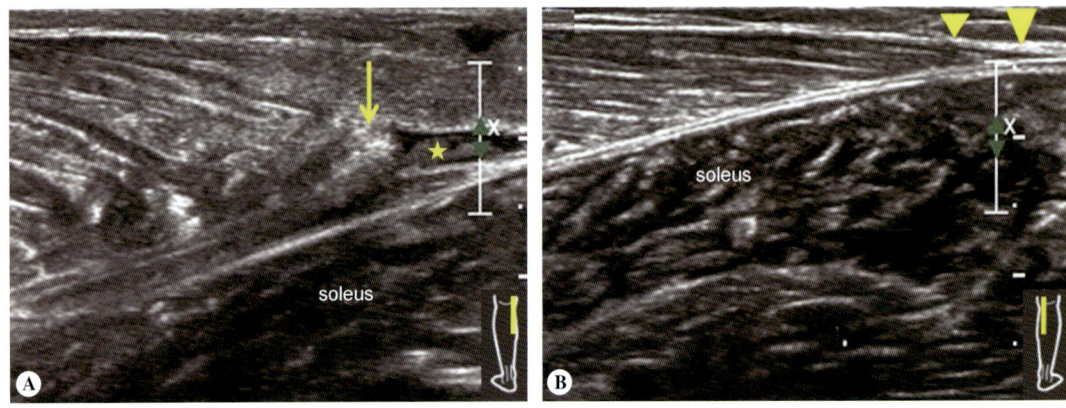

图 10-3-31　网球腿的声像图（一）

A. 左侧腓肠肌内侧头腱-肌结合处连续性中断，肌腹下缘回缩（箭头），中断区域血肿形成（星号）；B. 右侧的正常对照图，腓肠肌内侧头下缘呈锐角三角形（三角箭头），紧贴在比目鱼肌表面。soleus. 比目鱼肌

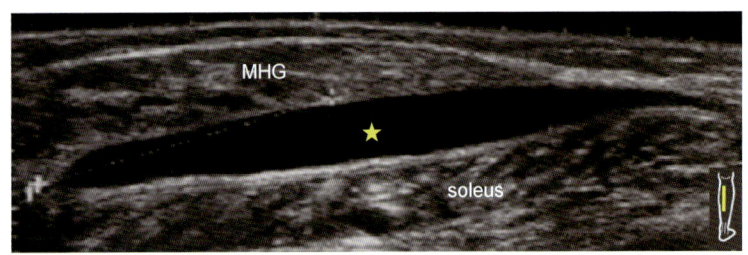

图 10-3-32　网球腿的声像图（二）

腓肠肌内侧头与比目鱼肌之间的肌间膜撕裂并有局部积液（星号）。MHG. 腓肠肌内侧头；soleus. 比目鱼肌

4. 超声诊断思路及鉴别诊断要点　结合患者病史，超声检查显示腓肠肌内侧头下缘肌肉或肌腱纹理中断不连续，断端间有无回声或低回声裂隙影，超声诊断该病较容易，还可以结合声像图对肌肉损伤进行分级。

鉴别诊断要点：

（1）与腘窝囊肿破裂进入肌间隙相鉴别：腘窝囊肿破裂可进入腓肠肌与比目鱼肌间隙，表现为肌肉之间积液，但该情况腓肠肌腱-肌结合处不出现撕裂，故腓肠肌内侧头下缘仍然保持锐角三角形，不出现肌腹回缩。同时向上追踪，观察肌肉间积液与腘窝的关系可做出鉴别。

（2）与横纹肌溶解症相鉴别：横纹肌溶解症患者病变部位在小腿较多见，但该类患者急性外伤史不明确，伴随小腿疼痛，超声声像图可见肌肉内部不规则低回声病灶，一般不影响肌肉腱-肌结合处撕裂，结合声像图特征、临床、实验室检查不难鉴别。

5. 检查注意事项

（1）对于轻度损伤患者，应结合患者疼痛位置进行细致扫查，并双侧对比，观察肌肉厚度、纹理、回声有无变化，并进行彩色多普勒超声检查，对疼痛部位进行全面评估。

（2）对于怀疑腓肠肌内侧头腱-肌结合处撕裂的患者应进行动态检查以评估其连续性。

（3）对于腓肠肌内侧头与比目鱼肌间的肌间隙血肿，患者症状明显，积液量大时可在超声引导下进行穿刺抽液治疗。

（二）骨筋膜室综合征

骨筋膜室由骨、骨间膜、肌间隔和深筋膜围成，当外伤等因素导致骨筋膜室压力增大，其内的肌肉组织和神经因急性缺血、缺氧而产生的一系列症状和体征，称为骨筋膜室综合征，又称为急性筋膜间室综合征、骨筋膜间隔区综合征。如果处理不及时将会造成肌肉坏死，严重影响肢体功能。

1. 病因 骨筋膜室综合征（osteofascial compartment syndrome，OCS）是骨筋膜室内肌肉和神经缺血、缺氧所引起的主要症状。以小腿为例，当小腿骨筋膜室压力达到一定程度，超过 7.3kPa（55mmHg）时，供应肌肉的小动脉受压关闭，组织缺血导致水肿，水肿进一步加剧，骨筋膜室压力进一步增加，形成缺血-水肿-缺血的恶性循环，严重影响肢体功能。如果肢体长时间的缺血将导致大量肌肉坏死甚至需要截肢，部分患者会出现急性肾衰竭。其常见原因如下：

（1）创伤、骨折引起的血肿和组织水肿导致骨筋膜室内的内容物体积增加。

（2）外伤、手术后外包扎过紧，局部压迫使骨筋膜室容积减小，导致骨筋膜室内压力升高。

2. 临床表现 骨筋膜室综合征的早期临床表现以局部疼痛、感觉异常为主；当肌肉缺血时间较长，组织发生广泛性坏死时，才出现全身症状，如体温升高、血压下降、脉率增快，实验室检查示白细胞计数增多，红细胞沉降率加快，尿中出现肌球蛋白等。常见临床表现如下：

（1）疼痛。

（2）手指或足趾呈屈曲状态，肌力减弱，在被动牵拉远端肢体时，疼痛剧烈，上述症状为肌肉缺血的早期表现。

（3）患肢表面皮肤略红，皮温稍高，组织肿胀，压痛明显。

若不及时处理，患肢缺血继续加重，发展为缺血性肌挛缩、坏疽，症状和体征也将随之改变。缺血性肌挛缩的五个主要临床表现可记成 5 个"P"字：①由疼痛（pain）转为无痛；②苍白（pallor）或发绀、大理石花纹等；③感觉异常（paresthesia）；④麻痹（paralysis）；⑤无脉（pulselessness）。

3. 超声表现 急性骨筋膜室综合征时，二维超声显示皮肤及软组织层增厚，回声增强，组织间渗出时出现条索样低回声，呈铺路石样改变，骨筋膜室壁增厚，室内肌肉肿胀，回声不均匀增强，部分伴肌纹理不清，甚至肌纹理消失，肌间出现无回声区的积液或血肿；二维超声声像图改变范围与骨筋膜室压力、病情呈正相关。总结超声表现具体如下：

（1）小腿肌肉大范围肿胀，回声不均匀增强，肌纹理不清或消失，可见积液、血肿。

（2）小腿中段前室横切面积扩大率≥20%［（患侧小腿前室横切面积-健侧小腿前室横切面积）/健侧小腿前室横切面积］×100%。

（3）胫前动脉中段管腔内径缩小率≥40%［（健侧胫前动脉管径-患侧胫前动脉管径）/健侧胫前动脉管径］×100%。

（4）胫前动脉频谱阻力指数随病情进展降低，可出现双期双向舒张期全反向波、双期单向单相波、单期单向单相波及类静脉频谱波。应注意双侧对比，如双侧肢体均有肿胀，怀疑骨筋膜室综合征时小腿中段前室横切面积扩大率、胫前动脉中段管腔内径缩小率不作为诊断标准。

4. 超声诊断思路及鉴别诊断要点　超声检查具有简便、无创、可重复进行等优点，同时通过二维超声、彩色多普勒超声、频谱多普勒超声能够较全面地反映肢体受压水肿、缺血坏死的不同程度。

鉴别诊断要点：小腿骨筋膜室综合征时胫前动脉频谱的改变需要与动脉自身病变相鉴别，如动脉硬化狭窄、先天性血管变异、动脉盗血等，结合患者病史、症状、体征及实验室检查不难鉴别。

5. 检查注意事项

（1）因该症患者腿部疼痛剧烈，多为被动体位，故超声检查前应了解患者病情，注意轻柔操作，避免暴力操作引起患者不适及加重损伤。

（2）对于肿胀组织应和对侧进行比较，并测量相关数据，对病变位置血流信号进行分级，并取得病变区域血流频谱，测量峰值流速及阻力指数，对于肿胀组织内的血管应测量内径、频谱等相关数据。

（3）应标注患者检查体位、意识状态，描述病变区域的回声，记录相应水平的小腿肌肉厚度、横截面积等灰阶超声指标测量值，对于病变区域血流状态、血管内径、血管血流充盈、血流频谱等情况均应记录在报告内，对于特殊状况应在报告中详尽说明，并根据病史、临床情况做出提示性诊断。

（4）注意多切面连续扫查，腿部肿胀明显时可多种探头联合应用。

参 考 文 献

段宗文，王金锐，2019.临床超声医学.北京：科学技术文献出版社.

方思佳，周时高，2016.超声在类风湿关节炎诊疗中的应用进展.风湿病与关节炎，5（7）：75-80.

刘照宏，梁峭嵘，石星，等，2009.彩色多普勒超声多指标评价小腿急性骨筋膜室综合征的临床研究.中国超声医学杂志，25（12）：1165-1168.

吕发勤，唐杰，罗渝昆，等，2012.实时超声剪切成像定量评价肢体挤压伤后局部肌肉损伤.中华超声影像学杂志，21（5）：442-445.

陶峰，曾伟，吴瑛，等，2014.超声诊断运动性肌肉损伤的应用价值.世界最新医学信息文摘，14（23）：120-122.

章春来，张菁菁，雷建明，2017.超声评分在膝关节类风湿关节炎中的临床意义.重庆医学，46（21）：2923-2926.

钟岩，石亚妹，武丽君，2015.痛风性关节炎的高频超声表现.新疆医学，45（4）：439-442.

Bianchi S，Martinoli C，2014.肌肉骨骼系统超声医学.房勤茂，译.北京：人民军医出版社.

Jacobson JA，2017.肌骨超声必读.王月香，译.北京：科学出版社.

Alsuwaidi M，Ehrenstein B，Fleck M，et al，2016. Asymptomatic versus symptomatic ankle joints in rheumatoid arthritis：a high-resolution B-mode and power Doppler ultrasound study. Arthritis Care Res（Hoboken），68（6）：861-864.

Andrade RJ，Nordez A，Hug F，et al，2016. Non-invasive assessment of sciatic nerve stiffness during human ankle motion using ultrasound shear wave elastography. J Biomech，49（3）：326-331.

Berona K，Abdi A，Menchine M，et al，2017. Success of ultrasound-guided versus landmark-guided arthrocentesis of hip，ankle，and wrist in a cadaver model. Am J Emerg Med，35（2）：240-244.

Cho JH，Lee DH，Song HK，et al，2016. Value of stress ultrasound for the diagnosis of chronic ankle instability compared to manual anterior drawer test, stress radiography, magnetic resonance imaging, and arthroscopy. Knee Surg Sports Traumatol Arthrosc, 24（4）: 1022-1028.

Collado P, Vojinovic J, Nieto JC, et al, 2016. Toward Standardized Musculoskeletal Ultrasound in Pediatric Rheumatology: Normal Age-Related Ultrasound Findings. Arthritis Care Res（Hoboken）, 68（3）: 348-356.

Ding XD, Zhang GB, Chen HX, et al, 2015. Color Doppler ultrasound-guided botulinum toxin type a injection combined with an ankle foot brace for treating lower limb spasticity after a stroke. Eur Rev Med Pharmacol Sci, 19（3）: 406-411.

Drakonaki EE, Allen GM, Watura R, 2016. Ultrasound-guided intervention in the ankle and foot. Br J Radiol, 89（1057）: 20150577.

Elsaman AM, Mostafa ES, Radwan AR, 2017. Ankle evaluation in active rheumatoid arthritis by ultrasound: a cross-sectional study. Ultrasound Med Biol, 43（12）: 2806-2813.

Gutierrez M, Pineda C, Salaffi F, et al, 2016. Is ankle involvement underestimated in rheumatoid arthritis? Results of a multicenter ultrasound study. Clin Rheumatol, 35（11）: 2669-2678.

Ikeda N, Araki T, Sugi K, et al, 2014. Ankle-brachial index and its link to automated carotid ultrasound measurement of intima-media thickness variability in 500 Japanese coronary artery disease patients. Curr Atheroscler Rep, 16（3）: 393.

Kok AC, Terra MP, Muller S, et al, 2014. Feasibility of ultrasound imaging of osteochondral defects in the ankle: a clinical pilot study. Ultrasound Med Biol, 40（10）: 2530-2536.

Lee KT, Park YU, Jegal H, et al, 2014. New method of diagnosis for chronic ankle instability: comparison of manual anterior drawer test, stress radiography and stress ultrasound. Knee Surg Sports Traumatol Arthrosc, 22（7）: 1701-1707.

Lee SH, Yun SJ, 2017. The feasibility of point-of-care ankle ultrasound examination in patients with recurrent ankle sprain and chronic ankle instability: Comparison with magnetic resonance imaging. Injury, 48（10）: 2323-2328.

Nazarian LN, Gulvartian NV, Freeland EC, et al, 2018. Ultrasound-guided percutaneous needle fenestration and corticosteroid injection for anterior and anterolateral ankle impingement. Foot Ankle Spec, 11（1）: 61-66.

Nwawka OK, Kabutey NK, Locke CM, et al, 2014. Ultrasound-guided needle localization to aid foreign body removal in pediatric patients. J Foot Ankle Surg, 53（1）: 67-70.

Saranteas T, Zafiropoulou F, Kostopanagiotou G, et al, 2015. Ultrasound-guided popliteal sciatic nerve block using a pocket-sized ultrasound machine: preliminary evidence. Br J Anaesth, 114（2）: 336-337.

Sarkalkan N, Loeve AJ, van Dongen KW, et al, 2014, A novel ultrasound technique for detection of osteochondral defects in the ankle joint: a parametric and feasibility study. Sensors（Basel）, 15（1）: 148-165.

Sconfienza LM, Orlandi D, Lacelli F, et al, 2015. Dynamic high-resolution US of ankle and midfoot ligaments: normal anatomic structure and imaging technique. Radiographics, 35（1）: 164-178.

Song JH, Kang C, Hwang DS, et al, 2016. Fentanyl patches to supplement ultrasound-guided nerve blocks for improving pain control after foot and ankle surgery: a prospective study. J Foot Ankle Surg, 55（1）: 121-124.

第十一章　超声引导下肌骨疼痛性疾病的介入微创治疗

第一节　概　　述

一、概念

超声引导下的介入微创治疗主要有穿刺活检、抽液给药、肿瘤消融等用途,在各系统组织器官的临床应用中已被广泛使用。超声引导下肌骨疾病的介入微创治疗(musculoskeletal interventional ultrasound)是指在超声实时引导下,以穿刺针对肌骨系统病变进行的微创操作,具有精确引导、无辐射、安全性高、经济、有效等特点。目前,肌骨系统疾病的介入微创治疗主要有积液抽吸、软组织或关节腔内注药、钙化抽吸、神经阻滞等几方面的应用。

介入微创治疗操作的安全性明显高于外科手术,但侵入性操作具有一定的不确定性,因此需尽量完善操作前的准备,减少并发症的发生。

二、操作前准备

(一)查看临床病史

介入操作前,应详细了解患者相关病史,并对患者进行体格检查,查看患者术前的相关检验结果,包括血常规、凝血功能、感染五项等,明确有无凝血功能异常或传染病。总体而言,肌骨疼痛疾病的介入微创治疗风险较低,不良反应也多为局部的疼痛不适,但仍应注意以下禁忌证:

1. 严重凝血功能障碍。
2. 严重肝肾功能不全,机体严重衰竭,严重的糖尿病患者。
3. 局麻药物过敏。
4. 穿刺局部组织感染。
5. 结核病、化脓性关节炎患者。
6. 不能配合操作的患者。

此外,对于疼痛原因尚未明确的患者,局部注药可能会掩盖病情,也应慎用。

(二)知情同意书签署

操作前,需告知患者进行介入治疗的原因、步骤、目的及风险(并发症),虽然超声引导下介入操作的风险较小，但仍然存在并发症可能，如穿刺路径的出血，术后感染并发化脓性关节炎、关节腔注射长效皮质类固醇激素继发晶体性滑膜炎等。因此，操作前做好沟通工作，获得患者同意并签署知情同意书。

（三）药品准备

首先，介入操作室作为进行各种介入超声的场所，必须按照医院要求准备常规急救药品。对于肌骨疼痛性疾病的介入微创治疗，常用的治疗药物如下：

1. 局麻药物 多使用利多卡因，可暂时阻断局部神经传导，使其支配的区域产生麻醉作用，从而缓解疼痛。

2. 糖皮质激素 能够改善毛细血管通透性，抑制炎症反应，减轻致病因子对机体的损害，临床上通常使用曲安奈德或得宝松。

3. 硬化剂 用于治疗囊性病变时，破坏囊壁结构以阻止囊液分泌而复发。常用有聚桂醇注射液或50%葡萄糖注射液。

4. 富血小板血浆 是自体新鲜全血经过离心分离得到的血小板浓缩物，能释放多种生长因子，促进骨细胞和成骨细胞的增殖、生长、分化，在促进肌腱和韧带的损伤修复中也有一定作用。

5. 玻璃酸钠 关节腔内注射玻璃酸钠可补充关节滑液中玻璃酸的不足，增加滑液的润滑与黏弹性功能，减轻滑膜炎症，改善关节功能。

6. 高渗葡萄糖 10%～25%浓度的高渗葡萄糖在韧带及肌腱周围局部注射，通过促炎反应延长肉芽组织机化的过程，诱导更多的细胞外基质复合物沉积，为局部提供更多修复时间和良好的细胞外基质的支架环境，目前多用于骨性关节炎、颈椎病、颞下颌关节紊乱、神经病理性疼痛等疾病。

（四）仪器设备的准备

在操作台旁边选择一块合适的无菌区域放置操作器材。穿刺针大小及型号的选择取决于抽吸液体的性质及穿刺目标的深度。

探头的选择：在手、腕、肘、膝、踝及足部操作时，一般选用频率高于10MHz的线阵探头；在手指、足趾等小关节操作时，选用曲棍球式超高频探头或口径较小的超高频探头更为方便；在髋部、肩部等较深部位操作时，可选用凸阵探头。

（五）患者体位与超声仪器设置

在保证穿刺区域充分显露的情况下，尽量使患者保持舒适的体位，嘱患者在操作过程中尽量放松。同时，为了防止患者出现血管迷走神经性反应，避免让患者看到穿刺针和注射器。由于操作者的双手需要保持无菌，因此需要助手协助调整超声仪器参数、储存图像、传递物品、协助抽吸等。

（六）初步超声扫查

介入操作前，应对患者穿刺目标进行仔细的超声扫查，结合选用的穿刺针长度和型号，确定合适的穿刺位置和进针点,以及最合适的穿刺路径,并在皮肤表面做好标记。

（七）无菌准备

尽管超声介入属于微创操作,但仍然存在感染的风险,因此必须严格遵守无菌操作流程。操作前,操作者需洗手,戴帽子、口罩和无菌手套,助手用聚维酮碘对患者穿刺区域的皮肤进行消毒,铺洞巾,将无菌耦合剂均匀涂抹到探头上,并套上无菌探头套。

（八）穿刺区域局部麻醉

局麻药物可在无超声引导下注入,或完成探头及皮肤消毒后在超声引导下注入。在超声引导下行局部麻醉可确保皮下组织所需的浸润范围,同时还可以测试评估穿刺路径是否合适。

（九）进针

在超声监测引导下,于探头下方进针。注意实时显示针尖的位置才能确保可以避开神经、血管等重要结构,减少并发症的发生。

第二节 介入穿刺技术

超声引导下介入穿刺包括穿刺引导装置的应用和徒手操作。

1. 穿刺引导装置 需要穿刺探头和穿刺架配合使用,但并不常用于肌骨系统的介入操作中。

2. 徒手操作 徒手操作时,有平面内进针和平面外进针两种方法引导穿刺针置入。

（1）平面内进针（in plane needling）：通常作为首选方法。穿刺针的进针方向与探头长轴切面一致,且位于声束平面内,因而可以显示穿刺针和针尖位置（图11-2-1）,穿刺针的长轴在超声上显示为直线样强回声伴后方混响伪像（图2-2-5）。

（2）平面外进针（out of plane needling）：穿刺针的进针方向垂直于探头长轴和声束平面,该方法的缺点为仅显示穿刺针经过声束平面的部分,表现为一点状强回声,因此需要操作者有更多的经验,通过不断调整探头的角度来观察针尖位置（图11-2-2）。

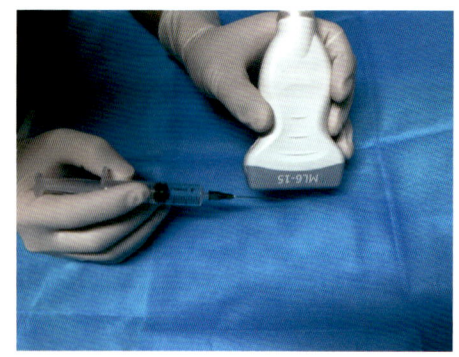

图 11-2-1 平面内进针示意图

穿刺针的进针方向在探头的长轴切面上,且在声束平面内

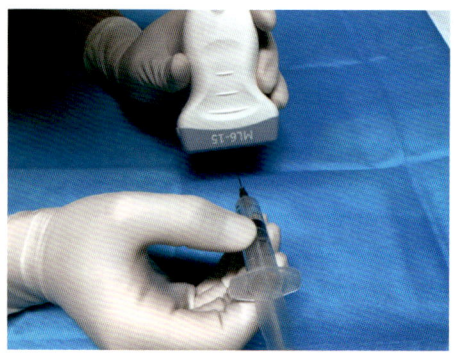

图 11-2-2 平面外进针示意图

穿刺针的进针方向在探头的短轴切面上,穿刺针与声束平面垂直

第三节　常见肌骨疼痛性疾病的介入微创治疗

一、积液病变抽吸

（一）关节腔积液抽液

1. 病因　当关节产生病变如滑膜炎或某些全身性疾病时，关节液增多即形成关节腔积液，积液量较多时可引起关节充血肿胀、疼痛、活动下蹲困难、功能受限，可以通过抽液缓解症状。

2. 适应证　因积液量较多引起疼痛，影响关节活动的患者，或需要通过积液性质判断疾病时，可予以超声引导下穿刺抽液。

3. 禁忌证　详见本章第一节"二、操作前准备"。

4. 操作流程　选择适当体位，超声探头置于关节处皮肤表面，明确穿刺路径上没有大血管或神经等重要结构走行后，选择平面内进针方式，进针至积液内抽吸，并随着积液量的减少随时调整针尖位置直至抽净（图11-3-1）。

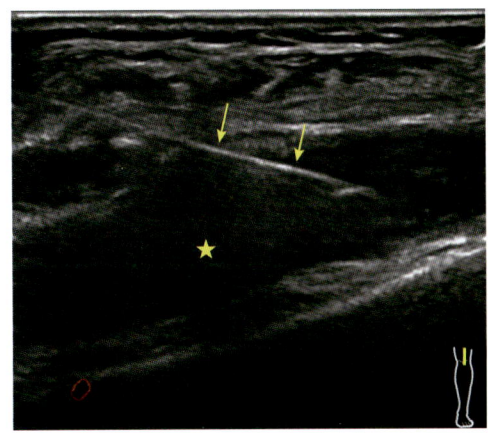

图 11-3-1　膝关节抽液治疗的声像图
左膝关节髌上囊内积液（星号），在超声引导下进针（箭头）至滑囊内抽吸

5. 注意事项
（1）操作区域局部必须严格消毒，超声探头需套上无菌保护套。
（2）穿刺准确，避免损伤关节软骨。
（3）关节腔积液多见于膝关节腔及髋关节腔，成人髋关节积液往往由于位置较深，必要时可使用腹部探头引导穿刺。

以往临床行关节腔穿刺抽液时，主要依靠人体的解剖学标志，当积液量偏少或位置较深时易导致穿刺失败。而超声引导下关节腔穿刺抽液，较传统的盲穿而言，具有以下优势：
（1）肌骨超声检查可判断有无关节腔积液，避免盲穿。
（2）即使积液量较少，在超声实时引导下也可以精准进针，避免盲穿时反复调整针尖而造成患者不适或损伤重要组织结构，减少并发症。
（3）超声实时监测下可以明确判断关节积液是否抽尽。
（4）超声引导下的关节抽液可以反复进行，对患者损伤小且无辐射。

（二）滑膜囊肿抽液

1. 病因　滑囊的存在对肌腱运动起缓冲作用，其内的少量滑液可以减轻关节摩擦，但长期慢性炎症、外伤、邻近关节疾病等可导致滑囊滑膜充血、水肿、渗出增多，引起囊腔积液扩张，并随着关节压力的变化，液体从关节囊纤维层疝出，形成关节旁囊肿。膝关节的腘窝囊肿即为典型的滑膜囊肿。

2. 适应证 当滑膜囊肿的体积增大，影响关节活动或引起疼痛时，可在超声引导下穿刺抽液。

3. 禁忌证 详见本章第一节"二、操作前准备"。

4. 操作流程 选择适当体位，超声探头置于滑膜囊肿表面，选择平面内进针方式进针至积液内，随着积液量的减少动态调整针尖位置（图11-3-2）。

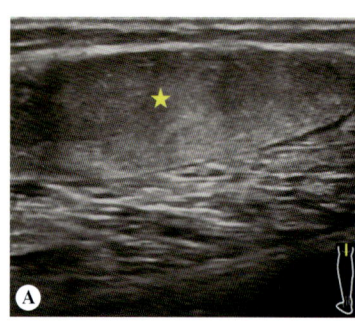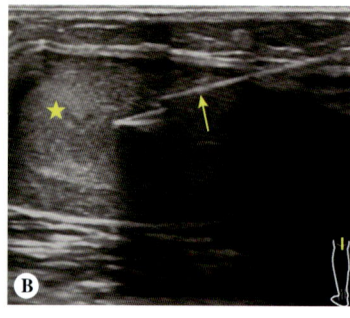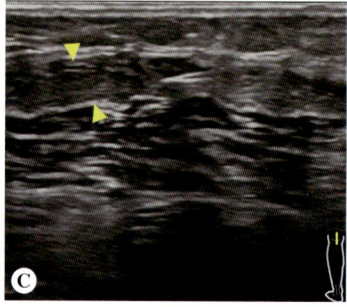

图 11-3-2 腘窝囊肿抽液治疗的声像图
A.腘窝囊肿（星号）；B.超声引导下进针至腘窝囊肿（星号）内，可清晰显示针尖（箭头）；C.抽液后囊肿体积明显缩小（三角箭头）

5. 注意事项

（1）操作区域局部必须严格消毒，超声探头需套上无菌保护套。

（2）穿刺准确，避免损伤关节软骨。

（3）滑膜囊肿内的积液一般颜色清亮，易于抽吸，但由于部分滑膜囊肿与关节腔相通，因此抽吸时应尽量避免用力挤压囊肿，以免将囊液挤进关节腔内导致积液无法抽净。

（4）部分痛风患者的滑膜囊肿积液较为黏稠，必要时可使用20ml注射器针头或16～18G穿刺针抽吸，术后用弹力绷带加压包扎以防止出血。

（三）腱鞘囊肿抽液及囊壁开窗

1. 病因 腱鞘囊肿是常见的良性软组织肿物，好发于女性，常见于手腕背部和足背部。腱鞘囊肿可源自关节囊、肌腱、腱鞘等结构，目前多数观点认为其是退行性变并伴发黏液变性，与过度使用或反复创伤导致的结缔组织退化性损伤表现相同。囊壁由多层排列杂乱的胶原纤维组成，囊肿内黏液成分主要包括透明质酸、少量氨基葡萄糖、白蛋白和球蛋白，这种黏液与关节液相比更为黏稠，常呈胶冻样。

2. 适应证 腱鞘囊肿多表现为体表可扪及的类圆形肿物，质偏韧，有轻微酸痛感，囊肿较大时可压迫周围结构产生相应症状。对于有美观需求或为了消除疼痛及组织压迫症状的患者，可进行超声引导下的腱鞘囊肿抽液及囊壁开窗治疗。

3. 禁忌证 详见本章第一节"二、操作前准备"。

4. 操作流程 选择适当体位，超声探头置于腱鞘囊肿表面，选择平面内进针方式进针至囊内抽液，动态调整针尖位置尽量抽净囊内液体，然后在超声监测下用针尖反复穿刺囊壁开窗，并于囊内注入糖皮质激素类药物，此有助于囊液的吸收，减少囊肿的复发（图11-3-3）。

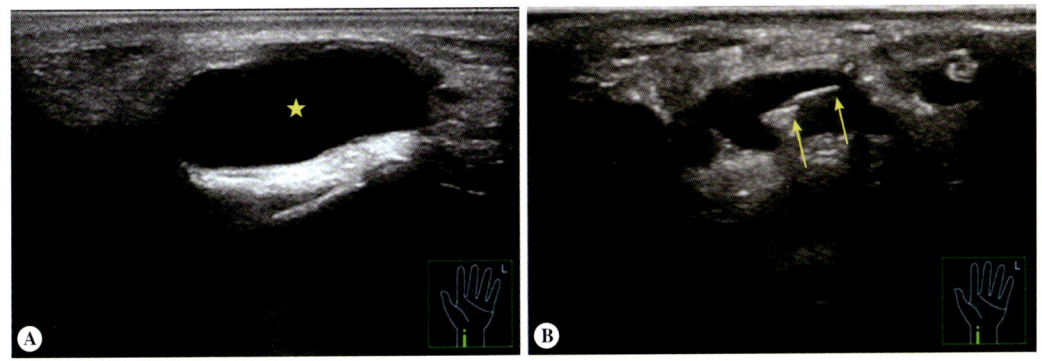

图 11-3-3 腱鞘囊肿抽液治疗的声像图

A. 长轴切面显示拇长屈肌腱腱鞘囊肿（星号）；B. 超声引导下进针（箭头）至腱鞘囊肿内进行抽吸

5. 注意事项

（1）多数腱鞘囊肿内囊液黏稠，建议使用 20ml 注射器针头或 18G 穿刺针抽吸。

（2）如无法抽净囊液，可适当挤压囊肿，囊液通过囊壁窗孔流出弥散于周围组织间隙，从而可被吸收。

二、药物注射

（一）疼痛治疗

1. 病因　局部注药缓解肌骨系统疼痛的方法已经在临床中被广泛应用，常用于肌腱病、腱鞘炎、滑囊炎、跖腱膜炎等疾病的治疗。此类疾病通常是由于频繁活动引起局部的肌腱、腱鞘、滑囊等过度摩擦，造成组织水肿和渗出，发生慢性纤维结缔组织增生及粘连等改变。

2. 适应证　经超声检查明确的局部肌腱病、腱鞘炎、滑囊炎、跖腱膜炎等慢性肌骨疼痛性疾病。

3. 禁忌证　详见本章第一节"二、操作前准备"。

4. 操作流程

（1）肌腱病：根据拟注射位置选择合适体位，配比 10mg 曲安奈德和 1ml 利多卡因待用，选择平面内进针的方式，进针至病变肌腱的边缘部位注射药物，可通过调整针尖位置多点注药。

（2）腱鞘炎：采用上述相同方式进针至病变腱鞘内注药（图 11-3-4）。

（3）滑囊炎：根据拟注射部位调整用药剂量，如滑囊内有积液可先抽净积液后再注药治疗。如积液为血性（多见于外伤后），抽净滑囊内积血即可（图 11-3-5）。

（4）跖腱膜炎：通常从足跟侧平面内进针，在跖腱膜周围多点注药，再进针穿过跖腱膜达跟骨表面，于跖腱膜与跟骨之间注药。

5. 注意事项

（1）药物注射剂量需根据药物种类、拟注射范围的大小、病变严重程度等进行调整，避免局部用药过量。

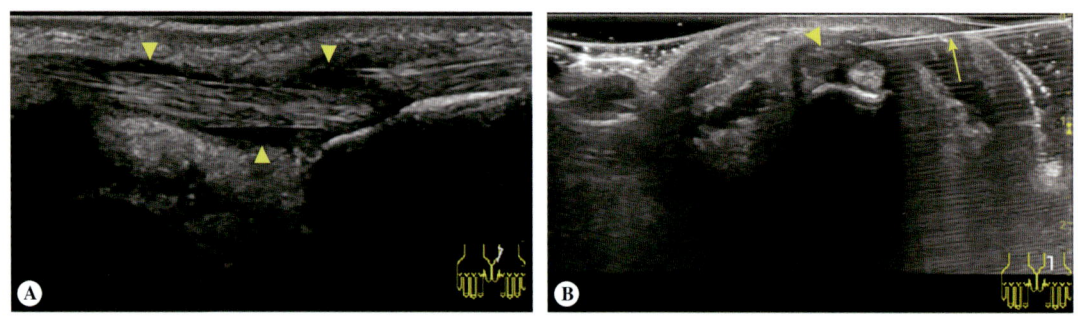

图 11-3-4 腱鞘炎封闭治疗的声像图

A.左侧拇长展肌肌腱于桡骨茎突水平处腱鞘增厚（三角箭头）；B.超声引导下进针（箭头）至增厚的腱鞘（三角箭头）内，行药物注射治疗

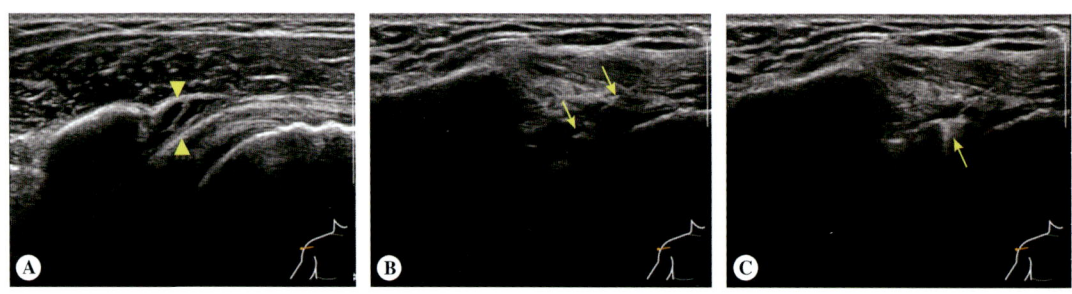

图 11-3-5 肩峰下-三角肌下滑囊抽液注射治疗的声像图

A.肩峰下-三角肌下滑囊积液，囊内见网状分隔带（三角箭头）；B.超声引导下进针（箭头），针尖到达滑囊内；C.抽液后，行滑囊内药物注射治疗，可见药物弥散回声（箭头）

（2）注意注射时避免将药物直接注入肌腱内，此可能会导致肌腱变性，远期发生肌腱断裂、组织坏死等不良反应。

（二）关节腔注药

1. 病因　骨关节炎是一种常见的退行性关节软骨疾病，因多种因素造成关节软骨损伤而产生一系列的临床症状，造成关节疼痛及活动受限，晚期可致关节功能丧失。玻璃酸钠为关节滑液的主要成分，主要功能为润滑关节，减少关节内组织的摩擦，同时起缓冲应力、保护关节软骨的作用。

2. 适应证　经临床确诊的轻、中度骨关节炎患者。

3. 禁忌证　详见本章第一节"二、操作前准备"。

4. 操作流程　选择平面内进针，超声实时引导针尖进入关节腔后缓慢推注玻璃酸钠，若关节腔积液明显，可先抽液，再注入药物（图 11-3-6）。

5. 注意事项

（1）注射完成后嘱患者进行关节轻微活动，有助于玻璃酸钠在关节腔内的均匀分布。

（2）注射玻璃酸钠仅适用于轻、中度的骨关节炎或暂时不愿采取外科手术治疗的患者。

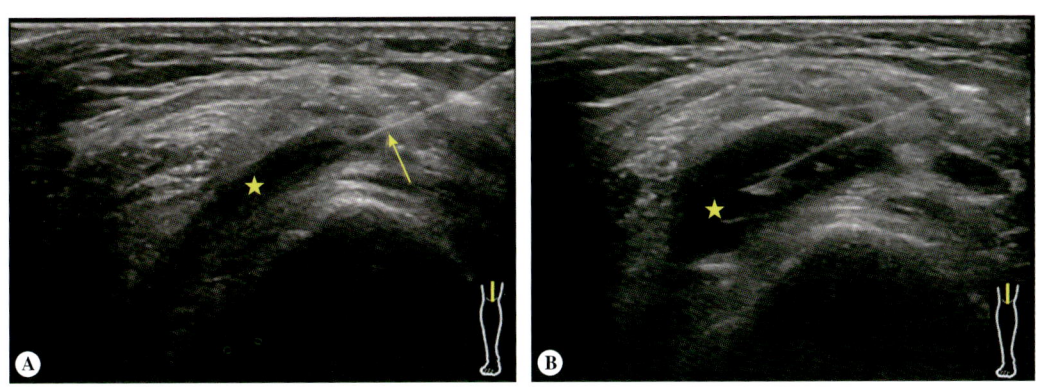

图 11-3-6　右膝关节腔注药的声像图

A.在超声引导下，针尖（箭头）进入髌上囊（星号）内；B.注入药物后，关节囊（星号）逐渐充盈

（三）神经阻滞

1. 病因　由神经炎或神经周围软组织炎症引起的疼痛不适，如正中神经卡压导致的腕管综合征等，通过注药阻滞神经，有助于减轻神经周围炎症，阻滞神经传导的功能，缓解疼痛。与传统的盲探法、神经刺激器引导法相比，超声引导下行神经阻滞的成功率高，麻醉药物用量少。超声实时引导可直接识别目标神经，避开神经周围的重要结构，对于有解剖畸形或变异的患者来说，超声引导下神经阻滞麻醉具有其他方法无可比拟的优势。

2. 适应证　各种神经病理性疼痛、癌性疼痛等。

3. 禁忌证　详见本章第一节"二、操作前准备"。

4. 操作流程　根据病情配比药物，单纯神经阻滞可使用局麻药，如合并炎性病变可加用糖皮质激素药物。采取平面内进针，在超声引导下进针至神经鞘膜附近注入药物（图 11-3-7）。

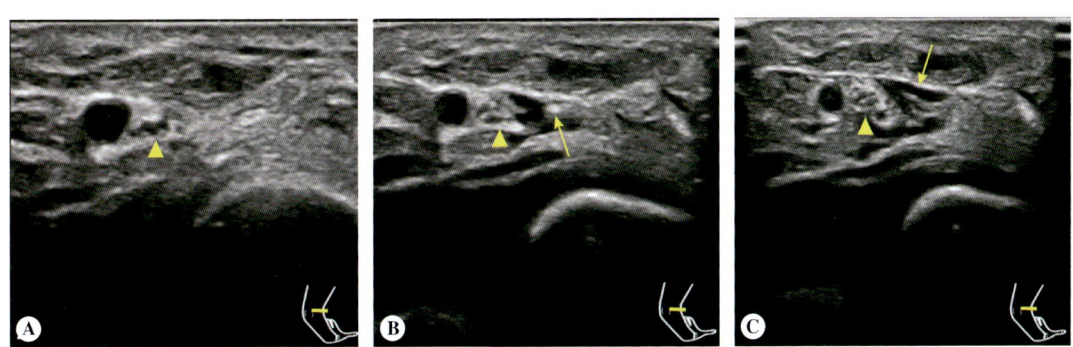

图 11-3-7　尺神经阻滞的声像图

A.尺神经主干（三角箭头）；B.穿刺针针尖（箭头）到达尺神经主干（三角箭头）旁，注入药物；C.尺神经干（三角箭头）周围可见药物积聚，局部积液量增加（箭头）

5. 注意事项

（1）因神经常与血管伴行，选择穿刺路径时注意避开血管。

（2）注药时针尖无须进入神经束内，在神经干周围注药，超声检查显示神经束外有均匀、环绕的液性低回声即可。

（四）肌腱钙化灶穿刺抽吸

1. 病因 肌腱末端钙化是临床常见疾病，常并发于肌腱慢性损伤或手术之后，或者作为肌腱病的一种特殊表现形式，好发于肩袖、髌腱、跟腱等止点部位。临床上表现为局部疼痛、压痛、运动功能障碍。在声像图中表现为肌腱局部增厚，边界模糊，纹理不清，肌腱末端内常伴有弧形、结节状、斑片状钙化灶。

2. 适应证 超声检查明确肌腱内存在钙化灶且有临床症状的患者。

3. 禁忌证 详见本章第一节"二、操作前准备"。

4. 操作流程 选择平面内进针方式，可使用三通管，分别接两个注射器，其中一个预先装好生理盐水。超声引导下以注射针对病变肌腱内钙化灶反复穿刺，使其疏松，生理盐水注入局部反复冲洗抽吸，再接换另一个空管注射器抽吸冲洗液，直至冲洗液内无明显沉淀物（图11-3-8）。

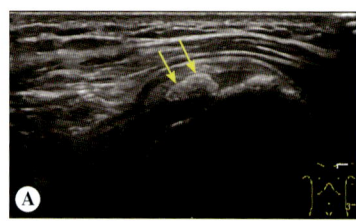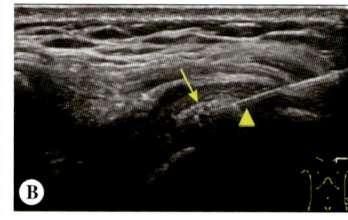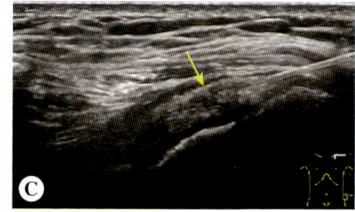

图 11-3-8 肌腱钙化灶捣碎抽吸的声像图
A. 左侧冈上肌肌腱末端见团状钙化灶（箭头）；B. 超声引导穿刺针（三角箭头）进入钙化灶（箭头）内反复穿刺，使钙化灶疏松；
C. 生理盐水反复冲洗抽吸后，钙化灶基本消失（箭头）

5. 注意事项

（1）除了清除钙化灶外，在针尖反复穿刺过程中还可以引起局部出血，激发机体自身炎症反应以帮助修复。

（2）由于类固醇类药物可能会损伤肌腱，抽吸后一般不注射此类药物。目前有研究证明，富血小板血浆局部注射后可以促进受损部位血管的重塑及肌腱的加速修复，该治疗常用于高水平运动员的运动损伤。

（五）局部松解

1. 病因 因筋膜、韧带等组织局部增厚，造成相应神经或肌腱卡压，从而产生临床症状，如腕横韧带卡压腕管内正中神经的腕管综合征；或因为局部组织增厚如足底跖腱膜增厚导致的足底疼痛，通过超声引导下局部松解可缓解症状。

2. 适应证 超声检查明确存在局部筋膜组织增厚导致神经或肌腱卡压或疼痛的患者。

3. 禁忌证 详见本章第一节"二、操作前准备"。

4. 操作流程 选择平面内进针方式，在超声引导下将注射器针尖或小针刀穿刺至病变区域，沿病变表面纵行切割松解直至针尖部抵抗感消失（视频11-3-1，扫封底二维码获取视频），根据病情选择药物，单纯卡压时可以局部注射生理盐水分离组织（视频11-3-2，扫封底二维码获取视频），如合并炎症时可加用糖皮质激素（图11-3-9，图11-3-10）。

第十一章　超声引导下肌骨疼痛性疾病的介入微创治疗　313

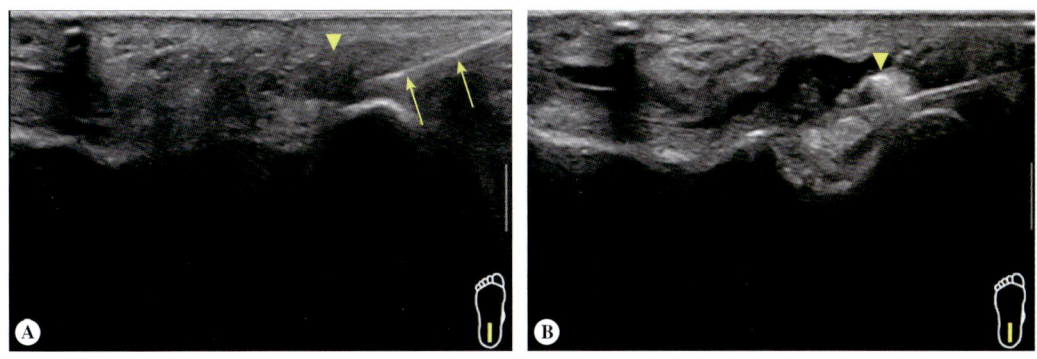

图 11-3-9　足底筋膜松解治疗的声像图

A. 足底筋膜增厚（三角箭头），超声引导下用小针刀（箭头）穿刺至增厚筋膜处；B. 小针刀局部松解后行药物注射治疗，筋膜内药物积聚（三角箭头）

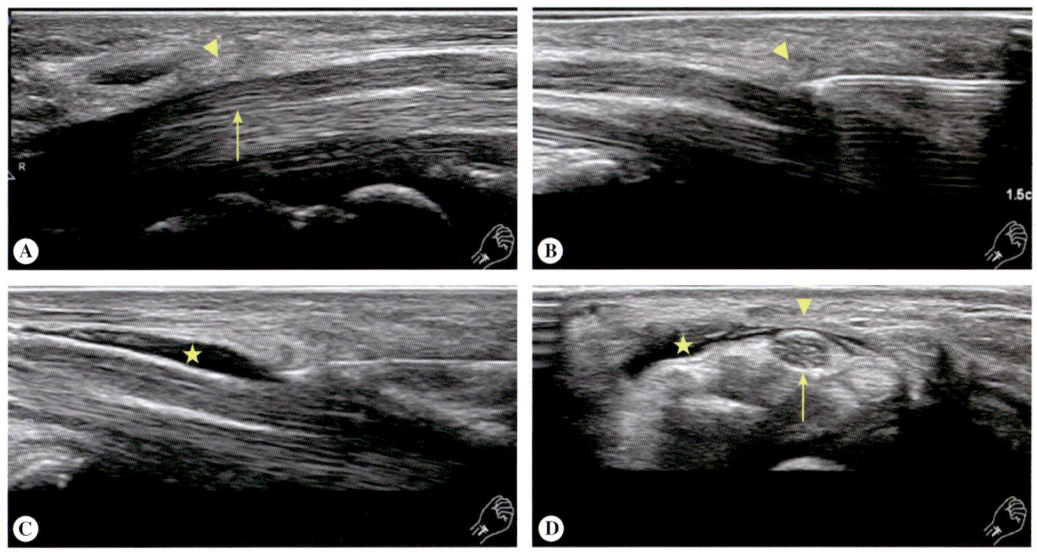

图 11-3-10　腕横韧带水分离松解治疗的声像图

A. 左侧腕横韧带局部增厚（三角箭头），致正中神经（箭头）卡压；B. 在超声引导下进针至增厚的腕横韧带处（三角箭头）切割松解组织；C. 松解完成后，局部注射生理盐水（星号）分离腕横韧带与正中神经；D. 术后短轴切面观察，正中神经（箭头）与腕横韧带（三角箭头）间可见分离积液（星号），卡压解除

5. 注意事项　使用针刀时应注意避免损伤周围肌腱组织，否则可能会引起局部肌腱断裂等并发症。

参 考 文 献

陈敏华，梁萍，王金锐，2016. 中华介入超声学. 北京：人民卫生出版社.
黄海生，孟彬，王一清，等，2016. 超声引导下粗针切割联合挤压治疗腱鞘囊肿的临床应用价值. 中华超声医学杂志（电子版），13（9）：704-705.
李志强，崔立刚，江凌，等，2017. 超声引导下足底跖腱膜炎药物注射治疗的疗效评估. 中国超声医学杂志，33（9）：829-831.
刘岩，张皓序，刘付龙，等，2019. 注射富血小板血浆促进部分肩袖损伤的修复：基础研究与临床试验. 中国组织工程研究，23（3）：487-492.

柳展梅，鄂占森，张颖，等，2011. 高频超声对膝关节周围滑膜囊肿的诊断价值. 中华临床医师杂志，5（23）：7144-7146.

王月香，高谦，李俊来，等，2008. 介入性超声在四肢肌肉骨关节疾病诊疗中的应用. 临床超声医学杂志，10（7）：458-460.

吴静，刘皓月，潘胜男，等，2015. 超声引导下细针穿刺疗法对肌腱腱病的治疗价值. 中国临床医学影像杂志，26（2）：141-142.

张晋峰，张兰，2008. 超声在外周神经阻滞麻醉中的应用. 医学综述，14（4）：630-632.

张凯瑞，余斌，2016. 肌腱钙化的研究进展. 中华创伤骨科杂志，18（2）：172-178.

赵亚楠，吴顺营，黄品同，等，2019. 超声引导下挤压引流并注射倍他米松治疗腱鞘囊肿的临床疗效. 中国超声医学杂志，35(8)：761-763.

Bianchi S，Martinoli C，2014. 肌肉骨骼系统超声医学. 房勤茂，译. 北京：人民军医出版社.

Gerard M，2017. 超声引导下肌骨介入治疗. 卢漫，译. 北京：科学出版社.

Ali M，Mohamed A，Ahmed HE，et al，2018. The use of ultrasound-guided platelet-rich plasma injections in the treatment of hip osteoarthritis：a systematic review of the literature. J Ultrason，18（75）：332-337.

Croutzet P，2016. Ultrasound-guided de Quervain tendon release：Feasibility study and preliminary clinical results. Hand Surgery and Rehabilitation，35（6），440.

Hung CY，Chang KV，2019. Ultrasound-guided percutaneous needle tenotomy with platelet-rich plasma injection for an uncommon case of proximal gluteus medius tendinopathy. J med Ultrasound，27（2）：111-112.

Li S，Wang K，Sun H，2018. Clinical effects of extracorporeal shock-wave therapy and ultrasound-guided local corticosteroid injections for plantar fasciitis in adults：a meta-analysis of randomized controlled trials. Medicine（Baltimore），97（50）：e13687.

Lin CL，Huang CC，Huang SW，2019. Effects of hypertonic dextrose injection in chronic supraspinatus tendinopathy of the shoulder：a randomized placebo-controlled trial. Eur J Phys Rehabil Med，55（4）：480-487.

Metin Ökmen B，Ökmen K，Altan L，2018. Effectiveness of superficial radial nerve block on pain，function and quality of life in patients with hand osteoarthritis：a prospective，randomized and controlled single-blind study. Arch Rheumatol，33（4）：464-472.

Sir E，Eksert S，Emin Ince M，et al，2019. A novel technique：ultrasound-guided serratus anterior plane block for the treatment of post-traumatic intercostal neuralgia. Am J Phys Med Rehabil，98：e132-e135.

You CK，Chou CL，Wu WT，et al，2019. Nonoperative choice of anterior cruciate ligament partial tear：ultrasound-guided platelet-rich plasma injection. J Med Ultrasound，27（3）：148-150.

第十二章 肌骨超声报告书写参考模板

第一节 肩关节超声报告书写参考模板

一、正常肩关节的超声报告

超声检查：

左侧/右侧/双侧肩关节：

肩袖各肌腱及肱二头肌长头肌肌腱未见明显增厚，回声均匀，连续性好，运动自如。

肩峰下-三角肌下滑囊、喙突下滑囊滑膜未见增厚，囊内未见明显的积液无回声区。

喙肩韧带、喙锁韧带、肱横韧带连续性好，回声均匀。

盂肱关节腔、肩锁关节腔未见明显积液，超声显示关节滑膜未见明显增厚，关节软骨面呈均匀一致低回声。

彩色多普勒超声（CDFI）：上述区域未见明显异常血流信号。

肩峰下撞击试验阴性。

超声提示：

左侧/右侧/双侧肩关节超声检查所见未见明显异常。

二、肩关节常见疾病的超声报告书写举例

（一）粘连性肩关节囊炎（图 12-1-1～图 12-1-3）

病史：患者，53 岁，女性，左肩关节疼痛半年余，活动范围明显受限，夜间痛，无法患侧卧位。

超声检查：

左侧肩关节：

肱二头肌长头肌肌腱腱鞘未见明显增厚，腱鞘内见积液无回声区，上下径约为 15.7mm，宽度约为 1.9mm，内透声可；CDFI：腱鞘周边可见少量点状血流信号；肱二头肌长头肌腱纹理清晰，连续性可。

冈上肌肌腱未见明显增厚，回声欠均匀，其滑囊面轮廓欠清，连续性尚可。CDFI：其内见星点状血流信号；余肩袖各肌腱未见明显增厚，回声尚均匀，连续性尚好。

肩峰下-三角肌下滑囊壁滑膜不均匀增厚，最厚处约为 2.7mm（双层测量），囊内见少量积液无回声区，范围较局限，深度约为 1.6mm。CDFI：增厚滑膜内见少量星点状血流信号。

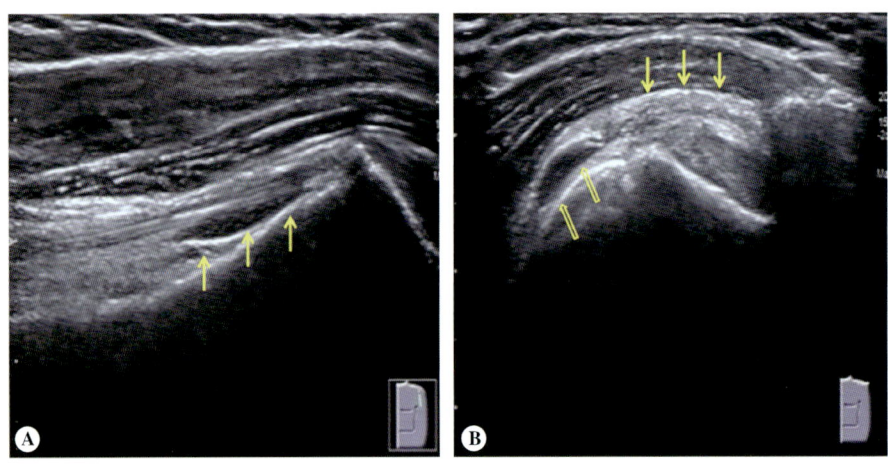

图 12-1-1　粘连性肩关节囊炎病例的声像图（一）

A.肱二头肌长头肌肌腱腱鞘积液（箭头）；B.肩峰下-三角肌下滑囊增厚（箭头）、局限性积液（空心箭头）

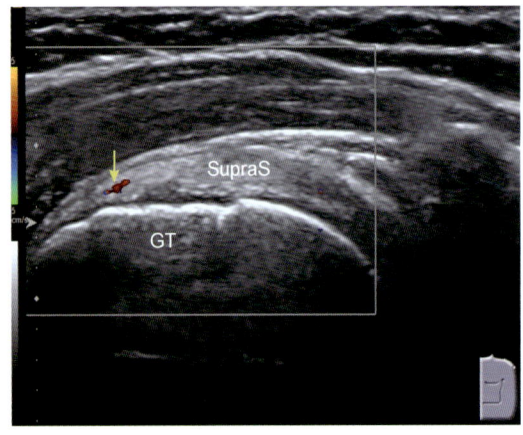

图 12-1-2　粘连性肩关节囊炎病例的声像图（二）

冈上肌肌腱炎声像：肌腱滑囊面不光滑；内部回声不均，探及血流信号（箭头）。GT.肱骨大结节；SupraS.冈上肌肌腱

肩锁关节腔未见明显积液，超声显示关节软骨面呈均匀一致低-无回声。

盂肱关节下切面显示关节滑囊不均匀增厚，厚度约为 3.7mm（双层测量），关节腔未见明显积液，关节软骨面稍变薄，骨皮质面粗糙。

超声提示：

左侧肩关节：

（1）肩关节所见考虑为粘连性肩关节囊炎；

（2）肩峰下-三角肌下滑囊炎，滑膜增生，滑囊少量积液；

（3）冈上肌肌腱炎；

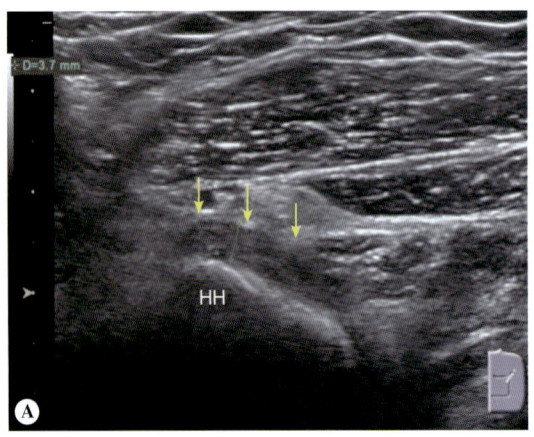 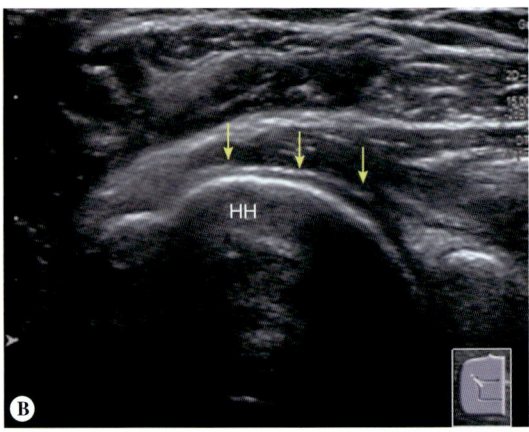

图 12-1-3　粘连性肩关节囊炎病例的声像图（三）

A.左侧盂肱关节囊增厚（箭头）；B.右侧盂肱关节囊正常，呈双层细带状低回声（箭头）。HH.肱骨头

（4）肱二头肌长头肌肌腱腱鞘少量积液。

（二）肩袖撕裂（全层）（图 12-1-4 ~ 图 12-1-6）

病史：患者，55 岁，男性，年轻时有负重工作史，右肩关节疼痛 3 个月余，活动范围明显受限。

超声检查：

右侧肩关节：

肱二头肌长头肌肌腱纹理欠清晰，其腱鞘轻度增厚，厚度约为 1mm，腱鞘内见积液无回声区，上下径约为 14mm，宽度约为 1.6mm，其内透声可。CDFI：腱鞘内可见星点状血流信号；连续性好。

冈上肌肌腱厚薄不一，于肱骨大结节止点约 1cm 处，肌腱内见不规则低回声区，局部肌腱纹理缺失，范围约为 15mm（左右径）×12mm（前后径），近端肌腱回缩、不规则增厚，纹理不清，肌腱止点处肱骨大结节不光滑，软骨面显示不清。CDFI：冈上肌肌腱内见星点状血流信号。余肩袖各肌腱未见明显增厚，回声尚均匀，连续性尚好。

肩峰下-三角肌下滑囊塌陷，直接覆盖在肱骨大结节表面，滑膜层不光滑，内壁可见乳头状凸起，滑囊内可见较多积液无回声区，宽度约为 3mm。CDFI：增厚滑膜内见少量星点状血流信号。

喙肩韧带、喙锁韧带、肱横韧带连续性好，回声均匀。

盂肱关节腔、肩锁关节腔未见明显积液，关节滑膜未见明显增厚。

肩峰下撞击试验阴性。

超声提示：

右侧肩关节：

（1）考虑冈上肌肌腱撕裂（全层）；

（2）肩峰下-三角肌下滑囊炎，滑膜增生，滑囊积液；

（3）肱二头肌长头肌肌腱腱鞘炎及肌腱炎，腱鞘少量积液。

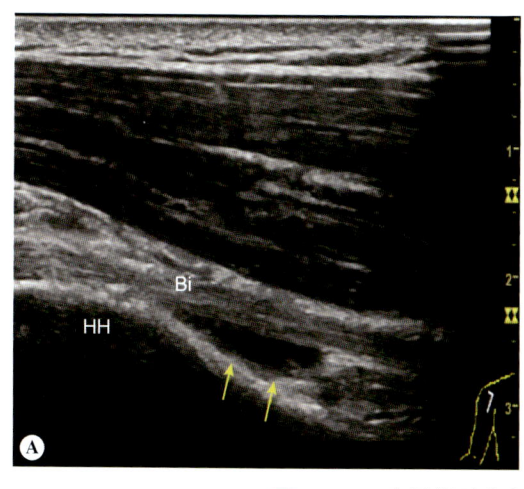 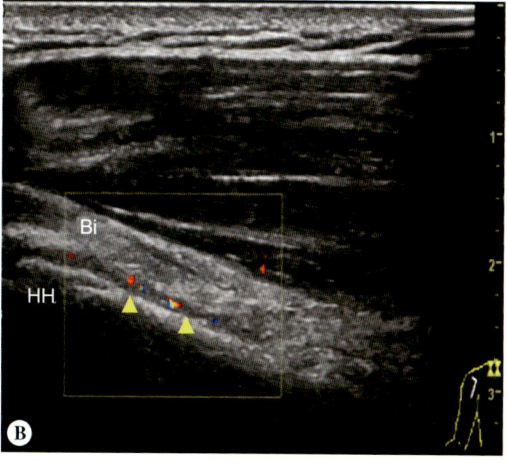

图 12-1-4 肩袖撕裂（全层）病例的声像图（一）

A. 肱二头肌长头肌肌腱纹理欠清晰，其腱鞘内见积液无回声区（箭头）；B. 腱鞘轻度增厚（三角箭头），腱鞘内可见星点状血流信号。Bi. 肱二头肌长头肌肌腱；HH. 肱骨头

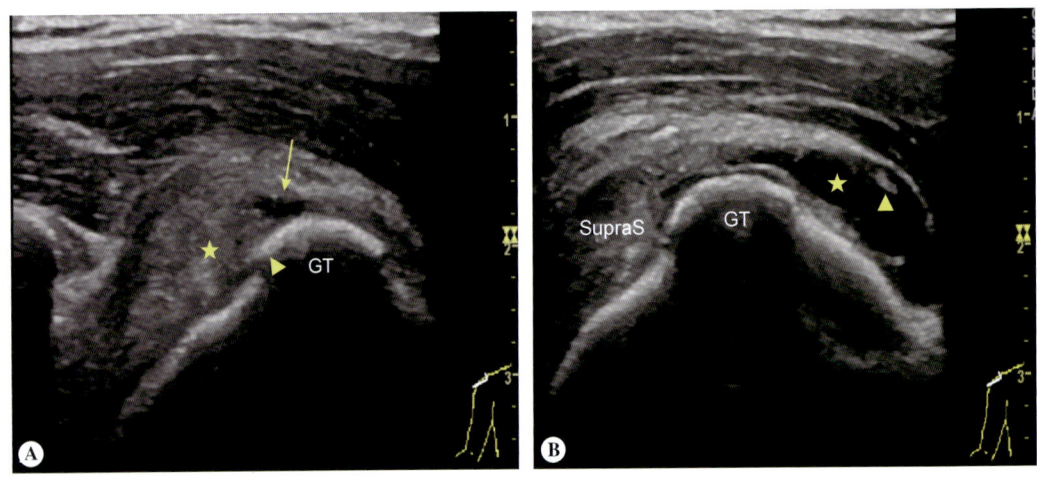

图 12-1-5 肩袖撕裂（全层）病例的声像图（二）

A. 冈上肌肌腱厚薄不一，于肱骨大结节止点约 1cm 处，肌腱内见不规则低回声区（箭头），近端肌腱回缩、不规则增厚（星号），肌腱止点处肱骨大结节不光滑（三角箭头）；B. 肩峰下-三角肌下滑囊塌陷，直接覆盖在肱骨大结节表面，内壁可见乳头状凸起（三角箭头），滑囊内见积液（星号）。GT. 肱骨大结节；SupraS. 冈上肌肌腱

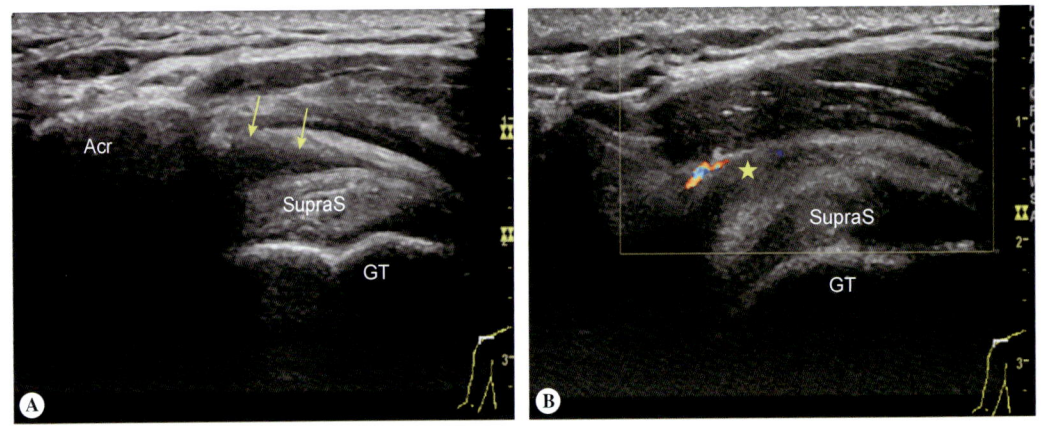

图 12-1-6 肩袖撕裂（全层）病例的声像图（三）

A. 肩峰下-三角肌下滑囊增厚，回声减低（箭头）；B. 在增厚的滑囊壁（星号）处探及细条状血流信号。Acr. 肩峰；GT. 肱骨大结节；SupraS. 冈上肌肌腱

（三）肩锁关节脱位（图 12-1-7，图 12-1-8）

病史：患者，74 岁，男性，1 周前不慎跌倒，右手撑地，后感右肩关节疼痛，外展时加重，体格检查发现该侧肩关节活动范围受限，外展位上举手臂时疼痛显著加重。

超声检查：

双侧对比检查，示右侧肩关节：

肩袖各肌腱及肱二头肌长头肌肌腱连续性好，回声尚均匀。

肩峰下-三角肌下滑囊、喙突下滑囊滑膜未见增厚，囊内未见明显积液无回声区。

喙肩韧带、喙锁韧带、肱横韧带连续性好，回声均匀。

肩锁关节囊明显肿胀，囊壁增厚，厚度约为 2.5mm，探头压痛（+），关节囊松弛，关节腔见积液无回声区，肩锁关节间隙较左侧明显增宽，宽度约为 8.4mm（左侧为 4.5mm），关节面骨皮质不光滑，表面骨赘形成。CDFI：关节囊及周围探及明显增多的血流信号。

超声所见盂肱关节软骨面呈均匀一致低回声，表面光滑，连续性好。

肩峰下撞击试验阴性。

超声提示：

右侧肩关节：

（1）肩锁关节所见考虑为肩锁韧带损伤伴关节脱位、关节囊积液；

（2）肩锁关节退行性变、骨赘形成；

（3）肩袖未见明显损伤征象。

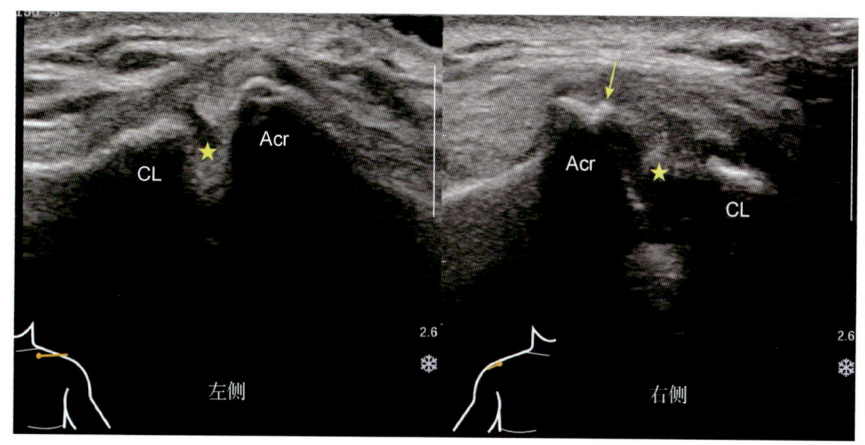

图 12-1-7 肩锁关节脱位病例的声像图（一）

双侧对比，右侧肩锁关节囊肿胀、囊壁增厚，肩锁关节间隙（星号）较左侧明显增宽，关节面骨皮质不光滑、表面骨赘形成（箭头）。Acr. 肩峰；CL. 锁骨

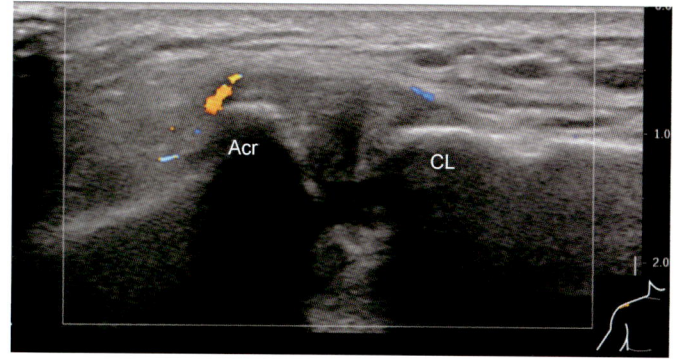

图 12-1-8 肩锁关节脱位病例的声像图（二）

彩色多普勒超声示右侧肩锁关节囊及周围血流信号增多。Acr. 肩峰；CL. 锁骨

第二节　肘关节超声报告书写参考模板

一、正常肘关节超声报告

超声检查：

左侧／右侧／双侧肘关节：

伸肌总腱、屈肌总腱及肱三头肌肌腱无明显肿胀，纹理清晰，连续性好，回声未见明显异常。附着点处骨皮质面光滑。

桡侧副韧带、尺侧副韧带无明显肿胀，边界清晰，连续性好，回声未见明显异常。

关节腔未见明显积液及滑膜增厚，超声所见关节软骨面呈均匀一致极低回声至无回声，表面光滑，连续性好。

CDFI：上述结构未见明显异常血流信号。

肘关节水平正中神经、桡神经、尺神经回声未见明显异常。

超声提示：

左侧/右侧/双侧肘关节超声检查未见明显异常征象。

二、肘关节常见疾病超声报告书写举例

（一）肱骨外上髁炎、尺神经卡压（图12-2-1，图12-2-2）

病史：患者，61岁，男性，自觉右前臂内侧皮肤麻木不适半年，右手环指及小指不能伸直。

超声检查：

右侧肘关节：

伸肌总腱于肱骨外上髁附着处肌腱增厚，回声减低，附着处骨质粗糙，软骨面显示不清。CDFI：增厚肌腱内可见少许点状血流信号。屈肌总腱及肱三头肌肌腱未见明显增厚，附着点骨皮质面欠光滑。

桡侧副韧带、尺侧副韧带无明显肿胀，边界清晰，连续性好，回声未见明显异常。

关节腔未见明显积液及滑膜增厚。超声所见关节软骨面大部分显示不清，骨质粗糙，关节端骨质增生、膨大，可见骨赘形成。

肱骨内上髁下缘水平可见一囊性无回声区，呈椭圆形，大小约为14mm×8mm，边界清，与肱尺关节不相通，内可见少许带状分隔，探头加压无明显形变。尺神经于该囊性结节处受压变细，最细处约为1mm，近端神经束增粗，神经外膜增厚，回声增强。CDFI：该处尺神经主干内见少许点状血流信号。肘关节水平正中神经、桡神经回声未见明显异常。

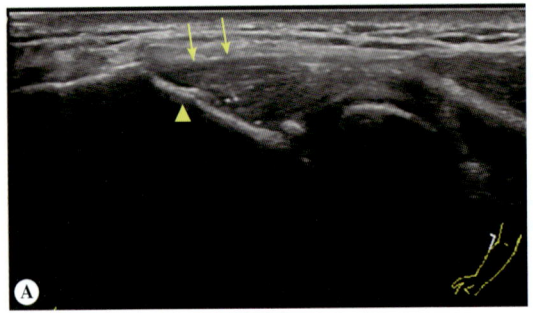 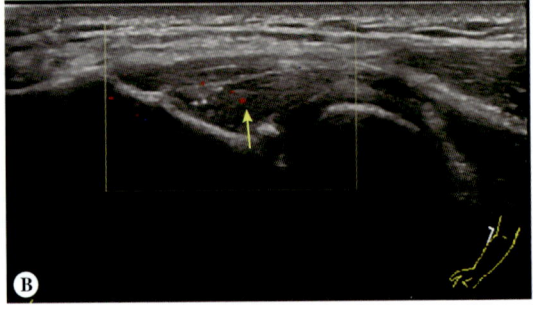

图 12-2-1 肱骨外上髁炎病例的声像图

A.右伸肌总腱肱骨外上髁附着处肌腱增厚（箭头），回声减低，肌腱内可见点状强回声，肌腱附着处骨质粗糙（三角箭头）；
B.增厚肌腱内可见点状血流信号（箭头）

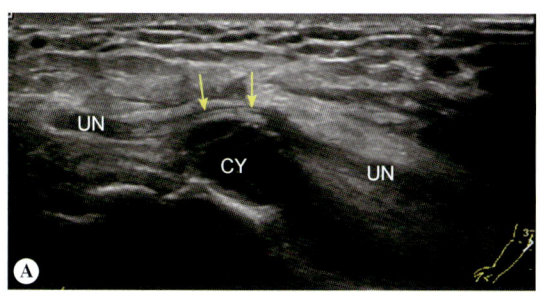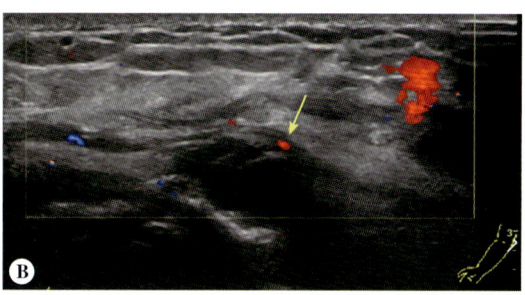

图 12-2-2　尺神经卡压病例的声像图

A.肱骨内上髁下缘水平可见一囊性无回声区，边界清，尺神经于该囊性结节处受压变细（箭头），近端神经增粗，神经外膜增厚，回声增强；B.神经内见点状血流信号（箭头）。UN.尺神经；CY.囊性无回声区

超声提示：

右侧肘关节。

（1）尺侧囊性病变，考虑腱鞘囊肿，尺神经于该水平有卡压征象；

（2）伸肌总腱可见，考虑肱骨外上髁炎；

（3）肘关节退行性变。

（二）鹰嘴滑囊炎伴积液（图 12-2-3）

病史：患者，51 岁，男性，摔倒时左侧肘关节着地 1 周，现左侧肘关节后侧面可见一包块样凸起，触之有轻压痛。

超声检查：

左侧肘关节：

伸肌总腱、屈肌总腱及肱三头肌肌腱无明显肿胀，纹理清晰，连续性好，回声未见明显异常。附着点处骨皮质面光滑。

桡侧副韧带、尺侧副韧带无明显肿胀，边界清晰，连续性好，回声未见明显异常。

关节腔未见明显积液及滑膜增厚，超声所见关节软骨面呈均匀一致低回声至无回声，表面光滑，连续性好。

尺骨鹰嘴皮下见一不规则厚壁囊性无回声区，范围约为 46mm×16mm×36mm，囊壁不光滑，囊内透声欠佳，可见点状稍高回声沉积及高回声分隔带。CDFI：囊壁血流信号丰富，呈短杆状，测得动脉频谱。

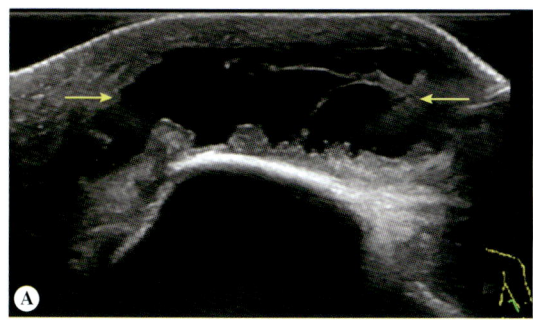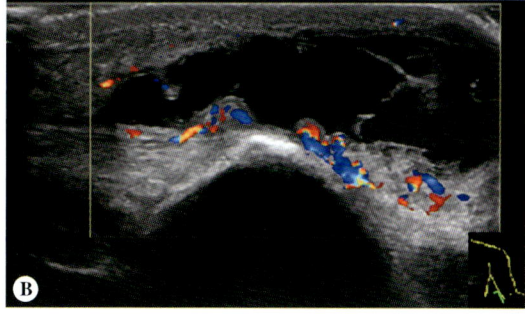

图 12-2-3　鹰嘴滑囊炎并积液病例的声像图

A.左侧尺骨鹰嘴皮下见一厚壁囊性无回声区（箭头），囊壁不光滑，囊内见分隔带；B.囊壁内可见丰富血流信号

肘关节水平正中神经、桡神经、尺神经回声未见明显异常。

超声提示：

左侧肘关节：尺骨鹰嘴皮下无回声区，结合病史考虑为创伤性鹰嘴滑囊炎伴滑囊积血可能。

第三节　腕和手指关节超声报告书写参考模板

一、正常腕关节超声报告

超声检查：

左侧/右侧/双侧腕关节：

腕关节水平背侧各伸肌肌腱、掌侧腕管内外各屈肌肌腱无明显肿胀，纹理清晰，连续性好，回声未见明显异常；被动运动手指，肌腱运动自然，正中神经未见明显卡压征象。CDFI：上述结构内未见明显异常血流信号。

超声显示关节滑膜未见明显增厚，关节腔未见明显积液；腕关节软骨面呈均匀一致低回声，表面光滑，连续性好，骨皮质未见明显破坏征象。

超声提示：

左侧/右侧/双侧腕关节超声检查所见未见明显异常。

二、正常手指关节超声报告

超声检查：

左手/右手/双手掌指关节及指间关节：

各掌指关节及指间关节周围伸肌肌腱、屈肌肌腱未见明显肿胀，纹理清晰，连续性好，回声未见明显异常；被动运动手指，肌腱运动自然。

各掌指关节及指间关节滑膜未见明显增厚，关节腔未见明显积液，所显示指关节软骨面呈均匀一致低回声，表面光滑，连续性好，骨皮质未见明显破坏征象。

CDFI：上述结构内未见明显异常血流信号。

超声提示：

左手/右手/双手各掌指关节及指间关节超声检查未见明显异常。

三、腕和手指关节常见疾病超声报告书写举例

（一）桡骨茎突狭窄性腱鞘炎（图12-3-1）

病史：患者，38岁，女性，左手拇指疼痛半年。

超声检查：

左侧腕关节：

桡骨茎突水平，拇长展肌肌腱和拇短伸肌肌腱腱鞘增厚，回声减低，厚度约为1.5mm，局部肌腱受压肿胀，纹理欠清，回声减低，肌腱连续性好。CDFI：在拇长展肌肌腱和拇短伸肌肌腱及腱鞘内见丰富血流信号。

余腕关节背侧各伸肌肌腱、掌侧腕管内外各屈肌肌腱无明显肿胀，纹理清晰，连续性好，回声未见明显异常；被动运动手指，肌腱运动自然，正中神经未见明显卡压征象。CDFI：上述结构内未见明显异常血流信号。

超声显示关节滑膜未见明显增厚，关节腔未见明显积液；腕关节软骨面呈均匀一致低回声，表面光滑，连续性好，骨皮质未见明显破坏征象。

超声提示：

根据左手拇长展肌肌腱及拇短伸肌肌腱所见考虑为桡骨茎突狭窄性腱鞘炎。

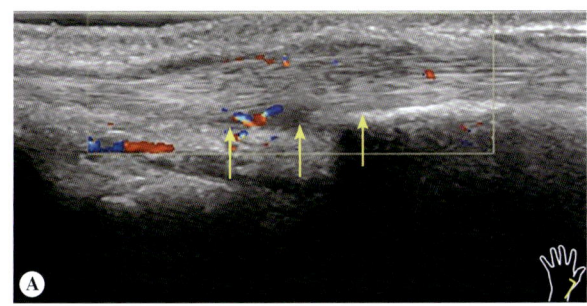
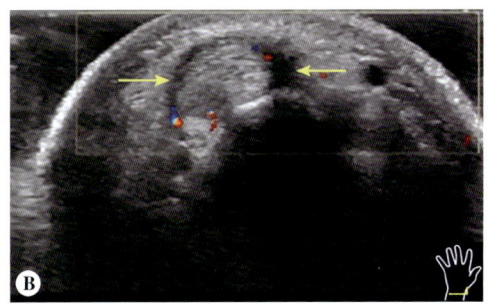

图 12-3-1　桡骨茎突狭窄性腱鞘炎病例的声像图

长轴切面（A）及短轴切面（B）示桡骨茎突水平拇长展肌肌腱与拇短伸肌肌腱腱鞘组织明显增厚，呈低回声（箭头），肌腱肿胀，纹理欠清，增厚腱鞘及肌腱内见丰富的血流信号

（二）类风湿关节炎（图12-3-2）

病史：患者，48岁，女性，四肢多关节反复肿痛4年，始于右肩关节，逐渐累及双膝关节、双腕关节、双手第2～5掌指关节、双肘关节、双踝关节，以双腕关节、双手第2～5掌指关节为甚，夜间及晨起明显加重，双手晨僵麻木，持续1小时以上，活动后缓解。

超声检查：

部位	滑膜最大厚度（mm）	积液最大深度（mm）	血流分级	V_{max}（cm/s）	RI
左腕关节	5.4（背侧）	–	II	13.7	0.51
右腕关节	5.8（背侧）	–	I	15.2	0.64

双侧腕关节滑膜不同程度增厚，表面不光滑，呈低回声，局部呈结节样突入关节腔，以手背侧为著，增厚滑膜周围关节软骨面缺失或显示不清，骨皮质面不光滑，局部呈虫蚀样改变。CDFI：增厚滑膜处血流信号丰富，呈条状及树枝状。

双腕关节周围肌腱未见明显肿胀，纹理清晰，连续性好，回声未见明显异常，被动运动手指，肌腱运动自然。双侧正中神经未见明显卡压征象。

超声提示：

根据双侧腕关节所见考虑为类风湿关节炎声像，合并关节骨质破坏，请结合实验室检查。

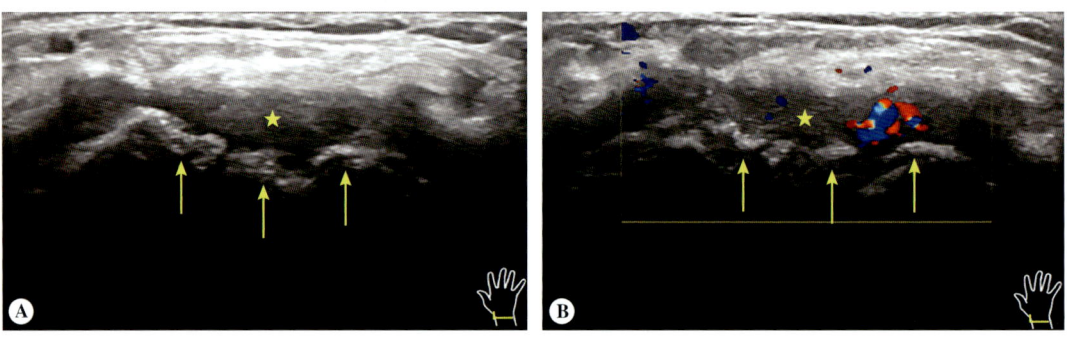

图 12-3-2　类风湿关节炎病例的声像图

A.腕关节背侧关节滑膜增厚(星号),呈团块状、结节状低回声,表面不光滑,增厚滑膜周围骨皮质不光滑、局部呈虫蚀样改变(箭头);B.彩色多普勒超声显示增厚滑膜内血流信号丰富,呈条状及树枝状,血流分级 1～2 级

(三)腕管综合征(图 12-3-3,图 12-3-4)

病史:患者,50 岁,女性,感觉右手手指麻木 1 年余,以第 1～3 指明显,有夜间手指麻醒的经历。

超声检查:

右侧腕关节:

检查项目	腕横韧带水平(mm)	腕横韧带水平近端(mm)
正中神经	1.1	3.2

腕关节滑膜增厚,约为 5mm,腕骨关节腔端骨皮质未见明显破坏征象,腕管水平各肌腱增粗,腱鞘增厚,厚度约为 3mm。CDFI:该处滑膜及腱鞘内见较丰富血流信号。

腕横韧带水平正中神经受压变细,近心段神经增粗,回声减低,神经纹理显示不清,其深层的关节滑膜及屈肌腱鞘增厚。CDFI:该节段正中神经内探及较丰富血流信号。

超声提示:

根据右腕关节水平的正中神经卡压征象考虑为腕管综合征(为关节滑膜及屈肌腱鞘增厚所致)。

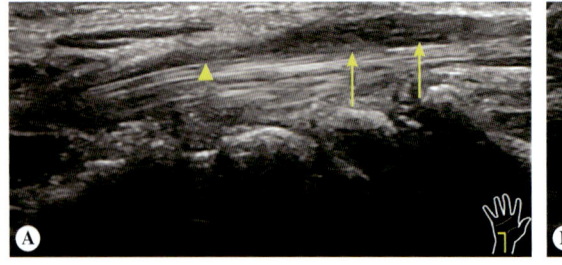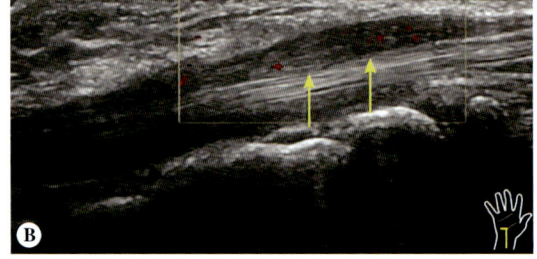

图 12-3-3　腕管综合征病例的声像图(一)

A.长轴切面显示腕横韧带水平正中神经受压变细(三角箭头),正中神经近心段增粗,回声减低,神经纹理显示不清(箭头);B.彩色多普勒超声显示该处增粗的正中神经内见较丰富的血流信号

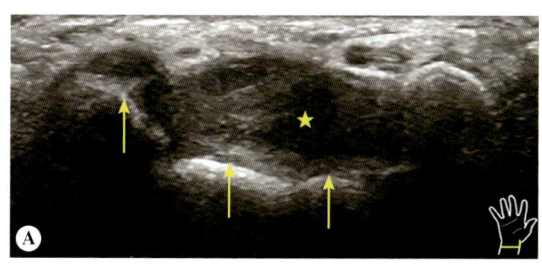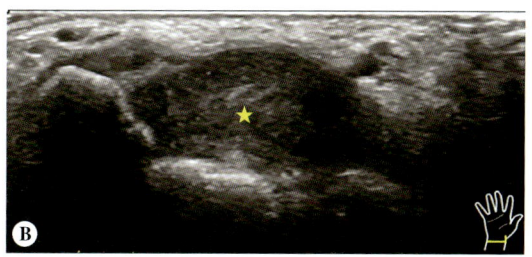

图 12-3-4　腕管综合征病例的声像图（二）

A.腕关节掌侧面滑膜增厚（箭头），腕管水平屈肌肌腱腱鞘组织增厚（星号），腕骨关节腔端骨皮质未见明显破坏征象；B.腕管水平屈肌肌腱及腱鞘组织增厚（星号）

（四）指伸肌肌腱完全断裂（图 12-3-5）

病史：患者，28 岁，女性，左手拇指拉伤 2 天。

超声检查：

左手拇指：

拇指皮下软组织增厚，掌指关节水平指伸肌肌腱完全回声中断，两断端相距 6mm，断口较整齐，中断区域由液性无回声充填，被动屈伸手指，肌腱两断端呈背向运动，肌腱周边软组织稍肿胀，回声不均匀增强。CDFI：两断端肌腱病变区域软组织内见少许点状血流信号。

拇指屈肌肌腱未见明显肿胀，纹理清晰，连续性好，回声未见明显异常；被动运动手指时肌腱运动自然。

拇指掌指关节及指间关节滑膜未见明显增厚，关节腔未见明显积液，指关节软骨面呈均匀一致低回声，表面光滑，连续性好，骨皮质未见明显破坏征象。

超声提示：

根据左手拇指指伸肌腱所见考虑为完全性撕裂伤。

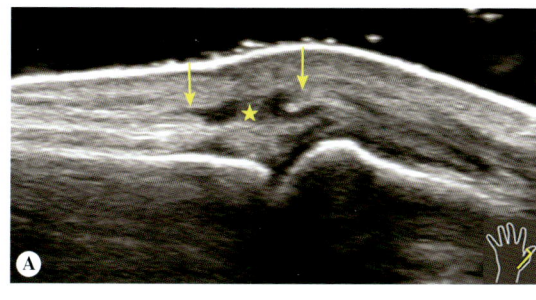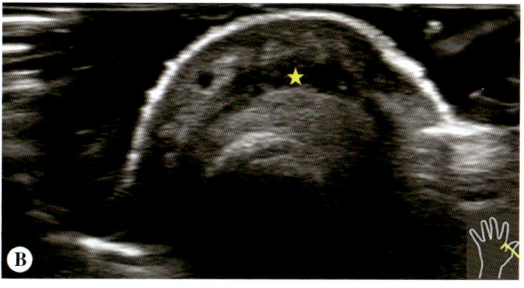

图 12-3-5　指伸肌肌腱完全性撕裂病例的声像图

A.长轴切面显示拇指掌指关节水平指伸肌肌腱回声完全中断，两断端回缩（箭头），断口不整齐，中断区域由低回声（星号）充填；B.短轴切面显示示指伸肌肌腱中断区域由低回声（星号）充填

（五）腱鞘巨细胞瘤（图 12-3-6）

病史：患者，21 岁，男性，左手示指肿物半年余，无红肿热痛。

超声检查：

左手示指：

近节指骨水平指屈肌腱旁见一实性低回声肿块，大小约为 13mm×8mm×10mm，边界清，形态不规则，可见包膜样回声，内部回声欠均匀，后方回声略增强，横切面肿块偏心包绕肌腱，与肌腱间界线尚清，其深方骨皮质尚光滑。CDFI：肿块内部未探及明显血流信号。

指伸肌肌腱未见明显肿胀，纹理清晰，连续性好，回声未见明显异常；被动运动手指，肌腱运动自然。

掌指关节及指间关节滑膜未见明显增厚，关节腔未见明显积液，所显示指关节软骨面呈均匀一致低回声，表面光滑，连续性好，骨皮质未见明显破坏征象。

超声提示：

左手示指指屈肌肌腱旁实性病变考虑为腱鞘巨细胞瘤可能。

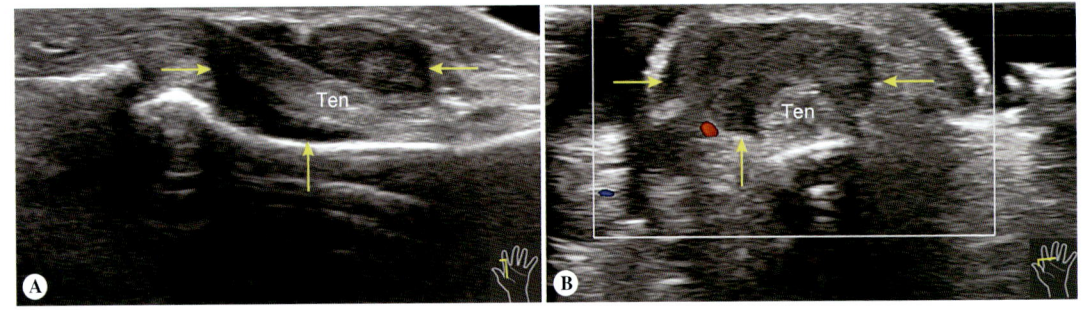

图 12-3-6　腱鞘巨细胞瘤病例的声像图

A. 长轴切面显示左手示指指屈肌肌腱旁实性低回声占位性病变（箭头），与肌腱关系密切；B. 短轴切面显示实性肿块偏心包绕肌腱（箭头），肿块周边可见星点状血流信号。Ten. 肌腱

第四节　髋关节超声报告书写参考模板

一、正常髋关节超声报告

超声检查：

左侧/右侧/双侧髋关节：

髋关节周围肌腱无明显肿胀，纹理清晰，连续性好，回声未见明显异常。

髋关节滑膜未见明显增厚，关节腔未见明显积液无回声。

股骨头软骨面呈均匀一致低回声，表面光滑，连续性好，髋臼盂唇边缘锐利、平滑。髂骨表面平滑，连续性好。

CDFI：上述结构内未见明显异常血流信号。

超声提示：

左侧/右侧/双侧髋关节超声检查所见未见明显异常。

二、髋关节常见疾病超声报告书写举例

（一）股骨头缺血性坏死（图 12-4-1）

病史：患者，53 岁，男性，左髋部疼痛 3 年并加重 1 个月。髋关节屈曲、内旋、外旋活动时有疼痛感、行走困难。腹股沟区局部有深压痛。

超声检查：

左侧髋关节：

髋关节周围肌腱无明显肿胀，纹理尚清晰，连续性好。

髋关节前隐窝增宽，滑膜增厚。CDFI：增厚滑膜内见少许点状血流信号。

股骨头形态失常，骨皮质毛糙，局部连续性中断，股骨头边缘见强回声突起。股骨头软骨变薄，表面不光滑。

超声提示：

左侧股骨头声像改变考虑为股骨头缺血性坏死。

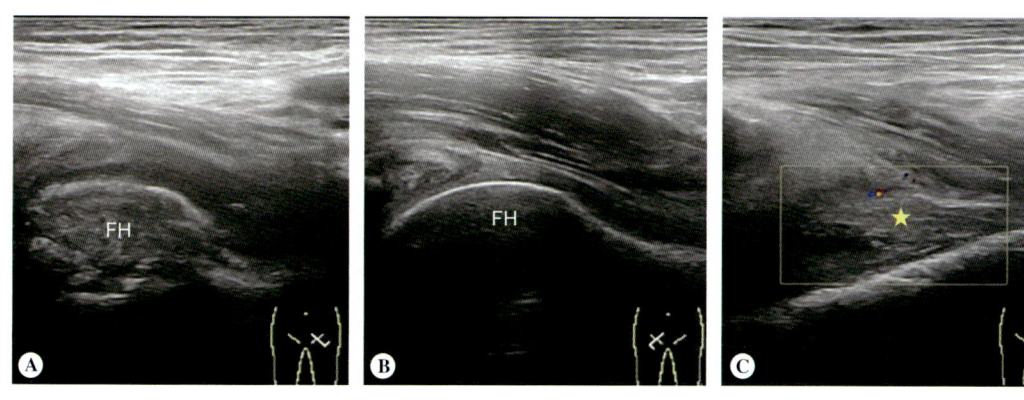

图 12-4-1 股骨头缺血性坏死的声像图

A. 左侧股骨头（FH）形态失常，骨皮质毛糙，局部连续性中断，股骨头边缘见强回声突起。股骨头软骨变薄，表面不光滑。B. 右侧正常股骨头（FH）骨皮质表面光滑、连续，呈一弧形强回声。C. 左侧髋关节前隐窝增宽，滑膜增厚（星号），CDFI 示增厚滑膜内见少许点状血流信号

（二）股骨大转子疼痛综合征（图 12-4-2）

病史：患者，55 岁，男性，右髋部外侧股骨大转子区域疼痛，活动及患侧侧卧时疼痛加重，髋关节活动无明显受限。体格检查示股骨大转子区有局部按压痛。

超声检查：

右侧髋关节：

臀小肌肌腱增厚，厚度约为 6.4mm（左侧臀小肌肌腱厚度约为 4.5mm），内部回声减低，纤维纹理显示欠清，连续性好。臀中肌肌腱前部连续性中断，近心断端回缩，断端距离大转子约 14mm。

股骨大转子骨皮质毛糙。

髋关节滑膜未见明显增厚，关节腔未见明显积液无回声。

超声提示：

（1）右侧臀中肌肌腱前部撕裂；

（2）右侧臀小肌肌腱炎。

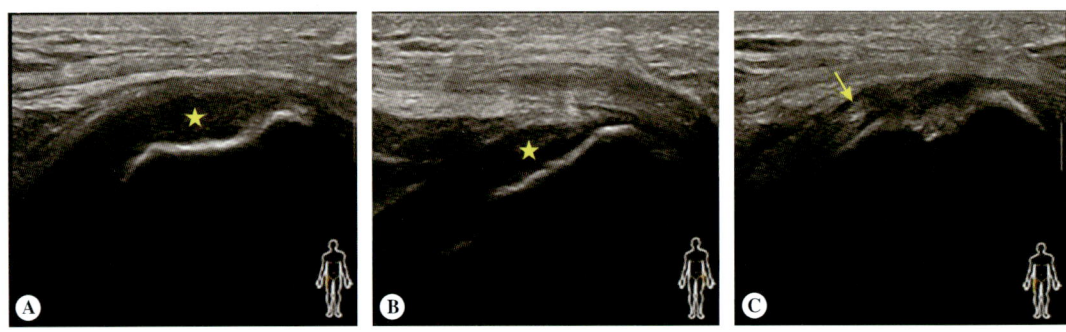

图 12-4-2　股骨大转子疼痛综合征的声像图

A. 髋部外侧冠状切面示右侧臀小肌肌腱（星号）增厚，形态饱满，边缘模糊，内部回声减低，连续性好；B. 左侧臀小肌肌腱边缘清晰，内部回声结构正常（星号）；C. 右侧臀中肌肌腱前部连续性中断，近心断端回缩（箭头），中断处呈不均匀低回声

（三）坐骨神经卡压（图 12-4-3）

病史：患者，71 岁，女性，右臀部疼痛伴下肢后侧放射痛半年余。体格检查示臀部有局部压痛（位置见体表标记）。

超声检查：

右侧髋关节：

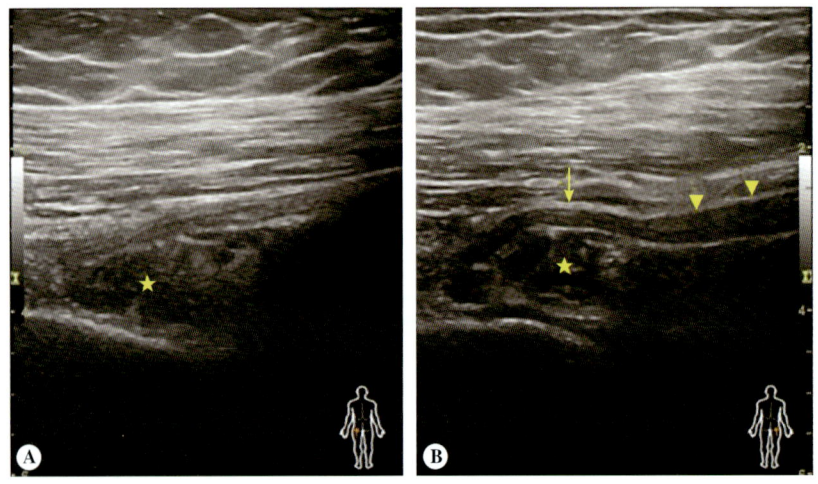

图 12-4-3　坐骨神经卡压的声像图

臀部矢状切面显示双侧股方肌（星号），右侧（B）肌肉较左侧（A）增厚，形态饱满，肌肉后方坐骨神经局部受压变细（箭头），神经鞘膜增厚，内部神经束显示不清，其远心段神经增粗（三角箭头）

梨状肌厚度与左侧比较基本对称，厚度约为 15mm，肌纹理清晰；股方肌增厚，厚度

约为12mm（左侧同水平厚度约为10mm），形态饱满，局部压迫坐骨神经，该股方肌水平坐骨神经局部变细，内径约为2.0mm（左侧同水平处内径约为4.0mm），神经鞘膜增厚，内部神经束显示不清，回声减低，其远心段神经增粗。CDFI：坐骨神经变细处可见星点状血流信号。

髋关节滑膜未见明显增厚，关节腔未见明显积液无回声。

股骨头软骨面呈均匀一致低回声，表面光滑，连续性好，髋臼盂唇边缘锐利、平滑。髂骨表面平滑，连续性好。

超声提示：

右侧股方肌增厚伴坐骨神经卡压。

三、正常婴幼儿髋关节筛查超声报告

超声检查：

左侧髋关节冠状面扫查：α角约：　°，β角约：　°。

右侧髋关节冠状面扫查：α角约：　°，β角约：　°。

左侧髋关节屈曲位外侧冠状切面：股骨头覆盖率 =　%。

右侧髋关节屈曲位外侧冠状切面：股骨头覆盖率 =　%。

双侧髋关节屈曲位外侧横切面：股骨干骺端强回声带与髋臼坐骨支强回声呈"U"形。双侧髋关节基本对称。

双侧髋关节囊未见增厚，关节腔未见积液无回声。

双侧髋关节软骨面呈均匀一致低回声，表面光滑，连续性好。髋臼盂唇边缘锐利、平滑，股骨头位于髋臼窝内，形态正常，以低回声为主，内部见强回声骨化中心形成，髂骨表面平滑，连续性好。

超声提示：

双侧髋关节 Graf 分型：Ⅰ型。

四、婴幼儿髋关节筛查病例报告书写举例

左侧髋关节脱位（Ⅳ型）（图12-4-4，图12-4-5）

病史：患儿，3月龄，双侧下肢不等长，左侧较右侧短，左侧髋关节屈曲、外展受限。体格检查示左侧髋关节 Ortolani 试验阳性。

超声检查：

左侧髋关节冠状面扫查：α角约：42°，β角无法测量。

右侧髋关节冠状面扫查：α角约：63°，β角约：52°。

左侧髋关节屈曲位外侧冠状切面：股骨头覆盖率 = 0%。

右侧髋关节屈曲位外侧冠状切面：股骨头覆盖率 = 65%。

左侧髋关节屈曲位外侧横切面：股骨干骺端强回声带与髋臼坐骨支强回声呈"L"形。

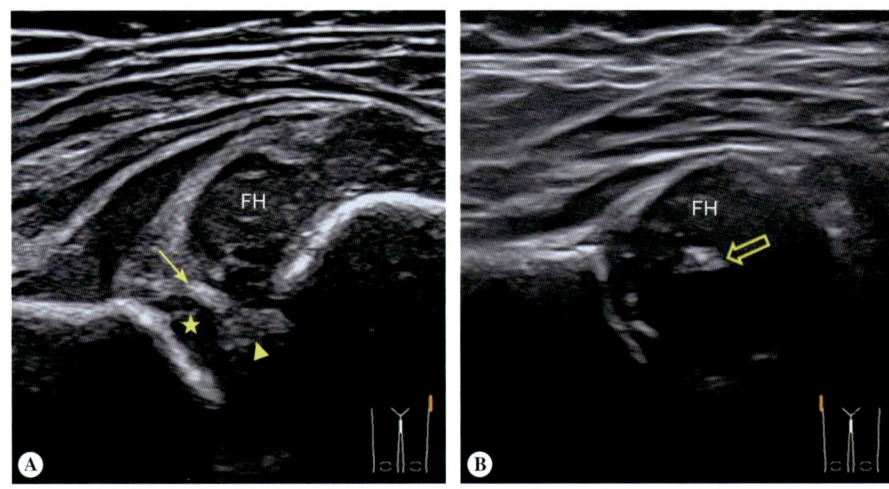

图 12-4-4　婴幼儿左侧髋关节脱位（Ⅳ型）的声像图

A. 左侧髋臼窝变浅，骨缘平坦，股骨头（FH）位于髋臼窝外，髋臼软骨顶（星号）和盂唇（箭头）被脱位的股骨头挤向下方，髋臼窝内可见团块状高回声组织充填（三角箭头）。股骨头体积较右侧小，形态尚可，呈低回声，内部未见强回声骨化中心形成。
B. 右侧股骨头（FH）位于髋臼窝内，形态正常，内部见强回声骨化中心（空心箭头）形成

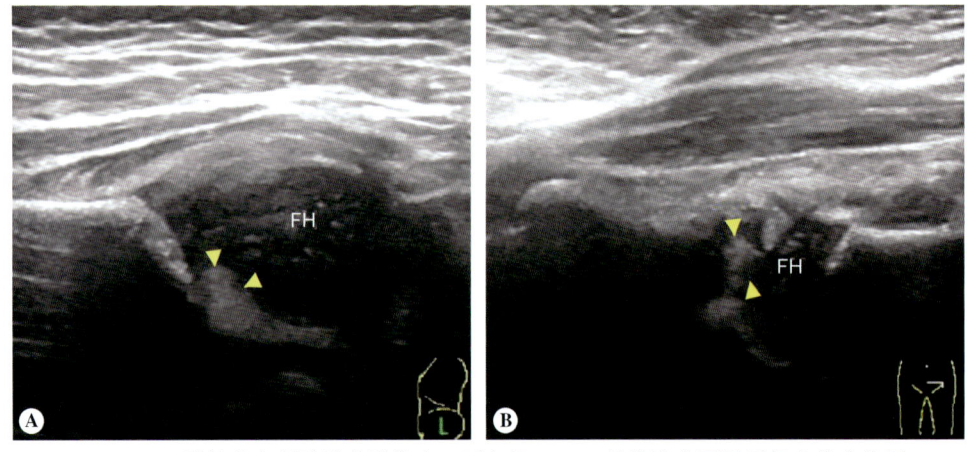

图 12-4-5　婴幼儿左侧髋关节脱位（Ⅳ型）经Pavlik吊带治疗两周后复查的声像图

左侧髋关节复位良好，髋外侧冠状切面（A）及髋内侧腹股沟水平横切面（B）显示股骨头（FH）均位于髋臼窝内，髋臼窝见少许高回声组织充填（三角箭头）

右侧髋关节屈曲位外侧横切面：股骨干骺端强回声带与髋臼坐骨支强回声呈"U"形。双侧髋关节不对称。

左侧髋关节冠状面扫查：关节囊增厚，关节腔未见积液无回声。髋臼窝变浅，骨缘平坦，股骨头位于髋臼窝外，髋臼软骨顶和盂唇被脱位的股骨头挤向下方，股骨头与髋臼之间由团块状高回声充填。股骨头体积较右侧小，形态尚可，以低回声为主，内部未见强回声骨化中心形成。

右侧髋关节囊未见增厚，关节腔未见积液无回声。髋关节软骨面呈均匀一致低回声，表面光滑，连续性好。髋臼盂唇边缘锐利、平滑。股骨头位于髋臼窝内，形态正常，以低

回声为主，内部见强回声骨化中心形成。髂骨表面平滑，连续性好。

超声提示：

（1）左侧髋关节脱位，Graf 分型：Ⅳ型；

（2）右侧髋关节 Graf 分型：Ⅰ型。

Pavlik 吊带治疗两周后行左侧髋关节超声复查（图 12-4-5）。

超声检查：

左侧髋关节冠状面扫查：α 角约：51°，β 角约：60°。

左侧髋关节屈曲位外侧冠状切面：股骨头覆盖率 = 68%。

左侧髋关节复位良好，髋关节冠状切面及横切面显示股骨头均位于髋臼窝内，髋臼窝见少许高回声组织。左侧股骨头形态正常，呈低回声，内部未见强回声骨化中心形成。

超声提示：

Pavlik 吊带治疗两周后：

（1）左侧髋关节复位良好；

（2）左侧髋臼窝内少许软组织物充填。

第五节　膝关节超声报告书写参考模板

一、正常膝关节超声报告

超声检查：

左侧 / 右侧 / 双侧膝关节：

膝关节周围肌腱无明显肿胀，纹理清晰，连续性好，回声未见明显异常。

膝关节内侧副韧带、外侧副韧带无明显肿胀，边界清晰，连续性好，回声未见明显异常。

膝关节腔及髌上囊滑膜未见明显增厚，关节腔及髌上囊内未见明显增多积液回声。

股骨滑车软骨面呈均匀一致低回声，表面光滑，连续性好。

CDFI：上述结构内未见明显异常血流信号。

超声提示：

左侧 / 右侧 / 双侧膝关节超声检查所见未见明显异常。

二、膝关节常见疾病超声报告书写举例

（一）骨性关节炎（图 12-5-1，图 12-5-2）

病史：患者，75 岁，女性，反复双膝关节痛 10 余年，逐渐累及右手近端指间关节及左踝关节。伴腰痛及颈部不适，晨起双膝关节僵硬，持续 2～3 小时，休息后有所缓解。1 年前曾于外院就诊，经抗炎止痛治疗（具体不详）后，上述症状明显缓解。近 3 天出现双膝关节肿痛，以右侧为甚，伴晨僵及行走、下蹲困难。

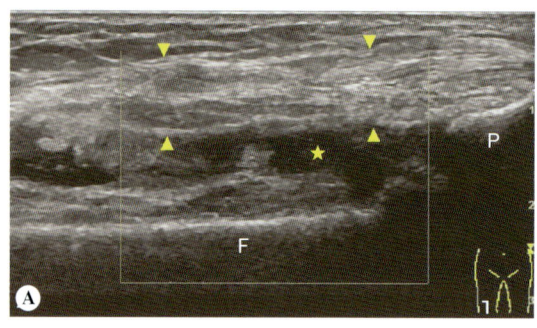
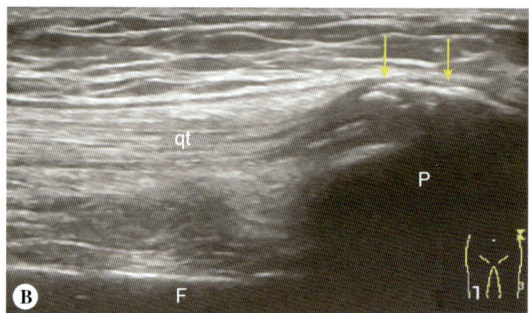

图 12-5-1 骨性关节炎病例的声像图

A. 右侧股四头肌肌腱末端增厚（三角箭头），回声减低，内部纤维纹理显示欠清，髌上囊积液（星号），内可见点状高回声漂浮，滑囊壁不光滑；B. 右侧股四头肌肌腱髌骨附着端骨皮质不光滑（箭头）。F. 股骨；P. 髌骨；qt. 股四头肌肌腱

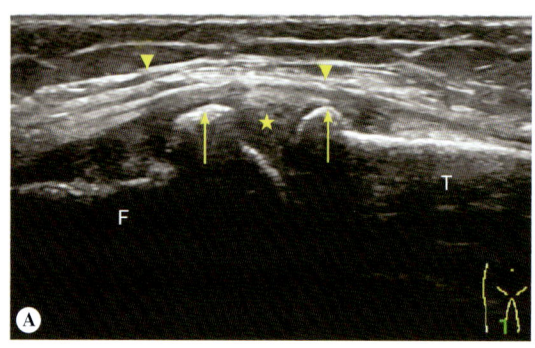
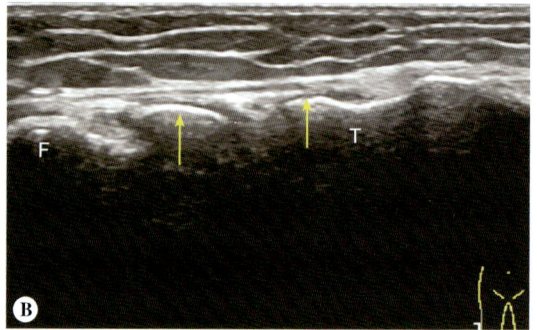

图 12-5-2 骨性关节炎病例的声像图

右膝关节骨皮质面不光滑，可见多个骨赘形成（箭头），关节间隙变窄，内侧半月板膨出（星号），内侧副韧带受挤压隆起（三角箭头）。F. 股骨；T. 胫骨

超声检查：

右侧膝关节：

股四头肌肌腱末端增厚，回声减低，内部纤维纹理显示欠清，其髌骨附着端骨皮质不光滑。CDFI：肌腱末端内未见明显血流信号。余膝关节周围肌腱回声未见明显异常。

髌上囊见少量积液，深约 4.7mm，内可见点状高回声漂浮，滑囊壁不光滑。

股骨滑车软骨变薄，骨皮质面不光滑，可见多个骨赘形成，关节间隙变窄，内侧半月板膨出，内侧副韧带受挤压隆起。CDFI：股骨滑车内未见明显血流信号。

腓肠肌-半膜肌肌腱滑囊未见积液。

超声提示：

根据右侧膝关节所见考虑为骨性关节炎：

（1）关节退行性变，关节间隙变窄；

（2）内侧副韧带受压；

（3）髌上囊少量积液；

（4）股四头肌肌腱末端病。

（二）骨性关节炎（图 12-5-3～图 12-5-6）

病史：患者，80 岁，女性。反复双膝关节痛 10 余年。晨起双膝关节僵硬，持续 2～3 小时，休息后有所缓解。5 年前曾于外院就诊，经抗炎止痛治疗（具体不详）后，上述症状明显缓解。近 1 个月出现双膝关节肿痛，伴晨僵，行走、下蹲困难。

超声检查：

左侧膝关节：

股四头肌肌腱末端回声稍紊乱，其髌骨附着端骨皮质不光滑，局部可见凸起。CDFI：肌腱内未见明显血流信号。余膝关节周围肌腱回声未见明显异常。

髌上囊扩张，内见积液，深约 6mm，其内透声欠佳，可见细密点状弱回声，关节滑膜未见明显增厚。CDFI：未见明显血流信号。

股骨滑车软骨不规则变薄，软骨下可见多处不规则强回声。

股骨及胫骨内侧关节面、外侧关节面边缘可见骨赘形成，关节面不规整，关节间隙变窄。内侧半月板受压外凸，形态失常，内部回声不均，可见点状强回声。内侧副韧带受压隆起，连续性可；外侧副韧带回声未见明显异常，连续性可。

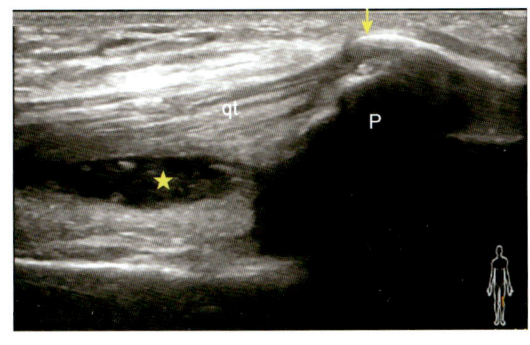

图 12-5-3 骨性关节炎病例的声像图（一）

左膝关节髌上囊积液（星号）、股四头肌肌腱（qt）末端回声稍紊乱，其髌骨附着端骨皮质不光滑，局部可见凸起（箭头）。P. 髌骨

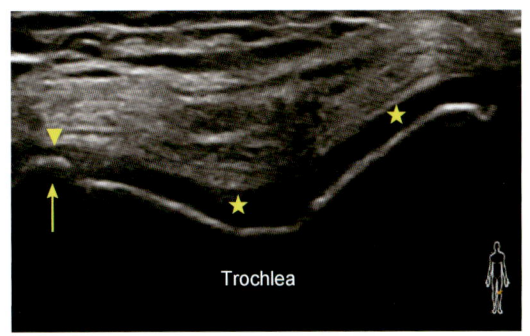

图 12-5-4 骨性关节炎病例的声像图（二）

左膝关节股骨滑车软骨（星号）不规则变薄（三角箭头），软骨内可见不规则强回声（箭头）。Trochlea. 股骨滑车

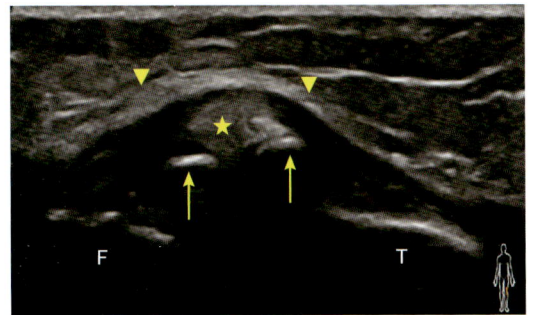

图 12-5-5 骨性关节炎病例的声像图（三）

左膝关节骨皮质面不光滑，可见多个骨赘形成（箭头），关节间隙变窄，内侧半月板膨出（星号），内侧副韧带受挤压隆起（三角箭头）。F. 股骨；T. 胫骨

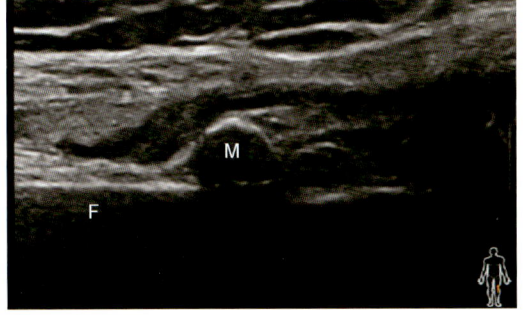

图 12-5-6 骨性关节炎病例的声像图（四）

左膝关节腔内侧可见一团状强回声（M），大小约为 15mm×7mm，后伴声影。F. 股骨

关节腔内侧可见一强回声团，大小约为 15mm×7mm，后伴声影。腓肠肌-半膜肌肌腱滑囊未见积液。

超声提示：

根据左膝关节所见考虑为骨性关节炎：

（1）关节退行性变，关节间隙变窄；

（2）内侧副韧带受压；

（3）髌上囊积液；

（4）膝关节腔内侧团状强回声，考虑游离体可能；

（5）股四头肌肌腱末端病。

（三）痛风性关节炎（图 12-5-7～图 12-5-9）

病史：患者，47 岁，男性。反复发作性双下肢关节肿痛 4 年，再发 20 余天。查尿酸 575μmol/L。

超声检查：

右侧膝关节：

膝关节周围肌腱、内侧副韧带、外侧副韧带无明显肿胀，纹理清晰，连续性好，回声未见明显异常。

髌上囊内见积液无回声，深约 8mm。

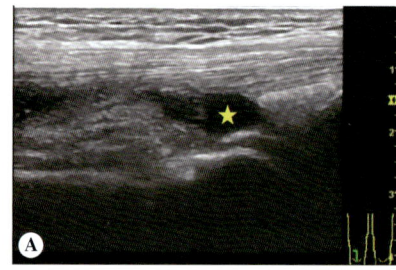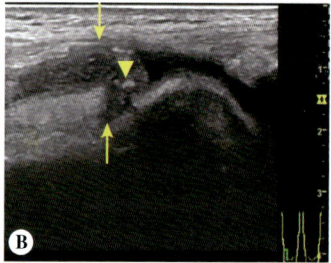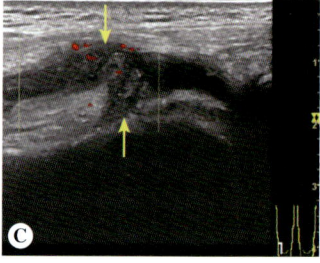

图 12-5-7　痛风性膝关节炎病例的声像图（一）

A. 右膝关节髌上囊见积液（星号），内透声可；B、C. 右膝关节髌上囊关节滑膜增厚（箭头），最厚处约为 9mm，以低回声为主，滑膜内见多个点团状强回声（三角箭头），CDFI 示增厚滑膜内见较丰富点状血流信号

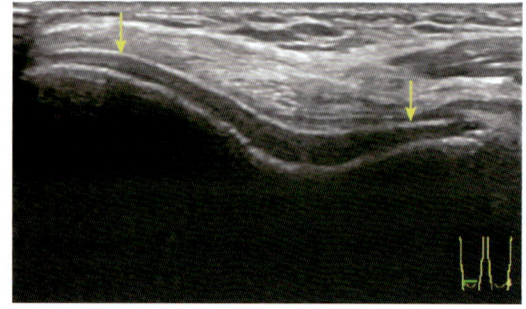

图 12-5-8　痛风性膝关节炎病例的声像图（二）

右膝关节股骨滑车软骨面回声增强（箭头），呈"双轨征"改变，软骨内呈均匀一致的低回声

关节滑膜不均匀增厚，最厚处位于髌上囊，约为 9mm，呈低回声，滑膜内见多发点状强回声。CDFI：增厚滑膜内见丰富的点状血流信号，滑膜血流分级为 Ⅱ 级。

膝关节外侧关节腔内探及多个类圆形强回声，较大者约为 16mm×8mm，边界尚清，内部回声不均匀，后方声影不明显。

股骨滑车软骨面回声增强，呈双轨征改变，软骨内呈均匀一致低回声。

超声提示：

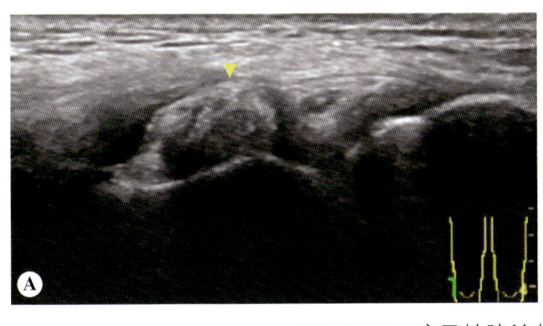
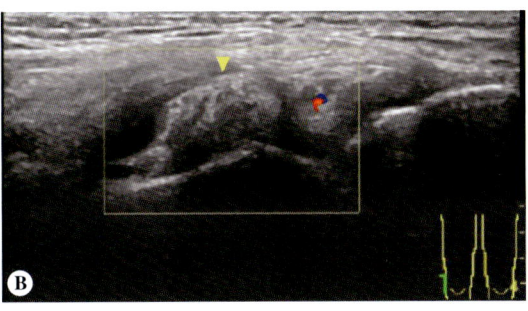

图 12-5-9 痛风性膝关节炎病例的声像图（三）

右膝外侧关节腔探及多个类圆形强回声（三角箭头），较大者约为 16mm×8mm，边界尚清，内部回声不均匀，后方声影不明显。CDFI 示其内未见明显血流信号

根据右膝关节所见考虑为痛风性关节炎：
（1）关节滑膜增厚伴多发点状强回声（滑膜血流分级：Ⅱ级）；
（2）髌上囊积液；
（3）膝关节软骨面"双轨征"阳性；
（4）关节腔多发团状稍强回声，考虑痛风石形成。

（四）膝关节运动损伤（图 12-5-10，图 12-5-11）

病史：患者，16 岁，男性，篮球运动摔伤致左膝后关节外侧肿痛伴活动受限 1 天。
超声检查：
左膝关节：
髌上囊腔见积液无回声区，深约 14mm，内透声可。
关节滑膜未见增厚。
外侧半月板肿胀，向关节外凸出，可显示范围约为 10mm×8mm，边缘模糊，内部回声不均匀。CDFI：肿胀半月板周围见较丰富的血流信号。
股骨滑车软骨面呈均匀一致低回声，表面光滑，连续性好。
股四头肌肌腱外侧缘较对侧增厚，厚约 8.9mm（对侧厚约 7.3mm），回声稍减低，肌腱纹理显示欠清，连续性可。CDFI：增厚肌腱内见少许点状血流信号。
膝关节外侧副韧带股骨外上髁附着部肿胀，轮廓欠清，局部回声减低，纤维纹理显示不清，周边可见低回声区，探头加压后低回声区可压缩。CDFI：外侧副韧带肿胀处周边及内部见较丰富的点状血流信号。
膝关节内侧副韧带回声未见明显异常，连续性好。
超声提示：
左膝关节：
（1）股四头肌肌腱外侧缘挫伤可能；
（2）外侧副韧带股骨外上髁附着处部分撕裂可能；
（3）外侧半月板前角肿胀，考虑为损伤；
（4）关节腔积液。

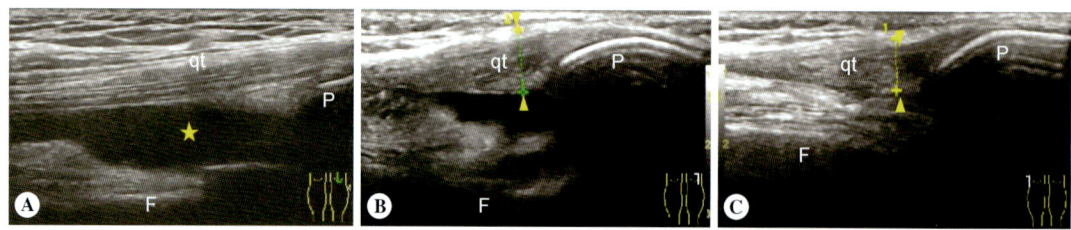

图 12-5-10 膝关节运动损伤病例的声像图（一）

A. 左侧膝关节髌上囊见积液无回声区（星号），宽约 14mm，其内透声可；B、C. 双侧对比，左侧股四头肌肌腱外侧缘（三角箭头）较对侧增厚，厚约 8.9mm（对侧厚约 7.3mm），回声稍减低，肌腱纹理显示欠清，连续性可。F. 股骨；P. 髌骨；qt. 股四头肌肌腱

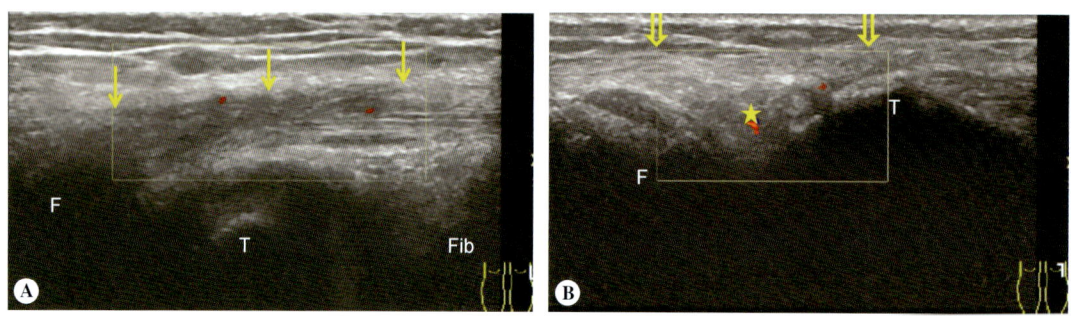

图 12-5-11 膝关节运动损伤病例的声像图（二）

A. 左侧膝关节外侧副韧带股骨外上髁附着部肿胀（箭头），轮廓欠清，局部回声减低，纤维纹理显示不清，周边可见低回声区，探头加压后低回声区可压缩，CDFI：外侧副韧带肿胀处周边及内部见较丰富的点状血流信号；B. 左侧膝关节外侧半月板肿胀（星号），边缘模糊，内部回声不均匀，CDFI 示肿胀半月板内见较丰富的血流信号。空心箭头示髂胫束；F. 股骨；T. 胫骨；Fib. 腓骨

第六节　踝关节超声报告书写参考模板

一、正常踝关节超声报告

超声检查：

左侧 / 右侧 / 双侧踝关节：

踝关节周围肌腱无明显肿胀，纹理清晰，连续性好，回声未见明显异常。

踝关节距腓前韧带、跟腓韧带、三角韧带、胫腓前韧带无明显肿胀，边界清晰，连续性好，回声未见明显异常。

踝关节腔滑膜未见明显增厚，关节腔内未见明显积液回声。

关节滑车软骨面呈均匀一致低回声，表面光滑，连续性好。

CDFI：上述结构内未见明显异常血流信号。

超声提示：

左侧 / 右侧 / 双侧踝关节超声检查所见未见明显异常。

二、踝关节常见疾病超声报告书写举例

（一）跟腱炎（图 12-6-1，图 12-6-2）

病史：患者，22 岁，男性，无诱因出现右侧足跟部疼痛 3 天。
超声检查：
右侧踝关节：
跟腱增厚，最厚处约为 7.1mm（对侧同一水平厚约 4.7mm），轮廓不清，其内回声减低，肌腱纹理显示欠清，跟腱连续性未见明显中断，跟腱周围组织增厚，回声减低。CDFI：增厚跟腱内部及跟腱周围组织内可见较丰富的血流信号，以跟腱内为著，测得动脉频谱。

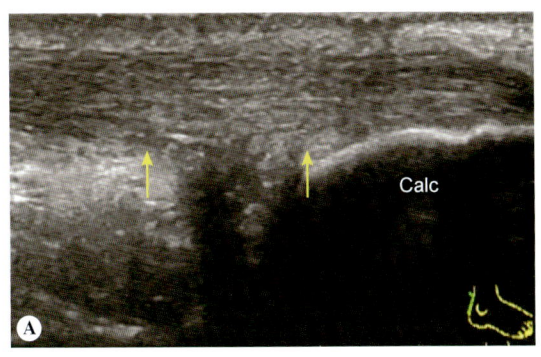 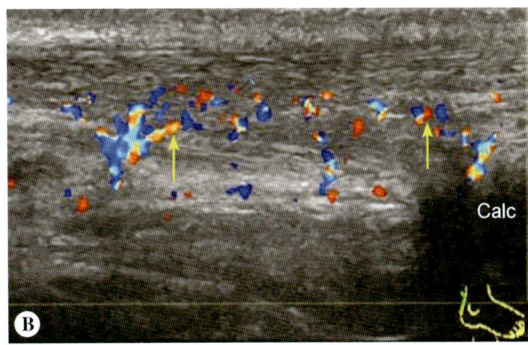

图 12-6-1　跟腱炎病例的声像图
A.右侧跟腱增厚（箭头）；B.增厚跟腱内血流信号丰富（箭头）。Calc.跟骨

余踝关节周围肌腱未见明显增厚，纹理显示清晰，连续性好，内部回声未见明显异常。

踝关节距腓前韧带、跟腓韧带、三角韧带、胫腓前韧带无明显肿胀，边界清晰，连续性好，内部回声未见明显异常。

踝关节腔滑膜未见明显增厚，关节腔内未见明显积液回声。

踝关节距骨滑车软骨面光滑，连续性好，软骨面回声未见明显增强，软骨内呈均匀一致极低回声。

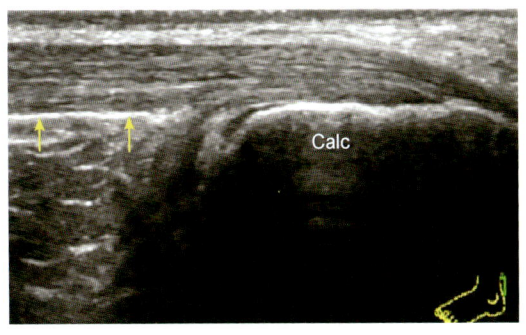

图 12-6-2　正常跟腱病例的声像图
与图 12-6-1 为同一患者，此为对侧正常跟腱（箭头）声像图。Calc.跟骨

超声提示：
右侧跟腱所见符合跟腱炎声像（血流分级：Ⅱ级）。

（二）跟腱断裂（图 12-6-3）

病史：患者，33 岁，女性，打羽毛球过程中出现左侧小腿下段疼痛 6 小时，患者诉听到类似枪击音。

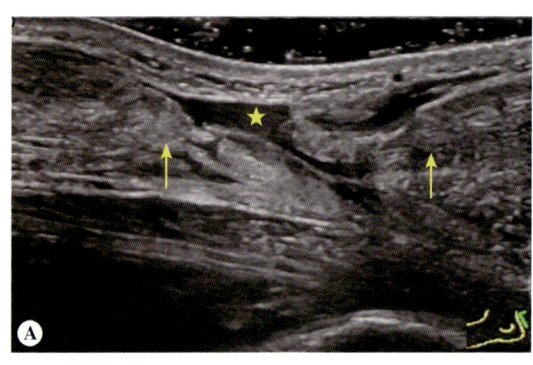 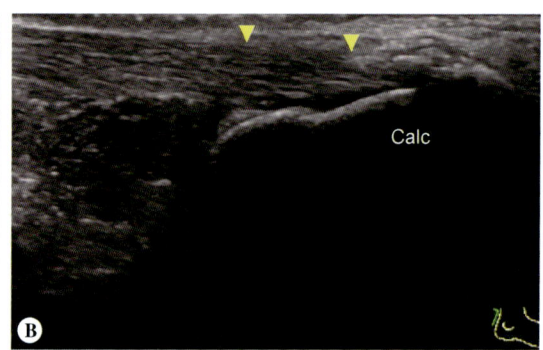

图 12-6-3 跟腱断裂病例的声像图

A. 左侧跟腱连续性中断,两断端呈马尾状回缩(箭头),中断区域(星号)被血肿充填;B. 右侧跟腱(三角箭头)连续完整。Calc. 跟骨

超声检查:

左侧踝关节:

跟腱距离跟骨附着末端约 70mm 处连续性中断,断端呈马尾状回缩,断口上下径约为 15mm,局部皮肤下陷,中断处由不规则较低回声充填,屈伸踝关节及捏小腿三头肌时跟腱两断端呈背向运动。跟腱周边软组织稍肿胀,回声不均匀增强。CDFI:跟腱断端处见点状血流信号。

余踝关节周围肌腱连续性好,回声未见明显异常。

踝关节距腓前韧带、跟腓韧带、三角韧带、胫腓前韧带无明显肿胀,边界清晰,连续性好,回声未见明显异常。

踝关节腔滑膜未见明显增厚,关节腔内未见明显增多积液回声。

关节距骨滑车软骨面光滑,连续性好,软骨内呈均匀一致极低回声。

超声提示:

根据左侧跟腱所见考虑为完全性撕裂可能(两断端已做体表定位)。

(三)踝关节周围韧带挫伤(图 12-6-4,图 12-6-5)

病史:患者,33 岁,男性,下楼梯扭伤致右侧踝部疼痛 4 小时。

超声检查:

右侧踝关节:

胫骨下段前侧皮下软组织增厚,回声紊乱,内见一不规则混合回声区,上下径约为 43mm,前后径约为 5mm,边界模糊,周边为不规则低回声,其内见不规则液性回声区,内透声欠佳,可见点状弱回声漂浮,探头加压后该混合回声区可被压缩,深方肌肉组织未见明显增厚及局灶性病变。CDFI:该混合回声区内部未见明显血流信号,周边组织内见星点状血流信号。

踝关节周围肌腱无明显肿胀,纹理清晰,连续性好,内部回声未见明显异常。

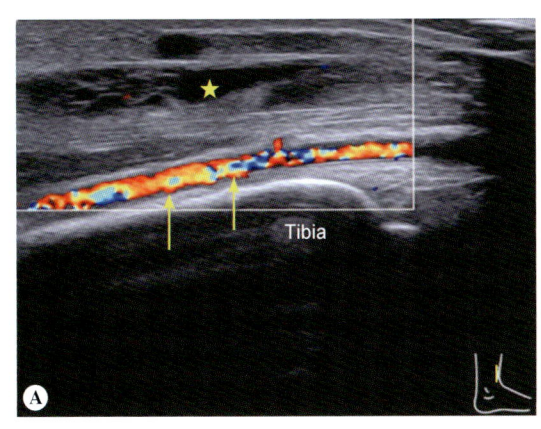
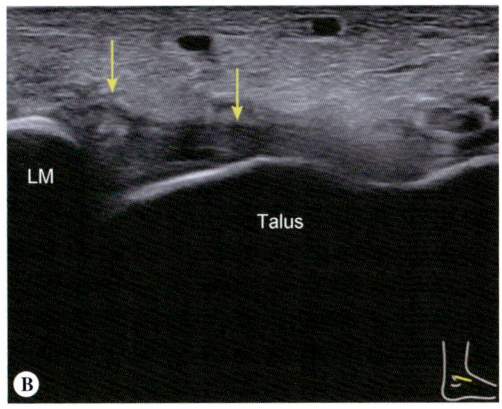

图 12-6-4　胫前软组织血肿及距腓前韧带挫伤病例的声像图

A. 胫骨前方血肿（星号），后方血管为胫前动脉（箭头）；B. 距腓前韧带增厚，回声减低，连续性尚可（箭头）。Tibia. 胫骨；Talus. 距骨；LM. 外踝

距腓前韧带不均匀增厚，回声减低，探头加压后韧带未见明显松弛，连续性尚可。胫腓前韧带、胫距后韧带、胫跟韧带增厚，回声减低，连续性尚可。

踝关节腔未见明显积液，所显示关节软骨面尚光滑。

超声提示：

右侧踝关节：

（1）根据距腓前韧带、胫腓前韧带、胫距后韧带、胫跟韧带所见考虑为挫伤可能；

（2）胫骨下段前侧皮下软组织内可见不规则低回声区，考虑为血肿形成。

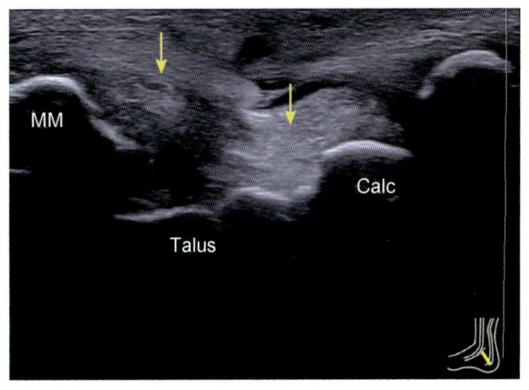

图 12-6-5　胫跟韧带挫伤病例的声像图

胫跟韧带增厚、回声减低、连续性尚可（箭头）。Talus. 距骨；MM. 内踝；Calc. 跟骨（载距突）

（四）距腓前韧带撕裂并关节滑囊疝形成（图 12-6-6）

病史：患者，41岁，女性，左踝关节扭伤伴疼痛2天，行走时加剧。

超声检查：

左侧踝关节：

踝关节腔滑膜未见明显增厚，关节腔内未见明显增多积液回声。

踝关节距骨滑车软骨面光滑，连续性好。软骨呈均匀一致极低回声。

踝关节周围肌腱连续性好，呈均匀一致高回声。

距腓前韧带结构稍紊乱，回声不均匀减低，韧带连续性中断，内见低回声间隙，断口约5mm，断口内可见低回声充填，该低回声向关节间隙外延伸，浅层达皮下软组织，距腓前韧带两断端回缩，探头加压，韧带松弛，两断端间距增大，局部未见关节腔积液外溢。CDFI：韧带内见点状血流信号，韧带断端之间充填的低回声内血流信号丰富。

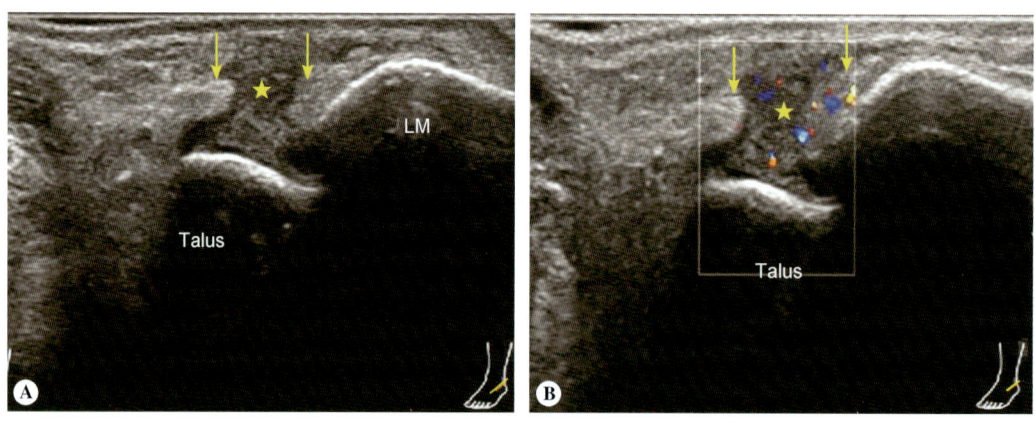

图 12-6-6 距腓前韧带撕裂并关节滑囊疝形成病例的声像图

A. 距腓前韧带连续性中断，断端（箭头）回缩，中断区域由低回声滑囊（星号）充填；B. 低回声滑囊（星号）内可见点状血流信号。Talus. 距骨；LM. 外踝

跟腓韧带、内侧三角韧带、胫腓前韧带未见明显肿胀，连续性尚好。

超声提示：

左侧踝关节：

（1）距腓前韧带所见，考虑完全性撕裂伤可能；

（2）距腓前韧带断端间隙由低回声充填，考虑为踝关节滑囊损伤并韧带断端间隙滑囊嵌顿形成可能。

（五）痛风性关节炎（图 12-6-7）

病史：患者，22岁，男性，左侧踝关节间断性疼痛 3 个月，加重伴行走困难 1 天，自诉有尿酸增高病史 2 年，具体尿酸数值不详。

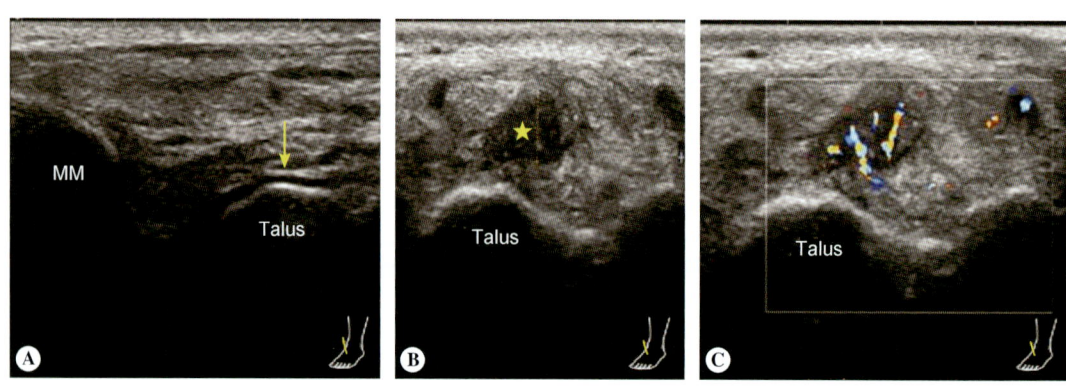

图 12-6-7 踝关节痛风性关节炎病例的声像图

A. 距骨滑车表面软骨面回声增强（箭头）；B. 胫距关节周围滑膜增厚，以低回声为主，内见点状强回声（星号）；C. 增厚滑膜内血流信号丰富。Talus. 距骨；MM. 内踝

超声检查：

左侧踝关节：

关节腔见少量积液，最宽处约为 10mm，内透声欠佳，可见点状强回声。内踝下方滑

膜增厚，最厚处约为 5mm，呈低回声，边缘光滑，局部呈毛絮状，内见少许点状强回声。CDFI：增厚滑膜处见丰富条状血流信号，测得动脉血流频谱。

踝关节周围肌腱无明显肿胀，纹理清晰，连续性好，回声未见明显异常。

踝关节距腓前韧带、跟腓韧带、三角韧带、胫腓前韧带无明显肿胀，边界清晰，连续性好，回声未见明显异常。

距骨滑车软骨表面回声增强。

超声提示：

左侧踝关节所见符合痛风性关节炎声像改变：

（1）关节滑膜增厚伴关节腔积液（滑膜血流分级：Ⅱ级），滑膜内多发点状强回声；

（2）距骨滑车软骨面呈双轨征阳性。

（六）足底跖腱膜纤维瘤样病变（图 12-6-8）

病史：患者，27 岁，男性，足底部疼痛 1 周，清晨落地疼痛明显，长时间行走及站立时加重，休息后缓解。

超声检查：

左侧踝关节：

踝关节腔滑膜未见明显增厚，关节腔内未见明显积液回声。

踝关节周围肌腱无明显肿胀，纹理清晰，连续性好，回声未见明显异常。

踝关节距腓前韧带、跟腓韧带、三角韧带、胫腓前韧带无明显肿胀，边界清晰，连续性好，回声未见明显异常。

关节距骨滑车软骨面光滑，连续性好，软骨内呈均匀一致极低回声。

足底中段内侧跖腱膜局部呈梭形增厚，回声减低，范围为 16mm×4mm×11mm，边界尚清，回声减低，周边软组织未见明显增厚，连续扫查发现病变与跖腱膜相延续。CDFI：增厚跖腱膜内见星点状血流信号。

超声提示：

左侧足底跖腱膜局限性增厚，符合足底跖腱膜纤维瘤样病变声像。

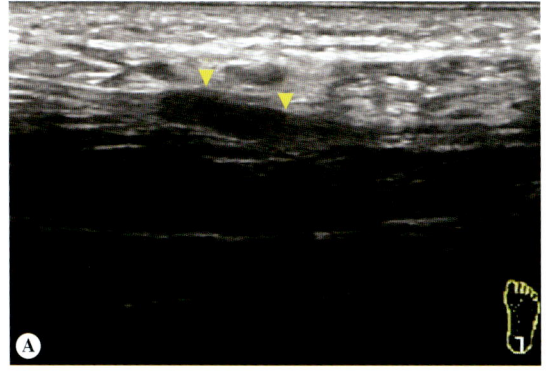 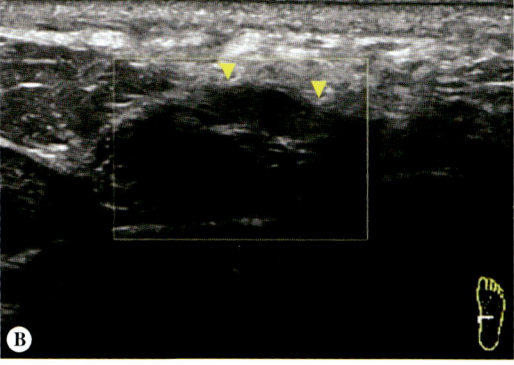

图 12-6-8 足底跖腱膜纤维瘤样病变病例的声像图

A. 长轴切面示足底跖腱膜局限性增厚（三角箭头）；B. 短轴切面示足底跖腱膜局限性增厚（三角箭头）

第七节　肌骨疼痛性疾病介入微创治疗报告书写参考模板

一、疼痛治疗超声报告书写举例

超声引导下鹅足腱滑囊炎疼痛治疗（图12-7-1）

病史：患者，32岁，男性，日常跑步锻炼，近半月自觉左膝内侧疼痛不适，跑步后疼痛加重，休息后有所缓解，常规超声检查示左侧鹅足腱深方与胫骨之间有一囊性病变，考虑为左侧鹅足腱滑囊炎。

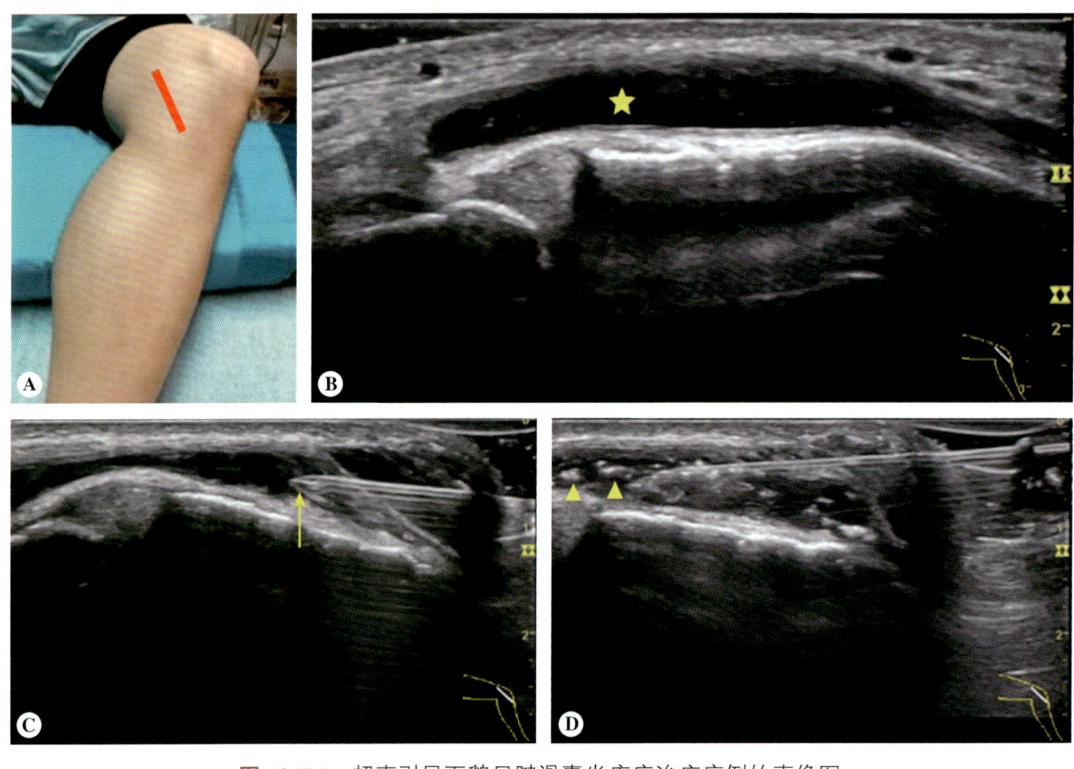

图 12-7-1　超声引导下鹅足腱滑囊炎疼痛治疗病例的声像图
A. 探头摆放位置示意图；B. 左侧胫骨浅层可见长条状增大的鹅足腱滑囊（星号），囊壁毛糙增厚，囊腔内见积液；C. 超声引导下进针，针尖（箭头）到达滑囊内开始抽液，滑囊体积缩小；D. 调整针尖位置，在滑囊内注入药物，可见滑囊内药物弥散（三角箭头）

超声检查：

左侧鹅足腱深方见增大的鹅足腱滑囊，呈长条状，范围约为23mm×6mm，边界清，囊壁增厚，内透声欠佳。CDFI：增厚的滑囊壁内可见点状血流信号。

超声引导下鹅足腱滑囊抽液+药物注射术：患者取仰卧位，左髋关节轻度外展，膝关节稍屈曲，以增大的左侧鹅足腱滑囊为穿刺目标，选择长轴平面内进针方式。常规皮肤消毒，铺巾，使用5ml注射器，超声引导下用2%利多卡因行皮下局部浸润麻醉，见针尖进入滑囊后抽出淡黄色液体约 5ml，复查囊液基本消失。保持针尖位置不动，更换已抽取 10mg 曲安奈德 + 2ml 2% 利多卡因的注射器注入药物，用生理盐水冲洗针头后退针。无菌棉签按压穿刺点 5 分钟，超声复查穿刺路径未见明显出血灶后，用无菌纱布覆盖穿刺点。

超声提示：

超声引导下左侧鹅足腱滑囊抽液 + 药物注射治疗术。

二、药物注射超声报告书写举例

超声引导下膝关节腔药物注射术（图 12-7-2）

病史：患者，65 岁，男性，自觉上下楼梯时右膝关节疼痛，X 线检查诊断右膝关节退行性关节炎。

超声检查：

右膝关节边缘骨皮质不光滑，可见骨赘形成，骨透声增加，关节间隙变窄。关节囊增厚明显，关节腔内未见明显积液。

超声引导下行右膝关节腔药物（玻璃酸钠）注射治疗：患者取仰卧位，右膝下垫一软枕，膝关节稍屈曲，以髌上囊为穿刺目标，选择短轴切面由外侧向内侧的平面内进针方式。常规皮肤消毒，铺巾，超声引导下用 2% 利多卡因行皮下局部浸润麻醉，确认穿刺针进入髌上囊后，更换抽取药物（玻璃酸钠）的注射器，回抽顺利，注入药物后见关节囊充盈，药物未见外溢，退针。用无菌棉签按压穿刺点，超声复查穿刺路径未见明显出血灶后，用无菌纱布覆盖穿刺点，并嘱患者适度屈伸膝关节以利于药物均匀分布。

超声提示：

超声引导下右膝关节腔药物注射术。

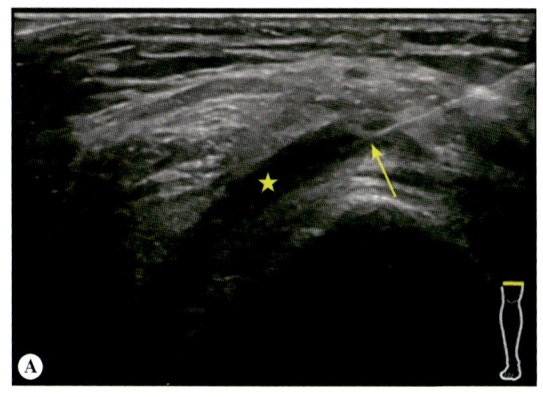 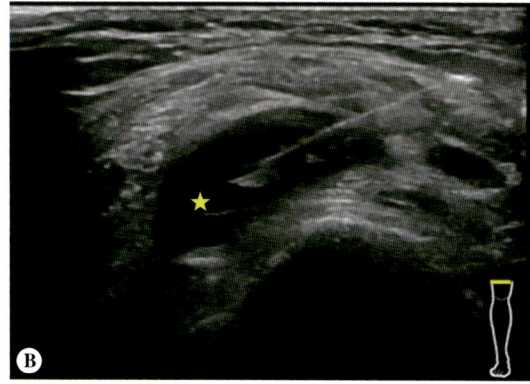

图 12-7-2　右膝关节腔药物注射术病例的声像图

A. 超声引导下，针尖（箭头）进入髌上囊（星号）内；B. 注入药物后，关节囊（星号）逐渐充盈

中英文名词对照

B

臂丛　brachial plexus
髌骨　patella
髌骨骨折　patella fracture
髌骨漂浮征　patellar floating sign
髌骨软化症　chondromalacia patellae
髌腱　patellar tendon
髌腱病　patellar tendinopathy
扳机指　trigger finger
半腱肌　semitendinosus
半膜肌　semimembranosus
半膜肌-腓肠肌滑囊　semimembranosus muscle-gastrocnemius bursa
背阔肌　latissimus dorsi
比目鱼肌　soleus muscle

C

苍白　pallor
尺侧副韧带　ulnar collateral ligament
尺侧腕屈肌肌腱　flexor carpi ulnaris tendon，FCU tendon
尺侧腕屈肌肌腱病　flexor carpi ulnaris tendinopathy
尺侧腕伸肌肌腱　extensor carpi ulnaris tendon，ECU tendon
尺侧腕伸肌肌腱不稳定　extensor carpi ulnaris tendon instability
尺动脉　ulnar artery，UA
尺骨茎突　ulnar styloid
尺管　Guyon canal
耻骨　pubis
耻骨肌　pectineal muscle
耻骨结节　pubic tubercle
耻骨上支　superior ramus of pubis
耻骨下支　inferior ramus of pubis
尺骨鹰嘴　olecranon
尺管综合征　Guyon tunnel syndrome
彩色多普勒超声成像　color Doppler ultrasonography，CDUS
尺神经　ulnar nerve，UN
长收肌　adductor longus
创伤性神经卡压　traumatic nerve entrapment
创伤性神经瘤　traumatic neuroma
超声造影成像　contrast enhanced ultrasound，CEUS
超微血管成像技术　superb microvascular imaging，SMI

D

骶丛　sacral plexus
大多角骨　trapezium
第二腔室　second dorsal compartment
第六腔室　sixth dorsal compartment
短收肌　adductor brevis
大收肌　adductor magnus
第三腔室　third dorsal compartment
第四腔室　fourth dorsal compartment
第五腔室　fifth dorsal compartment
大圆肌　teres major
大鱼际肌　thenar eminence
第一腔室　first dorsal compartment

E

鹅足腱　pes anserinus

F

腓肠肌　gastrocnemius
腓肠肌内侧头　medial head of gastrocnemius
腓肠肌外侧头　lateral head of gastrocnemius
分叉正中神经　bifurcated median nerve
腓骨　fibula
跗骨　tarsal bones
跗管　tarsal tunnel
腓骨长肌肌腱　peroneus longus tendon
腓骨短肌肌腱　peroneus brevis tendon
腹股沟韧带　inguinal ligament
腓骨颈　fibula neck
腓骨小头　capitula fibula
跗骨间关节　intertarsal joint
跗横关节　transverse tarsal joint
缝匠肌　sartorius
富血小板血浆　platelet-rich plasm
腓总神经　common peroneal nerve

G

股薄肌　gracilis
肱尺关节　humero-ulnar joint
腘动脉　popliteal artery
肱二头肌　biceps
股二头肌　biceps femoris
股二头肌长头　long head of biceps femoris
肱二头肌长头肌　long head of biceps brachii
肱二头肌长头肌肌腱　biceps brachii longhead tendon
股二头肌短头　short head of biceps femoris
股二头肌腱　biceps femoris tendon
肱二头肌远端肌腱损伤　distal biceps femoris tendon rupture
跟腓韧带　calcaneofibular ligament
钩骨　uncinatum
股骨　femur
跟骨　calcaneus
肱骨大结节　greater tubercles of humerus
股骨大转子　greater trochanter of femur
骨骼肌　skeletal muscle
跟骨结节　calcaneal tuberosity
跟骨后滑囊炎　retrocalcaneal bursitis
肱横韧带　Brodie's ligament
骨关节炎　osteoarthritis
股骨内侧髁　condylus medialis femoris
肱骨内上髁　epicondylus medialis humeri
肱骨内上髁炎　medial epicondylitis
肱骨头　caput humeri / head of humerus
股骨头　head of femur
股骨外侧髁　condylus lateralis femoris
肱骨外上髁　epicondylus lateralis humeri
肱骨外上髁炎　lateral epicondylitis
肱骨小结节　lesser tubercles of humerus
股骨小转子　lesser trochanter of femur
骨化性肌炎　myositis ossificans
钙化性肌腱炎　calcific tendinitis
关节　joint
肱肌　brachialis
跟腱　achilles tendon
跟腱断裂　achilles tendon rupture
骨间肌　interossei
腘肌腱　popliteus tendon
关节滑膜囊肿　synovial cyst of joint
骨间后神经　posterior interosseous nerve
关节积脂血症　lipohemarthrosis
腘静脉　popliteal vein
骨筋膜室综合征　osteofascial compartment syndrome，OCS
关节内游离体　corpusculum articulare mobile
关节软骨　arthrodial cartilage
感觉异常　paresthesia
股内侧肌　vastus medialis
肱桡关节　humero-radial joint
骨软骨瘤病　osteochondromatosis
冈上肌　supraspinatus muscle
冈下肌　Infraspinatus muscle
股神经　femoral nerve
腘绳肌肌腱　hamstring tendon
肱三头肌　triceps
股四头肌　quadriceps femoris
肱三头肌长头肌　long head of triceps brachii
股四头肌肌腱　quadriceps tendon
股四头肌肌腱病　quadriceps tendinopathy
肱三头肌肌腱下滑囊　subtendinous bursa
跟骰关节　calcaneocuboid joint
股外侧肌　vastus lateralis
股外侧皮神经　lateral femoral cutaneous nerve
各向异性伪像　anisotropy artifact
股直肌　rectus femoris
股中间肌　vastus intermedius
冠状窝　coronoid fossa

H

滑车　pulley
喙肱肌　coracobrachialis
踝关节　ankle joint
喙肱韧带　coracohumeral ligament
后交叉韧带　posterior cruciate ligament，PCL
喙肩韧带　coracoacromial ligament
滑膜骨软骨瘤病　synovial osteochondromatosis
滑膜血管瘤　synovial haemangioma，SH
滑膜血管翳　synovial pannus
滑膜炎　synovitis
滑膜增生　synovial hypertrophy，SH
滑囊　bursa synovialis
滑囊囊肿　synovial cyst
化脓性关节炎　suppurative arthritis
滑囊炎　bursitis
喙锁关节　coracoclavicular joint
黄色瘤病　xanthoma
喙锁韧带　coracoclavicular ligament
喙突　coracoid
喙突下滑囊　subcoracoid bursa
混响伪像　reverberation artifact

J

焦磷酸钙沉积症　calcium pyrophosphate deposition disease，

CPPD
颈丛　cervical plexus
交叉综合征　intersection syndrome
肩峰　acromion
距腓后韧带　posterior talofibular ligament
胫腓前韧带　anterior tibiofibular ligament
距腓前韧带　anterior talofibular ligament
肩峰下滑囊　subacromial bursa
肩峰下-三角肌下滑囊　subacromial deltoid bursa
肩峰下撞击综合征　subacromial impingement syndrome，SIS
胫骨　tibia
距骨　talus
胫骨粗隆　tibial tuberosity
距跟关节　articulationes subtalaris
胫骨后肌肌腱功能不全　posterior tibial tendon dysfunction，PTTD
胫骨结节骨骺炎　tibial apophysitis
肌骨介入超声　musculoskeletal interventional ultrasound
胫骨内侧髁　condylus medialis tibia
胫骨前肌　tibialis anterior
胫骨前肌肌腱　anterior tibial tendon
胫骨外侧髁　condylus lateralis tibia
距跟舟关节　talocalcaneonavicular joint
肌腱　tendon
肩胛骨　spealbone
肩胛冈　scapular spine
肩胛上神经　suprascapular nerve
肩胛下肌　subscapularis muscle
肌腱炎　myotenositis
近节指骨　proximal phalanx，Pro-pha
近端指间关节　proximal interphalangeal joint，PIP joint
肌皮神经　musculocutaneous nerve
剪切波弹性成像　shear wave elastic，SWE
胫前动脉　anterior tibial artery
腱鞘巨细胞瘤　tenosynovial giant cell tumor
腱鞘囊肿　ganglion cysts
积气脂血病　pneumolipohemarthrosis
肌肉内黏液瘤　intramuscular myxoma
肩锁关节　acromioclavicular joint
胫神经　tibial nerve
肩锁韧带　acromioclavicular ligament
肩袖　rotator cuff
肩袖撕裂　rotator cuff tear

K

髋关节　hip joint
髋关节前隐窝　anterior recess of hip joint
髋臼　acetabulum
阔筋膜张肌　tensor fasciae latae
髋臼盂唇　acetabular labrum

L

亮边征　bright edge sign
类风湿关节炎　rheumatoid arthritis，RA
裸结征　naked knot sign
亮帽征　bright hat sign
铃舌征　boll tongue sign
梨状肌综合征　piriformis syndrome

M

麻痹　paralysis
拇长屈肌肌腱　flexor pollicis longus tendon，FPL tendon
踇长屈肌肌腱　flexor hallucis longus tendon
拇长伸肌肌腱　extensor pollicis longus tendon，EPL tendon
踇长伸肌肌腱　extensor hallucis longus tendon
拇长展肌肌腱　abductor pollicis longus tendon，APL tendon
拇短伸肌肌腱　extensor pollicis brevis tendon，EPB tendon

N

内侧半月板　medial meniscus
内侧副韧带　medial collateral ligament
内踝　medial malleolus
粘连性肩关节囊炎　adhesive shoulder bursal inflammation
囊内韧带　intracapsular ligaments
囊外韧带　extracapsular ligaments

P

平面内进针　in plane needling
平面外进针　out of plane needling

Q

髂骨　ilium
髂股韧带　iliofemoral ligament
前交叉韧带　anterior cruciate ligament，ACL
屈肌肌腱　flexor tendon
髂胫束　iliotibial band
髂胫束摩擦综合征　iliotibial band friction syndrome
屈肌总腱　common flexor tendon
髂前上棘　anterior superior spine
髂前下棘　anterior inferior spine
髂腰肌　iliopsoas
髂腰肌滑囊　iliopsoas bursa

R

桡侧尺副韧带　lateral ulnar ligament
桡侧副韧带　radial collateral ligament

桡尺近侧关节　radio-ulnar joint
桡侧腕长伸肌肌腱　extensor carpi radialis longus tendon，ECRL tendon
桡侧腕短伸肌肌腱　extensor carpi radialis brevis tendon，ECRB tendon
桡侧腕屈肌肌腱　flexor carpi radialis tendon，FCR tendon
桡侧腕屈肌肌腱腱鞘炎　flexor carpi radialis tenosynovitis
韧带　ligament
桡动脉　radial artery，RA
桡骨粗隆　radial tuberosity
桡骨环状韧带　annular ligament
桡骨茎突　radial styloid
桡骨茎突狭窄性腱鞘炎　de Quervain disease
桡骨头半脱位　pulled elbow
桡神经　median nerve，RN
桡窝　radial fossa
桡腕关节　radiocarpal joint

S

三边孔　trilateral foramen
四边孔　quadrilateral foramen
声辐射力脉冲成像　acoustic radiation force impulse，ARFI
锁骨　clavicle
双轨征　double track sign
神经部分性撕裂　partial nerve laceration
三角骨　triquetrum
三角肌　deltoid muscle
伸肌肌腱　extensor tendon
三角肌下滑囊　subdeltoid bursa
神经鞘瘤　schwannoma
三角韧带　deltoid ligament
神经损伤　nerve injury
神经完全性撕裂　complete nerve laceration
神经纤维瘤　neurofibroma
三角纤维软骨复合体　triangular fibrocartilage complex，TFCC
神经源性肿瘤　neurogenic tumor
伸肌支持韧带　extensor retinaculum
伸肌总腱　common extensor tendon
神经阻滞　nerve block
色素沉着绒毛结节性滑膜炎　pigmented villonodular synovitis，PVNS
撕脱性骨折　avulsion fracture
鼠尾征　rat-tail sign
上盂唇前后部　superior labrum anterior and posterior，SLAP
示指固有伸肌肌腱　extensor indicis proprius tendon，EIP tendon

T

臀大肌　gluteus maximus

臀大肌下滑囊　gluteus maximus slip bursa
痛风石　tophus
痛风性关节炎　gouty arthritis，GA
疼痛　pain
臀小肌　gluteus minimus
臀小肌下滑囊　gluteus minimus slip bursa
头状骨　capitatum
臀中肌　gluteus medius
臀中肌下滑囊　gluteus medius slipped bursa

W

外侧半月板　lateral meniscus
外侧副韧带　lateral collateral ligament
豌豆骨　pisiform bone
腕骨　carpal bone
腕管　carpal canal
腕关节　wrist joint
腕骨间关节　midcarpal joint
腕管综合征　carpal tunnel syndrome，CTS
外踝　lateral malleolus
腕横韧带，屈肌支持带　flexor retinaculum，FR
无脉　pulselessness
握拳尺偏试验　Finkelstein test
伪像　artifact
腕掌关节　carpometacarpal joint

X

胸大肌　ectopectoralis
小多角骨　trapezoid
膝关节　knee joint
膝关节滑膜炎　knee synovitis
血管球瘤　glomangioma
旋后肌　supinator muscle
胸锁关节　sternoclavicular joint
旋前方肌　pronator quadrates，PQ
旋前圆肌　pronator teres
旋前圆肌综合征　pronator teres syndrome
小圆肌　teres minor
小鱼际肌　hypothenar eminence
血肿　hematoncus
小指固有伸肌肌腱　extensor digit quinti proprius tendon，EDQP tendon
狭窄性腱鞘炎　tendinitis stenosans

Y

腰丛　lumbar plexus
永存正中动脉　persistent median artery

月骨　semilunare
盂肱关节　glenohumeral joint
盂肱关节下滑囊　inferior axillary pouch
盂肱韧带　glenohumeral ligaments
远节指骨　distal phalanx Dis-pha
远节指骨底　distal phalanx base
远端指间关节　distal interphalangeal joint，DIP joint
应力性骨折　stress fracture
隐匿性骨折　occult fracture
腋神经　axillary nerve
隐神经　saphenous nerve
月三角骨间韧带　lunotriquetral interosseous ligament
异物　foreign body
鹰嘴滑囊　olecranon bursa
蚓状肌　lumbricales
鹰嘴窝　olecranon fossa

Z

足背动脉　arteria dorsalis pedis
掌板损伤　volar plate avulsion
掌长肌肌腱　palmaris longus tendon，PL tendon
趾长屈肌肌腱　flexor digitorum longus tendon
趾长伸肌肌腱　extensor digitorum longus tendon
足底疣　verruca plantaris
足底跖腱膜炎　plantar fasciitis
脂肪瘤　lipoma
脂肪肉瘤　liposarcoma
籽骨　sesamoid

指骨　phalanx
掌骨　metacarpal bone
舟骨　scaphoid bone
坐骨　ischium
肘关节　elbow joint
掌骨间关节　intermetacarpal joint
坐骨结节　ischial tuberosity
坐骨结节滑囊　ischial tuberosity bursa
坐骨神经　sciatic nerve
坐骨支　ramus ossis ischii
肘管综合征　cubital tunnel syndrome
肘肌　anconeus
跖肌　plantaris
指间关节　interphalangeal joints of hand
掌腱膜挛缩症　Dupuytren's contracture
跖筋膜纤维瘤病　plantar fascial fibromatosis
中节指骨　middle phalanx，Mid-pha
足内翻　strephenopodia
指屈肌肌腱撕裂　flexor tendon tear
指浅屈肌肌腱　flexor digitorum superficialis tendon，FDS tendon
指伸肌肌腱撕裂　extensor tendon tear
指深屈肌肌腱　flexor digitorum profound tendon，FDP tendon
足外翻　strephexopodia
舟月骨间韧带　scapholunate interosseous ligament
掌指关节　metacarpophalangeal joint，MCP joint
跖趾关节　metatarsophalangeal joint
正中神经　median nerve
指总伸肌肌腱　extensor digitorum communis tendon，EDC tendon